全国高等职业技术教育
卫生部规划教材

供临床、护理、医学影像技术、
口腔医学技术、药学、检验等专业用

# 病原生物与免疫学

## （第2版）

主　编　许正敏　杨朝晖

副主编　姜凤良　吴松泉

编　者　（以姓氏笔画为序）

王　瑛　（重庆医药高等专科学校）

许正敏　（襄樊职业技术学院）

李水仙　（长治医学院）

李剑平　（江西护理职业技术学院）

杨朝晖　（盐城卫生职业技术学院）

吴松泉　（浙江丽水学院医学院）

胡生梅　（襄樊职业技术学院）

姜凤良　（西安医学院）

曹德明　（黑龙江省卫生学校）

崔金环　（商丘医学高等专科学校）

编写秘书

孙　莉　（襄樊职业技术学院）

人民卫生出版社

图书在版编目（CIP）数据

病原生物与免疫学/许正敏等主编.—2版.—北京：
人民卫生出版社，2010.2
ISBN 978-7-117-12586-4

Ⅰ.①病… Ⅱ.①许… Ⅲ.①病原微生物-高等学
校：技术学校-教材②医药学：免疫学-高等学校：技术
学校-教材 Ⅳ.①R37②R392

中国版本图书馆 CIP 数据核字(2010)第 005373 号

| 人卫智网　www.ipmph.com | 医学教育、学术、考试、健康， |
| | 购书智慧智能综合服务平台 |
| 人卫官网　www.pmph.com | 人卫官方资讯发布平台 |

本书本印次封底贴有防伪标。请注意识别。

**病原生物与免疫学**
第 2 版

主　　编：许正敏　杨朝晔
出版发行：人民卫生出版社(中继线 010-59780011)
地　　址：北京市朝阳区潘家园南里 19 号
邮　　编：100021
E - mail：pmph @ pmph.com
购书热线：010-59787592　010-59787584　010-65264830
印　　刷：北京市艺辉印刷有限公司
经　　销：新华书店
开　　本：787×1092　1/16　印张：21.5　插页：2
字　　数：536 千字
版　　次：2004 年 1 月第 1 版　2023 年 7 月第 2 版第 30 次印刷
标准书号：ISBN 978-7-117-12586-4
定　　价：32.00 元

打击盗版举报电话：010-59787491　E-mail：WQ @ pmph.com
质量问题联系电话：010-59787234　E-mail：zhiliang @ pmph.com

# 全国高等职业技术教育第2轮卫生部规划教材

# 修 订 说 明

为适应我国医学专科教育改革和基层卫生工作改革发展的需要,卫生部教材办公室2009年决定对全国高等职业技术教育卫生部规划教材进行第2轮修订,本次修订的是本系列教材的公共基础课和临床基础课教材,共14门。临床课教材不再修订,学校可采用第6轮高职高专临床医学专业卫生部规划的临床课教材(3年制)。

2009年5月,卫生部教材办公室在湖北省襄樊市主办了全国高等职业技术教育第2轮卫生部规划教材主编人会议,此次会议上进一步明确了编写原则,即以专业培养目标为导向,以职业技能的培养为根本,基本理论和基本知识以"必须、够用"为度,继续坚持"三基、五性、三特定"的原则。

本系列教材主要适合于"五年一贯制"医学类专科学校使用。

全国高等职业技术教育第2轮卫生部规划教材(供临床、护理、医学影像技术、口腔医学技术、药学、检验等专业用)共14门课:

|  |  |  |  |  |  |
|---|---|---|---|---|---|
| 1.《语文》 | 主编 | 王 峰 | | 副主编 | 禹 琳 丁慎国 |
| 2.《英语》 | 主编 | 段晓静 | | 副主编 | 于 红 赵 旦 |
| 3.《数学》 | 主编 | 张爱芹 | | 副主编 | 张洪红 周汉伟 |
| 4.《物理》 | 主编 | 楼渝英 | | 副主编 | 肖擎纲 朱世忠 |
| 5.《化学》 | 主编 | 杨艳杰 | | 副主编 | 何丽针 |
| 6.《计算机应用基础》 | 主编 | 陈吴兴 | | 副主编 | 徐晓丽 |
| 7.《体育与健康》 | 主编 | 成明祥 | | 副主编 | 张晓云 焦方芹 |
| 8.《医学生物学》 | 主编 | 康晓慧 | | 副主编 | 张淑玲 王学民 |
| 9.《系统解剖学与组织胚胎学》 | 主编 | 刘文庆 | 吴国平 | 副主编 | 全晓红 秦 毅 |
| 10.《生理学》 | 主编 | 彭 波 | | 副主编 | 潘丽萍 王加真 |
| 11.《生物化学》 | 主编 | 何旭辉 | | 副主编 | 赵汉芬 朱 霖 |
| 12.《病原生物与免疫学》 | 主编 | 许正敏 | 杨朝晖 | 副主编 | 姜凤良 吴松泉 |
| 13.《病理学》 | 主编 | 丁运良 | | 副主编 | 杨 红 周 洁 |
| 14.《药理学》 | 主编 | 谭安雄 | | 副主编 | 李秀丽 郭春花 |

# 前　言

　　为适应我国高职高专教育改革和基层卫生工作改革发展的需要,根据卫生部教材办的要求,我们对"五年一贯制"临床医学专业《病原生物与免疫学》教材修订第2版。此次教材修订以本专业人才培养目标为依据,继续坚持"三基、五性、三特定"和"必需、够用"的原则,力求更好地适应基层、社区、农村助理执业医师的培养。

　　本教材共分四篇,第一篇为免疫学基础,第二篇为医学微生物,第三篇为医学寄生虫,第四篇为实验指导。在继承前一版教材的基础上,本版教材在内容与编排顺序上进行了适当的调整:①免疫学基础中增加了抗感染免疫章节,删减了移植免疫;并将免疫调节、免疫耐受、免疫缺陷与自身免疫病改编为增附内容,供学生学习参考。②医学寄生虫部分改为按寄生部位的顺序编写,并将机会致病原虫作为一个章节专门介绍,增加了新现的食源性寄生虫——广州管圆线虫内容,删减了医学节肢动物的部分内容,以表格形式对重点内容进行了归纳。③为了更好地使本课程为后续课程和临床工作服务,在对病原生物检查内容的编排上,包含有标本采集、病原检查及免疫检查三个方面。④教材在体例上也有所创新,相关章节增加了病例链接,如病原生物内容链接所致感染性疾病的案例,促进了医学基础与临床医学的有机结合,突出了"能力导向",强化了感染性疾病的"根与源"。⑤寄生虫生活史线条图上亦有所突破,增加了图解与重点归纳,不仅有助于学生理解,使学生感到学有所用,而且更加明确了应知应会的知识在临床医学及预防医学中的作用。⑥部分病原生物有关图片精选了显微镜下实物照片,以真实、直观的彩图替代了传统人工绘制线条图。⑦教材淡化学科、教材的系统性,通过解构与重组,附有突出专业能力导向的模块及课程标准,以供教学参考。本教材在不改变现有医学教学体制的前提下,并适应了我国高职医学教育改革和发展的需要。

　　在教材编写过程中,我们汲取和借鉴了相关教材的成果,得到了各参编单位领导的大力支持,襄樊职业技术学院陶永平、张志勇、卢恩昌老师参加了教材部分插图的绘制与文字校对工作,在此一并致以衷心的感谢。

　　我们虽已尽心尽力,但由于学术水平和编写能力有限,以及病原生物与免疫学理论、应用技术等发展较快,难免疏漏和不足之处,恳请广大师生在使用过程中不吝指正。

**许正敏　杨朝晔**

2009年11月22日

# 目　录

## 第一篇　免疫学基础

# 第二篇　医学微生物

# 第三篇　医学寄生虫

# 第四篇 实 验 指 导

# 第一篇　免疫学基础

## 第 一 章

# 免疫学概述

　　免疫学是研究免疫系统的结构与功能、免疫应答的过程与机制以及在疾病防治诊断中的应用的一门科学。免疫学最早研究的是抗感染免疫，原属医学微生物学的一部分，其概念也局限于对传染病的抵抗力。随着研究的深入和发展，免疫学已远远超出了抗感染的范畴。机体的免疫系统除抵抗病原体感染外，还对许多非病原体如异体组织细胞、自身衰老损伤细胞、肿瘤细胞等发生免疫反应。免疫对机体通常是有利的，但在某些病理情况下，也会导致超敏反应、免疫缺陷病、自身免疫病等免疫性疾病，对机体造成伤害。因此，1971 年召开的第一届国际免疫学会议决定将免疫学与微生物学分开，免疫学从此成为一门独立的学科。免疫学的发展又派生出许多分支学科，如基础免疫学、临床免疫学、免疫病理学、免疫遗传学、生殖免疫学、移植免疫学、肿瘤免疫学等，为免疫学的发展注入了新的活力。

## 第一节　免疫的概念与功能

### 一、免疫的概念

　　免疫(immunity)其原意为免除瘟疫。人类在与传染病长期斗争中发现，一些患天花、鼠疫、霍乱等烈性传染病侥幸康复的人不再患同一疾病。也就是说机体通过接触病原，获得了对相应传染病的抵抗能力。据此认为，免疫系指机体的抗感染防御能力。进入 20 世纪以后，免疫学的发展逐渐突破了抗感染研究的局限，一些与抗感染无关的免疫现象被逐步揭示，如注射异种动物血清可引起血清病，血型不合的输血会引起严重的输血反应以及免疫排斥反应等。人们对免疫有了新的理解，即免疫不只局限于抗感染方面，也可以由其他物质诱导；免疫对机体既有有利的一面，也有有害的一面。因此，现代免疫的概念是指机体免疫系统识别与排除抗原性异物的一种功能。

### 二、免疫的功能

　　机体的免疫功能主要表现在三个方面：①免疫防御(immunological defence)：指机体识别与清除病原生物等抗原异物的能力。免疫防御功能发生异常可引起疾病，如反应过高可出现超敏反应；反应过低可导致免疫缺陷病。②免疫稳定(immunological homeostasis)：指

1

机体识别和清除损伤或衰老死亡的细胞,维持生理平衡的功能,免疫稳定功能失调可导致自身免疫病。③免疫监视(immunological surveillance):指机体识别和清除体内出现的突变细胞,防止发生肿瘤的功能。免疫监视功能低下,易患恶性肿瘤。

## 第二节　免疫学发展简史与现状

免疫学是一门既古老又新兴的科学,经历了四个发展阶段。

### 一、经验免疫学时期

公元400年～18世纪末为经验免疫学时期。早在公元11世纪,我国发明了人痘苗预防天花。在明代隆庆年间(1567～1572),人痘苗已在我国广泛应用,至17世纪,先后传入俄国、朝鲜、日本、土耳其、英国等地,它是人类认识机体免疫性的开端,为以后英国医生琴纳发明牛痘苗奠定了基础。

### 二、经典免疫学时期

18世纪末至20世纪中叶为经典免疫学时期。在此期间取得的代表性成就有:18世纪末英国医生琴纳发明了用牛痘苗预防天花,为预防医学开辟了新途径。19世纪后期,法国微生物学家巴斯德成功研制了炭疽杆菌减毒疫苗、狂犬病病毒疫苗,为实验免疫学打下了基础。1890年德国学者贝林和日本学者北里研制了白喉抗毒素,并成功应用于白喉病人的治疗,开创了人工被动免疫疗法之先河。1883年俄国动物学家梅契尼可夫发现了白细胞的吞噬作用,并提出了细胞免疫学说。1897年德国学者欧立希提出了体液免疫学说,到20世纪初发现抗体可促进白细胞吞噬作用,遂将两种学说统一起来。

### 三、近代免疫学时期

20世纪中叶至21世纪60年代期间,为近代免疫学时期。这一时期人们对生物体的免疫反应性有了比较全面的认识,使免疫学开始研究生物问题,出现了全新的免疫学理论。

1958年澳大利亚学者伯内特结合当时分子遗传学研究的最新成果提出了克隆选择学说。该学说认为:体内存在识别各种抗原的免疫细胞克隆,通过细胞受体选择相应的克隆,并使之活化产生免疫应答。本学说对免疫学中的根本问题——抗原自我识别有了比较满意的解释,对免疫学中的其他重要问题,如免疫记忆、免疫耐受、自身免疫等现象也能作出合理的说明,故为多数学者所接受。在此期间,免疫学技术也得到快速发展,建立了间接凝集反应和免疫标记技术,进一步促进了免疫学基础理论的研究和应用。

### 四、现代免疫学时期

20世纪60年代以来,由于分子生物学、遗传学的进展,将免疫学推向飞速发展阶段。自1971年召开第一届国际免疫学会议以来,免疫学以基因、分子、细胞、器官及整体调节研究为基础,不断向基础和临床各个学科渗透。这一时期,对免疫细胞表面分子的研究日益深入,揭示了主要组织相容性复合体及其产物在免疫调节、抗原提呈中的作用,进一步阐明了免疫球蛋白基因结构及重组规律。

近年来,由于分子免疫学的发展,得以在基因、分子、细胞、整体等不同层次上研究免疫细胞生命活动的基本机制,进而揭示了细胞活化、信号转导、细胞凋亡、细胞分化发育及生物调节分子等基本规律,并广泛拓展了免疫学应用领域,从而推动了生命科学的发展,免疫学自身也成为生命科学的前沿领域和现代医学的重要支撑学科。

## 第三节　免疫学在医学中的作用

免疫学对疾病的预防起着至关重要的作用。例如使用人痘苗、牛痘苗接种预防天花,经过人类不懈的努力,终于在1979年10月26日由世界卫生组织宣布在全世界已经消灭了天花。如今许多传染病(麻疹、白喉、百日咳、破伤风、脊髓灰质炎和结核等)相应计划免疫的实施,使发病率大大降低。随着免疫学的发展、新疫苗的不断问世,免疫预防范围进一步扩大,世界卫生组织提出的人人享有卫生保健的奋斗目标正逐渐付诸实现。

免疫学在揭示疾病发病机制及疾病诊断方面也发挥着重要作用:①揭示了临床许多原因不明的疾病如免疫缺陷病、1型糖尿病、肝炎、系统性红斑狼疮、重症肌无力和某些贫血等的发病机制。②阐明了移植排斥反应的机制;同时,应用免疫学方法寻找适合的供者,防止和控制移植排斥的发生及诱导移植耐受等,大大提高了同种异体器官移植的疗效。③建立了各种血清学检测方法,具有特异性强、敏感性高,定性、定量、定位等优点,因此,被广泛应用于临床多种疾病的诊断和流行病学调查。

在疾病的治疗上,以抗体为基础的靶向治疗、细胞因子治疗、免疫细胞过继疗法、免疫相关分子的基因治疗、分子疫苗等均已在动物实验和临床应用中获得肯定疗效,从而为防治许多疾病展示了光明前景。

(吴松泉)

# 第 二 章

# 抗　原

## 第一节　抗原的概念与分类

### 一、抗原的概念

抗原（antigen，Ag）是一种能刺激机体免疫系统产生特异性免疫应答，并能与相应的免疫应答产物（抗体或效应淋巴细胞）在体内或体外发生特异性结合的物质。

抗原具有两种特性：①免疫原性（immunogenicity）：是指抗原刺激机体特定的免疫细胞进行活化、增殖、分化，产生免疫效应物质（抗体或效应淋巴细胞）的特性。②抗原性（antigenicity）：也称免疫反应性，是指抗原与其诱生的抗体或效应淋巴细胞特异性结合，产生免疫反应的特性。

### 二、抗原的分类

抗原一般有以下几种分类方法：

**（一）根据抗原的基本性能分类**

1. 完全抗原　具有免疫原性和抗原性，如细菌、病毒、异种血清和大多数蛋白质等都是完全抗原。

2. 半抗原　只有抗原性而没有免疫原性的物质，又称不完全抗原。即只能与抗体特异性结合，却不能单独诱导机体产生抗体。这些抗原单独存在时无免疫原性，当与蛋白质载体结合后才具有免疫原性，如大多数的多糖、类脂和某些药物等。

**（二）根据抗原激活 B 细胞产生抗体是否需要 T 细胞辅助分类**

1. 胸腺依赖性抗原（thymus dependent antigen，TD-Ag）　这类抗原刺激 B 细胞产生抗体必须有 T 细胞的参与。大多数天然抗原（如细菌、异种血清等）和大多数蛋白质抗原为 TD-Ag。此类抗原的特点是：分子量大，结构复杂，既有 B 细胞决定基，又有 T 细胞决定基；刺激机体主要产生 IgG 类抗体；既能引起体液免疫，又能引起细胞免疫；还能引起再次应答。

2. 胸腺非依赖性抗原（thymus independent antigen，TI-Ag）　这类抗原刺激 B 细胞产生抗体无需 T 细胞的参与，如细菌脂多糖、荚膜多糖、聚合鞭毛素等。此类抗原的特点是：结构简单，有相同 B 细胞决定基，且重复出现，无 T 细胞决定基；刺激机体主要产生 IgM 类抗体；只能引起体液免疫，不能引起细胞免疫；不引起再次应答。TD-Ag 和 TI-Ag 的区别见表 2-1。

表 2-1　TD-Ag 和 TI-Ag 的比较

| | TD-Ag | TI-Ag |
|---|---|---|
| 组成 | B 细胞和 T 细胞决定基 | 重复 B 细胞决定基 |
| T 细胞辅助 | 必需 | 不需 |
| 免疫应答类型 | 体液免疫和细胞免疫 | 体液免疫 |
| 产生抗体的类型 | 多种 | IgM |
| 免疫记忆 | 有 | 无 |

**（三）根据抗原与机体的亲缘关系分类**

1. 异种抗原　指来源于不同物种的抗原物质,如微生物、异种动物血清、植物花粉等。

2. 同种异型抗原　指来自同一种属不同个体间的特异性抗原,如人类红细胞血型抗原、主要组织相容性抗原等。

3. 自身抗原　正常情况下,机体自身的组织细胞无抗原特性,但在病理或某些特殊情况下,自身组织细胞也可成为自身抗原,引起自身免疫病。

4. 异嗜性抗原　指不同种属生物间存在的共同抗原。

**（四）抗原的其他分类**

某些抗原物质只需极低浓度（1～10ng/ml）即可激活体内大量（2%～20%）T 细胞克隆,产生极强的免疫应答效应,这类抗原称为超抗原（super antigen,SAg）。

超抗原多为一些微生物及其代谢产物,如金黄色葡萄球菌肠毒素（SE）A～E、葡萄球菌表皮剥脱毒素（ET）、链球菌 M 蛋白、某些病毒蛋白等。

超抗原与普通抗原不同,主要特性是可以激活多克隆 T 细胞,极低浓度即可刺激 T 细胞增殖,不需要常规的细胞内抗原提呈,无 MHC 限制性。超抗原可刺激 T 细胞释放大量的细胞因子如 IL-2、IFN-γ、TNF-β、CSF 等,引起发热、多器官衰竭、休克甚至死亡。毒性休克综合征（TSS）是超抗原致人类疾病的一个典型例子。

根据抗原的化学组成不同可分为蛋白质抗原、多糖抗原和核蛋白抗原等;根据抗原获得方式可分为天然抗原、人工抗原和合成抗原;根据抗原是否在抗原提呈细胞内合成分为内源性抗原和外源性抗原。

# 第二节　决定抗原免疫原性的条件

## 一、异　物　性

免疫学中的异物泛指在胚胎期与免疫细胞未接触过的物质。正常情况下,机体免疫系统具有精确识别"自己"和"非己"物质的能力。生物之间种系关系越远,组织结构差异越大,免疫原性越强;反之,种系关系较近,则免疫原性也弱。例如鸭血清蛋白对鸡的抗原性较弱,而对家兔则是强抗原,微生物抗原、异种血清蛋白等物质对人都是强免疫原。

异物性是决定抗原免疫原性的核心条件。异物性物质可分为三类:

1. 异种物质　各种病原生物、动物血清、植物蛋白等。

2. 同种异体物质　人类红细胞血型抗原、组织相容性抗原系统等。

3. 自身成分　因外伤、感染、药物、辐射等使自身组织结构改变,或未与免疫活性细胞接触过的隐蔽成分(如精子、眼晶体蛋白等)释放进入血液与免疫活性细胞接触。

## 二、理 化 特 性

### (一) 大分子物质

凡具有抗原性的物质,分子量一般在 10kD 以上,分子量越大,免疫原性越强。大分子物质免疫原性较强的原因是:①分子量越大,其表面的化学基团(抗原决定簇)越多,而淋巴细胞要求有一定数量的抗原决定簇才能活化。②大分子的胶体物质,化学结构稳定,在体内停留时间长,能使淋巴细胞得到持久刺激,有利于免疫应答的发生。

### (二) 结构与化学组成

免疫原性除与异物性和分子量有关外,还与其化学结构相关,抗原物质必须有较复杂的分子结构。含有大量芳香族氨基酸(尤其是酪氨酸)的抗原免疫原性较强。以直链氨基酸为主组成的蛋白质,免疫原性较弱。例如明胶蛋白,分子量虽高达 100kD,但由于其主要成分为直链氨基酸,易在体内降解为低分子物质,故免疫原性很弱,如在明胶分子中加入少量(2%)酪氨酸,就可增强其免疫原性。多数大分子蛋白质均具有良好的免疫原性,多糖、糖蛋白、脂蛋白及糖脂等也具有免疫原性。细菌的荚膜多糖、脂多糖及人类 ABO 血型抗原的免疫原性取决于其单糖的数目和类型。核酸分子一般无免疫原性,若与蛋白质结合形成核蛋白则具有免疫原性。

## 三、免 疫 方 法

抗原剂量、抗原进入机体的途径、免疫次数和间隔时间等均可影响机体对抗原的免疫应答。剂量过高或过低可诱导免疫耐受。免疫途径以皮内注射应答反应最强,皮下注射次之,腹腔或静脉注射效果最弱,口服抗原易导致免疫耐受。

## 四、机 体 因 素

决定某一物质是否具有免疫原性,除与上述条件有关外,还受机体的遗传、年龄、性别、生理状态、健康状态、个体差异等诸多因素的影响。此外,抗原进入机体的剂量和途径也与免疫原性的强弱有关,两次免疫间的间隔时间、次数以及佐剂等均影响免疫应答的强弱。

# 第三节　抗原的特异性与交叉反应

## 一、抗原的特异性

抗原的特异性(specificity)是指抗原刺激机体产生免疫应答及其与应答产物发生反应所显示的专一性。抗原的特异性表现在两个方面:①免疫原性的特异性:即抗原只能刺激免疫系统产生针对该抗原的抗体和效应淋巴细胞;②抗原性的特异性:即抗原只能与相应的抗体和(或)效应淋巴细胞结合或反应。免疫应答的特异性是由抗原的特异性所决定的,决定抗原特异性的结构基础是抗原分子中的抗原决定簇。

### (一) 抗原决定簇

抗原决定簇(antigenic determinant)指存在于抗原分子中决定抗原特异性的特殊化学

基团,又称抗原表位。抗原通过抗原决定簇与相应淋巴细胞表面的抗原受体(BCR/TCR)结合,引起免疫应答。抗原决定簇一般由5~8个氨基酸、单糖或核苷酸残基组成。一个抗原分子可具有一种或多种不同的抗原决定簇。位于分子表面的决定簇,易被相应的淋巴细胞识别,具有易接近性,可以启动免疫应答,称为功能性抗原决定簇。位于抗原分子内部的决定簇,一般情况下被包绕于分子内部,不能引起免疫应答,称为隐蔽的抗原决定簇。若受各种理化因素的作用而暴露出内部的决定簇,可使抗原结构发生改变。

抗原结合价是指能和抗体分子结合的功能性抗原决定簇的数目,也就是能与抗体分子结合的抗原表位的总和。半抗原为一价,完全抗原均为多价。大多数天然抗原的分子结构十分复杂,由多种、多个抗原决定簇组成,是多价抗原,可以和多个抗体分子结合。

### (二) 抗原决定簇对抗原特异性的影响

抗原决定簇的性质、数量和空间构象决定了抗原的特异性。抗原借此与相应淋巴细胞表面的受体结合,激活淋巴细胞引起免疫应答;也借此与相应抗体发生特异性结合产生免疫反应。用连接有不同化学基团的苯胺衍生物制备成复合抗原,将其分别免疫动物得到相应抗体后与上述抗原进行反应,结果证明各种复合抗原均只能与相应抗体发生特异性结合,说明化学基团(抗原决定簇)的结构决定了抗原抗体反应的特异性。

## 二、共同抗原与交叉反应

天然抗原表面常带有多种抗原决定簇,一般来说每种决定簇都能刺激机体产生一种特异性抗体,因此,复杂抗原能使机体产生多种抗体。例如一种细菌感染机体后可测到体内有其鞭毛抗体、菌体抗体、荚膜抗体等多种成分的抗体。有时两种不同的抗原之间可带有相同或相似的抗原决定簇,称为共同抗原。抗体与具有相同或相似决定簇的不同抗原之间出现的反应,称为交叉反应。共同抗原的存在和交叉反应的发生并非否定抗原的特异性,而是由于共同表位所致。

# 第四节　医学上重要的抗原

## 一、病原生物及其代谢产物

各种病原生物如细菌、病毒、螺旋体、寄生虫等对机体均有较强的免疫原性。病原生物是一个含有多种抗原决定簇的天然抗原复合物。如细菌就有表面抗原、鞭毛抗原、菌毛抗原、菌体抗原、荚膜抗原等多种抗原成分,寄生虫的抗原结构则更为复杂。

病原生物的一些代谢产物也是典型的抗原,如细菌外毒素具有很强的免疫原性,能刺激机体产生相应的抗体即抗毒素。外毒素经0.3%~0.4%甲醛处理后,可使其失去毒性而保留免疫原性,称为类毒素。类毒素可作为人工自动免疫制剂,在预防相应疾病中起重要作用。

## 二、动物免疫血清

用类毒素免疫动物(如马、羊等)后,动物血清中可含大量相应的抗毒素抗体,即动物免疫血清。临床上常用抗毒素对相应疾病进行特异性治疗及紧急预防。这种来源于动物血清的抗毒素,既含抗毒素抗体,又含免疫血清。动物免疫血清对人体具有二重性:一方面可向机体提供特异性抗体(抗毒素),可以中和细菌产生的相应外毒素,起到防治疾病的作用;另一方面,对人而言又是一种具有免疫原性的异种蛋白质,可以刺激机体产生抗动物血清的抗体,当机体再次接受此种动物血清时,有可能发生超敏反应。

## 三、异嗜性抗原

异嗜性抗原(heterophile antigen)是一类与种属特异性无关,存在于不同种系生物间的共同抗原。有些病原微生物与人体某些组织具有共同抗原成分,是引起免疫性疾病的原因之一。如溶血性链球菌的多糖和蛋白质抗原与人体的心肌、心瓣膜或肾小球基膜之间可有共同抗原存在,当机体感染了溶血性链球菌并产生抗体后,可以与含有异嗜性抗原的上述组织结合,通过免疫反应造成机体的组织损伤,临床表现为风湿热或肾小球肾炎。

有些异嗜性抗原的存在可以协助疾病的诊断。例如某些立克次体与变形杆菌之间有异嗜性抗原,临床上可用变形杆菌 $OX_{19}$、$OX_2$ 和 $OX_K$ 菌株代替立克次体作为抗原,进行斑疹伤寒的辅助诊断,称为外斐反应。

## 四、同种异型抗原

同种异型抗原(allogenic antigen)是指在同一种属的不同个体之间存在的抗原。由于人类遗传基因的不同,细胞表面的抗原结构也存在差异,所以不同个体的细胞或组织之间存在同种异型抗原。人类重要的同种异型抗原有组织相容性抗原、免疫球蛋白遗传标志抗原和血型抗原。

**(一) 红细胞抗原**(血型抗原)

1. ABO 血型抗原 根据人类红细胞表面 A、B 抗原的不同,可将血型分为 A 型、B 型、AB 型和 O 型。

ABO 血型不合的血液在体外混合可出现凝集现象,如输入人体内可引起溶血反应。临床输血前均要进行交叉配血(供血者红细胞加受者血清、受者红细胞加供血者血清),以防止错误输血引起严重的输血反应。目前在 A、B 血型抗原中均发现有亚型存在,在临床配血工作时应予以注意。

2. Rh 血型抗原 人类红细胞上有一种与恒河猴红细胞相同的抗原,称为 Rh 抗原。根据红细胞表面 Rh 抗原的存在与否可将人类红细胞分为 Rh 阳性($Rh^+$)和 Rh 阴性($Rh^-$)两种。人类血清中不存在抗 Rh 的天然抗体,抗 Rh 抗体仅在接受免疫的情况下产生。例如将 $Rh^+$ 的血液输给 $Rh^-$ 的受者;或 $Rh^-$ 的母亲妊娠而胎儿为 $Rh^+$,导致体内产生抗 Rh 抗体,如输入 $Rh^+$ 红细胞或再次妊娠 $Rh^+$ 胎儿时,则可能产生输血反应或新生儿溶血症。

**(二) 组织相容性抗原**(人类白细胞抗原)

组织相容性抗原是一个复杂的抗原系统,决定不同个体间进行器官或组织移植时供者与受者相互接受的程度,该抗原是产生移植排斥反应的基因群。因首先在白细胞上发现,故又称人类白细胞抗原(human leukocyte antigen, HLA)。该抗原存在于白细胞、淋巴细胞、血小板和所有有核细胞表面,主要参与免疫应答、免疫调节,并与移植排斥反应及某些疾病相关。

## 五、自身抗原

能引起机体产生免疫应答的自身成分称为自身抗原。正常情况下,机体对自身成分不产生免疫应答,即免疫耐受。但在某些特殊情况下(如自身成分结构改变、隐蔽抗原暴露、自身免疫细胞功能异常等),自身成分可成为抗原物质,引发免疫应答,导致自身免疫病。自身抗原主要包括隐蔽抗原和被修饰的自身抗原。

隐蔽抗原如脑组织、精子、甲状腺球蛋白、眼晶体蛋白等,在正常情况下,由于与免疫系统相对隔绝,不能激发免疫应答,当相关部位被感染或发生外伤及手术后,这些成分可进入血液,引起自身免疫应答。被修饰的自身抗原是自身组织成分在感染、烧伤、电离辐射、化学药物等因素的作用下,发生改变,出现新的抗原表位,引起自身免疫应答。

## 六、肿瘤抗原

肿瘤抗原是细胞在癌变过程中出现的新抗原及过度表达的抗原,肿瘤抗原分为肿瘤特异性抗原和肿瘤相关抗原。

1. 肿瘤特异性抗原(tumor specific antigen,TSA)　只存在于肿瘤细胞表面,为某一肿瘤细胞所特有的抗原。近年来已在黑色素瘤、结肠癌、乳腺癌等肿瘤细胞表面检测到肿瘤特异性抗原。

2. 肿瘤相关抗原(tumor associated antigen,TAA)　非肿瘤细胞特有,正常细胞也可表达的抗原,但在细胞癌变时,其含量明显增加。此类抗原只表现出量的变化而无严格的肿瘤特异性。胚胎抗原是其中之一。胚胎抗原系指在胚胎发育阶段由胚胎细胞产生的正常成分,在胚胎发育后期减少,出生后逐渐消失或残留极微量,而细胞癌变时此类抗原重新生成。主要的胚胎抗原有:①甲胎蛋白(alpha fetoprotein,AFP):是胎儿肝细胞合成的一种糖蛋白,可抑制母体的免疫排斥。成年人几乎检测不到,肝细胞癌变时可大量表达。②癌胚抗原(carcinoembryonic antigen,CEA):如肠癌细胞产生的癌胚抗原。

AFP 和 CEA 在胚胎时期已出现,机体的免疫系统已对其产生免疫耐受,不会产生免疫应答,但可作为肿瘤标志,通过检测患者血清中 AFP 和 CEA 水平,有助于原发性肝癌和结肠癌的诊断。

(吴松泉)

# 第 三 章

# 免疫球蛋白

免疫球蛋白(immunoglobulin,Ig)指具有抗体活性或化学结构与抗体相似的球蛋白,可分为分泌型(secreted Ig,SIg)和膜型(membrane Ig,mIg),前者主要存在于血清等体液中,发挥免疫功能;后者存在于B细胞膜上,即B细胞表面的抗原受体(BCR)。

抗体(antibody,Ab)是B细胞识别抗原后活化、增殖分化为浆细胞,由浆细胞合成和分泌的能与相应抗原发生特异性结合的球蛋白。抗体主要存在于血清中,也见于其他体液及分泌液中,因此将以抗体为主要分子的免疫效应称为体液免疫。

免疫球蛋白包括抗体以及多发性骨髓瘤、巨球蛋白血症病人血清中未证实有抗体活性的球蛋白。故免疫球蛋白是结构性的概念,而抗体是功能性的概念,抗体均是免疫球蛋白,而并非所有免疫球蛋白都具有抗体的生物学活性。

## 第一节 免疫球蛋白的分子结构

### 一、免疫球蛋白的基本结构

#### (一) 基本结构

免疫球蛋白的基本结构是由两条相同的重链(heavy chain,H链)和两条相同的轻链(light chain,L链)通过链间的二硫键连接而成。其中,重链分子量约为$50\sim75kD$,约有$450\sim550$个氨基酸残基,链间以二硫键相连;轻链分子量约为25kD,每条约有210个氨基酸残基,并以二硫键与重链连接(图3-1)。

根据免疫球蛋白重链恒定区氨基酸组成上的差异,将重链分为$\mu$、$\delta$、$\gamma$、$\alpha$、$\epsilon$等5种类型,并据此将免疫球蛋白分为五类,即IgM、IgD、IgG、IgA和IgE。同一种属内个体间的同一类免疫球蛋白在重链恒定区氨基酸的组成和序列基本一致,不同种属之间的同一类Ig在重链恒定区氨基酸组成和序列上具有差异。轻链可分为两型,即$\kappa$型和

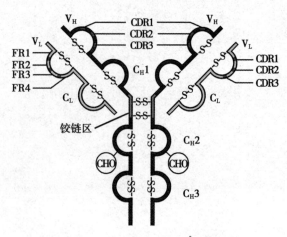

图 3-1 免疫球蛋白结构示意图

10

λ型。

免疫球蛋白分子四条多肽链两端分别称为氨基端(N端)和羧基端(C端)。重链和轻链在靠近N端约110个氨基酸的组成和排列变化很大,称为可变区(variable region,V区),而其他区域则相对比较恒定,称为恒定区(constant region,C区)。V区分别占重链靠N端的$1/4(\delta、\gamma、\alpha)$或$1/5(\mu、\varepsilon)$区域(用$V_H$和$C_H$表示)以及轻链靠N端的1/2区域(用$V_L$和$C_L$表示)。

可变区决定抗体与表位结合的特异性,其中$V_H$和$V_L$各有3个区域的氨基酸组成和排列顺序显示更大的变化,称此区域为超变区(hypervariable region,HVR),或称互补决定区(complementary determining region,CDR),是抗体和抗原表位互补结合的区域。V区其他部分称作骨架区(frame work region,FR),此区虽不与抗原表位结合,但对维持CDR的空间构型起着很重要的作用。

**(二) 免疫球蛋白的其他成分**

1. 连接链(joining chain,J链)　由浆细胞合成的多肽链,主要功能是将两个或两个以上的免疫球蛋白单体连接在一起。IgM经J链通过二硫键将五个单体相互连接成五聚体,分泌型IgA(SIgA)经J链通过二硫键将两个单体连接形成二聚体,IgD、IgG、和IgE为单体,不含J链(图3-2)。

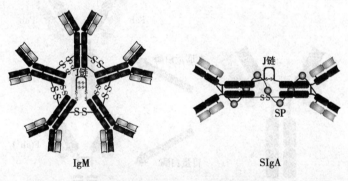

图3-2　IgM和SIgA的结构示意图

2. 分泌片(secretory piece,SP)　由黏膜上皮细胞合成和分泌的多肽。IgA与J链在浆细胞内合成并连接,在穿越黏膜上皮细胞过程中与分泌片结合,形成分泌型IgA(SIgA)。分泌片的作用是保护SIgA,使之不易受黏膜环境中各种蛋白酶的降解。

## 二、免疫球蛋白的功能区

免疫球蛋白分子的每条肽链均可通过折叠,并由链内二硫键连接形成若干个球形功能区,或称结构域(domain)。每个结构域约由110个氨基酸组成,各具有一定的功能,称为免疫球蛋白功能区。

IgG、IgA和IgD的重链有四个功能区,分别为$V_H$、$C_H1$、$C_H2$、$C_H3$,IgE和IgM则多一个$C_H4$,故有五个功能区。轻链有$V_L$和$C_L$两个功能区。各功能区的功能:①$V_H$和$V_L$是结合抗原的部位,可与相应的抗原表位形成精确的空间互补;②$C_H1$和$C_L$具有部分同种异型的遗传标志;③$C_H2$(IgG)和$C_H3$(IgM)为补体结合部位,是补体通过经典活化途径活化时C1与免疫球蛋白分子结合的部位;④IgG的$C_H3$可与吞噬细胞、B细胞、NK细胞表面的

IgG Fc 受体(FcγR)结合，IgE 的 $C_H2$ 和 $C_H3$ 可与肥大细胞和嗜碱性粒细胞表面的 IgE Fc 受体(FcεR I )结合。

铰链区(hinge region)位于 $C_H1$ 和 $C_H2$ 之间，富含脯氨酸，具有弹性，因此易于伸展和弯曲，有利于两臂同时结合两个抗原表位。铰链区易被木瓜蛋白酶、胃蛋白酶等水解。IgE 和 IgM 无铰链区。

### 三、免疫球蛋白的水解片段

免疫球蛋白分子的某些部位易被蛋白水解酶水解为各种片段(图 3-3)。木瓜蛋白酶能在铰链区二硫键的近 N 端将 IgG 分子裂解为 3 个片段。其中两个片段完全相同，具有单价结合抗原的能力，称抗原结合片段(fragment antigen binding，Fab)；另外一个片段不能结合抗原，是抗体分子与效应分子以及细胞相互作用的部位，相当于 IgG 的 $C_H2$ 与 $C_H3$ 功能区，由于在低温下可结晶，故名可结晶片段(fragment crystallizable，Fc)。

胃蛋白酶在铰链区二硫键近 C 端切断重链，将 IgG 裂解为一个较大片段 F(ab')$_2$ 和一些小片段 pFc'，前者是由二硫键相连接的两个 Fab 段，以 F(ab')$_2$ 来表示，具有双价抗体活性；后者被继续水解，无生物学活性。

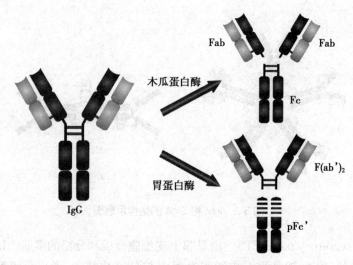

图 3-3　免疫球蛋白的水解片段示意图

## 第二节　五类免疫球蛋白的特性与功能

### 一、IgG

婴儿出生后 3 个月开始合成 IgG，5 岁时接近成人水平。IgG 是血液中含量最高的抗体，占血清免疫球蛋白总量的 75%～80%，半衰期最长，约 20～23 天。IgG 多以单体形式存在，人体 IgG 有 IgG1、IgG2、IgG3 和 IgG4 四个亚类，其中以 IgG1 为主。IgG 为再次免疫应答的主要抗体，通常是高亲和力抗体。IgG 是抗感染的主要抗体，参与组织、黏膜层的抗感染免疫应答，大多数抗菌、抗病毒抗体、抗毒素都为 IgG 类。IgG 是五类免疫球蛋白中唯一能够通过胎盘的抗体，在新生儿被动免疫中起着重要的作用。某些自身抗体如 SLE 患者的抗核抗体、抗甲状腺球蛋白抗体也属于 IgG。IgG 还参与Ⅱ、Ⅲ型超敏反应。

IgG 以其 Fc 段与吞噬细胞和 NK 细胞表面的相应受体结合，发挥调理吞噬和 ADCC 作用。在免疫学检验中，利用 IgG 的 Fc 段与金黄色葡萄球菌表面 A 蛋白(SPA)结合，进行协同凝集试验。

## 二、IgM

IgM 占血清免疫球蛋白总量的 10%，是分子量最大的免疫球蛋白，故又称巨球蛋白。IgM 在细胞膜上为单体形式(膜型 IgM，mIgM)，在血清中为五聚体形式，由于不易通过血管壁，故主要存在于血液中，体内半衰期为 5 天左右。IgM 是个体发育过程中最早合成和分泌的抗体，发育晚期的胎儿即能合成 IgM，由于母体的 IgM 不能通过胎盘，故脐带血中检出 IgM 抗体提示宫内感染。

IgM 是免疫应答过程中最早出现的抗体分子，在机体早期免疫防护中起着重要作用。又由于半衰期短，故 IgM 升高说明机体有近期感染，检测 IgM 可用于感染的早期诊断。mIgM 是组成 B 细胞抗原识别受体(BCR)的主要成分。天然血型抗体为 IgM。IgM 也参与Ⅱ、Ⅲ型超敏反应。IgM 在促进溶菌、杀菌及凝集能力方面比 IgG 大，但中和毒素和病毒的能力低于 IgG。

## 三、IgA

IgA 分为血清型和分泌型两种。血清型 IgA 为单体，主要存在于血清中，占血清免疫球蛋白总量的 10%～20%。分泌型 IgA(SIgA)主要存在于外分泌液(初乳、唾液、泪液、胃肠液、支气管分泌液等)中。SIgA 主要由呼吸道、胃肠道及泌尿生殖道等处黏膜固有层中的浆细胞合成。SIgA 是人体分泌液和黏膜免疫中的主要抗体，存在于肠道、呼吸道、尿道、乳汁以及泪液中，通过阻抑黏附、裂解细菌、免疫排除作用，从而在机体防止局部微生物感染中发挥重要作用，在黏膜表面也有中和毒素的作用。新生儿可从母亲分泌的初乳中获得 SIgA，对其抵御呼吸道和消化道感染具有重要意义。婴儿出生后 4～6 个月开始合成 IgA。

## 四、IgD

IgD 在血清中含量很低，仅占免疫球蛋白总量的 0.2%。有较长的铰链区，对蛋白水解酶和高温十分敏感，故其半衰期很短，仅为 3 天。血清中 IgD 的功能尚不清楚。B 细胞膜上的膜结合型 IgD(mIgD)是 B 细胞成熟的主要标志，未成熟 B 细胞表达 mIgM，成熟 B 细胞同时表达 mIgM 和 mIgD。

## 五、IgE

IgE 是正常人血清中含量最少的免疫球蛋白，仅占免疫球蛋白总量的 0.002%。IgE 通过其 $C_H2$、$C_H3$ 结构域与肥大细胞和嗜碱性粒细胞表达的高亲和力受体(FcεRⅠ)结合，导致Ⅰ型超敏反应，故称亲细胞抗体。IgE 还与抗寄生虫免疫有关。

# 第三节　免疫球蛋白的生物学作用

免疫球蛋白的生物学活性由免疫球蛋白各功能区的特点所决定。与抗原特异性结合主要由可变区完成,与抗原结合后激发的效应功能和其他一些功能则由恒定区完成。

## 一、结合抗原

识别并特异性结合抗原是抗体分子的主要功能。免疫球蛋白的 V 区,尤其是 CDR(HVR)的氨基酸组成和空间构型决定了免疫球蛋白的特异性。CDR 与抗原表位的结构互补,在疏水作用力、静电引力、氢键以及范德华力的共同作用下两者发生结合。

## 二、激活补体

抗体(IgM、IgG1~IgG3)与相应抗原特异性结合后,可因其构象变化,使其 $C_H2/C_H3$ 功能区补体结合点暴露,补体成分 C1q 与之结合,从而启动经典途径激活补体系统,产生多种效应。聚合的 IgA、IgE 和 IgG4 可通过旁路途径激活补体系统,IgD 不能激活补体。

## 三、结合 Fc 段受体

IgG、IgA 和 IgE 可通过其 Fc 段与多种细胞表面的 Fc 受体结合,从而产生不同的免疫效应。①调理吞噬作用:IgG 抗体(特别是 IgG1 和 IgG3)的 Fc 段与中性粒细胞、吞噬细胞上的 FcγR 结合,从而增强吞噬细胞对抗原的吞噬作用。IgA 也有调理作用。②抗体依赖的细胞介导的细胞毒作用:多种效应细胞含有 Fc 受体,当 IgG 的 Fab 与靶细胞膜上的抗原发生特异性结合后,Fc 段与效应细胞相应受体结合,促进效应细胞杀伤与 IgG 结合的靶细胞;自然杀伤细胞(NK 细胞)是介导 ADCC 的主要细胞。③介导 I 型超敏反应:IgE 能与肥大细胞、嗜碱性粒细胞的高亲和力 IgE Fc 受体(FcεR I)结合,引起 I 型超敏反应。

## 四、通过胎盘和黏膜

IgG 是唯一能从母体胎盘进入胎儿体内血液循环的免疫球蛋白,这种自然被动免疫对于新生儿抗感染起着重要作用。分泌型 IgA 与黏膜上皮细胞 Fc 受体结合,转运后被分泌至泪水、乳汁以及呼吸道、消化道等腔道黏膜表面,对防止体表微生物感染和发挥局部免疫具有重要作用。

# 第四节 人工制备抗体的类型

抗体在疾病的诊断、预防和治疗过程中发挥着重要的作用,故需要利用各种方法制备、获得抗体。

## 一、多克隆抗体

多克隆抗体(polyclonal antibody, PcAb 或 pAb)是利用纯化的抗原免疫动物后,诱导动物多个 B 细胞克隆产生针对该抗原多种抗原决定簇的抗体混合物,恢复期病人血清或免疫接种人群血清也是获得的途径,这是人工制备抗体最早采用的传统方法。多克隆抗体的优点是:来源广泛,制备容易,由于是混合血清,其免疫作用全面;其缺点是:特异性差,易出现交叉反应。

## 二、单克隆抗体

单克隆抗体已被广泛应用于临床疾病诊断，并作为一种新型生物药物运用于恶性肿瘤、自身免疫性疾病和移植排斥反应的治疗。例如，用 CD20 单抗治疗恶性 B 细胞淋巴瘤；用抗 CD3 单抗治疗急性移植排斥反应；用抗 TNF-α 单抗治疗类风湿关节炎等。我国治疗性单抗的研发起步较晚，但发展很快，一些我国自行研制开发的单克隆抗体药物已进入临床研究阶段，其中一部分已正式投入临床使用。

单克隆抗体(monoclonal antibody,mAb)是由单一克隆的 B 细胞杂交瘤细胞产生的，只识别一种抗原表位的具有高度特异性的抗体。1975 年 Köhler 和 Milstein 建立了体外细胞融合技术，即用抗原免疫小鼠的脾细胞(富含 B 细胞)与小鼠的骨髓瘤细胞融合而形成杂交瘤细胞，再经特异性抗原检测后寻找到针对某种抗原(表位)的杂交瘤细胞，可通过体外培养或接种于小鼠腹腔内大量扩增，即克隆化，从培养上清液或腹水中可获得单克隆抗体。

单克隆抗体具有结构均一、纯度高、特异性强、少或无血清交叉反应、效价高、易大量制备等优点。主要应用：①用于检测各种抗原，包括肿瘤表面抗原、细胞表面抗原及受体、激素、药物、神经递质及细胞因子等；②用于诊疗，单克隆抗体与抗癌药物、毒素或放射性物质偶联，用于肿瘤患者的体内定位诊断和治疗；③用于防治，抗 T 细胞的单抗、抗 IL-2R 的单抗可用于防治器官移植排斥反应等。

## 三、基因工程抗体

基因工程抗体是借助 DNA 重组和蛋白质工程技术，在基因水平上对免疫球蛋白分子进行切割、拼接或修饰，重新组装成新型抗体。它既保持了单克隆抗体均一性、特异性强的优点，又克服了其为鼠源性的弊端。主要的基因工程抗体有人-鼠嵌合抗体、人源化抗体、小分子抗体、单链抗体、双特异性抗体以及噬菌体抗体等。

(吴松泉)

# 第 四 章

# 补 体 系 统

补体(complement,C)是存在于人和脊椎动物血清与组织液中一组具有酶活性的蛋白质,包括30余种组分。补体是一个具有精密调控机制的蛋白质反应系统,故称为补体系统。补体广泛参与机体抗微生物免疫防御反应和免疫调节,也可介导免疫病理的损伤性反应,是体内具有重要生物学作用的效应系统和效应放大系统。血浆中补体成分在被激活前无生物学功能。

## 第一节 补体系统的组成与性质

### 一、补体系统的组成与命名

#### (一) 补体系统的组成

补体系统的30余种组分按其生物学功能分为三类。

1. **补体系统固有成分** 主要参与补体的激活反应过程,包括:①参与经典激活途径的成分:C1、C4、C2;②参与甘露糖结合的凝集素激活途径的成分:MBL、丝氨酸蛋白酶;③参与旁路激活途径的成分:P因子、D因子、B因子;④补体激活的共同成分:C3、C5~C9。

2. **补体调节蛋白** 以可溶性或膜结合形式存在,参与补体激活的调控,主要包括备解素(properdin,P因子)、C1抑制物、I因子、H因子、C4结合蛋白等。

3. **补体受体(CR)** 存在细胞膜上,介导补体活性片段或调节蛋白发挥生物学效应,包括CR1~5、C3aR、C2aR、C4aR等。

#### (二) 补体的命名

补体按其被发现的先后顺序分别称为C1、C2、C3……C9,其中C1又含有三个亚单位,分别称为C1q、C1r、C1s;补体系统其他成分以大写英文字母表示,如B因子、D因子、P因子、I因子等;补体系统调节蛋白多以功能命名,如C1抑制物、C4结合蛋白(C4bp)、促衰变因子(DAF)等;补体活化后的裂解片段在其符号后加小写字母,大片段加b,小片段加a,如C3b与C3a;补体成分被激活时,具有酶活性的成分或复合物,在其符号上加一横线表示,如C$\overline{3bBb}$、C$\overline{4b2b}$等;被灭活后的成分在其符号前加i表示,如iC3b。

### 二、补体的来源和理化性质

补体各成分大多为肝细胞合成,少量由单核-吞噬细胞和肠黏膜上皮细胞等合成。其化学成分均为糖蛋白,多数为β球蛋白,少数为α或γ球蛋白。约占血清球蛋白总量的10%。

在血清中以 C3 含量最高,D 因子含量最少。C1q 分子量最大,D 因子分子量最小。补体性质很不稳定,对许多理化因素敏感,其中某些补体固有成分(如 C1、C2、C5、C8 等)对热敏感,56℃,30 分钟即可灭活。室温下补体活性亦可减弱甚至丧失,在 0～10℃仅能保持 3～4天。许多理化因素如机械振荡、紫外线照射、强酸强碱、乙醇及蛋白酶均可使补体失活。

# 第二节　补体系统的激活与调节

## 一、补　体　激　活

补体固有成分以非活化形式存在于体液中,在某些激活物质的作用下,各补体成分按一定顺序,以连锁的酶促反应方式依次活化,并表现出各种生物学活性。

补体的激活分为三条途径:由抗原-抗体复合物结合 C1q 启动激活的途径称为经典(传统)途径;由 MBL(甘露糖结合的凝集素)结合至微生物启动激活的途径称为 MBL 途径;由病原微生物等提供接触表面,而从 C3 开始激活的途径称为旁路(替代)途径(图 4-1)。

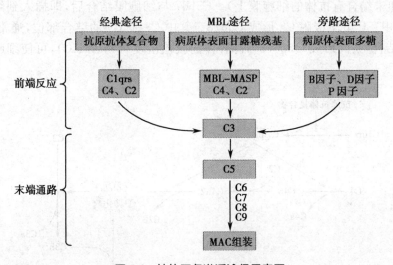

图 4-1　补体三条激活途径示意图

### (一)经典激活途径

经典激活途径又称传统激活途径。IgG(IgG2、IgG2、IgG3)或 IgM 类抗体与相应抗原结合形成的复合物是主要激活物,此复合物与 C1q 结合开始,依次激活补体各成分直至 C9,其反应顺序为 C1、C4、C2、C3、C5……C9。经典激活途径分为识别阶段、活化阶段和膜攻击阶段三个阶段。

1. **识别阶段**　抗原和抗体结合后,抗体发生构象改变,使 Ig 的 Fab 段的补体结合部位暴露出来,补体 C1 与之结合并被激活。

C1 是由三个单位 C1q、C1r 和 C1s 依赖 $Ca^+$ 结合成的牢固的非活性大分子。C1q 分子量最大,为六聚体,具有 6 个能与免疫球蛋白分子上的补体结合点相结合的部位。当两个以上的结合部位与免疫球蛋白分子结合时,即 C1q 桥联免疫球蛋白之后,其构型发生改变,导致 C1r 和 C1s 的相继活化。C1r 在 C1 大分子中起着连接 C1q 和 C1s 的作用。C1q 启动后可引起 C1r 构型的改变,成为激活的 C1r,后者可使 C1s 活化。在经典途径中,一旦形成

C1s,即完成识别阶段,并进入活化阶段。

2. 活化阶段 C1s 作用于后续的补体成分,形成 C3 转化酶(C $\overline{4b2a}$)和 C5 转化酶(C $\overline{4b2a3b}$)。

在 $Mg^{2+}$ 存在下,C1s 使 C4 裂解为 C4a 和 C4b 两个片段。C1s 与 C4 反应之后能更好地显露出 C1s 作用于 C2 的酶活性部位。C2 在 $Mg^{2+}$ 存在下被 C1s 裂解为两个片段 C2a 和 C2b。当 C4b 与 C2a 结合成 C $\overline{4b2a}$(简写成 C $\overline{42}$)即为经典途径的 C3 转化酶。

C3 被 C3 转化酶裂解为 C3a 和 C3b 两个片段。C3b 通过结合部位与具有 C3b 受体的细胞相结合。C3b 与 C $\overline{4a2b}$结合产生的 C $\overline{4b2a3b}$(简写成 C $\overline{423}$)为经典途径的 C5 转化酶。补体裂解过程中生成的小分子 C4a、C3a 释放到液相中,发挥各自的生物学活性。

3. 膜攻击阶段 C5 转化酶裂解 C5 并作用于后续的其他补体成分,形成膜攻击复合物(MAC),最终导致细胞受损、细胞裂解。

C5 转化酶裂解 C5 产生出 C5a 和 C5b 两个片段。C5a 游离于液相中,具有过敏毒素活性和趋化活性。C5b 可吸附于邻近的细胞表面,与 C6 结合成 C56 复合物。C5b6 与 C7 结合成三分子的复合物 C5b67 并吸附于已致敏的细胞膜上,也可吸附在邻近的未经致敏的细胞膜上(即未结合有抗体的细胞膜上)。C5b67 与细胞膜结合后,即插入到细胞膜的磷脂双层结构中。C5b67 吸附 C8 形成 C5678。其中 C8 是 C9 的结合部位,通常与 12~15 个 C9 分子结合,共同形成 C $\overline{5b6789}$,即补体的膜攻击复合物(MAC),可使细胞膜穿孔受损(图 4-2)。

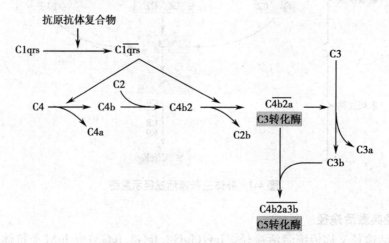

图 4-2 补体激活的经典途径示意图

### (二) 旁路激活途径

旁路激活途径又称替代途径,其不依赖于抗体,越过 C1、C4、C2 三种成分,直接激活 C3,然后完成 C5~C9 的激活过程。细菌细胞壁成分(脂多糖、肽聚糖、磷壁酸)、酵母多糖、凝聚的 IgA 和 IgG4 是主要激活物。这些物质实际上提供了使补体激活的连锁反应得以进行的接触表面。

生理条件下,C3 可受蛋白酶的作用,缓慢、持续地产生少量 C3b。血清中的 D 因子可将结合状态的 B 因子裂解成 Ba 和 Bb。大片段的 Bb 和 C3b 结合成 C $\overline{3bBb}$ 复合物,此即旁路途径的 C3 转化酶。C $\overline{3bBb}$ 极易被迅速降解,而当旁路途径激活物存在时,可使 C $\overline{3bBb}$ 受到保护而不容易被降解。C $\overline{3bBb}$ 裂解 C3 生成 C3a 和 C3b,后者沉积在颗粒表面并与

C $\overline{3bBb}$ 结合形成 C $\overline{3bBb3b}$(亦称 C $\overline{3bnBb}$),该复合物即旁路途径的 C5 转化酶,作用类似经典途径的 C $\overline{4b2a3b}$,其后的激活过程与经典途径完全相同(图 4-3)。在激活物存在的情况下,C $\overline{3bBb}$ 裂解更多的 C3,产生更多的 C3b,形成更多的 C3 转化酶,形成迅速放大的正反馈效应。

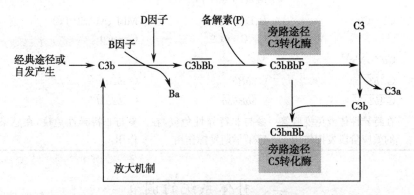

图 4-3 补体激活的旁路途径示意图

### (三) MBL 激活途径

MBL 激活途径又称凝集素途径,指由血浆中甘露糖结合的凝集素(mannose-binding lectin,MBL)直接识别病原微生物表面的 N 氨基半乳糖或甘露糖,形成与经典激活途径基本相似的级联酶促反应过程。主要激活物为含 N 氨基半乳糖或甘露糖基的病原微生物。MBL 分子类似于 C1q 分子,与病原微生物表面的 N 氨基半乳糖或甘露糖结合,构型发生改变,与丝氨酸蛋白酶结合并使之活化。活化物类似于 C1s 的方式裂解 C4 和 C2 形成类似经典激活途径的 C3 转化酶,其后的反应过程与经典激活途径相同;MASP-1 能直接裂解 C3,形成旁路途径的 C3 转化酶,其后的反应过程与经典激活途径相同(图 4-4)。因此 MBL 途径对经典途径和旁路途径活化具有交叉促进作用。

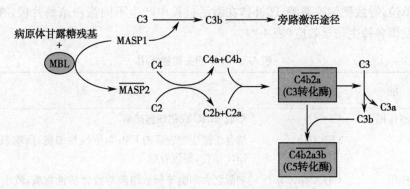

图 4-4 补体激活的 MBL 途径示意图

### (四) 补体三条激活途径的特点及比较

由于旁路途径和 MBL 途径活化不需要抗原抗体复合物的参与,故在病原微生物感染时,补体发挥作用的顺序依次是旁路途径、MBL 途径、经典途径。三条途径起点各异,但相互交叉,并具有共同的终末反应过程。三条激活途径的比较见表 4-1。

表 4-1　补体三条激活途径的比较

| 项目 | 经 典 途 径 | 旁 路 途 径 | MBL 途 径 |
|---|---|---|---|
| 激活物 | 抗原抗体复合物 | 细菌脂多糖、酵母多糖、凝聚的 IgA 和 IgG4 等 | 病原微生物表面的半乳糖或甘露糖 |
| 补体成分 | C1～C9 | B,D,P 因子 C3、C5～C9 | MBL、MASP-1,2 C2～C9 |
| 所需离子 | $Ca^{2+}$ , $Mg^{2+}$ | $Mg^{2+}$ | $Ca^{2+}$ |
| C3 转化酶 | C $\overline{4b2a}$ | C $\overline{3bBb}$ | C $\overline{4b2a}$ |
| C5 转化酶 | C $\overline{4b2a3b}$ | C $\overline{3bBb3b}$ | C $\overline{4b2a3b}$ |
| 作用 | 在特异性体液免疫应答的效应阶段发挥作用 | 参与非特异性免疫,在感染早期发挥作用 | 参与非特异性免疫,在感染早期发挥作用 |

## 二、补体系统的调节

补体系统的活化是一种高度有序的级联反应,机体通过一系列的复杂因素调节补体系统的激活过程,使之反应适度。补体系统若过度激活,不仅无益地消耗大量补体成分,反而使机体抗感染能力下降,而且在激活过程中产生的大量活性物质会使机体发生剧烈的炎症反应或造成组织损伤。补体系统精细的调控机制包括补体系统中某些成分的自发性衰变以及多种调节蛋白的调节作用。

# 第三节　补体系统的生物学作用

补体系统是体内的一个重要效应系统,具有多种生物学活性,不仅参与非特异性防御反应,也参与特异性免疫反应。补体系统的功能分为两大方面:①补体激活后,在细胞膜上形成膜攻击单位,导致靶细胞裂解;②补体在激活过程中产生不同蛋白水解片段,在免疫和炎症反应中发挥各种生物学效应(表 4-2)。

表 4-2　补体的生物学作用

| 功　　能 | 补体成分 | 机　　制 |
|---|---|---|
| 溶菌溶细胞作用 | C5～C9 | 形成 MAC 致靶细胞溶解 |
| 调理作用 | C3b、C4b | 结合于微生物表面的 C3b 与中性粒细胞、巨噬细胞表面的 CR1 结合,促进吞噬 |
| 过敏毒素作用 | C3a、C4a、C5a | 刺激肥大细胞等释放组胺等血管活性物质,致小血管平滑肌收缩、毛细血管扩张 |
| 趋化作用 | C5a | 使中性粒细胞及单核-吞噬细胞趋化,致炎症细胞聚集,并促进吞噬细胞的吞噬 |
| 免疫黏附 | C3b | 与 Ig 分子结合的补体可抑制 IC 形成,IC 上的 C3b 可通过与红细胞表面 CR1 结合,并随循环在肝、脾中被清除 |
| 免疫调节 | C3b、CR1 | 参与抗原提呈,促进免疫细胞增殖,调节多种免疫细胞效应功能 |

# 一、溶菌和溶解细胞作用

正常情况下补体的含量相对稳定,只有当某些疾病时,血清补体总量或各成分才发生变化,出现异常,主要有以下几种情况:

1. 补体含量降低 ①补体消耗增多,如血清病、肾小球肾炎、系统性红斑狼疮(SLE)及类风湿关节炎等;②补体大量丢失,常见于大面积烧伤、肾病综合征时;③补体合成不足,主要见于各种肝病患者,如肝硬化、慢性活动性肝炎等。

2. 补体含量增高 患恶性肿瘤时 C3、C4 含量可增高;传染病患者补体可代偿性增高。

3. 补体的遗传缺陷 如经典途径起始成分的缺损常伴免疫复合物病和自身免疫病,易发生肾小球肾炎、系统性红斑狼疮;C1 抑制物缺陷可引起遗传性血管神经性水肿。

补体系统被激活后,可在多种靶细胞表面形成膜攻击单位,从而导致靶细胞溶解。补体裂解病原微生物是机体抗感染的重要免疫防御机制之一。补体能协助抗体溶解某些革兰阴性细菌、支原体、含脂蛋白包膜的病毒、异体红细胞和血小板。如仅有抗体与相应的细胞或细菌结合,而缺少补体参与,则不产生溶解作用。在病理情况下,自身抗体在自身组织细胞上可通过经典途径激活补体,出现补体参与的组织细胞破坏等病理现象。

# 二、调 理 作 用

补体调节吞噬作用是机体抵御全身性细菌和真菌感染的主要机制之一。补体激活过程中产生的 C3b、C4b 称为调理素,它们与细菌及其他颗粒性物质结合,可促进吞噬细胞的吞噬作用,称为补体的调理作用。C3b、C4b 一端与靶细胞或免疫复合物结合,另一端与带有相应受体的吞噬细胞(单核-吞噬细胞、中性粒细胞)结合,在靶细胞和吞噬细胞间起桥梁作用,从而促进吞噬细胞对靶细胞或免疫复合物的吞噬。

# 三、炎症介质作用

补体活化过程中可产生多种具有炎症介质作用的补体活性片段。C3a、C4a 和 C5a 亦称过敏毒素,可与肥大细胞、嗜碱性粒细胞表面相应受体结合,促使其脱颗粒,释放组胺等血管活性介质,引起血管扩张、毛细血管通透性增加、平滑肌收缩。C5a 还有趋化作用,又称中性粒细胞趋化因子,能吸引中性粒细胞,使其向组织炎症部位聚集,加强对病原微生物吞噬,同时增强炎症反应。

# 四、免疫黏附作用

C3、C4 可结合到免疫复合物上,阻碍免疫复合物相互形成更大分子在组织中沉积。C3b 可嵌入到抗原抗体分子中,使抗原和抗体分子间亲和力降低,部分抗原抗体分离,导致复合物变小,易于降解或排出。补体还可通过 C3b 或 C4b 使免疫复合物黏附到表面带有相应补体受体的红细胞、血小板及某些淋巴细胞上,形成较大的复合物,从而易于被吞噬细胞吞噬和清除。

## 五、免疫调节作用

补体对免疫应答的调节主要通过以下方式实现：①C3 可参与捕捉、固定抗原，使抗原容易被 APC 处理与提呈；②补体成分可与多种免疫细胞相互作用，调节免疫细胞的增殖和分化；③补体参与调节多种免疫细胞的效应功能，如杀伤细胞与 C3b 结合后可增强对靶细胞的 ADCC 作用。

（吴松泉）

# 第 五 章

# 免 疫 系 统

机体执行免疫功能的物质基础是免疫系统,由免疫器官、免疫细胞和免疫分子组成。

## 第一节 免 疫 器 官

免疫器官按功能的差异和发生的早晚,分为中枢免疫器官和外周免疫器官。中枢免疫器官包括胸腺和骨髓,它们是免疫细胞发生、分化和成熟的场所,对外周免疫器官的发育也有促进作用。外周免疫器官包括淋巴结、脾及黏膜相关淋巴组织,它们是 T 淋巴细胞和 B 淋巴细胞定居、增殖及接受抗原刺激发生适应性免疫应答的部位。

机体的功能均应有相应的物质基础,如运动功能是由骨骼和肌肉组成的运动系统在神经系统的支配下完成的。那么,免疫功能也不应是无本之木,它的物质基础是如何构成的呢?

### 一、中枢免疫器官

#### (一) 骨髓

骨髓是造血器官,也是免疫细胞发生和分化的场所,为机体重要的中枢免疫器官,同时也是再次体液免疫应答发生的主要部位。多能造血干细胞在骨髓中增殖、分化、发育,成熟为粒细胞、单核细胞、红细胞、血小板及 B 细胞,因此骨髓是 B 细胞生成的部位。多能造血干细胞分化形成的淋巴样祖细胞,在骨髓微环境中,分化成熟为具有免疫功能的骨髓依赖性淋巴细胞,简称为 B 淋巴细胞或 B 细胞。

腔上囊又称法氏囊,是鸟类特有的中枢免疫器官,位于泄殖腔后上方。腔上囊是禽类 B 细胞分化成熟的器官。

#### (二) 胸腺

胸腺位于胸腔上纵隔前部、胸骨的后方,分左、右两叶。人胸腺的大小和结构因年龄的不同而有明显差异。新生儿期胸腺重约 $10\sim20g$,而后逐渐长大,至青春期最重,可达 $30\sim40g$。青春期后逐渐退化。老年期胸腺萎缩,功能衰退,机体易发生感染和肿瘤。

胸腺是 T 细胞分化、发育和成熟的器官。从骨髓迁入的淋巴样祖细胞,在胸腺微环境中,分化成熟为具有免疫功能的胸腺依赖性淋巴细胞,简称为 T 淋巴细胞或 T 细胞。

# 二、外周免疫器官

## (一) 淋巴结

人体全身约有 500～600 个淋巴结，淋巴结沿淋巴管道分布，主要含 T 细胞、B 细胞、巨噬细胞和树突状细胞。

1. **淋巴结的结构**　淋巴结基本结构分为被膜和实质，被膜与实质间为被膜下淋巴窦。实质又可分为皮质和髓质两部分(图 5-1)。皮质分为浅皮质和深皮质两个区域，浅皮质区是 B 细胞定居的场所，称为非胸腺依赖区。B 细胞受抗原刺激大量增殖时，可形成生发中心。深皮质区亦称副皮质区，是 T 细胞定居的场所，称为胸腺依赖区。毛细血管后微静脉位于深皮质区，在淋巴细胞再循环中起主要作用，血管内的淋巴细胞由此进入淋巴结。

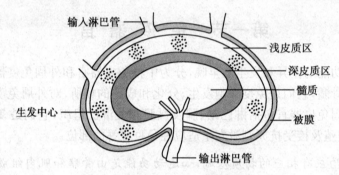

输入淋巴管
浅皮质区
深皮质区
髓质
生发中心
被膜
输出淋巴管

**图 5-1　淋巴结的结构组成示意图**

2. **淋巴结的主要功能**　①过滤淋巴液，是淋巴液的有效滤器。机体通过淋巴窦内吞噬细胞的吞噬作用、抗体和其他免疫分子的作用，杀伤、清除进入淋巴液中的病原微生物及有害物质，从而净化淋巴液，防止病原体扩散。②是 T 细胞和 B 细胞定居及接受抗原刺激后增殖与分化，产生体液和细胞免疫应答的场所。③参与淋巴细胞再循环。

## (二) 脾

脾是人体最大的免疫器官，具有造血、贮血和过滤作用，也是 T 细胞和 B 细胞定居及接受抗原刺激后产生免疫应答的重要场所。

1. **脾的结构**　脾表面由被膜包裹，实质部分由红髓和白髓组成，两者交界处为边缘区。白髓由中央动脉周围淋巴鞘和淋巴滤泡两部分组成。中央动脉周围淋巴鞘主要含 T 细胞，相当于淋巴结的深皮质区，为脾的胸腺依赖区。淋巴滤泡又称脾小结，主要含 B 细胞，为脾的非胸腺依赖区。红髓由脾索和脾血窦组成，主要含 B 细胞、巨噬细胞、树突状细胞及其他血细胞。边缘区含 T 细胞、B 细胞和巨噬细胞，该区为血液中淋巴细胞经脾再循环的场所。

2. **脾的功能**　①胚胎期，脾是多能造血干细胞增殖分化的场所，具有造血功能；②为血液的滤过器，可以清除血中病原微生物和自身衰老、损伤的细胞；③是 T 细胞和 B 细胞定居及接受抗原刺激后产生免疫应答的场所。

## (三) 黏膜相关淋巴组织

黏膜相关淋巴组织主要指呼吸道、肠道及泌尿生殖道黏膜固有层和上皮细胞下散在的无被膜淋巴组织，以及某些带有生发中心的器官化的淋巴组织，如扁桃体、小肠的派氏集合淋巴小结及阑尾等。

黏膜相关淋巴组织是人体重要的防御屏障，是发生黏膜局部适应性免疫应答的主要部位。

成熟的淋巴细胞进入外周免疫器官后,不同种类的淋巴细胞定位于不同部位,其中某些淋巴细胞还可以离开外周免疫器官,进入淋巴液、血液,在体内循环,接受抗原刺激后可再返回外周免疫器官产生免疫应答,这一过程称为淋巴细胞再循环。

淋巴细胞再循环增加了淋巴细胞与抗原接触机会,从而引发免疫应答。

# 第二节 免 疫 细 胞

凡与免疫应答有关的细胞统称为免疫细胞,包括淋巴细胞、单核-吞噬细胞、树突状细胞、粒细胞、肥大细胞等。其中 T 细胞和 B 细胞可接受抗原刺激而活化、增殖和分化,发生适应性免疫应答,称为免疫活性细胞,亦称抗原特异性淋巴细胞。

不同的免疫细胞在不同的发育阶段及活化过程中,在细胞表面会出现或消失不同的标记分子,此为分化抗原。这些分化抗原与细胞的分化发育及活化等密切相关,并可作为表面标志用于细胞的鉴定。将来自不同实验室的单克隆抗体所识别的同一种抗原归为同一分化群,简称 CD(cluster of differentiation,CD)。人 CD 分子的编号已从 CD1 命名至 CD350。

## 一、淋 巴 细 胞

### (一) T 细胞

T 细胞在外周血中占淋巴细胞总数的 65%～80%,T 细胞在介导适应性免疫应答的同时也参与免疫调节。

1. T 细胞主要表面分子　T 细胞表面表达的不同糖蛋白分子,与 T 细胞功能有关,也可作为鉴别 T 细胞及其活性状态的表面标志。

(1) TCR-CD3 复合物:T 细胞表面能特异性识别和结合抗原的结构,称为 T 细胞抗原受体(T cell receptor,TCR)。TCR 与 CD3 分子以非共价键结合成复合物,是 T 细胞识别抗原和转导活化信号的主要单位。

TCR 是 T 细胞特有的表面标志,有 α、β、γ、δ 四种肽链,依据所含肽链的不同分为 TCRαβ 和 TCRγδ 两种类型。CD3 是 T 细胞的重要分子,其通过盐桥与 TCR 形成稳定的复合物,作用是转导活化信号。

(2) CD4 和 CD8 分子:CD4 和 CD8 分子是 T 细胞重要的表面标志(Th 有 CD4 分子,Tc 有 CD8 分子),为 T 细胞辅助受体。CD4 分子与 MHC Ⅱ类分子结合;CD8 分子与 MHC Ⅰ类分子结合。CD4 和 CD8 分子参与抗原刺激信号的转导,此外,还参与 T 细胞在胸腺内的发育、成熟及分化。

(3) CD28:天然配体为 CD80(B7-1)和 CD86(B7-2)。CD28 与配体结合,为 T 细胞提供重要的协同刺激信号。

(4) CD40L(CD154):主要表达于活化的 CD4$^+$ T 细胞和 CD8$^+$ T 细胞。为 B 细胞表面 CD40 的配体,参与 B 细胞的免疫应答,并能诱导记忆性 B 细胞形成。

(5) CD2(LFA-2):参与 T 细胞的活化。该分子又名绵羊红细胞受体,若将绵羊红细胞在体外与 T 细胞混合,绵羊红细胞与 T 细胞上的相应受体结合而呈花环状,此被称为 E 花环试验。

(6) 丝裂原受体:T 细胞表面表达多种识别丝裂原的膜分子。丝裂原是非特异性的激活剂,可通过相应受体刺激静止期淋巴细胞转化为淋巴母细胞,发生有丝分裂而增殖。丝裂原种类很多,常见的是植物血凝素(PHA),可活化 T 细胞,借此进行淋巴细胞转化试验,以判断机体的细胞免疫功能。

2. T 细胞的分类　外周成熟的 T 细胞是由具有不同免疫功能的亚群组成的群体。

(1) 按 CD 分子的不同:T 细胞分为 CD4$^+$ T 细胞和 CD8$^+$ T 细胞两个亚群。

(2) 按 TCR 类型不同:分为 TCRαβ 和 TCRγδ 两类 T 细胞。

(3) 按功能不同:分为辅助性 T 细胞(Th)、细胞毒性 T 细胞(Tc 或 CTL)和调节性 T 细胞(Tr)。

(4) 按对抗原的应答不同:分为初始 T 细胞、抗原活化过的 T 细胞和记忆性 T 细胞。

### (二) B 细胞

B 细胞在外周血中约占淋巴细胞总数的 8%~15%。B 细胞的主要功能是产生抗体、提呈抗原和通过分泌细胞因子参与免疫调节。

1. B 细胞主要表面分子　B 细胞表面有众多的表面分子,其中 BCR 复合物、CD40 和 CD80/CD86 在细胞活化中发挥非常重要的作用。

(1) BCR 复合物:①B 细胞抗原受体(B cell receptor, BCR):是膜表面免疫球蛋白(mIg)。mIg 有单体 mIgM 和 mIgD 两种。若仅表达 mIgM 者为不成熟 B 细胞,同时表达 mIgM 和 mIgD 者为成熟 B 细胞。mIg 的功能是与相应抗原特异性结合,是 B 细胞的特征性表面标志。②CD79a(Igα)和 CD79b(Igβ):CD79 a 和 CD79b 与 BCR 相连,转导抗原与 BCR 结合所产生的信号。

(2) CD40:与 T 细胞表面的 CD40L 结合后,在 B 细胞活化中起协同刺激作用。

(3) CD80/CD86:与 CD28 结合,在 T 细胞活化中起协同刺激作用。

2. B 细胞的分类　依照 CD5 的表达与否,将 B 细胞分成 B-1 细胞和 B-2 细胞。B-1 细胞表面表达 CD5,B-2 细胞即通常所指的 B 细胞。

### (三) 自然杀伤细胞

自然杀伤细胞(natural killer cell, NK)是淋巴细胞中的一类杀伤细胞,它不需抗原预先刺激即能杀伤靶细胞,因而称为自然杀伤细胞。NK 细胞发源于骨髓多能造血干细胞,在人类主要分布于外周血和脾,在外周血中约占淋巴细胞总数的 10%,淋巴结及其他组织内也有少量存在。

目前临床将 CD3$^-$、CD56$^+$、CD16$^+$ 淋巴样细胞认定为 NK 细胞。CD16 为低亲和性 IgG Fc 受体,当靶细胞膜上的抗原与抗体 IgG 特异性结合时,NK 细胞通过其 Fc 受体与 IgG 结合,触发对靶细胞的杀伤作用(图 5-2)。由于这种杀伤作用必须依赖抗体 IgG,故称抗体依赖性细胞介导的细胞毒作用(antibody dependent cell-mediated cytotoxicity, ADCC)。

NK 细胞具有重要的免疫监视功能,在早期抗感染和抗肿瘤中发挥重要作用。

## 二、抗原提呈细胞

通常将具有提呈抗原作用的细胞称为抗原提呈细胞(antigen presenting cell, APC)。抗原提呈细胞除单核-吞噬细胞外,还有树突状细胞和 B 细胞等。

### (一) 单核-吞噬细胞

单核-吞噬细胞包括血液中的单核细胞和组织中的巨噬细胞。单核细胞在骨髓中发育

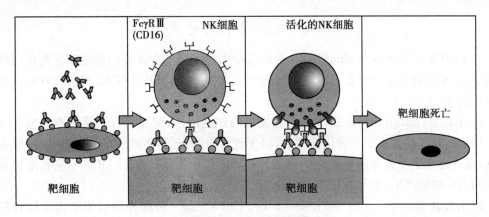

图 5-2  ADCC 作用示意图

成熟后进入血流,然后通过毛细血管进入肝、脾、淋巴结及全身结缔组织,发育、分化为巨噬细胞。

单核-吞噬细胞表面具有多种受体,如 IgG 的 Fc 受体、补体 C3b 受体等。这些受体与单核-吞噬细胞发挥多种免疫功能有关。单核-吞噬细胞在免疫中的作用有:①吞噬作用:可吞噬多种病原微生物、肿瘤细胞、体内衰亡细胞等,而且可因抗体或补体的参与而加强;②处理、提呈抗原:巨噬细胞在摄取抗原性异物后,可将其加工处理成抗原肽,以抗原肽-MHCⅡ/Ⅰ类分子复合物形式表达于细胞表面,诱导 T 细胞发生适应性免疫应答;③分泌多种生物活性物质,参与适应性免疫应答的调节:如白细胞介素-1、干扰素等。

### (二) 树突状细胞

树突状细胞广泛分布于脑以外的全身组织和脏器,数量较少,仅占人外周血单个核细胞的 1%,因其具有许多分枝状突起而得名。

树突状细胞对抗原有处理与提呈作用,是体内功能最强的抗原提呈细胞,通过摄取、加工处理和提呈抗原,启动适应性免疫应答。

树突状细胞也是体内重要的免疫调节细胞,可通过分泌不同的细胞因子参与固有和适应性免疫应答。

# 第三节  细 胞 因 子

## 一、细胞因子的概念

细胞因子(cytokine,CK)是由机体多种细胞分泌的具有调节细胞生理功能、介导炎症反应、参与免疫应答和组织修复等多种生物学效应的小分子多肽或糖蛋白。

## 二、细胞因子的作用特点

细胞因子通过旁分泌、自分泌或内分泌的方式发挥作用,其作用特点为:①多效性:一种细胞因子可作用于多种细胞,产生多种生物学效应;②重叠性:几种不同的细胞因子作用于同一种细胞,产生相同或相似的生物学效应;③拮抗性:一种细胞因子可抑制其他细胞因子的功能;④协同性:一种细胞因子可强化另一种细胞因子的功能。

# 三、细胞因子的分类

1. 白细胞介素(interleukin,IL)　最初是指由白细胞产生又在白细胞间发挥作用的细胞因子,后来发现白细胞介素可由其他细胞产生,也可作用于其他细胞,目前发现的白细胞介素已有 35 种(IL-1~IL-35)。

2. 干扰素(interferon,IFN)　是最先发现的细胞因子,因其具有干扰病毒感染和复制的作用而得名。根据来源和理化性质,可将干扰素分为 α、β 和 γ 三类。IFN-α/β 主要由白细胞、成纤维细胞和病毒感染的组织细胞产生,也称为 I 型干扰素。IFN-γ 主要由活化 T 细胞和 NK 细胞产生,也称为 II 型干扰素。

3. 肿瘤坏死因子(tumor necrosis factor,TNF)　是一种能使肿瘤发生出血坏死的物质。肿瘤坏死因子分为 TNF-α 和 TNF-β 两种,前者主要由活化的单核-吞噬细胞产生,接受抗原刺激的 T 细胞、活化的 NK 细胞和肥大细胞也可分泌 TNF-α。TNF-β 主要由活化的 T 细胞产生,又称淋巴毒素(LT)。

4. 集落刺激因子(colony stimulating factor,CSF)　是指能够刺激多能造血干细胞和不同发育分化阶段的干细胞进行增殖分化,并在半固体培养基中形成相应细胞集落的细胞因子。目前发现的集落刺激因子有粒细胞-巨噬细胞集落刺激因子(GM-CSF)、单核-吞噬细胞集落刺激因子(M-CSF)、粒细胞集落刺激因子(G-CSF)等。此外,红细胞生成素(EPO)、干细胞生长因子(SCF)和血小板生成素,也是重要的造血刺激因子。

5. 生长因子(growth factor,GF)　是具有刺激细胞生长作用的细胞因子,包括转化生长因子 β(TGF-β)、表皮细胞生长因子(EGF)、血管内皮细胞生长因子(VEGF)、成纤维细胞生长因子(FGF)、神经生长因子(NGF)、血小板衍生的生长因子(PDGF)等。

6. 趋化因子(chemokine)　是一个蛋白质家族,主要由白细胞与造血微环境中的基质细胞分泌。可结合在内皮细胞的表面,对中性粒细胞、单核细胞、淋巴细胞、嗜酸性粒细胞及嗜碱性粒细胞具有趋化和激活作用。

# 四、细胞因子的生物学活性

1. 参与固有性免疫应答　参与固有免疫的细胞因子主要由单核-吞噬细胞分泌,有抗病毒和抗细菌感染的作用。

2. 调节适应性免疫应答　调节适应性免疫应答的细胞因子主要由抗原活化的 T 细胞分泌,能调节淋巴细胞的激活、生长、分化和效应的发挥。

3. 诱导凋亡　诱导细胞凋亡是一种重要的免疫应答负调节机制。IL-2 可诱导抗原活化的 T 细胞发生凋亡,进而限制免疫应答的强度,避免免疫损伤的发生。这种 IL-2 依赖性诱导活化细胞凋亡的机制如果受损则易发生自身免疫病。此外,TNF 可诱导肿瘤细胞的凋亡。

4. 刺激造血　在免疫应答和炎症反应过程中,白细胞、红细胞和血小板不断被消耗,因此机体需不断从骨髓补充这些血细胞。由骨髓基质细胞和 T 细胞等产生刺激造血的细胞因子,在血细胞的生成方面起重要作用。

(曹德明)

# 第六章

# 主要组织相容性复合体

## 第一节　主要组织相容性复合体的概念及基因组成

### 一、主要组织相容性复合体的概念

组织相容性是指不同个体间进行组织器官移植时供者与受者相互接受的程度。在进行不同个体间的组织移植时发现,移植物能否存活是由供者与受者细胞表面抗原的特异性决定的。这种存在于机体组织细胞表面,代表个体特异性的抗原称为组织相容性抗原。

病例:患者波斯卡,是乌干达一名普通的中学英语教师。被查出患有慢性肾功能不全,已经到了尿毒症期。为了治疗,到中国进行亲体肾移植术。亲体肾移植术需要合适的供体,得知波斯卡的需求后,他们家族20多个亲友都进行了配型,其中只有堂弟史迪芬与他最为接近。2009年3月,波斯卡和史迪芬接受了亲体肾移植术。史迪芬术后第2天便开始起床活动,尿量、肾功能等指标均在正常范围之内。术后第4天,波斯卡从移植监护病房转回了普通病房。史迪芬的肾脏在波斯卡的体内正常地运转着,波斯卡体内的尿素氮、肌酐下降迅速,机体的状况明显得到改善,手术非常成功。

思考与讨论:在组织器官移植时为什么需要配型?所谓的配型又指的是什么呢?

组织相容性抗原是一个复杂而庞大的抗原体系,其中能引起迅速而强烈排斥反应的称为主要组织相容性抗原。编码主要组织相容性抗原的基因群称为主要组织相容性复合体(major histocompatibility complex,MHC)。MHC编码的蛋白通常称为MHC分子。各种动物特别是哺乳动物都有MHC。人类MHC所编码的分子,由于首先在白细胞表面发现且含量最高,故将其命名为人类白细胞抗原,现称人类MHC为HLA基因或HLA基因复合体,其编码产物称为HLA分子或HLA抗原。

### 二、HLA复合体基因的组成

HLA复合体位于人第6号染色体的短臂上,长3 600kb,是一个紧密连锁的基因群,共确认了224个基因座位,其中128个为功能性基因,有产物表达,96个为假基因。HLA区域内的基因位点根据其编码HLA分子的分布、多态性与功能不同分为三个区,即HLA-Ⅰ类基因区、Ⅱ类基因区和Ⅲ类基因区。HLA-Ⅰ类基因区位于复合体的最远端,HLA-Ⅱ类基因区靠近着丝点,HLA-Ⅲ类基因区位于Ⅰ类基因区和Ⅱ类基因区之间(图6-1)。

1. 经典的HLA-Ⅰ类基因　包括B、C、A三个座位,其产物称HLA-Ⅰ类分子。Ⅰ类基

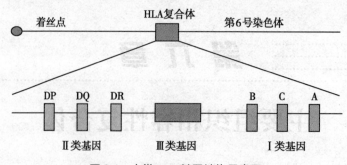

图 6-1　人类 HLA 基因结构示意图

因仅编码 Ⅰ 类分子异二聚体中的重链,轻链为 $\beta_2$ 微球蛋白($\beta_2$-m),编码基因位于第 15 号染色体。

2. 经典的 HLA-Ⅱ类基因　结构最为复杂,由 DP、DQ 和 DR 三个亚区组成。每一亚区又包括两个或两个以上的功能基因座位,它们分别编码相对分子质量相近的 α 链和 β 链,形成 DPα-DPβ、DQα-DQβ 和 DRα-DRβ 三种异二聚体。

3. 免疫功能相关基因　包括传统的 HLA-Ⅲ类基因,以及新近确认的多种基因。为人类基因组中基因密度最大的区域,其中有编码补体成分 C2、C4 和 Bf 的基因,另外还有 21 羟化酶基因、肿瘤坏死因子基因以及热休克蛋白 70 基因等。

### 三、HLA 复合体的多态性与单倍型遗传

#### (一) 多态性

多态性是指某群体一个基因座位上存在多个等位基因的现象。多基因性是一个群体概念,指群体中不同个体在等位基因拥有状态上存在的差别。多态性和多基因性是从不同水平对 MHC 的多样性进行描述,多基因性着重于同一个体中 MHC 基因座位的变化;而多态性指群体中各座位等位基因的变化。

#### (二) 单倍型遗传

单倍型是指一条染色体上 MHC 不同座位等位基因的特定组合。人体细胞为二倍体细胞,两个单倍型分别来自父母,共同组成个体的基因型。由于一条染色体上的 MHC 各位点的距离很近,很少发生同源染色体间的交换,因此,在遗传过程中 MHC 单倍型作为一个完整的遗传单位由亲代传给子代,即为单倍型遗传。这一遗传特点可作为器官移植供者的选择及亲子鉴定的依据。

## 第二节　HLA 分子的分布与功能

### 一、HLA 分子的分布

HLA Ⅰ 类分子广泛分布于各组织的有核细胞表面,包括血小板和网织红细胞,以淋巴细胞表面含量最高。

HLA Ⅱ 类分子分布范围较窄,主要表达于 B 细胞、单核-吞噬细胞、树突状细胞等抗原提呈细胞和活化的 T 细胞表面。胸腺上皮细胞、血管内皮细胞也表达 HLA Ⅱ 类分子。

# 二、HLA 分子的功能

## （一）参与抗原的处理和提呈

T 细胞通常不能识别可溶性游离抗原，只能识别细胞表面与 HLA 分子结合的抗原肽。外源性抗原在 APC 内被降解成抗原肽，并与 HLA Ⅱ类分子结合，形成抗原肽-HLA Ⅱ类分子复合物被转运至 APC 膜表面，呈递给 $CD4^+$ T 细胞。内源性抗原（如自身抗原、肿瘤抗原、病毒抗原等）在靶细胞内降解为抗原肽，并与 HLA Ⅰ类分子结合，形成抗原肽-HLA Ⅰ类分子复合物表达在细胞表面，呈递给 $CD8^+$ T 细胞。

## （二）参与免疫细胞间相互作用

Tc 与靶细胞间，APC 与 Th，Th 与 B 细胞等相互作用时不但识别细胞表面抗原决定基，还须识别细胞上的 MHC 分子，受 MHC 约束。即具有同一 MHC 表型的免疫细胞才能有效地相互作用，称为 MHC 限制性。巨噬细胞与 Th 细胞间的相互作用受 MHC-Ⅱ类抗原的约束。Tc 与病毒感染的靶细胞相互作用受 MHC-Ⅰ类抗原的约束。

## （三）参与 T 细胞分化过程

参与未成熟 T 细胞在胸腺中的阳性选择和阴性选择过程，使体内能够识别自身抗原的 T 细胞克隆消除，引起中枢免疫耐受。

## （四）参与对免疫应答的遗传控制

HLA 分子能诱导自身混合淋巴细胞反应，是体内免疫细胞间的一种调节机制，有助于维持免疫稳定。

# 第三节　HLA 在医学上的意义

## （一）HLA 与器官移植

器官移植的成败主要取决于供、受者 HLA 等位基因的匹配程度，故在器官移植前，需确定供、受体间的组织相容性，涉及 HLA 分型和交叉配型。

## （二）HLA 分子的异常表达与临床疾病

恶性变细胞 HLA-Ⅰ类分子的表达往往减弱甚至缺如，导致肿瘤逃离免疫监视，此与肿瘤的发生、发展有关。在某些情况下，如胰岛素依赖型糖尿病中的胰岛 β 细胞可被诱导表达 HLA-Ⅱ类分子，从而启动自身免疫应答，产生自身免疫性疾病。

## （三）HLA 与疾病的关联

HLA 是机体对疾病易感的主要遗传成分，包括阳性关联与阴性关联，如强直性脊柱炎患者中 HLA-B27 阳性率高达 $58\%\sim97\%$，而健康对照人群中仅为 $1\%\sim8\%$。再如，系统性红斑狼疮和 HLA-DR3 呈现强关联，类风湿关节炎与 HLA-DR4 呈现强关联。

## （四）HLA 与法医学

由于 HLA 系统遗传特性，无亲缘关系个体之间 HLA 型别完全相同的可能性几乎为零，而且每一个体 HLA 型别一般终身不变，故用于亲子鉴定和确定死亡者的身份。

（曹德明）

# 第 七 章

# 免 疫 应 答

## 第一节 免疫应答的概念、类型、过程及特点

### 一、免疫应答的概念

免疫应答是指机体识别和清除抗原性异物的全过程。包括抗原提呈细胞对抗原的摄取、处理及提呈,免疫活性细胞对抗原的识别及自身活化、增殖、分化以及产生的适应性免疫效应。在此过程中,T细胞和B细胞是主体,抗原刺激T细胞和B细胞,使之发生活化后产生抗体或效应T细胞,发挥适应性免疫效应。

我国实施计划免疫,孩子出生后就要注射卡介苗和乙型肝炎疫苗,注射乙型肝炎疫苗的免疫程序是0、1、6,即首次注射后,第一个月和第六个月再行注射。

思考与讨论:注射卡介苗和乙型肝炎疫苗引发的免疫过程相同吗? 乙型肝炎疫苗为什么需要注射3次?

### 二、免疫应答的类型

根据免疫应答识别的特点、获得的形式以及效应机制,可分为固有免疫和适应性免疫。

根据在免疫应答中起主要作用的免疫活性细胞的不同,分为T细胞介导的细胞免疫和B细胞介导的体液免疫。

根据抗原进入体内的时间、次数的不同,分为初次应答和再次应答。

根据免疫应答是否表现出效应,分为正免疫应答和负免疫应答。正免疫应答即抗原刺激后产生抗体或效应T细胞,导致免疫效应发生。负免疫应答又称免疫耐受,即抗原刺激后,特异性不发生免疫效应。

### 三、免疫应答的基本过程

免疫应答的基本过程可分为三个阶段:

1. 抗原提呈和识别阶段　指抗原提呈细胞对抗原的摄取、处理和提呈,以及免疫活性细胞对抗原的识别。

2. 活化、增殖和分化阶段　指T细胞和B细胞接受抗原刺激后,活化、增殖和分化,产生抗体和效应T细胞的阶段。

3. 效应阶段　指抗体和效应T细胞与相应抗原发生特异性结合,发挥清除抗原及调节免疫应答作用的阶段。

### 四、免疫应答的主要特点

1. 特异性　表现为免疫活性细胞只能接受相应抗原刺激而活化,所形成的免疫效应细胞和抗体只能与相应抗原发生反应。

2. 记忆性　表现为机体再次接触相同抗原时发生的免疫应答,比初次接触抗原时反应更迅速、更强烈。

# 第二节　T细胞介导的细胞免疫应答

T细胞介导的免疫应答即细胞免疫,是指T细胞接受抗原刺激后,转化为效应T细胞而发挥的免疫效应。细胞免疫通常由TD抗原诱发。

## 一、抗原提呈和识别阶段

### (一) APC提呈抗原

外源性抗原被APC摄入细胞质后降解成小分子抗原肽,然后与MHCⅡ类分子结合形成抗原肽-MHCⅡ类分子复合物,表达于抗原提呈细胞表面,供Th细胞识别。

病毒感染的细胞或肿瘤细胞本身具有抗原提呈作用,但通常称之为靶细胞。这些细胞的抗原(病毒抗原或肿瘤抗原)首先被细胞质内的蛋白酶降解成肽段,经加工修饰成为具有免疫原性的抗原肽。抗原肽与MHCⅠ类分子结合形成抗原肽-MHCⅠ类分子复合物后,被运送到细胞表面,供Tc细胞识别。

### (二) T细胞对抗原的识别

Th细胞为$CD4^+$ T细胞,其通过TCR识别APC表面的抗原肽-MHCⅡ类分子复合物中的抗原肽,而CD4分子识别MHCⅡ类分子,即T细胞的双识别。因此Th细胞对抗原的识别受MHCⅡ类分子的限制。

Tc细胞为$CD8^+$ T细胞,其通过TCR识别靶细胞表面的抗原肽-MHCⅠ类分子复合物中的抗原肽,而CD8分子识别MHCⅠ类分子,即T细胞的双识别。因此,Tc细胞对抗原的识别受MHCⅠ类分子的限制。

## 二、活化、增殖和分化阶段

指Th细胞和Tc细胞识别抗原后,活化、增殖、分化为$CD4^+$ Th1细胞和$CD8^+$效应Tc细胞阶段。

### (一) $CD4^+$ Th1细胞的形成

Th细胞以TCR识别抗原肽的同时还识别与抗原肽结合的MHCⅡ类分子。其识别抗原的信号由CD3传递入细胞内(即T细胞活化的第一信号),APC表面协同刺激分子如B7-1/B7-2等与T细胞表面协同刺激分子受体CD28等结合,产生T细胞活化的协同刺激信号(即T细胞活化的第二信号),Th细胞与APC相互作用见图7-1。

Th细胞在双信号刺激下活化,活化的Th细胞表达IL-12等细胞因子受体,在以IL-12为主的细胞因子作用下,增殖、分化为$CD4^+$ Th1细胞。

### (二) $CD8^+$效应Tc细胞的形成

$CD8^+$ Tc细胞活化也需要双信号,$CD8^+$ T细胞通过TCR与靶细胞表面的抗原肽-

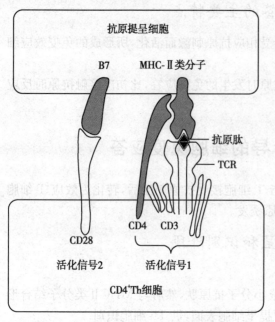

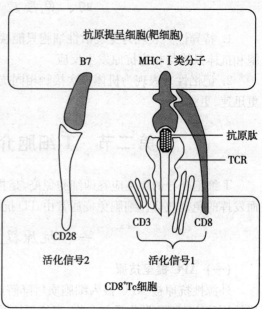

图 7-1　Th 细胞与 APC 相互作用示意图　　图 7-2　Tc 细胞与 APC(靶细胞)相互作用示意图

MHCⅠ类分子复合物中的抗原肽结合,而 CD8 分子结合 MHCⅠ类分子,产生 Tc 细胞活化的第一信号,再通过 Tc 细胞表面的黏附分子(主要为 CD28)与靶细胞表面的黏附分子(主要为 B7)相互作用提供 Tc 细胞活化的第二信号,在双信号作用下,Tc 细胞活化(图 7-2)。活化的 Tc 细胞在 CD4$^+$ Th 细胞分泌的 IL-2 等细胞因子参与下,分化为效应 Tc 细胞。

# 三、效 应 阶 段

## (一) CD4$^+$ Th1 的作用

CD4$^+$ Th1 细胞主要是通过合成细胞因子活化巨噬细胞等诱生炎症,在宿主对抗胞内病原生物感染中起重要作用。CD4$^+$ Th1 释放的主要因子有:

1. IFN-γ　①增强巨噬细胞等 MHCⅡ/Ⅰ类分子的表达,提高抗原提呈能力;②活化单核-吞噬细胞,增强其吞噬杀菌能力;③活化 NK 细胞,增强其杀瘤和抗病毒作用,提高机体免疫监视功能。

2. IL-2　①刺激 CD8$^+$ Tc 细胞增殖分化为效应 Tc 细胞;②刺激 CD4$^+$ Th 细胞增殖分化,分泌 IL-2、TNF-β 和 IFN-γ;③增强 NK 细胞、巨噬细胞杀伤活性;④诱导 LAK 细胞的抗肿瘤活性。

3. TNF-β　①产生炎症作用和杀伤靶细胞;②抗病毒作用;③激活中性粒细胞、巨噬细胞,释放 IL-1、IL-6、IL-8 等细胞因子。

## (二) CD8$^+$ Tc 细胞的作用

CD8$^+$ Tc 细胞通过分泌细胞毒素杀伤表达抗原的靶细胞。

1. 使靶细胞裂解　其过程为:①Tc 细胞通过 TCR 特异性识别结合靶细胞表面的抗原肽-MHCⅠ类分子复合物,同时两者表面黏附分子相互结合,此过程只需几分钟;②Tc 细胞和靶细胞紧密接触,通过颗粒胞吐释放穿孔素和颗粒酶,穿孔素可在细胞膜上构筑小孔;

③靶细胞膜上出现大量小孔,使水分子通过小孔进入细胞内,致靶细胞裂解死亡。此外,Tc细胞释放的颗粒酶,也可通过穿孔素形成的孔道进入靶细胞,使之溶解破坏。

2. 使靶细胞凋亡  Tc细胞活化后大量表达 FasL,FasL 和靶细胞表面的 Fas 分子结合,引发死亡信号的逐级转导,最终激活内源性 DNA 内切酶,使 DNA 断裂,导致靶细胞死亡。

## 第三节  B 细胞介导的体液免疫应答

B 细胞介导的免疫应答即体液免疫,是指 B 细胞在抗原刺激下分化增殖为浆细胞,浆细胞合成并分泌抗体,由抗体发挥适应性免疫效应的过程。TD 抗原和 TI 抗原均可诱导体液免疫应答,但两者作用的机制及特点不同。

### 一、B 细胞对 TD 抗原的免疫应答

**(一) 抗原提呈和识别阶段**

1. APC 提呈抗原  外源性 TD-Ag 进入机体后,由 APC 摄取和加工,转变为抗原肽。抗原肽与 APC 的 MHC Ⅱ类分子结合,形成稳定的抗原肽-MHC Ⅱ类分子复合物,然后转运至细胞表面,供 Th 细胞识别。

2. Th 细胞对抗原的识别  识别过程前已述及。

3. B 细胞对抗原的识别  B 细胞表面的 BCR 是膜表面免疫球蛋白,其通过可变区识别并结合特异性抗原,这种结合不受 MHC 分子的限制。

**(二) 活化、增殖和分化阶段**

指 Th 细胞和 B 细胞识别抗原后,B 细胞活化、增殖和分化为浆细胞的阶段。

1. Th 细胞活化及其对 B 细胞的辅助  Th 细胞接受双信号刺激活化,同时 APC 释放IL-1 等细胞因子,作用于 Th 细胞。Th 细胞接受刺激充分活化、增殖,产生更多的细胞因子作用于 B 细胞。另外,活化的 Th 细胞高表达 CD40L,可与 B 细胞表面的 CD40 结合,产生B 细胞活化的第二信号,协同刺激 B 细胞活化、增殖和分化。

2. B 细胞活化、增殖和分化  B 细胞活化需双信号刺激(图 7-3)。第一信号是 B 细胞的 BCR 识别并结合抗原肽,其抗原刺激信号由 Igα/Igβ 转导;第二信号即协同刺激信号,B细胞活化需 Th 细胞的辅助,活化的 T 细胞表面表达的 CD40L 与 B 细胞表面的 CD40 结合,与其他协同刺激分子共同提供 B 细胞活化的第二信号。在细胞因子的参与下,B 细胞活化、增殖、分化为浆细胞。

有的 B 细胞可成为记忆细胞。记忆 B 细胞不产生抗体,但再次与同一抗原相遇时可迅速活化为浆细胞,产生大量特异性的抗体。

**(三) 效应阶段**

指浆细胞分泌抗体发挥免疫效应的阶段。分泌至体液中的抗体与相应抗原结合后发挥多种生物学效应:①中和作用:阻止细菌、毒素、病毒侵犯敏感细胞;②溶解作用:与补体协作杀死、裂解细菌和病毒;③调理作用:加强吞噬细胞的吞噬作用;④细胞毒作用:促进 NK 细胞杀伤微生物感染的靶细胞及肿瘤细胞;⑤免疫损伤作用:体内有些抗体如自身抗体,可引起生理功能紊乱或组织损伤。

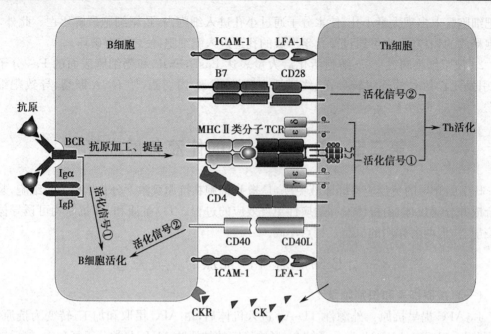

图 7-3    B 细胞与 Th 细胞间相互作用

## 二、B 细胞对 TI 抗原的免疫应答

某些抗原,如某些细菌多糖、多聚蛋白质及脂多糖等,能直接活化 B 细胞,而不需要 T 细胞的辅助。这类抗原为胸腺非依赖性抗原(TI-Ag)。

TI 抗原诱导 B 细胞产生的体液免疫应答有两个特点:①TI 抗原直接刺激 B 细胞活化,不需要 Th 细胞的辅助;②在免疫应答过程中不产生记忆 B 细胞,故只表现为初次应答而没有再次应答。

## 三、抗体产生的一般规律

### (一)初次应答

初次应答是机体初次接受抗原刺激发生的免疫应答。抗原第一次进入机体时,须经较长潜伏期才能在血液中检出抗体,潜伏期长短与抗原性质有关,一般 5～10 天后血中抗体逐渐增多,2～3 周达高峰。初次应答的特点是:抗体产生慢,血中浓度低,亲和力低,在体内维持时间短。许多因素如抗原的性质、剂量、性状、注射途径等,均能影响初次应答。多数抗原引起的初次应答,开始产生的抗体是 IgM 型,当 IgM 高峰下降时,IgG 才出现。

### (二)再次应答

再次应答是机体再次接受相同抗原刺激发生的免疫应答。机体再次受相同抗原刺激时,抗体产生的情况与初次应答不同。其特点是:潜伏期短,血中抗体浓度升高快,亲和力强,维持时间长。IgM 产生的数量和维持时间与初次应答相似,而 IgG 的数量可较初次应答高出数倍至数十倍。再次应答是抗原直接刺激记忆性 B 细胞引起的,不需要 B 细胞分化的前段过程,故反应迅速。抗体产生规律见图 7-4。

掌握抗体产生的规律,在医学实践中有重要的指导意义:①检测特异性 IgM 可用于感染的早期诊断;②检测患者疾病早期和恢复期特异性抗体的效价,有助于诊断疾病及评估疾

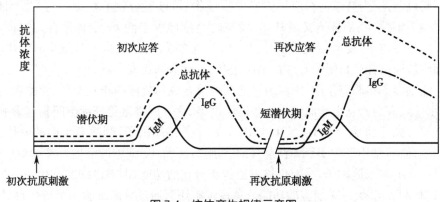

图 7-4 抗体产生规律示意图

病的转归;③制订最佳免疫方案,可使免疫机体产生高效价、高亲和力的抗体。

(曹德明)

### 【附】 免疫调节与免疫耐受

#### (一) 免疫调节

免疫调节是指机体在遗传基因调控下,免疫细胞、免疫分子、神经内分泌系统共同参与,使免疫应答强度适宜,维持机体内环境稳定的过程。

1. **免疫基因的调控** 控制免疫应答的基因主要有两类:①编码直接识别抗原的分子,即 T 细胞、B 细胞抗原受体和免疫球蛋白;②编码控制免疫应答分子的基因。前者是免疫系统识别"自己"与"非己",决定免疫应答特异性的物质基础;后者存在于 MHC 中,主要包括控制免疫细胞间相互作用的基因和控制机体对特定抗原产生免疫应答能力的基因。MHC 的表达及其表达产物的作用十分重要。因为多种免疫细胞对抗原的识别过程均有 MHC 限制性,即双重识别。如 Th 与 APC 间受 MHC Ⅱ 类分子的限制,Tc 对靶细胞的作用受 MHC Ⅰ 类分子的限制。

2. **细胞水平的免疫调节** 包括以下几个方面:

(1) T 细胞的免疫调节:Th1 和 Th2 两个亚群经分泌细胞因子相互调节。Th1 细胞分泌 IFN-γ 抑制 Th2 细胞的增殖及功能;Th2 细胞产生 IL-4、IL-10,可抑制 Th1 细胞的活性。

(2) 独特型网络调节:B 细胞抗原受体的独特型是同一个体不同 B 细胞相互识别的基础。一般来说,B 细胞表面抗原受体的独特型决定基被其他 B 细胞识别,则其活性被抑制;若 B 细胞表面的抗原受体识别外来抗原或其他 B 细胞上的独特型决定基时,该 B 细胞活性增强。机体内 B 细胞间通过这样的相互识别而被抑制或激活,构成一个动态平衡的网络系统,对免疫应答发挥重要的调节作用。

3. **分子水平的免疫调节** 包括:

(1) 抗原的调节作用:抗原是免疫应答的启动物质,在免疫应答发生、发展过程中,抗原本身又因酶解、抗体等免疫物质的清除作用而逐渐减弱其对机体的刺激,使免疫应答不至于过强。另外,抗原的质和量以及进入机体的途径等都对免疫应答有重要影响,如 TD-Ag 可诱发细胞免疫和体液免疫,TI-Ag 只能诱发体液免疫。

(2) 抗体的调节作用:抗体是免疫应答的效应产物,反过来又可以对免疫应答产生负调节作用。其机制是：当抗原与相应抗体形成复合物后，该复合物的抗原还可与 B 细胞膜上的 mIg 结合，而复合物的抗体又以其 Fc 段与此 B 细胞膜上的 Fc 受体结合。这样，B 细胞膜上的抗原受体与 Fc 受体借抗原抗体复合物发生交联，从而抑制了 B 细胞的活化。此外，抗体与相应抗原结合后封闭了有效抗原决定基，也可抑制免疫应答。

（3）细胞因子的调节作用：细胞因子之间通过合成与分泌的相互调节、受体表达的相互调控、生物学效应的相互影响而组成细胞因子网络，这一网络是免疫细胞间相互影响与调节的重要方式。如 T 细胞产生 IL-2、IL-4、IL-5、IL-6 等细胞因子，刺激 B 细胞的分化、增殖和抗体的产生；而 B 细胞产生 IL-12 调节 Th1 细胞活性和 Tc 细胞的活性。又如单核-吞噬细胞产生 IL、TNF 等细胞因子，具有促进淋巴细胞分化的功能；而淋巴细胞产生 IL、IFN 等细胞因子，具有调节单核-吞噬细胞的功能。免疫细胞还有通过分泌细胞因子进行自身调节。

（4）神经、内分泌系统与免疫调节：免疫系统与神经、内分泌系统存在广泛的联系，三者相互作用、相互影响，构成了复杂的神经-内分泌-免疫调节网络，共同维持机体内环境的平衡。

中枢神经系统和内分泌系统通过受体实现对免疫系统的调节。几乎所有的免疫细胞上都有不同神经递质和激素受体。

免疫系统也可以通过多种途径影响神经内分泌系统。

**（二）免疫耐受**

免疫耐受是机体免疫系统在某种抗原诱导下形成的特异性无免疫应答状态。与正免疫应答一样，免疫耐受须经抗原的诱导，经过一定的诱导期才产生，并具有特异性和记忆性，因此，免疫耐受又称为负免疫应答。免疫耐受不同于免疫缺陷，免疫缺陷是由于机体免疫系统缺陷和功能障碍导致的对多种抗原物质不产生免疫应答或免疫应答低下，免疫缺陷无抗原特异性。

1. 免疫耐受现象　包括：

（1）天然免疫耐受现象：欧文在 1945 年观察到异卵双生小牛由于在胚胎期胎盘血管融合而导致血液交流，出生后双方成为含有两种不同血型红细胞的血型嵌合体，相互间进行皮肤移植不发生移植排斥反应。而将其他小牛的皮肤移植给此孪生小牛，则发生排斥。

（2）获得性免疫耐受现象：梅达沃于 1953 年报道，将 CBA 系黑鼠的淋巴细胞注入 A 系白鼠的胚胎内，当此 A 系白鼠出生 8 周后，将 CBA 系黑鼠的皮肤移植给此 A 系白鼠，移植物存活而不排斥，但此 A 系白鼠不能接受其他品系小鼠的皮肤移植，而未经处理的 A 系白鼠接受其他品系包括 CBA 系皮肤移植后都会发生排斥反应。

2. 诱导免疫耐受的条件　包括以下两个方面：

（1）抗原方面：诱导机体产生免疫耐受的抗原称为耐受原。抗原的性质、剂量和注射途径均影响抗原是否能成功地诱导免疫耐受。①抗原的性质：一般说来，抗原的异源性远，分子结构差异大，则免疫原性强；反之，则易诱发免疫耐受。分子量大、颗粒性及蛋白质聚合物免疫原性较强；反之，分子量较小、可溶性、非聚合的单体蛋白易成为耐受原。②抗原的剂量：TI 抗原在高剂量时才能诱导 B 细胞耐受。TD 抗原在低剂量和高剂量均可诱导耐受，在适度剂量时则导致免疫应答。③注射的途径：抗原经口服和静脉注入最易导致耐受，腹腔注射次之，皮内和皮下注射最难诱导耐受。

（2）机体方面：与免疫耐受相关的机体方面因素主要有遗传因素、免疫系统的发育程度以及机体免疫功能状态。与免疫应答相同，免疫耐受也受机体遗传因素的调控。不同种或同种不同品系的动物,诱发免疫耐受的难易有明显差异。机体免疫系统发育愈成熟,诱导产生耐受性的难度就愈大。一般而言,胚胎期最易诱导耐受,新生期次之,成年期最难。免疫功能处于抑制状态的机体,较易诱导产生耐受性。因此,在诱导免疫耐受时,采用一些抑制免疫功能的措施,有利于成功地建立免疫耐受。

3. 免疫耐受形成机制　包括以下两方面原因:

(1) 中枢耐受:是指在胚胎期和在 T 细胞、B 细胞发育过程中,不成熟 T 细胞、B 细胞在胸腺和骨髓微环境中,与相应自身抗原作用后所形成的免疫耐受。中枢耐受相当稳定,通常可持续终身。

中枢耐受形成机制:尚不完全清楚。T 细胞在中枢免疫器官发育时,未成熟细胞通过表面功能性抗原识别受体(TCR),与微环境基质细胞(巨噬细胞、树突状细胞)表达的自身抗原肽-MHC 分子复合物高亲和力结合,启动细胞程序性死亡,从而导致体内能够识别自身抗原的自身应答性 T 细胞克隆消除,引起中枢免疫耐受。B 细胞可能通过相似机制形成中枢耐受。

(2) 外周耐受:是指成熟的 T 细胞、B 细胞对内源性抗原或外源性抗原刺激产生的特异性不应答。外周耐受形成机制:

1) 缺乏免疫细胞活化信号:①缺乏第一信号:组织特异性自身抗原的浓度太低,与 MHC I 类分子结合后不足以提供 T 细胞活化的第一信号;一般细胞不表达 MHC II 类分子,不能有效激活 T 细胞。②缺乏协同刺激信号:正常组织细胞不表达或低表达协同刺激分子。在无炎症因子的情况下,APC 不活化,协同刺激分子不表达或低表达,不能有效地向 T 细胞提供协同刺激信号,导致特异性 T 细胞克隆不能活化,即克隆无能。

2) 抑制细胞的作用:具有抑制作用的 T 细胞能够特异性阻断抗原提呈,阻断 Th 细胞功能,抑制 B 细胞分化,抑制巨噬细胞的功能等,发挥抑制效应。

3) 解剖位置上与免疫细胞隔绝:机体的某些组织(脑、眼的前房部位、胎盘等)由于生理屏障和局部产生抑制性细胞因子,在生理条件下不引发免疫应答。

4. 研究免疫耐受的意义　免疫耐受是机体免疫系统对抗原应答的一种形式,对免疫耐受的研究必然有助于进一步认识免疫应答的本质问题。

诱导机体产生免疫耐受,有助于防治自身免疫病、超敏反应和器官移植排斥反应。

免疫耐受与肿瘤的发生及某些病原微生物在体内持续存在密切相关。因此,研究这种免疫耐受产生的原因和条件,努力实现免疫耐受的人工终止,必将对上述疾病的治疗和预防提供有效的手段。

(曹德明)

# 第八章

# 抗感染免疫

## 第一节 概 述

抗感染免疫(anti-infectious immunity)是指机体对病原生物的防御功能,包括固有免疫和适应性免疫两个方面。

## 一、固 有 免 疫

固有免疫亦称先天免疫,是人类在长期的种系发育和进化过程中逐渐形成的对病原生物的天然防御功能。其特点主要是无针对性,对各种病原生物都有一定的防御功能。此外,固有免疫与生俱来,人人皆有,比较稳定,可以遗传。固有免疫由屏障结构、吞噬细胞及体液因素构成。

### (一) 屏障结构

1. 皮肤和黏膜屏障 健康完整的皮肤和黏膜是阻止病原生物向体内入侵的第一道防线。

(1) 机械阻挡与排除作用:体表上皮细胞的脱落或更新,可清除大量黏附于其上的细菌。呼吸道黏膜的纤毛不停地向上摆动可将细菌排至咽部,再由此咳出。当烧伤、发生湿疹或皮肤损伤时容易发生感染,表明完整的皮肤具有抗感染能力。冬春之际气候寒冷干燥,易患流感,是由于支气管黏膜易受损伤,故容易发生继发感染,表明健康完好的黏膜亦有抗感染的能力。

眼、口腔、支气管、泌尿道等部位的黏膜,经常有泪液、唾液、支气管分泌物或尿的冲洗,可排出外来的微生物。当分泌或排泄功能障碍或受阻时,细菌增多,易造成局部感染。泪液和唾液减少,眼和口腔可发生严重的感染。排尿不畅时,泌尿系感染的机会增多。

(2) 局部分泌液的抗菌作用:皮肤和黏膜除机械阻挡和排除作用之外,其分泌物尚有一定程度的抗菌作用。皮肤皮脂腺分泌的脂肪酸,汗液中的乳酸均有杀菌作用。汗液的酸性pH 也能抑制细菌的繁殖。胃液中的胃酸能杀灭吞入的多种细菌,如肠道致病性杆菌、霍乱弧菌等。当胃液缺乏或胃切除后,对肠道致病菌的易感性增加。

(3) 正常菌群的作用:正常菌群对正常的机体发挥有益的作用,表现为拮抗作用、免疫作用和营养作用。

2. 胎盘屏障 由母体子宫内膜的基蜕膜和胎儿绒毛膜共同组成,可防止母体感染的病原生物感染胎儿。妊娠 3 个月内,胎盘屏障发育尚不完善,此时母体若发生风疹病毒、巨细胞病毒等感染,病毒容易感染胎儿,影响胎儿发育,并可造成胎儿畸形、流产或死胎。

3. 血脑屏障　由软脑膜、脑毛细血管壁和包在血管壁外的星形胶质细胞形成的胶质膜所组成。它能阻止病原微生物及其他大分子毒性物质从血液进入脑组织或脑脊液,保护中枢神经免受细菌等的侵害。婴幼儿血脑屏障发育还不完善,故较易发生脑膜炎、脑炎等中枢神经感染。

### (二) 吞噬细胞

突破机体屏障结构进入体内的病原微生物,首先将遭到吞噬细胞的吞噬。

1. 吞噬细胞的种类　主要包括中性粒细胞和单核-吞噬细胞两类。

2. 吞噬作用　上述两类吞噬细胞的吞噬作用基本相似,但中性粒细胞主要吞噬存在于细胞外的细菌,而单核-吞噬细胞主要吞噬细胞内寄生物和衰老、损伤、恶性变的细胞。

吞噬细胞的吞噬杀菌过程,一般分为三个阶段:①吞噬细胞与病原菌接触:这种接触可以是两者的随机相遇,亦可通过趋化因子(如补体 C3a,C5a 和某些淋巴因子等)的吸引(称趋化作用);此外,C3b 和 IgG 的存在均可将病原菌黏附于吞噬细胞表面,强化这一过程。②吞入病原菌:有两种方式,一是吞噬作用,即对较大的颗粒物质如细菌等,由吞噬细胞伸出伪足将细菌包绕并摄入细胞质内,形成吞噬体;另一种是吞饮作用,即吞噬细胞与病毒等微粒物质接触后,由细胞膜内陷直接将其吞入细胞质中,形成吞饮体。③杀死、破坏病原菌:吞噬体形成后,溶酶体与之靠近接触、融合成为吞噬溶酶体;溶酶体中的各种水解酶和其他杀菌物质即可发挥杀灭、溶解及消化细菌的作用,并将不能消化的残渣排出吞噬细胞外(图 8-1)。

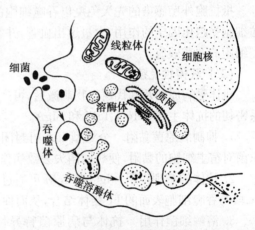

**图 8-1　吞噬细胞吞噬杀菌过程示意图**

3. 吞噬作用的后果　由于病原微生物种类、机体免疫状况等不同,吞噬作用可有以下两种后果:①多数细菌被吞噬后,可完全被杀死、消化,称完全吞噬;②有些细菌如细胞内寄生菌被吞噬后,在缺乏特异性细胞免疫的机体内,细菌不但不被杀死,反而在吞噬细胞内生长、繁殖或借助吞噬细胞的游走而扩散,甚至引起吞噬细胞死亡,称不完全吞噬。

### (三) 体液中的抗病原微生物物质

正常人体液中存在多种抗病原微生物的物质,其中最重要的是补体,此外还有溶菌酶和干扰素等。

溶菌酶主要是由巨噬细胞产生的一种碱性蛋白质,广泛分布于血液、黏膜外分泌液中。通过裂解革兰阳性菌细胞壁上的肽聚糖的 $\beta$-1,4 糖苷键,使细菌死亡。

干扰素是受病毒感染的细胞或致敏 T 细胞等合成的一类糖蛋白。可保护易感细胞,干扰病毒在细胞内的复制,限制病毒的扩散。此外,干扰素还有激活 NK 细胞、Tc 细胞和单核吞噬细胞等作用。

## 二、适应性免疫

适应性免疫亦称特异性免疫或获得性免疫,是个体出生后,与病原体及其毒性代谢产物等抗原物质接触后产生的免疫。其特点是具有明显的针对性和记忆性,可因再次接触相同抗原而使免疫效应增强。适应性免疫包括体液免疫和细胞免疫,两者在不同类型的病原生物感染中所起的作用各有特点。

# 第二节 抗 菌 免 疫

在抗细菌感染的过程中,机体免疫器官、免疫细胞和免疫分子间互相协作、相互制约、密切配合。致病菌侵入机体后,首先是固有免疫发挥抗感染作用。一般经 7~10 天后,机体产生适应性免疫,然后两者相互配合,共同完成复杂的免疫防御功能。

## 一、抗胞外寄生菌的免疫

这类感染多为急性感染,病原菌常存在于宿主细胞外的血液、淋巴液及组织液中。免疫机制包括先天免疫和获得性免疫。

### (一) 先天免疫

抵抗胞外菌感染的先天免疫以吞噬细胞的吞噬作用为主。当病原菌侵入机体时,中性粒细胞受趋化因子的作用,大量逸出血管,并吞噬杀灭细菌。补体的调理作用能显著增强吞噬细胞的吞噬效应。

### (二) 获得性免疫

机体受病原菌及其代谢产物刺激后,可产生多种类型的免疫球蛋白,其中与抗菌免疫关系密切的抗体主要是 IgG、IgM 和 SIgA。

1. 抑制病原菌黏附 分泌型 IgA 可封闭病原菌表面具有黏附作用的部位,从而抑制病原菌对宿主细胞的黏附,使病原菌失去致病作用。

2. 抗体的调理作用 IgG 和 IgM 可通过其 Fab 段与病原菌表面的抗原结合,并通过其 Fc 段与吞噬细胞表面的 Fc 受体结合,从而促进吞噬细胞对病原菌的吞噬作用。

3. 溶解细菌作用 抗体与病原菌特异性结合后,可激活补体,从而发挥溶解细菌的效应。

## 二、抗胞内寄生菌的免疫

消灭胞内寄生菌(如结核分枝杆菌、麻风分枝杆菌、伤寒沙门菌、布鲁菌、军团菌等)主要依靠细胞免疫。①通过 Tc 细胞直接杀伤病原菌感染细胞;②Th1 细胞释放的细胞因子,可激活并促进单核-吞噬细胞的吞噬作用,从而清除入侵的病原菌。

## 三、抗毒素免疫

有些细菌的致病物质主要是外毒素,如破伤风芽胞梭菌、白喉棒状杆菌等。机体抗毒素免疫的机制以体液免疫为主。抗体(抗毒素)与相应外毒素结合后可中和毒素的毒性作用。根据此免疫特点,利用类毒素进行计划免疫,可使机体获得适应性免疫力。应用抗毒素血清可进行早期治疗与紧急预防。

# 第三节　抗病毒免疫

## 一、体液免疫的作用

### (一) 中和病毒作用

病毒的表面抗原可刺激机体产生特异性抗体(IgG、IgM、IgA)，其中有些抗体与病毒结合后，可阻止病毒吸附和穿入易感细胞，这种保护细胞使其免受病毒感染的作用称为中和病毒作用，这些抗体称为中和抗体。中和抗体对于细胞内的病毒并无作用，因此，免疫血清主要用于病毒性感染的预防而无清除胞内病毒的作用。

### (二) ADCC 作用

IgG 类抗体不仅可以中和游离的病毒，还可以通过 ADCC 作用破坏受病毒感染的靶细胞。

## 二、细胞免疫的作用

对已经侵入细胞或在细胞内增殖的病毒，主要依靠细胞免疫加以清除。参与细胞免疫的效应细胞主要是 Tc 和 Th1。Tc 与病毒感染细胞接触后，可以直接破坏受病毒感染的细胞，将病毒释放到体液中，再通过体液免疫因素将病毒清除。Th1 与病毒感染细胞特异性结合后，可释放多种细胞因子，这些细胞因子在抗病毒免疫中起着重要的作用。其中有的能直接破坏靶细胞；有的能增强巨噬细胞吞噬、消化病毒以及破坏病毒感染细胞的能力；有的还可以抑制病毒蛋白质合成，干扰病毒增殖。

## 三、干扰素的作用

干扰素是由病毒或干扰素诱生剂刺激宿主细胞产生的一种具有广谱抗病毒活性的糖蛋白。宿主细胞将其所产生的干扰素释放到细胞外，干扰素进入其他正常细胞后可启动细胞合成抗病毒蛋白，使细胞处于抗病毒状态。

在抗病毒免疫过程中，固有免疫和适应性免疫、体液免疫和细胞免疫之间，既相互配合、相互协同，又相互制约，从而达到清除病毒、维护机体内环境稳定的功能。

(曹德明)

# 第九章

# 超 敏 反 应

超敏反应(hypersensitivity)是指机体对某些抗原初次应答后,再次接受相同抗原刺激时,发生的一种以机体生理功能紊乱或组织细胞损伤为主的特异性免疫应答。它的本质仍属于免疫应答,诱导其发生的抗原又称为变应原(allergen)。变应原可是自身抗原,亦可是外部抗原。超敏反应不是疾病名称,而是一些疾病的组织损伤机制或发病机制。目前,在很多情况下,超敏反应和变态反应(allergy)或过敏反应(anaphylaxis)被视为同义词广泛应用。

超敏反应的分类方法多样,被广泛接受并采纳的是 Gell 和 Coombs 根据超敏反应发生机制不同而提出的四型分类法:Ⅰ型超敏反应,即速发型超敏反应;Ⅱ型超敏反应,即细胞毒型或细胞溶解型超敏反应;Ⅲ型超敏反应,即免疫复合物型或血管炎型超敏反应;Ⅳ型超敏反应,即迟发型超敏反应。

## 第一节　Ⅰ型超敏反应

病例:患者,女,38 岁,因急性化脓性扁桃体炎给青霉素肌注治疗,注射后数分钟出现胸闷、口唇青紫、呼吸困难、大汗淋漓、脉搏细弱、血压下降。立即给予平卧、吸氧、皮下注射 0.1% 盐酸肾上腺素 0.5mg,并给地塞米松 10mg 静注,经抢救后,患者神志清醒、呼吸平稳、血压开始回升。

思考与讨论:

1. 患者出现该现象的原因是什么?

2. 结合此病例说出其发生机制及防治原则。

Ⅰ型超敏反应是一种主要由特异性 IgE 抗体介导产生的超敏反应。主要特征是:①通常再次接触变应原后反应发生快,消退亦快,故此型超敏反应又称为速发型超敏反应;②一般只使机体出现功能紊乱,而不发生严重组织细胞损伤(反复发生的晚期相反应例外);③具有明显个体差异和遗传背景,对变应原易产生 IgE 抗体应答的超敏患者,称为特应性素质个体。

### 一、参与Ⅰ型超敏反应的物质

1. 变应原及其特征　引起Ⅰ型超敏反应的变应原种类繁多,其分子量多为 10～40kD。常见的有:花粉颗粒、尘螨或其排泄物、真菌菌丝及孢子、动物皮屑或羽毛、昆虫毒液、异种血清以及牛奶、鸡蛋、鱼虾、蟹贝等食物蛋白或部分肽类成分,某些小分子半抗原物质如一些药物或化学物质。另外,尘螨、细菌、蜂毒中的某些酶类也是导致某些患者致敏的变应原。不同的变应原进入机体的途径可不同,包括吸入、食入、注射、接触、叮咬等。吸入性变应原在低剂量（5～10ng/d）时易诱发反应,而食入性变应原在高剂量（10～100g/d）时才易诱发反应。

2. IgE 及其产生　正常人血清中 IgE 抗体含量很低,而在过敏患者体内,特异性 IgE 抗体含量异常增高。IgE 抗体主要由鼻咽、扁桃体、气管和胃肠道黏膜下固有层淋巴组织中的 B 细胞产生,这些部位也是变应原易于侵入引发超敏反应的部位。IgE 为亲细胞性抗体,可通过其 Fc 段与肥大细胞和嗜碱性粒细胞表面的 IgE FcR（FcεR I）结合,而使机体处于致敏状态。CD4[+] Th2 细胞及其分泌的 IL-4 是诱导变应原特异性 B 细胞分化为产生 IgE 抗体的浆细胞的重要因素。

3. 参与反应的主要效应细胞　包括肥大细胞、嗜碱性粒细胞及嗜酸性粒细胞。

（1）肥大细胞和嗜碱性粒细胞:肥大细胞主要分布于皮下或黏膜下小血管周围结缔组织中。嗜碱性粒细胞主要分布于外周血中,数量较少,它们能被招募到超敏反应发生部位发挥作用。肥大细胞和嗜碱性粒细胞表面均有高亲和性 IgE FcR（FcεR I）,细胞质内含有类似的嗜碱性颗粒,它们被变应原激活后可释放大致相同的原发和继发介质,参与 I 型超敏反应。

（2）嗜酸性粒细胞:主要分布于全身黏膜组织中,血循环中仅少量存在。因其不常规表达高亲和性 FcεR I,故有很高的脱颗粒临界阈。当它们被某些细胞因子如 IL-5 等激活后,可表达高亲和性 FcεR I,从而使其脱颗粒临界阈降低,导致脱颗粒,释放一系列活性介质。其中一类是具有毒性作用的颗粒蛋白及酶类物质,可引起组织细胞损伤;另一类介质与肥大细胞和嗜碱性粒细胞释放的继发脂类介质相似。

4. 参与反应的主要生物活性介质　详见 I 型超敏反应发生机制。

## 二、I 型超敏反应的发生机制

I 型超敏反应的发生机制贯穿于整个发生过程中,其发生过程大致可分为致敏、激发和效应三个阶段;亦可将激发和效应阶段并称为发敏阶段,此时其发生过程就可描述为致敏和发敏两个阶段（图 9-1）。

1. 致敏阶段　指变应原进入体内,诱发产生 IgE 抗体并结合到肥大细胞和嗜碱性粒细胞膜上的过程。变应原进入机体后,诱导特异性 B 细胞产生 IgE 抗体,IgE 抗体可在不结合抗原的情况下,通过其 Fc 段与肥大细胞和嗜碱性粒细胞表面的 FcεR I 结合,此时这些细胞称为致敏肥大细胞和致敏嗜碱性粒细胞,使机体处于对该变应原的致敏状态。致敏状态可维持数月,这期间如不接触相同变应原,致敏状态则逐渐消失。

2. 激发阶段　指相同变应原再次进入机体时,通过与致敏肥大细胞和致敏嗜碱性粒细胞表面的 IgE 结合,使之脱颗粒,释放活性介质的阶段。主要步骤为:多价变应原与致敏细胞表面两个或两个以上相邻的 IgE 抗体结合,使膜表面 FcεR I 交联,然后诱导致敏细胞脱颗粒,释放原发介质及合成释放继发介质。①脱颗粒释放的原发介质主要有组胺、激肽原酶等,激肽原酶作用于血浆激肽原,使之生成激肽,其中缓激肽的作用与组胺相似;②合成释放的继发介质主要有前列腺素 $D_2$、白三烯、血小板活化因子等脂类介质。

3. 效应阶段　指活性介质作用于靶组织和器官,引起局部或全身发生反应的阶段。根据效应发生的快慢和持续时间的长短,可分为即刻/早期相反应（immediate reaction）和晚期相反应（late-phase reaction）两种类型。前者通常在接触变应原后数秒钟内发生,可持续数小时,此种反应主要由组胺等原发介质和前列腺素 $D_2$ 引起;后者发生在变应原刺激后

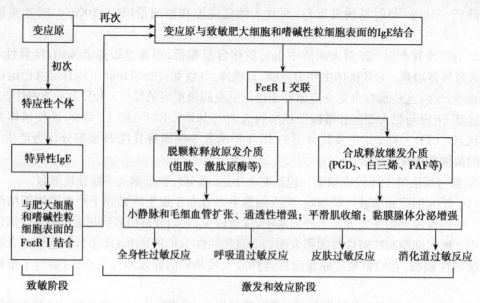

图 9-1    I 型超敏反应的发生机制

4~6 小时,可持续数天,该种反应主要由白三烯等继发介质引起,嗜酸性粒细胞产生的两类活性介质、某些细胞因子等也参与其中。

各种活性介质的生物学作用不尽相同(表 9-1),但总的可概括为:使小静脉和毛细血管扩张、通透性增强;刺激支气管、胃肠道等处平滑肌收缩;促进黏膜腺体分泌增强。组胺由于释放迅速,作用时间不持久,而主要在即刻/早期相反应中发挥作用。白三烯因作用持久,血小板活化因子由于合成较晚,嗜酸性粒细胞需细胞因子等激活,而主要在晚期相发挥作用。反复发生的晚期相反应可致组织损伤,表现为器质性病变。

表 9-1    主要生物活性介质及其作用

| 介质名称 | 合成方式 | 主 要 作 用 |
|---|---|---|
| 组织胺 | 预合成 | 血管扩张、通透性增强;平滑肌收缩;黏膜腺体分泌增强 |
| 激肽原酶 | 预合成 | 激肽原酶使血浆激肽原生成激肽,其中缓激肽的作用与组胺相似 |
| 前列腺素 $D_2$ | 新合成 | 主要刺激支气管平滑肌收缩,使血管扩张和通透性增加 |
| 白三烯 | 新合成 | 主要刺激支气管平滑肌强烈而持久收缩,是参与晚期相反应的主要介质 |
| 血小板活化因子 | 新合成 | 可凝聚和活化血小板使之释放组织胺和 5-羟色胺等,主要参与晚期相反应 |

## 三、临床常见的 I 型超敏反应性疾病

1. 全身性过敏反应    常见的为药物过敏性休克与血清过敏性休克。

(1) 药物过敏性休克:以青霉素引发最为常见,此外头孢菌素、链霉素、普鲁卡因等也可引起。青霉素本身无抗原性,其降解产物青霉噻唑醛酸或青霉烯酸是半抗原,可与体内蛋白共价结合为完全抗原后,刺激机体产生特异性 IgE,使肥大细胞和嗜碱性粒细胞致敏。当再次接触青霉素降解产物时,触发过敏反应,严重者由于全身小静脉和毛细血管迅速扩张、通

透性增强,可发生过敏性休克甚至死亡。青霉素制剂在弱碱性溶液中易形成青霉烯酸,因此使用青霉素时应临用前配制,放置 2 小时后不宜使用。少数人在初次注射青霉素时就可发生过敏性休克,这可能与其曾经使用过被青霉素污染的注射器等医疗器械,或吸入空气中青霉菌孢子而使机体处于致敏状态有关。

（2）血清过敏性休克:发生于机体再次使用同种动物免疫血清进行治疗或紧急预防时。免疫血清经过胃蛋白酶处理精制提纯后,降低了此病的发生。

（3）其他原因所致的过敏性休克:蜂毒、食物等也可导致过敏性休克。

2. **呼吸道过敏反应**　常因吸入花粉、尘螨、毛屑等或呼吸道病原生物感染(此时病原生物成分作为变应原)引起。以过敏性鼻炎和过敏性哮喘最为常见。过敏性哮喘常有早期相和晚期相反应两种类型。

3. **皮肤过敏反应**　主要包括荨麻疹、特应性皮炎(湿疹)和血管神经性水肿。可经吸入、食入、注射、接触、叮咬等途径,由花粉、食物、药物、病原生物或冷热刺激等很多因素引起。

4. **消化道过敏反应**　少数人可因进食牛奶、鸡蛋、鱼虾、蟹贝等高蛋白食物发生过敏性胃肠炎,严重者也可发生过敏性休克。

# 第二节　Ⅱ型超敏反应

Ⅱ型超敏反应是由 IgG 和 IgM 类抗体与靶组织细胞表面相应抗原或细胞外基质抗原结合后,在补体、吞噬细胞和 NK 细胞参与下,引起的以细胞溶解或组织损伤为主的病理性免疫反应(图 9-2)。

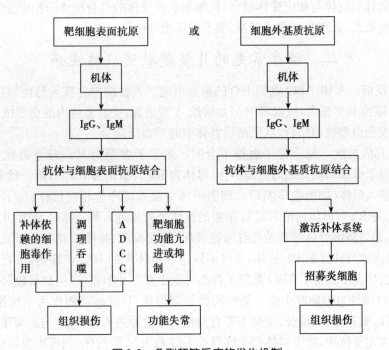

图 9-2　Ⅱ型超敏反应的发生机制

# 一、Ⅱ型超敏反应的发生机制

1. 引起Ⅱ型超敏反应的变应原　引起Ⅱ型超敏反应的变应原是某些靶细胞表面的抗原或细胞外基质的抗原。可见于：①自体正常组织细胞或细胞外基质，如外源性抗原与正常细胞或细胞外基质具有共同抗原时；②异体正常细胞，如与自体不相符的 ABO 血型抗原、Rh 抗原和 HLA 抗原；③改变的自身细胞或细胞外基质，如感染和理化因素所致的自身细胞或自身细胞外基质抗原改变；④半抗原或抗原-抗体复合物在自身细胞表面的结合。

2. 抗体、补体和效应细胞的作用　参与Ⅱ型超敏反应的抗体主要是 IgG 和 IgM 类抗体，与补体系统和效应细胞（巨噬细胞、中性粒细胞和 NK 细胞）协同杀伤靶细胞或靶组织。靶细胞或靶组织损伤机制包括：

（1）补体介导的细胞溶解作用：靶细胞表面抗原与 IgG 和 IgM 类抗体结合后，通过激活补体经典途径使靶细胞溶解破坏；补体裂解片段 C3b、C4b 的调理吞噬作用，也使靶细胞溶解破坏。

（2）依赖抗体的细胞介导的细胞毒作用：巨噬细胞、中性粒细胞和 NK 细胞与靶细胞表面 IgG 抗体的 Fc 段结合发挥 ADCC 作用，使靶细胞破坏。

（3）抗体的调理吞噬作用：IgG 与靶细胞表面抗原结合，其 Fc 段与巨噬细胞表面的相应受体结合，发挥调理吞噬作用，导致靶细胞损伤。

（4）细胞外基质抗原与抗体结合：细胞外基质抗原与抗体结合后，通过激活补体产生的裂解片段，吸引炎细胞至局部，造成非特异性组织损伤。如：C5a 可趋化中性粒细胞在局部聚集，并在试图吞噬抗体与细胞外基质抗原结合物的过程中，通过释放溶酶体酶，使局部组织和周围组织发生非特异性损伤。

（5）抗受体的抗体与相应受体结合：抗细胞表面受体的自身抗体与相应受体结合后，可导致细胞功能紊乱，表现为亢进或抑制，而不破坏靶细胞。

# 二、临床常见的Ⅱ型超敏反应性疾病

1. 输血反应　多由 ABO 血型不合的输血引起。人血清中存在天然血型抗体 IgM，若误将 A 型血输给 B 型患者，或误将 B 型血输给 A 型患者，受血者体内的血型抗体 IgM 与输入的红细胞表面血型抗原结合，从而激活补体引起溶血反应。

2. 新生儿溶血症　见于母子血型不合时。多见于血型为 $Rh^-$ 母亲再次妊娠血型为 $Rh^+$ 胎儿。由于母亲和胎儿之间血型不合（母体为 $Rh^-$，胎儿为 $Rh^+$），第一胎分娩时，胎儿 $Rh^+$ 红细胞进入母体（如胎盘早剥等），刺激母体免疫系统产生相应抗体（IgG）。当再次妊娠时，若胎儿为 $Rh^+$，母体内抗 $Rh^+$ 红细胞的抗体经胎盘进入胎儿体内，与胎儿红细胞的相应抗原结合，通过激活补体导致胎儿红细胞破坏，引起流产、死胎或新生儿溶血症。初次分娩后 72 小时内给母体注射 Rh 抗体，及时清除进入母体内的 $Rh^+$ 红细胞，可有效预防再次妊娠时发生新生儿溶血症。ABO 血型不合亦可发生新生儿溶血症，但症状较轻。

3. 药物过敏性血细胞减少症　某些药物如青霉素，其降解产物作为半抗原，或某些药物如非那西汀、氨基比林、磺胺、奎尼丁等自身作为半抗原进入体内后，与血浆蛋白或血细胞膜抗原结合成完全抗原，激发机体产生特异性 IgG 和 IgM 类抗体，当再次服用相同药物时，可循以下途径引起血细胞损伤：①免疫复合型：药物或其代谢产物作为半抗原与已经形成的特异性抗体结合成抗原-抗体复合物，并通过 IgG 的 Fc 段，或活化补体所形成的 C3b，与红细胞、粒细胞、血小板表面的相应受体结合,引发Ⅱ型超敏反应致血细胞损伤破坏;②半抗原型:药物或其代谢产物作为半抗原结合于血细胞表面后,与特异性抗体直接结合,引发Ⅱ型超敏反应致血细胞损伤破坏;③自身免疫型:甲基多巴和磷脂酰甘油等药物能改变血细胞表面的抗原成分,打破自身耐受,致机体产生自身抗体,也通过Ⅱ型超敏反应致血细胞损伤破坏。以上均导致了药物过敏性血细胞减少症。

4. **自身免疫性血细胞减少症**　受理化因素刺激或某些病毒感染后,血细胞表面成分改变,刺激机体产生抗血细胞自身抗体,引起自身免疫性血细胞减少症。上述甲基多巴和磷脂酰甘油等药物所致的血细胞减少症即属之,这些诱因清楚的自身免疫性疾病一旦诱因消失,疾病亦随之好转。诱因不清者,治疗效果不好。

5. **甲状腺功能亢进**　是一种特殊的Ⅱ型超敏反应,即抗体刺激型超敏反应。患者体内产生针对甲状腺细胞表面甲状腺刺激素受体的自身抗体,该自身抗体与甲状腺刺激素受体结合后,可刺激甲状腺细胞合成分泌甲状腺素亢进,导致甲亢。

6. **胰岛素耐受性糖尿病**　患者体内有胰岛素受体拮抗剂样自身抗体,此抗体与胰岛素受体结合后,抑制其与胰岛素的结合,引起糖尿病。

7. **肺出血-肾炎综合征**　病因尚未确定,可能与某些病毒感染有关。患者产生肾基膜主要成分——Ⅳ型胶原的自身抗体,抗原抗体结合后活化补体系统引起肾炎。由于肺基膜也含有Ⅳ型胶原,当吸烟等造成肺组织损伤时,暴露了肺基膜,Ⅳ型胶原即可与此自身抗体结合引发Ⅱ型超敏反应致肺出血。

8. **移植排斥反应**　器官移植时,不相容的细胞表面的 HLA 抗原可引发Ⅱ型超敏反应,参与移植排斥反应的发生过程。

## 第三节　Ⅲ型超敏反应

Ⅲ型超敏反应是由中等大小可溶性免疫复合物沉积于局部或全身毛细血管基膜后,通过激活补体并在血小板、嗜碱性粒细胞、肥大细胞等参与作用下,引起的以充血水肿、局部坏死和中性粒细胞浸润为主要特征的炎症反应和组织损伤(图 9-3)。

### 一、Ⅲ型超敏反应的发生机制

1. **中等大小可溶性免疫复合物的形成**　一般而言,只有可溶性抗原与相应 IgG、IgM 和 IgA 类抗体结合成沉降系数约 19S 的中等大小可溶性免疫复合物(immune complex,IC)时,才有可能沉积于局部或全身毛细血管基膜,引起Ⅲ型超敏反应。因为较大的免疫复合物易被吞噬细胞所吞噬,较小的免疫复合物易被肾脏滤过排出。

2. **中等大小可溶性免疫复合物的沉积**　包括以下三方面:

(1) 局部解剖和血流动力学因素的作用:循环免疫复合物易沉积于毛细血管迂回曲折、血流缓慢且易产生涡流、血压较高的肾小球基膜、关节滑膜、脉络膜丛和眼睫状体等处的血管内皮细胞间隙之中。

(2) 血管活性胺类物质的作用:沉积的免疫复合物可与血小板表面 IgG 的 Fc 受体结合,使之活化释放组胺等炎症介质;激活补体产生的过敏毒素(C3a/C5a)和 C3b 分别能使肥大细胞、嗜碱性粒细胞和血小板活化,也释放组胺等炎症介质。高浓度血管活性胺类物质可使血管内皮细胞间隙增大,加剧了免疫复合物在全身毛细血管的沉积。

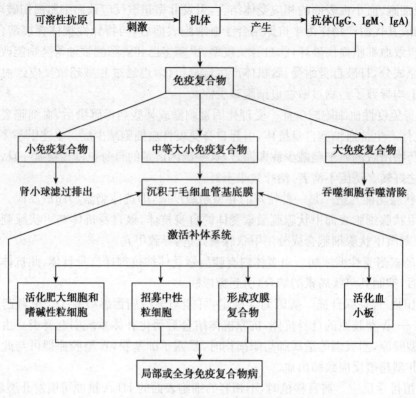

图 9-3    Ⅲ型超敏反应的发生机制

（3）机体清除免疫复合物的能力低下：补体系统缺陷和（或）吞噬细胞功能缺陷的个体，因清除免疫复合物的能力低下而易患Ⅲ型超敏反应性疾病。

3. 免疫复合物沉积后引起的组织损伤    免疫复合物的沉积不是组织损伤的直接原因，而是始动因素，补体系统的激活才是造成组织损伤的关键。补体系统激活后循以下机制造成组织损伤。

（1）产生的补体裂解片段 C5a 可趋化中性粒细胞在局部聚集，并在吞噬免疫复合物的过程中，通过释放溶酶体酶，使免疫复合物沉积部位和周围组织发生非特异性损伤。

（2）产生的过敏毒素（C3a/C5a）能使肥大细胞、嗜碱性粒细胞活化，释放组胺等炎症介质，高浓度血管活性胺类物质可使血管内皮细胞间隙增大，组织水肿，并加剧免疫复合物在全身毛细血管的沉积。

（3）产生的 C3b、免疫复合物中 IgG 的 Fc 段以及肥大细胞/嗜碱性粒细胞活化后释放的 PAF，均能使血小板活化，释放组胺、5-羟色胺等炎症介质，进而使血管内皮细胞间隙增大、组织水肿，并加剧免疫复合物在全身毛细血管的沉积。

（4）血小板的活化还可使血小板聚集并通过激活凝血机制形成微血栓，造成局部组织缺血进而出血，从而加重局部组织细胞的损伤。

（5）攻膜复合物在局部组织细胞表面的形成，可使细胞溶解导致损伤加重。

## 二、临床常见的Ⅲ型超敏反应性疾病

1. 局部免疫复合物病    主要有以下几种：

（1）Arthus 反应：是一种实验性局部Ⅲ型超敏反应。1903 年 Arthus 发现用马血清经皮下反复免疫家兔数周后，当再次注射马血清时，可在注射局部出现红肿、出血和坏死等剧烈炎症反应。此现象被称为 Arthus 反应。

（2）类 Arthus 反应：可见于胰岛素依赖型糖尿病患者，由于局部反复注射胰岛素，尤其胰岛素为异种来源时，导致与 Arthus 反应类似的局部炎症反应。

（3）农民肺：患者因工作长期吸入霉菌或鸽粪等，其中的抗原刺激机体产生抗体后，仍不断吸入相同的抗原时，即在抗原进入机体的部位形成免疫复合物并沉积下来，导致间质性肺炎，俗称农民肺。

2. 全身免疫复合物病　常见的有：

（1）血清病：通常在初次大量注射抗毒素（异种血清）后 1～2 周发生，这是由于患者体内抗毒素的抗体已经产生而抗毒素尚未完全排出，两者结合形成中等大小可溶性免疫复合物所致，表现为发热、皮疹、淋巴结肿大、关节肿痛和一过性蛋白尿等。目前免疫血清已被特殊处理后精致提纯，血清病已罕见。有时应用大剂量青霉素、磺胺等也可以相似的机制引起类似血清病样的反应，此时称为药物热。

（2）链球菌感染后肾小球肾炎：一般发生于 A 群溶血性链球菌感染后 2～3 周。此时体内产生的抗链球菌抗体与链球菌可溶性抗原结合，形成循环免疫复合物，沉积在肾小球基膜上，引起Ⅲ型超敏反应性肾炎。

（3）类风湿关节炎：目前认为是由于体内 IgG 分子发生变性，刺激机体产生抗变性 IgG 的自身抗体，即类风湿因子。变性 IgG 与类风湿因子结合形成免疫复合物，反复沉积于小关节滑膜时，即可引起类风湿关节炎。

（4）系统性红斑狼疮：目前认为是由于体内产生了核抗原的自身抗体，即抗核抗体。核抗原与抗核抗体形成免疫复合物，沉积于全身毛细血管基膜处，引起的一种全身性免疫复合物病。

# 第四节　Ⅳ型超敏反应

Ⅳ型超敏反应是由效应 T 细胞与相应抗原作用后，引起的以单个核细胞浸润和组织细胞损伤为主要特征的炎症反应。此型超敏反应发生较慢，当机体再次接触相同抗原刺激后，通常需经 24～72 小时方可出现炎症反应，因此，又称迟发型超敏反应（delayed-type hypersensitivity，DTH）。此型超敏反应的发生与抗体和补体无关，而与效应 T 细胞和巨噬细胞及其产生的细胞因子或细胞毒性介质有关。

## 一、Ⅳ型超敏反应的发生机制

Ⅳ型超敏反应与保护性细胞免疫应答的发生机制基本一致，是同一过程的两个方面，前者表现为组织损伤，后者表现为抗原被排除机体得以保护（图 9-4）。

1. 效应 T 细胞和记忆 T 细胞的形成　引起Ⅳ型超敏反应的抗原（变应原）主要有胞内菌和其他胞内寄生物（某些真菌、病毒、寄生虫）、移植抗原和某些化学物质等。这些抗原性物质由抗原提呈细胞以抗原肽：MHC-Ⅰ/Ⅱ类分子复合物的形式，分别提呈给 CD8$^+$ CTL 和 CD4$^+$ Th1 细胞并在细胞因子 IFN-γ、IL-2 等作用下，增殖分化为效应 T 细胞，即活化的 CD8$^+$ CTL 和 CD4$^+$ Th1；有些成为静止的记忆 T 细胞，再次与相应抗原接触时可迅速增殖

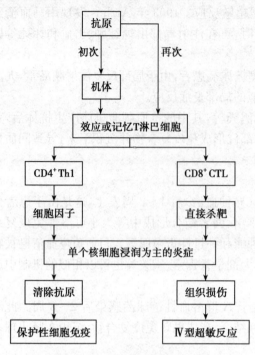

**图 9-4　Ⅳ型超敏反应发生机制**

分化为效应 T 细胞。

2. 效应 T 细胞引起的迟发型超敏反应　效应 T 细胞再次与相应抗原接触,分泌细胞因子,释放穿孔素等,引起以单个核细胞浸润为主的组织损伤。

（1）CD4$^+$ Th1 细胞:记忆性 CD4$^+$ Th1 细胞再次与抗原提呈细胞表面的抗原肽-MHCⅡ类分子复合物作用后,迅速活化,可通过释放趋化因子、IFN-γ、IL-2、TNF-β、GM-CSF 等细胞因子,产生以单核-吞噬细胞及淋巴细胞浸润为主的迟发型免疫损伤效应。

（2）CD8$^+$ CTL:记忆性 CD8$^+$ CTL 再次与靶细胞表面抗原肽-MHCⅠ类分子复合物作用后,迅速活化,可发挥直接的细胞毒作用,表现为以淋巴细胞浸润为主的迟发型免疫损伤效应,由于细胞碎片的清除需要单核-吞噬细胞的参与,因此炎症部位也可见到单核-吞噬细胞浸润。

## 二、临床常见的Ⅳ型超敏反应性疾病

1. 传染性迟发型超敏反应　胞内菌和其他胞内寄生物(某些真菌、病毒、寄生虫)可使机体发生Ⅳ型超敏反应。由于该超敏反应发生在感染过程中,故称传染性迟发型超敏反应。结核菌素试验为典型的实验性传染性迟发型超敏反应。

2. 接触性迟发型超敏反应　接触性皮炎是典型的接触性迟发型超敏反应。是机体经皮肤接触油漆、染料、农药、化妆品、药物如青霉素、磺胺等小分子抗原后,再次接触相同抗原时发生的以皮肤损伤为主要特征的Ⅳ型超敏反应。这些小分子抗原作为半抗原,穿过表皮与体内蛋白结合成完全抗原后,通过皮肤朗格汉斯细胞完成抗原提呈,刺激机体产生效应 T 细胞。

3. 移植排斥反应　器官移植时,不相容的 HLA 抗原除可引起Ⅱ型超敏反应外,主要还可激发Ⅳ型超敏反应,移植排斥反应得以发生。

4. 某些自身免疫性疾病　Ⅳ型超敏反应与胰岛素依赖型糖尿病和多发性硬化症等自身免疫性疾病的发生密切相关。

综上所述,四型超敏反应的参与成分及发生机制不同,临床疾病类型各异(表 9-2)。但临床实际情况是复杂的,有些超敏反应性疾病可有多种类型同时参与;同一抗原在不同条件下也可引起不同类型的超敏反应。如:青霉素的剂型和使用方法不同,可分别引起Ⅰ～Ⅳ型超敏反应;移植排斥反应可同时有Ⅱ、Ⅳ型超敏反应参与;异种血清既可引起Ⅰ型超敏反应,也可引起Ⅲ型超敏反应等。

表 9-2　四型超敏反应的主要特征比较

| 主要特征 | Ⅰ型超敏反应 | Ⅱ型超敏反应 | Ⅲ型超敏反应 | Ⅳ型超敏反应 |
|---|---|---|---|---|
| 变应原特点 | 种类繁多 | 靶细胞表面的抗原或细胞外基质的抗原 | 游离存在的可溶性抗原 | 胞内病原体、某些化学物质、同种异体 HLA 等 |
| 参与抗体 | IgE | IgG、IgM | IgG、IgM、IgA | 不参与 |
| 补体系统 | 不参与 | 细胞毒作用为主 | 过敏毒素和趋化作用为主 | 不参与 |
| 效应细胞 | 肥大细胞和嗜碱性粒细胞为主 | 巨噬细胞、中性粒细胞和 NK 细胞为主 | 肥大细胞、嗜碱性粒细胞、血小板、中性粒细胞为主 | 淋巴细胞、单核-吞噬细胞为主 |
| 特异性细胞免疫 | 不直接参与 | 不直接参与 | 不直接参与 | 直接参与 |
| 典型疾病 | 过敏性休克、哮喘、特应性皮炎等 | 新生儿溶血症、输血反应、甲亢等 | 农民肺、血清病、类风湿关节炎等 | 结核病、接触性皮炎、移植排斥反应等 |

# 第五节　超敏反应的防治原则

由于Ⅱ、Ⅲ和Ⅳ型超敏反应防治方法的临床特色明显,故以下仅简要介绍Ⅰ型超敏反应的防治原则。

1. **直接皮肤试验**　查明变应原,避免与之接触是预防Ⅰ型超敏反应发生的最有效方法。临床检测变应原最常用的方法是直接皮肤试验,如青霉素皮肤试验、动物免疫血清皮肤试验、植物花粉等变应原的刺皮试验。其原理为皮内注射少量变应原,若机体处于致敏状态,皮下结缔组织中的致敏肥大细胞,释放活性介质,15～20 分钟内出现直径大于 1cm 的红肿,即为阳性反应。

2. **脱敏治疗**　见于异种免疫血清如抗毒素皮试阳性但又必须使用时,可采用小剂量、短间隔(20～30 分钟)多次注射抗毒素的方法进行脱敏治疗。原理是分期分批地使体内致敏肥大细胞和嗜碱性粒细胞脱敏,以致最终全部解除致敏状态,此时大剂量注射抗毒素就不会发生超敏反应。但此种脱敏是暂时的,一定时间后机体又可重新被致敏。

3. **减敏治疗**　适宜对已查明而难以避免接触的变应原,可采用小剂量、间隔较长时间(1 周左右)、反复多次皮下注射变应原的方法进行特异性变应原的减敏治疗。其原理可能是改变了变应原进入机体的途径,诱导产生了 IgG 类抗体,降低了 IgE 类抗体的产生;IgG 类抗体可与变应原结合,起封闭抗体的作用,阻止变应原与致敏细胞表面的 IgE 类抗体结合。

4. **药物防治**　①抑制生物活性介质合成和释放的药物,主要有阿司匹林、色甘酸钠、肾上腺素、异丙肾上腺素和氨茶碱等;②生物活性介质拮抗药,主要有苯海拉明、氯苯那敏、异丙嗪、阿司匹林和孟鲁司特钠等;③改善效应器官反应性的药物,主要有肾上腺素、葡萄糖酸钙、氯化钙和维生素 C 等。

（李水仙）

### 【附】 免疫缺陷病与自身免疫病

#### （一）免疫缺陷病

免疫缺陷病（immunodeficiency disease，IDD）是指免疫器官、组织、细胞或分子等免疫系统中任何一个成分的缺陷而导致免疫功能障碍所引起的一类疾病的总称。习惯上，按发病原因不同分为原发性（先天性）免疫缺陷病和继发性（获得性）免疫缺陷病；按主要累及的免疫成分不同分为体液免疫缺陷、细胞免疫缺陷、联合免疫缺陷、吞噬细胞缺陷和补体缺陷。事实上，免疫缺陷病的病因复杂，目前还无统一分类法。

免疫缺陷病的一般特征包括：①感染：患者对各种感染的易感性增加，可出现反复的、持续的、严重的感染，感染的性质和严重程度主要取决于免疫缺陷的成分及其程度，如体液免疫缺陷、吞噬细胞缺陷和补体缺陷导致的感染，主要由化脓性细菌如葡萄球菌、链球菌和肺炎双球菌等引起，临床表现为气管炎、肺炎、中耳炎、化脓性脑膜炎和脓皮病等，细胞免疫缺陷导致的感染主要由病毒、真菌、胞内寄生菌和原虫等引起。②恶性肿瘤：免疫缺陷病患者的恶性肿瘤发生率增高，如原发性免疫缺陷病患者尤其是 T 细胞免疫缺陷者，恶性肿瘤的发病率比同龄正常人群高 100～300 倍，以白血病和淋巴系统肿瘤居多。③自身免疫病：免疫缺陷病患者有伴发自身免疫病的倾向，如原发性免疫缺陷病伴发自身免疫病者可高达14％，以系统性红斑狼疮和类风湿关节炎多见，而正常人群自身免疫病的发病率仅约0.001％～0.01％。

原发性免疫缺陷病是由于免疫系统先天性缺陷而导致免疫功能障碍所引起的一类疾病的总称。随着分子生物学、遗传学和免疫学等检测技术的不断进步，迄今已发现、命名的原发性免疫缺陷病种类已近120种，如：X 性连锁无丙种球蛋白血症、选择性 IgA 缺陷、先天性胸腺发育不全等。

继发性免疫缺陷病是后天因素造成免疫系统缺陷而导致免疫功能障碍所引起的一类疾病的总称。引起继发性免疫缺陷病的主要因素有：①非感染因素：包括恶性肿瘤、营养不良、具有免疫抑制作用的诊疗方法、蛋白丧失、代谢和内分泌异常、老化、中毒、酗酒、自身免疫病、移植物抗宿主反应等；②感染因素：某些病毒、细菌和寄生虫感染，可不同程度地影响机体的免疫系统，导致继发性免疫缺陷，如人类免疫缺陷病毒、麻疹病毒、风疹病毒、巨细胞病毒、EB 病毒、结核杆菌、麻风杆菌、疟原虫和血吸虫等，长期慢性感染亦可致继发性免疫缺陷。获得性免疫缺陷综合征（AIDS）就是由人类免疫缺陷病毒（HIV）侵入机体，引起以细胞免疫缺陷为主，进而导致以机会性感染、恶性肿瘤和神经系统病变为特征的临床综合征，简称艾滋病。AIDS 已成为全球最棘手的公共卫生问题之一。

#### （二）自身免疫病

自身免疫（autoimmunity）是指机体免疫系统对自身成分产生免疫应答的现象，存在于所有的个体。在通常情况下这种免疫应答水平很低，不仅不对机体产生伤害，反而有助于清除体内的衰老细胞等，从而维持机体内环境的稳定，这种自身免疫称为生理性自身免疫。自身免疫病（autoimmune disease，AID）是指自身免疫应答达到一定强度而导致的疾病状态。

自身免疫病的基本特征包括：①患者血中可测到高效价的自身抗体和（或）自身应答性T 细胞，其作用于表达相应抗原的靶组织，可造成其损伤或功能紊乱，并可使疾病被动转移；②某些自身抗体可通过胎盘引起新生儿自身免疫性疾病；③动物实验中可复制出相似的动物模型；④病情的转归与自身免疫应答强度密切相关；⑤少数有明显诱因，预后较好，但多数诱因不清,常反复发作和慢性迁延;⑥免疫抑制剂治疗可取得一定疗效;⑦有遗传倾向;⑧部分发病有性别差异。

生理状态下,机体的免疫系统对自身成分产生自身耐受,不发生病理性免疫应答;反之当机体的免疫系统对自身成分产生过强的病理性免疫应答时,即可发生自身免疫病,然而自身免疫病的发生机制尚未完全阐明。一旦自身免疫病发生,其组织损伤机制则是通过Ⅱ型(如自身免疫性溶血性贫血等)、Ⅲ型(如系统性红斑狼疮等)、Ⅳ型(如胰岛素依赖性糖尿病等)超敏反应的免疫损伤机制造成机体的组织损伤。可见,从组织损伤机制角度讲,所有自身免疫病均为超敏反应性疾病。换言之,自身免疫病是以自身抗原作为变应原的超敏反应性疾病。

(李水仙)

# 第 十 章

# 免疫学应用

## 第一节　免疫学诊断

免疫学诊断是根据免疫学理论设计实验方法，用于免疫相关疾病的诊断、病情监测及疗效评价等。临床上免疫学检测技术用于检测抗原、抗体及细胞免疫某些指标。

### 一、抗原抗体的检测

#### （一）抗原抗体结合反应的特点

1. **特异性**　抗原抗体的结合实质上是抗原决定基与抗体可变区中抗原结合部位之间的结合。由于两者在化学结构和空间构型上呈互补性，所以抗原与抗体的结合具有高度的特异性。可以用已知的抗原检测未知的抗体；也可用已知的抗体检测未知的抗原。但较大分子的蛋白质常含有多种抗原决定基。如果两种不同的抗原分子上有相同的抗原决定基，那么这两种抗原就可与相应的抗血清发生交叉反应。

2. **可逆性**　抗原与抗体的结合虽有高度特异性和相对稳定性，但只是表面的结合，结合后的抗原和抗体，本身的结构和生物学活性都没有受到破坏，而且这种结合是可逆的。在一定条件下，两者可解离。解离的程度取决于结合的强度。由于解离后的抗原和抗体仍保持原有抗原的抗原特性和抗体活性，故可通过解离抗原抗体复合物的方法来提取、纯化抗原或抗体。

3. **适当浓度和比例**　抗原一般具有多个抗原决定基，是多价的，而抗体一般是二价的。只有在一定浓度范围内，两者比例合适时，其结合价相互饱和，相互联结成巨大网络状聚集体，才形成可见的复合物。如若比例不当，无论是哪一方过多或过少，由于其结合价不能相互饱和，就只能形成较小的、不易观察到的复合物。在试验时，为提供这种最适比例，常按抗原性状的不同把抗体或抗原进行连续稀释。颗粒性抗原，因其分子较大，所需抗体较少，所以一般都把含有抗体的血清作连续稀释；相反，可溶性抗原，因其分子较小，所需抗体较多，所以一般都要对抗原溶液进行连续稀释。

4. **阶段性**　抗原与抗体的结合可以分为两个阶段：第一阶段是抗原与抗体的特异性结合阶段，这一阶段的反应快，只需几秒钟或几分钟即可完成，但不呈现肉眼可见的反应。第二阶段是抗原与抗体结合的可见反应阶段。当抗原与抗体发生特异性结合后，在电解质、温度、pH、补体等条件影响下，呈现凝集、沉淀、溶解、补体结合等可见反应，这一阶段的反应较慢，常需几分钟、几小时甚至几天。以上特异性结合和可见反应两个阶段往往不能严格分开。

**（二）抗原抗体检测的基本方法**

由于抗原的性质、抗原抗体结合反应的现象及参与反应的成分等不同，传统的抗原抗体反应分为凝集反应、沉淀反应、补体参与的反应、中和反应等。随着免疫学技术的不断发展，特异、敏感、快速、简便、自动化的检测方法不断涌现。现在临床上除保留少数传统方法外，多采用各种免疫标记技术及自动化仪器进行抗原抗体检测。

1. 凝集反应 颗粒性抗原与相应抗体结合后出现肉眼可见的凝集团块，称为凝集反应。凝集反应可分为直接凝集反应、间接凝集反应等。

（1）直接凝集反应：指颗粒性抗原（如细菌、红细胞等）与相应抗体在电解质参与下直接结合所出现的凝集现象。常用方法有：①玻片凝集反应：用已知抗体检测未知抗原，如鉴定细菌、鉴定血型等；②试管凝集反应：用已知抗原测定被检血清中有无抗体及其相对含量，如诊断伤寒、副伤寒的肥达试验等。

（2）间接凝集反应：是将可溶性抗原或抗体吸附于与免疫无关的载体上，使之成为致敏载体颗粒后，与相应抗体或抗原作用出现的凝集反应。常用载体有人 O 型红细胞、绵羊红细胞、乳胶颗粒、活性炭颗粒等。常用方法有：①间接凝集试验：用已知抗原（或抗体）吸附于载体再去检测未知抗体（或抗原），如检测病原微生物及相关抗体、抗核抗体等。间接凝集试验分为正向（图 10-1）和反向两种。②间接凝集抑制试验：先将可溶性抗原与相应抗体作用，然后再加入抗原致敏颗粒（即吸附相同可溶性抗原的乳胶颗粒），如果抗体已被可溶性抗原结合，则致敏颗粒不发生凝集现象，如乳胶妊娠诊断试验，可检测尿液中绒毛膜促性腺激素，从而协助妊娠诊断（图 10-2）。

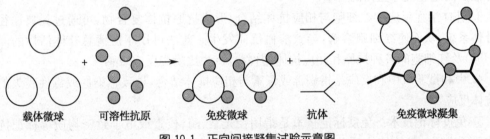

载体微球　　　可溶性抗原　　　　免疫微球　　　抗体　　　　免疫微球凝集

图 10-1 正向间接凝集试验示意图

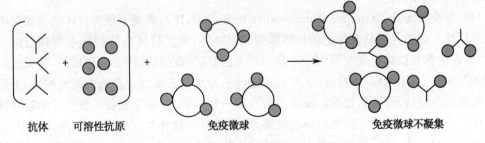

抗体　可溶性抗原　　　　　免疫微球　　　　　　免疫微球不凝集

图 10-2 间接凝集抑制试验示意图

（3）协同凝集试验：即用带有 SPA 的金黄色葡萄球菌作为 IgG 抗体的载体，以检测相应抗原。该试验可用于细菌的快速鉴定与分型。

2. 沉淀反应 可溶性抗原（如细菌培养滤液、外毒素、组织浸出液和血清蛋白等）与相应抗体结合，在一定条件（适量的电解质、合适的酸碱度和温度）下，形成肉眼可见的沉淀物，这个过程称为沉淀反应。常用的有单向琼脂扩散试验、双向琼脂扩散试验、免疫比浊法等。

(1) 单向琼脂扩散试验：是一种定量试验。使抗原在含有抗体的琼脂凝胶中扩散，经过一定时间后，可见孔周围出现由抗原抗体复合物形成的沉淀环。沉淀环的直径与抗原浓度成正比，因此根据沉淀环直径的大小，即可从标准曲线中查出待检样品中抗原的含量（图 10-3）。

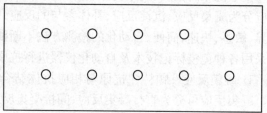

打孔模板示意图

(2) 双向琼脂扩散试验：抗原与抗体在琼脂凝胶中相互扩散，如抗原抗体相对应且浓度比例适当，则在抗原抗体之间出现白色沉淀线。一对相应的抗原抗体只能形成一条沉淀线；多种抗原抗体系统，则可形成多条沉淀线。该试验常用于对复杂抗原进行相关性分析和鉴定。

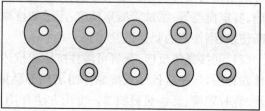

单向琼脂扩散结果示意图

图 10-3　打孔模板及单向琼脂扩散结果示意图

(3) 免疫比浊法：在一定的抗体浓度下，加一定体积的样品，经过一段时间，用光散射浊度计测定反应液体的浊度，来推算样品中的抗原含量。本法敏感、快速、简便，可取代单向琼脂扩散法测定免疫球蛋白的含量。

3. 补体溶血反应　红细胞与相应抗体结合，形成抗原抗体复合物，可通过经典途径活化补体系统，从而使红细胞溶解，导致溶血反应发生。此法可用于血清总补体活性的测定（CH50）及红细胞的各种抗原和相应抗体的检测，该法比凝集反应敏感。

4. 中和试验　中和反应是指病毒或毒素与相应抗体结合，导致感染性或毒性丧失的抗原抗体反应。

5. 免疫标记技术　免疫标记技术是指用荧光素、酶、核素或电子致密物质等标记抗体或抗原所进行的抗原抗体反应。此技术优点是特异、敏感、快速，能定性、定量甚至定位，且易于观察，故应用广泛。

(1) 免疫荧光技术（immunofluorescence technique, IF）：荧光素能与抗体结合而又不影响抗体活性。由荧光素结合标记的抗体称为荧光抗体，荧光抗体与待检标本中相应抗原结合后，可在荧光显微镜下观察到荧光。常用的方法有：①直接法：用于检测抗原，将荧光抗体直接加至标本上（组织切片、涂片、印片），半小时后冲洗除去未结合游离的荧光抗体，干后镜检。此法优点是特异性高、快速。缺点是每检测一种抗原，就必须制备一种相应的特异性荧光抗体。②间接法：可用于检测抗原或抗体，先将特异性抗体加至标本片上充分作用，洗涤除去未结合的抗体，然后再加荧光素标记的抗人免疫球蛋白充分作用，洗涤后荧光显微镜检查。镜下如见荧光，则表明标本上有抗原-抗体-荧光抗体复合物存在。此法优点是制备一种荧光抗体，可用于多种抗原抗体系统检测。

(2) 酶免疫测定法（enzyme immunoassay, EIA）：又称酶免疫技术，是将酶促反应与抗原抗体反应相结合的检测技术。常用方法为酶联免疫吸附试验（enzyme linked immunosorbent assay, ELISA）。先将抗体（或抗原）与酶蛋白分子结合，形成酶标抗体（或抗原），该结合物具有免疫学活性和酶活性。检测时,将已知抗原或抗体吸附于固相载体上;然后,加入待测标本及酶标抗体(或抗原);最后加入酶的底物进行显色。根据酶分解底物后显色深浅不同,可反映检测标本中抗原或抗体的含量。ELISA 常用方法有:①间接法:用于检测标本中的抗体(图 10-4);②双抗体夹心法:用于检测标本中的抗原(图 10-5)。

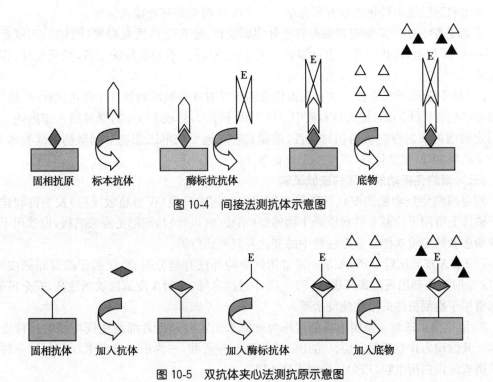

固相抗原　　标本抗体　　　　酶标抗抗体　　　　　　底物

图 10-4　间接法测抗体示意图

固相抗体　　加入抗体　　　　加入酶标抗体　　　加入底物

图 10-5　双抗体夹心法测抗原示意图

(3) 放射免疫测定法(radioimmunoassay,RIA):是用放射性核素标记抗原或抗体进行免疫学检测的方法。将放射性核素具有的高灵敏度和抗原抗体反应的特异性相结合,可使检测的灵敏度达 pg($10^{-12}$ g)水平,常用于标记的放射性核素有 $^{125}$ I 和 $^{131}$ I 等,采用的方法分为液相法和固相法两种。该法常用于测定微量物质,如胰岛素、生长激素、甲状腺素、孕酮等激素。

(4) 金标免疫技术:是以胶体金作为标记物,用于抗原抗体检测的一种免疫技术。胶体金又称金溶胶,是氯金酸在还原剂作用下形成的有一定大小、形态和颜色的金颗粒,金颗粒表面带有较多的负电荷,可与带正电荷的抗体(或抗原)借静电牢固结合而形成金标记抗体(或抗原)。这种金标记抗体(或抗原)与相应抗原(或抗体)反应后,通过观察胶体金的颜色等特性可对被检对象作出定性、定位分析。临床常用的有斑点金免疫渗滤试验和斑点金免疫层析试验。

## 二、细胞免疫及其功能测定

### (一) T 细胞总数及亚群检测

外周血中 T 细胞表面存在特有的分化抗原 CD3 分子,应用抗 CD3 单克隆抗体即可测定 T 细胞总数。此外,T 细胞表面还存在 CD4 或 CD8 分子,故临床检验中可用抗 CD4 及抗 CD8 单抗检测 CD4$^+$ T 细胞、CD8$^+$ T 细胞的数量及比值。

**（二）淋巴细胞转化试验**

淋巴细胞转化试验是指 T 细胞在体外培养时，受到特异性抗原或非特异性促分裂因子刺激后，能转化成为淋巴母细胞。根据 T 细胞转化率，可判断机体细胞免疫功能水平，还可作为判断疗效和预后的参考指标，对某些疾病发病机制的研究也有应用价值。

常用的淋巴细胞转化试验有形态学方法、$^3$H-胸腺嘧啶核苷掺入法等。

1. 形态学方法　T 细胞表面有有丝分裂原受体，能接受植物血凝素（PHA）、刀豆蛋白 A（Con-A）等刺激，转化成为淋巴母细胞。该法简便易行，不需要特殊设备，但重复性、客观性较差。

2. $^3$H-胸腺嘧啶核苷掺入法　在淋巴细胞接受有丝分裂原刺激发生转化过程中，将 $^3$H-胸腺嘧啶核苷（$^3$H-TdR）加入培养液中。$^3$H-TdR 被作为合成 DNA 的原料摄入细胞内。通过测定细胞内放射性物质的相对活性，就能较客观地反映淋巴细胞对刺激物的应答水平。此方法结果客观，重复性好，但需一定设备条件。

**（三）细胞免疫功能检测的皮肤试验**

测定细胞免疫功能的皮肤试验是根据迟发型超敏反应（Ⅳ型超敏反应）发生机制建立的。临床上可用于诊断某些病原微生物感染（结核、麻风等）和细胞免疫缺陷病，也常用于观察肿瘤患者的免疫功能在治疗过程中的变化及判断预后等。

1. PHA 皮肤试验　PHA 是一种常用的非特异性有丝分裂原，注射于前臂屈侧皮内，6～12 小时后局部出现红斑和硬结，24～48 小时达高峰。PHA 皮试法敏感性高，安全可靠，临床常用于检测机体的细胞免疫水平。

2. 结核菌素试验　是用结核菌素作为抗原来测定肿瘤患者细胞免疫功能的一种皮肤试验。其原理为Ⅳ型超敏反应。常用的结核菌素有两种，一为旧结核菌素（OT），另一种为结核菌素纯蛋白衍生物（PPD），目前多用 PPD。

# 第二节　免疫学预防

机体特异性免疫获得的方式见图 10-6。

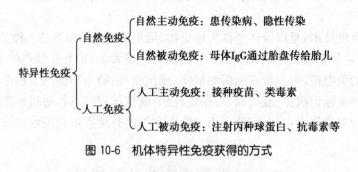

图 10-6　机体特异性免疫获得的方式

# 一、人工免疫的概念、分类及特点

人为地给机体输入抗原以增强机体的免疫功能，或直接输入免疫血清、细胞免疫制剂等，使机体获得某种特异性免疫力，从而达到预防或治疗某些疾病的方法称为人工免疫。人工免疫所用的物质为生物制品。生物制品（biological product）是指用微生物或其毒素、酶、提取成分,以及人或动物免疫血清、细胞等制成的用于疾病的预防、治疗和诊断的各种制剂。根据输入的物质、免疫力产生的机制等不同,可将人工免疫分为人工主动免疫(artificial active immunization)、人工被动免疫(artificial passive immunization)等类型。

**(一) 人工主动免疫**

人工主动免疫是用人工接种方法给机体输入疫苗或类毒素等抗原性生物制品,刺激机体产生特异性免疫应答获得免疫力的方法,也称预防接种。这种免疫力是机体在自身免疫系统受到抗原刺激后产生的,故需要一定诱导期,出现较慢,但因有免疫记忆,所以免疫力维持时间较长(数月~数年),多用于传染病的特异性预防。

1. 人工主动免疫常用生物制品　包括传统的生物制品和新型疫苗。

(1) 疫苗及类毒素:用细菌和螺旋体制成的用于人工自动免疫的生物制品称为菌苗,以病毒和立克次体制成的用于人工自动免疫的生物制品称为疫苗,但习惯上将这两种制剂统称为疫苗。类毒素则是细菌外毒素经人工脱毒使其失去毒性而仍保留免疫原性的制剂。疫苗有死疫苗和活疫苗两类。①死疫苗:选用免疫原性好的标准微生物人工培养后,用物理或化学方法杀死或灭活后制成。灭活的病原微生物失去繁殖能力,但仍保持其免疫原性。常用的有伤寒、霍乱、百日咳、流脑、乙脑、斑疹伤寒及钩端螺旋体等疫苗。死疫苗进入人体后不能增殖,对人体刺激时间短,要获得强而持久的免疫力一般需反复注射 2~3 次,每次间隔 7~10 天,多皮下注射。②活疫苗:用减毒或无毒的病原微生物制成。常用的有卡介苗(BCG)、麻疹疫苗、脊髓灰质炎疫苗等。活疫苗进入人体后有一定增殖能力,类似轻型或隐性感染,在体内存留时间长,故一般用量较小,只需注射一次,免疫力维持时间较长。常用皮内接种、皮上划痕或口服。③类毒素:细菌外毒素经 0.3%~0.4% 甲醛处理后,使其失去毒性,但其免疫原性仍保留,即为类毒素。常用的类毒素有白喉类毒素、破伤风类毒素等。

(2) 新型疫苗:为克服传统疫苗存在的一些问题,近年来,随着免疫学、生物化学、分子生物学技术的发展,研制出许多高效、安全且廉价的新型疫苗,现介绍下述几种:①亚单位疫苗:提取病原微生物中能刺激机体产生保护性免疫的抗原成分制备而成的疫苗即为亚单位疫苗,如流感病毒亚单位疫苗。②合成疫苗:将能诱导机体产生保护性免疫的人工合成的抗原肽结合于载体上,再加入佐剂而制成的疫苗即为合成疫苗。制备合成疫苗,首先要获得病原微生物中具有免疫保护作用有效组分的氨基酸序列,然后按此序列合成。其优点是一旦合成即可大量生产,且无血源性疫苗传染的危险性。③基因工程疫苗:将病原微生物中编码诱导抗原的基因与载体重组后导入宿主细胞,表达产生大量相应抗原,由此制备的疫苗称为基因工程疫苗,如现用的乙型肝炎病毒疫苗。

2. 人工主动免疫的注意事项　人工主动免疫应注意以下几个方面:

(1) 接种对象:凡是免疫防御能力差、与某些病原微生物接触机会多、疾病及并发症危害大、流行地区的易感者均应免疫接种。

(2) 接种剂量、次数和间隔时间:免疫接种的剂量必须按生物制剂使用规定进行。通常死疫苗接种量大,需接种 2~3 次,每次间隔 7~10 天。活疫苗一般只需接种一次。类毒素接种 2 次,间隔 4~6 周。

(3) 接种途径:死疫苗多皮下注射,活疫苗常用皮内注射、皮上划痕或以自然感染途径接种,尤以后者为佳。如脊髓灰质炎活疫苗以口服为佳,而流感、麻疹、腮腺炎疫苗则以气雾吸入接种为佳。

(4) 接种后反应:常在接种后 24 小时左右局部出现红肿、疼痛、淋巴结肿大,全身可出现短时间发热、头痛、恶心等。一般症状较轻,数天恢复正常,无需处理。个别人接种后反应剧烈,可引起严重的超敏反应及进行性疾病,如出现过敏性休克、接种后脑炎等,应予以注意。

(5)禁忌证:高热、严重心血管或肝肾疾病、急性传染病、恶性肿瘤、活动性结核、活动性风湿病、甲状腺功能亢进、严重高血压、糖尿病、免疫缺陷病等病人均不宜接种疫苗,以免引起病情恶化或发生异常反应。对正在使用免疫抑制剂治疗的病人则不宜接种活疫苗,以免出现严重疫苗反应。孕妇不宜接种疫苗,以免引起流产或早产。

**(二)人工被动免疫**

人工被动免疫是给机体输入含有特异性抗体的免疫血清,把现成的免疫力转移给机体的方法,因此免疫力出现快,但维持时间短(2~3周),多用于治疗和紧急预防。

1. 抗毒素　通常是用类毒素免疫马多次,待马体内产生大量抗毒素后采血,经分离血清再纯化、浓缩而成。抗毒素主要用于某些细菌外毒素所致疾病的治疗和紧急预防。常用的有破伤风抗毒素、白喉抗毒素、气性坏疽抗毒素等。应用时要早期、足量才能发挥应有效果。

2. 正常人丙种球蛋白　由健康产妇胎盘血或正常人血浆提取制成。前者称胎盘丙种球蛋白,后者称人血浆丙种球蛋白。其中含有在正常人群中经常流行的传染病病原微生物的抗体。这两种制剂可用于麻疹、脊髓灰质炎、甲型肝炎等病毒感染的紧急预防和治疗,有防止发病、减轻症状、缩短病程的效果,还可用于治疗丙种球蛋白缺乏症。

3. 特异性人血清免疫球蛋白　是由恢复期病人血清或经疫苗高度免疫的人血清提取制备而成。本制剂特异性抗体含量较正常人丙种球蛋白制剂高,在体内存留时间长,较异种动物免疫血清效果好。

# 二、计划免疫

根据特定传染病的疫情监测和人群免疫状况分析,按照规定的免疫程序有计划地进行人群预防接种,以提高人群免疫水平,控制以至最终消灭相应传染病,此为计划免疫(planed immunization)。计划免疫应从实际出发,制定合理的免疫程序,严格按照程序实施接种,提高接种率,以充分发挥疫苗的效果,从而有效控制相应传染病的流行。

# 第三节　免疫学治疗

免疫学治疗是指用生物制剂或药物来增强或抑制机体的免疫应答、调节免疫功能,达到治疗疾病的目的。

免疫学治疗包括人工被动免疫、过继免疫、免疫增强剂和免疫抑制剂的应用等。这些疗法不仅应用于感染性疾病,也用于免疫缺陷病、自身免疫性疾病及肿瘤等有关疾病的治疗。人工被动免疫前已述及。

**(一)过继免疫**

过继免疫是指给患者转输在体内可以继续扩增的效应细胞等的一种方法。如给免疫缺陷病患者转输骨髓细胞;给肿瘤患者输入体外激活扩增的特异性肿瘤浸润淋巴细胞或非特异的 LAK 细胞等。

## （二）免疫增强剂

免疫增强剂是增强和调节机体免疫功能的制剂，其作用常表现为对正常的免疫功能不产生影响，而对异常的免疫功能起调节作用。

1. 免疫因子 有转移因子、免疫核糖核酸和胸腺素等。

（1）转移因子：是由致敏的淋巴细胞经反复冻溶或超滤获得的产物。目前已试用于治疗一些细胞免疫功能低下的疾病，例如防治细胞内寄生的病原菌、某些病毒及真菌的感染、红斑狼疮、恶性肿瘤、免疫缺陷性疾病等。

（2）免疫核糖核酸：先将抗原（肿瘤细胞或乙型肝炎表面抗原等）免疫动物，然后取免疫动物的脾、淋巴结分出淋巴细胞，提取其中的核糖核酸给患者注射，可使患者获得体液免疫及细胞免疫，目前试用于治疗肿瘤及慢性乙型肝炎等疾病。

（3）胸腺素：从动物体内提取的胸腺素具有非特异性的免疫增强作用。

2. 化学合成药物 一些化学合成药物具有明显的免疫刺激作用，能通过不同的方式增强机体的免疫功能。

（1）左旋咪唑：能激活吞噬细胞功能、促进 T 细胞产生 IL-2 等细胞因子、增强 NK 细胞的活性等。左旋咪唑对免疫功能低下的机体具有较好的免疫增强作用，对正常的机体作用不明显。

（2）西咪替丁：与抑制性 T 细胞结合，可以阻止组胺对 Ts 细胞的活化作用，从而增强机体的免疫功能。

3. 微生物制剂 常用的有卡介苗和短小棒状杆菌。

（1）卡介苗：为结核杆菌的减毒活疫苗，具有很强的非特异性免疫刺激作用。卡介苗可活化巨噬细胞，促进 IL-1、IL-2、IL-4、TNF 等多种细胞因子的产生，增强 NK 细胞和 T 细胞的活性。卡介苗目前已用于多种肿瘤的免疫治疗。

（2）短小棒状杆菌：可以非特异地增强机体免疫功能，其作用方式主要是活化巨噬细胞，促进 IL-1、IL-12 等细胞因子的产生。局部注射治疗黑色素瘤等有一定的临床疗效。

4. 中药制剂 许多药用植物，如黄芪、人参、枸杞子、刺五加等都有明显的免疫刺激作用。植物中提取的多糖，如黄芪多糖、枸杞子多糖、刺五加多糖等也具有免疫增强作用。

## （三）免疫抑制剂

免疫抑制剂是一类能抑制机体免疫功能的制剂，用于治疗某些免疫性疾病和预防移植排斥反应。

1. 化学合成药物 用于免疫抑制治疗的化学合成药物主要是抗肿瘤药物和激素。

（1）烷化剂抗肿瘤药物：常用的烷化剂包括氮芥、环磷酰胺等。T、B 细胞被抗原活化后，进入增殖、分化阶段，对烷化剂的作用也较敏感，因此可以达到抑制免疫应答的作用。目前环磷酰胺主要用于器官移植和自身免疫性疾病的治疗。

（2）抗代谢物类抗肿瘤药物：用于免疫抑制的抗代谢药主要有嘌呤、嘧啶的类似物以及叶酸拮抗剂两大类。前者如硫唑嘌呤，主要通过干扰 DNA 复制而起作用；后者如甲氨蝶呤等，主要通过干扰蛋白质合成而起作用。

（3）激素：许多激素都可以通过神经-内分泌-免疫网络参与免疫应答的调节。糖皮质激素具有明显的抗炎和免疫抑制作用，对单核-吞噬细胞、T 细胞和 B 细胞均有较强的抑制作用，因此在临床广泛应用于抗炎及各型超敏反应性疾病的治疗。在器官移植中，糖皮质激素也是常用的免疫抑制剂。

2. **真菌代谢产物**　环孢素是从真菌培养液中分离而来,对 T 细胞有较好的选择性抑制作用,在抗器官移植排斥中取得了很好的疗效,也用于自身免疫性疾病的治疗。

3. **传统中药**　一些中药具有不同程度的免疫抑制作用。雷公藤多苷是效果较为肯定的免疫抑制剂,雷公藤多苷能明显抑制小鼠的细胞免疫和体液免疫功能,能延长皮肤、心、肾等移植物的存活时间,临床上用于治疗肾炎、红斑狼疮、类风湿关节炎等有一定疗效。

（曹德明）

# 第二篇　医学微生物

## 第十一章

## 微生物概述

### 第一节　微生物的概念及种类

#### 一、微生物及微生物学

微生物(microorganism)是存在于自然界的一群个体微小、结构简单、肉眼不能直接看到,必须借助光学显微镜或电子显微镜放大后才能看到的微小生物。

微生物学(microbiology)是研究微生物在一定条件下的形态、结构、生理、遗传变异、进化、分类以及与人类、动植物、自然界相互关系的一门科学。随着微生物学的不断发展,现已形成许多分支学科,如细菌学、病毒学、真菌学、微生物生理学、微生物遗传学、工业微生物学、农业微生物学、食品微生物学、石油微生物学、环保微生物学、兽医微生物学、医学微生物学等。

#### 二、微生物的种类和特点

微生物的种类繁多,目前已知的约十万种。根据微生物结构、大小、组成的不同,可分为三大类型:

1. 非细胞型微生物　这类微生物的体积最小,能通过滤菌器,无细胞结构与完整的酶系统,只能在活的易感细胞内生长繁殖。如病毒、类病毒。

2. 原核细胞型微生物　仅有原始核,无核膜、核仁,缺乏完善的细胞器,不能进行有丝分裂。此类微生物最多,包括细菌、支原体、衣原体、立克次体、螺旋体、放线菌等。

3. 真核细胞型微生物　细胞核分化程度高,有核膜与核仁,细胞质内细胞器完整。如真菌。

自然界中的微生物除体积小、结构简单、种类繁多、数量大外,还有营养类型多、繁殖快、易变异、适应力强、分布广等特点。

### 第二节　微生物与人类的关系

地球是目前人类所认知的唯一的生命栖息地,在这个有着复杂生命的世界里,除了动物、植物,还有一类微小的神秘群体,即微生物。人们在长期的生产实践中不断认识到:绝大多数微生物对人类、动物和植物的生存是有益和必需的,但也有少数微生物能引起人或动物发生疾病,这些具有致病作用的微生物称为病原微生物。对人和动物都能致病的微生物称为人兽共患病原微生物。

## 一、微生物在物质循环中的作用

自然界中,许多物质的循环要靠微生物的作用来完成。如土壤中的微生物能将死亡动、植物的尸体、残骸以及人、畜排泄物中的有机氮化物转化为无机物,以供植物的生长需要。另外,空气及环境中大量的游离氮,只有依靠固氮菌等微生物的作用后才能被植物吸收利用,而植物又为人类和动物所食。如此过程,在组成生态体系食物链的同时也净化了自然界。这是维持生态平衡及环境稳定不可缺少的重要环节。因此,没有微生物,植物就不能新陈代谢,人和动物也将无法生存。

## 二、微生物在工农业生产实践中的作用

在工业方面,利用微生物发酵工程进行食品加工、酿酒、制醋、工业制革、石油勘探、废物处理等。如用化学方法生产1吨味精需30吨小麦,利用微生物发酵工艺只需3吨薯粉。在医药工业方面,可利用微生物生产抗生素、维生素、辅酶以及微生态制剂等药物。在农业方面,利用微生物生产细菌肥料、转基因农作物、植物生长激素、生物杀虫剂,开辟了以菌造肥、以菌催长、以菌防病、以菌治病等农业增产新途径。

## 三、微生物在环境保护及生命科学中的作用

在环境保护上,微生物能降解塑料、甲苯等有机物,处理污水废气。如在污水处理方面,微生物在代谢过程中产生的 $CO_2$ 能中和废水中的碱;微生物在污水中生活时的氧化还原和分解作用,能使废水中的有机磷、氰化物、汞等有毒有害物质转化为无毒物质。

在生命科学中,微生物被作为研究对象和模式生物,有关基因、遗传密码、基因的转录、翻译和调控都是在微生物中发现和得到证实的。近年来,随着分子生物学的发展,微生物在基因工程技术中的作用更为突出,不仅提供了多种必需的工具酶和载体系统,还可人为地定向创建有益的工程菌新品种,能在无污染的自然环境中制造出多种人类必需品。

## 四、微生物对人体的作用

在长期共生及进化过程中,人体与微生物之间逐渐建立了微生态关系。在正常情况下,寄生于人体体表与各种腔道中的微生物对人体是无害的,有些还具有拮抗某些病原微生物、合成多种维生素供机体利用等促进人体健康的作用。但当某些条件发生改变时,这种微生态关系也可发生变化,一些微生物可侵入人体内环境而引起疾病。具有这种特性的微生物称为条件致病微生物。因此,保持身体健康意味着须维持人体和共生菌之间互利共存的微妙平衡。

## 五、微生物的污染

由于微生物无处不在,可使食物受其污染而变质,人食用污染变质的食物可引起中毒、感染,甚至致癌。环境中微生物还可导致空气、水源等的污染,引起医院交叉感染、传染病流行、药品霉变等。因此,应根据工作要求,建立无菌环境(如手术室、超净工作台),进行无菌

操作,避免微生物污染带来的危害。

## 第三节 医学微生物学及其研究
## 成果与发展方向

医学微生物学(medical microbiology)主要研究各种与医学有关的致病性微生物的生物学特性、致病性与免疫性以及特异性诊断和防治措施,达到保障和提高人类健康水平的目的。医学微生物学的发展大致经历了以下三个时期:

### 一、经 验 时 期

古代人虽然未观察到微生物,但人类早已在不自觉中将微生物知识运用于疾病防治和生产实践中。公元两千多年前,就有仪狄造酒的记载。北魏(公元 386～534 年)贾思勰《齐民要术》一书中详细地记载了制醋方法。秦汉时期,人们已发现气候与传染病有关。北宋末年,刘真人就提出痨病由"虫"引起的观点。明朝隆庆年间已经广泛使用接种人痘来预防天花。清朝乾隆年间,师道南所作《死鼠行》中,对鼠疫流行特点已有清楚的记载。所有这些历史记载,直到发明了显微镜、确实看到微生物之后,才逐渐得到阐明。

### 二、实验微生物学时期

世界上第一个看到微生物的是荷兰人吕文·虎克,1676 年他用自磨镜片制造了第一架能放大 266 倍的显微镜。他在用显微镜观察雨水、河水、污水、腐败肉汁时看到了球状、杆状和螺旋状的微小生物,并绘制成图。最初人们对微生物的研究仅仅是在镜下观察和描述微生物的形态,直到 1857 年,法国科学家巴斯德发现并证实了酿酒过程中的发酵与腐败均是由微生物引起的,并由此创立了著名的巴氏消毒法。他还证明了鸡霍乱、炭疽病和狂犬病均为微生物所致,这些研究开创了微生物生理学时代。同期的德国学者郭霍开创使用固体培养基从环境和病人排泄物中分离出各种细菌,并感染动物重新分离纯化培养成功,同时创立了细菌染色法。因此,巴斯德和郭霍是微生物学和病原微生物学的奠基人。至 1900 年,各地学者相继分离出炭疽杆菌、结核分枝杆菌、霍乱弧菌、白喉棒状杆菌、伤寒沙门杆菌、脑膜炎奈瑟菌、破伤风杆菌、鼠疫杆菌等传染病病原体。

1892 年俄国学者伊凡诺夫斯基第一个发现了烟草花叶病毒,并证实烟草花叶汁通过细菌滤器后仍保留传染性。与此同时,德国学者 Loftierf 发现牛口蹄疫病毒。1901 年,美国科学家瑞德首先分离出对人致病的黄热病毒。1915 年,英国人 Twort 发现了细菌病毒,即噬菌体。20 世纪 40 年代电子显微镜问世后,病毒学的研究有了飞跃发展,成为一门独立学科。

1798 年英国人琴纳(Edward Jenner)发明用牛痘接种来预防天花。随后,巴斯德研制出鸡霍乱、炭疽和狂犬病等疫苗。1891 年德国学者贝林(Behring)用含白喉抗毒素的动物免疫血清成功地治愈一名白喉女孩,开创了被动免疫治疗疾病的途径。自此,菌苗、疫苗和免疫血清便成为预防和治疗传染病的有效措施之一。

1929 年英国细菌学家弗莱明(Alexander Fleming)首先发现青霉菌产生的青霉素能抑制金黄色葡萄球菌的生长。直到 1940 年,弗诺(Howard Florey)和切恩(Ernst Chain)将青霉菌培养液予以提纯,首次研制出青霉素 G 注射液并应用于临床。青霉素的发现,鼓舞了微生物学家寻找抗生素的热情,因而链霉素、氯霉素、四环素、头孢菌素、红霉素、庆大霉素等抗生素被相继发现,使许多由细菌引起的感染和传染病得到控制和治愈,为人类健康作出了巨大贡献。

## 三、现代微生物学时期

近30年以来,随着生物化学、遗传学、细胞生物学、分子生物学等学科的进展,电子显微镜技术、色谱、组织化学、细胞培养、免疫标记、核酸杂交、基因图谱分析和电子计算机等新技术的建立和应用,使得医学微生物学得以迅速发展。自1973年以来,新发现的病原微生物已有30多种。其中主要有嗜肺军团菌、幽门螺杆菌、大肠埃希菌 $O_{157}$:$H_7$ 血清型、霍乱弧菌 $O_{139}$ 血清群、肺炎衣原体、伯氏疏螺旋体、人类免疫缺陷病毒、人疱疹病毒6、7、8型、丙、丁、戊、庚型肝炎病毒、汉坦病毒、轮状病毒、西尼罗病毒和SARS冠状病毒等。还发现了亚病毒和传染性蛋白粒子(朊粒)。

目前,对病原微生物致病机制的认识已深入到分子水平和基因水平。对细菌的鉴定和分类,现在侧重于基因方法来分析待检菌的遗传学特征。1995年,第一个细菌——流感嗜血杆菌的全基因组DNA测序完成,至今已有150多种细菌完成测序,有180多种完成但未提交或正在测序。迄今发现的病毒已基本上完成了测序。病原微生物基因组序列测定,除能帮助人们更好地了解其致病机制和与宿主的相互关系,还能发现更灵敏、特异的致病分子标记作为诊断、分型等的依据,为临床筛选有效药物和开发疫苗提供资料。

在预防传染病方面,基因工程疫苗、核酸疫苗,开创了疫苗研制的新纪元。近年来肺炎链球菌荚膜多糖疫苗、脑膜炎奈瑟菌荚膜多糖疫苗、百日咳血凝素组分疫苗、铜绿假单胞菌外膜蛋白疫苗、伤寒沙门菌Vi疫苗、乙型肝炎基因工程疫苗等相继问世,对相关疾病的预防起到了巨大的作用。

基因工程是20世纪70年代初期在分子遗传学和分子生物学基础上发展起来的一项新兴技术。它的诞生把生命科学推入新的、更高的阶段,标志着生命科学的飞跃发展。1973年,Cohen等在细菌质粒研究中,将抗四环素质粒、抗新霉素质粒和抗磺胺质粒的DNA在体外重组连接成一个新质粒,然后转化大肠杆菌,成功地实现了抗药性在细菌间的转移,创立了基因工程的模式。在此启发下,有的学者将乙型肝炎病毒表面抗原(HBsAg)基因转移并整合到酵母菌的DNA中,从而生产并提纯了HBsAg的基因工程疫苗,为预防、治疗乃至消灭乙型肝炎奠定了坚实的基础。目前,通过基因工程已能生产出生长激素、尿激酶、干扰素、胰岛素和多种疫苗。

虽然目前在世界范围内对医学微生物的研究已取得了较大的成绩,但距离控制和消灭传染病的目标还有一定的距离。当前,由病原微生物引起的多种传染病仍严重威胁着人类的健康,每年死于传染病的人数达到1 700多万,传染病的发病率和死亡率居所有疾病之首。新现和再现的微生物感染不断发生;迄今仍有一些感染性疾病的病原体还未发现;某些病原体的致病和免疫机制还有待阐明;不少疾病尚缺乏有效的防治措施,如病毒性疾病仍缺乏有效的治疗药物;大量的广谱抗生素的滥用造成了强大的选择压力,使许多菌株发生变异,导致耐药性的产生,人类健康受到新的威胁,如耐药性结核分枝杆菌的出现使原本已经有所控制的感染又在世界范围内蔓延;某些微生物(如流行性感冒病毒、人类免疫缺陷病毒等)的快速变异,给疫苗的研制造成了很大的障碍。因此,随着微生物学的研究进入分子水平,医学微生物学也要继续加强以下研究:①加强传染性疾病和感染性疾病的病原学研究,加强应对突发公共卫生事件的能力；②开展重要病原微生物的基因组学和重要基因功能的研究，为开发新的抗感染药物奠定基础；③加强抗感染免疫的分子机制的研究，研制开发免疫原性好、副作用小的新型疫苗。总之，通过多方面的综合研究，在医学微生物学和有关学科的共同努力下，才能达到控制和消灭危害人类健康的感染性疾病，保护人类健康这一宏伟目标。

（杨朝晖）

# 第十二章

# 细菌的形态与结构

细菌(bacterium)是一类个体微小、结构简单、具细胞壁、以无性二分裂方式进行繁殖的原核细胞型微生物。了解细菌的形态与结构,对于研究其生理活动、致病性和免疫性,以及鉴别细菌、诊断疾病和防治细菌性感染等均有重要的意义。

## 第一节　细菌的大小和形态

### 一、细菌的大小

细菌的个体微小,通常以微米($\mu m$)为测量单位,细菌的种类不同,其大小也不一,即使同一种细菌也可因菌龄和环境因素的不同而有所差异。多数球菌的直径约为$1\mu m$,中等大小的杆菌长约$2\sim3\mu m$,宽$0.3\sim0.5\mu m$。

### 二、细菌的形态

细菌有三种基本形态:球形、杆形和螺形,由此将细菌分为球菌、杆菌和螺形菌三大类(图12-1)。

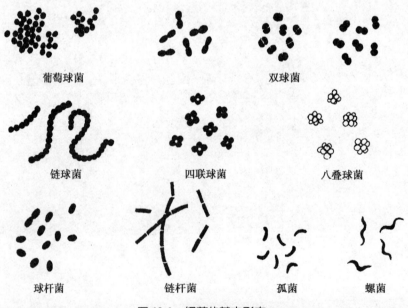

葡萄球菌　　　　　　　　　　　　双球菌

链球菌　　　　　　四联球菌　　　　　　八叠球菌

球杆菌　　　　链杆菌　　　孤菌　　　螺菌

图 12-1　细菌的基本形态

细菌的形态与结构 第十二章 **71**

### （一）球菌

球菌(coccus)呈球形或近似球形。按其分裂平面、分裂后排列方式和相互黏附程度,可分为双球菌、链球菌、葡萄球菌等。

1. **双球菌** 细菌在一个平面上分裂,分裂后两个菌体成双排列,如脑膜炎奈瑟菌。

2. **链球菌** 细菌在一个平面上分裂,分裂后多个菌体粘连成链状,如乙型溶血性链球菌。

3. **葡萄球菌** 在多个不规则的平面上分裂,分裂后菌体无规则地粘连在一起似一串葡萄,如金黄色葡萄球菌。

4. **四联球菌** 细菌在两个互相垂直的平面上分裂,分裂后四个细胞连在一起。

5. **八叠球菌** 细菌在上下、左右和前后三个互相垂直的平面上分裂,分裂后八个细胞连在一起。

### （二）杆菌

杆菌(bacillus)菌体呈杆状或近似杆状。不同杆菌的大小、长短、粗细差别较大。杆菌形态多数呈直杆状,也有的菌体稍有弯曲。菌体两端大多为钝圆形,少数两端平齐(如炭疽芽胞杆菌)。大多数杆菌是单个、分散排列的,但有少数杆菌呈链状排列,称为链杆菌。有的杆菌末端膨大成棒状,称为棒状杆菌;有的菌体短小,近似椭圆形,称为球杆菌;有的常呈分枝生长趋势,称为分枝杆菌。

### （三）螺形菌

螺形菌(spiral bacterium)菌体弯曲,有的菌体只有一个弯曲,呈弧形或逗点状,称为弧菌(vibrio),如霍乱弧菌;有的菌体有数个弯曲,称为螺菌(spirillum),如鼠咬热螺菌;也有的菌体细长弯曲,呈弧形或螺旋形,称为螺杆菌(helicobacterium),如幽门螺杆菌。

通常细菌在适宜条件下培养 8~12 小时时,形态较为典型。当培养基成分、pH、温度和培养时间等环境条件改变时,菌体则可能出现多形态。

## 第二节 细菌的结构

细菌虽小,仍具有一定的细胞结构和功能。细胞壁、细胞膜、细胞质和核质是各种细菌都具有的结构,称之为基本结构;而荚膜、鞭毛、菌毛、芽胞仅是某些细菌所具备的结构,称之

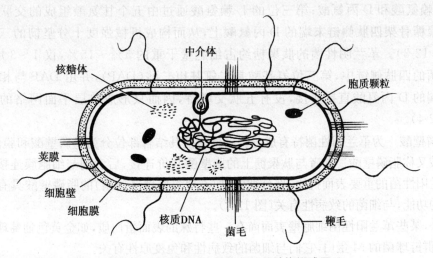

**图 12-2 细菌的基本结构与特殊结构模式图**

为特殊结构(图 12-2)。

# 一、细菌的基本结构

## (一) 细胞壁

细胞壁(cell wall)位于细菌细胞的最外层,是包绕在细胞膜外的一层坚韧而略有弹性的膜状结构。其组成较为复杂,且随种类不同而有所差异。用革兰染色法可将细菌分为革兰阳性菌和革兰阴性菌。两类细菌细胞壁的共有组分为肽聚糖,但各自还有其特殊组分及特点(表 12-1)。

表 12-1　$G^+$ 菌和 $G^-$ 菌细胞壁结构比较

| 细胞壁 | $G^+$菌 | $G^-$菌 |
|---|---|---|
| 厚度与强度 | 厚,20~80nm,较坚韧 | 薄,10~15nm,较疏松 |
| 肽聚糖层结构 | 由聚糖骨架、四肽侧链、五肽交联桥构成致密的三维空间结构 | 由聚糖骨架、四肽侧链构成疏松的二维平面结构 |
| 肽聚糖层数 | 多,15~50 层 | 少,1~3 层 |
| 肽聚糖含量 | 占细胞壁干重 50%~80% | 占细胞壁干重 10%~20% |
| 磷壁酸 | 有 | 无 |
| 外膜 | 无 | 有 |

1. **肽聚糖**　是一类复杂的多聚体,是细菌细胞壁中的主要组分,为原核细胞型微生物所特有,又称为黏肽。革兰阳性菌与革兰阴性菌细胞壁中肽聚糖的含量与结构有较大差异。革兰阳性菌的肽聚糖约占细胞壁干重的 50%~80%,有 15~50 层之多,其结构由聚糖骨架、四肽侧链和五肽交联桥三部分组成。聚糖骨架由 N-乙酰葡萄糖胺和 N-乙酰胞壁酸交替排列,以 β-1,4 糖苷键连接而成。四肽侧链的组成和连接方式随菌种而异。如葡萄球菌(革兰阳性菌)细胞壁的四肽侧链的氨基酸依次为 L-丙氨酸、D-谷氨酸、L-赖氨酸和 D-丙氨酸;第三位的 L-赖氨酸通过由五个甘氨酸组成的交联桥连接到相邻聚糖骨架四肽侧链末端的 D-丙氨酸上,从而构成机械强度十分坚韧的三维立体结构(图 12-3)。革兰阴性菌的肽聚糖约占细胞壁干重的 5%~15%,仅 1~3 层,在大肠埃希菌的四肽侧链中,第三位氨基酸是二氨基庚二酸(DAP),并由 DAP 与相邻四肽侧链末端的 D-丙氨酸直接连接,没有五肽交联桥,因而只形成单层平面网络的二维结构(图 12-4)。

2. **磷壁酸**　为革兰阳性菌特有成分。磷壁酸按其结合部位分为壁磷壁酸和膜磷壁酸,膜磷壁酸又称脂磷壁酸。前者与肽聚糖上的胞壁酸共价连接,后者则与细胞膜连接。磷壁酸是革兰阳性菌的重要表面抗原,部分细菌(如乙型溶血性链球菌)的脂磷壁酸具有黏附宿主细胞的功能,与细菌的致病性有关(图 12-5)。

此外,某些革兰阳性菌细胞壁表面尚有一些特殊的表面蛋白质,如金黄色葡萄球菌的 A 蛋白,A 群链球菌的 M 蛋白,它们与细菌的致病性和免疫原性有关。

3. **外膜**　为革兰阴性菌特有成分,位于肽聚糖外侧由内向外分别由脂蛋白、脂质双层

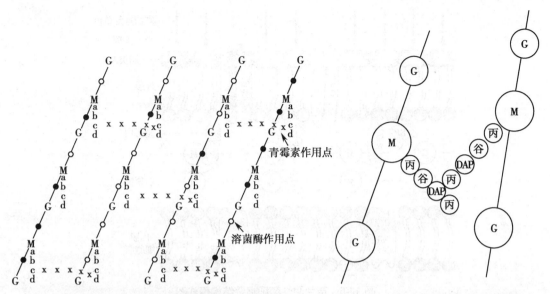

图 12-3　金黄色葡萄球菌细胞壁肽聚糖结构

M:N-乙酰胞壁酸;G:N-乙酰葡萄糖胺;O:β-1,4 糖苷键 a:L-丙氨酸;b:D-谷氨酸;c:L-赖氨酸;d:D-丙氨酸;x:甘氨酸

图 12-4　大肠埃希菌细胞壁肽聚糖结构

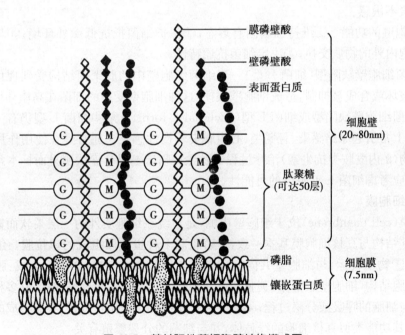

图 12-5　革兰阳性菌细胞壁结构模式图

和脂多糖(lipopolysaccharide,LPS)组成(图 12-6)。最外层的脂多糖是革兰阴性菌内毒素的主要成分,它由类脂 A、核心多糖和特异多糖三部分组成。

　　革兰阳性菌和革兰阴性菌细胞壁结构不同,使得两类细菌在染色性、抗原性、致病性及对药物的敏感性等方面都存在差异,导致诊断及防治方面均有不同。如革兰阳性菌一般对青霉素和溶菌酶敏感,其原因是溶菌酶可破坏肽聚糖中 N-乙酰葡萄糖胺和 N-乙酰胞壁酸之间的 β-1,4 糖苷键的连接,引起细菌裂解。青霉素能与细菌竞争合成肽聚糖所需的转肽

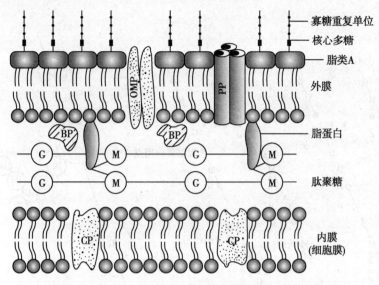

图 12-6　革兰阴性菌细胞壁结构模式图

酶,从而抑制了细菌细胞壁上五肽交联桥与四肽侧链之间的连接,使其不能合成完整的细胞壁而导致细菌死亡。革兰阴性菌细胞壁中肽聚糖含量较少,又有外膜的保护作用,故对溶菌酶和青霉素不敏感。

4. **细胞壁的功能**　①维持细菌固有形态;②保护细菌抵抗低渗外环境;③与细胞膜共同完成细胞内外的物质交换;④决定细菌抗原特性。

5. **细菌细胞壁缺陷型(细菌 L 型)**　当细菌细胞壁中的肽聚糖结构受到理化或生物因素的直接破坏或合成被抑制,造成细胞壁缺损,这种细胞壁受损的细菌在高渗环境下尚能存活,称为细菌细胞壁缺陷型或细菌 L 型(bacterial L form)。某些细菌 L 型仍有一定的致病性,在临床上常引起尿路感染、骨髓炎、心内膜炎等慢性感染。通常是在使用作用于细胞壁的抗菌药物(β-内酰胺类抗生素)治疗过程中发生。临床上遇有症状明显而标本常规细菌培养阴性者,应考虑细菌 L 型感染的可能性。

**(二) 细胞膜**

细胞膜(cell membrane)位于细胞壁内侧,是包绕在细胞质外的一层柔软而富有弹性的半透膜。其结构与真核细胞膜基本一致,是磷脂和多种蛋白质组成的单位膜。细胞膜的主要功能有:①物质转运:与细胞壁共同完成细胞内外的物质交换;②生物合成:膜上有多种酶,参与细胞结构(细胞壁肽聚糖、荚膜和鞭毛)的合成;③呼吸和分泌:膜上有多种呼吸酶或膜蛋白参与细胞的呼吸或分泌过程;④形成中介体:细胞膜内陷、折叠、卷曲形成的囊状物称为中介体,其功能类似真核细胞的线粒体,并与细菌的分裂繁殖有关。

**(三) 细胞质**

细胞质(cytoplasm)又称细胞浆,是细胞膜所包裹的溶胶状物质,主要由水、蛋白质、脂类、核酸及少量糖类和无机盐组成。细胞质内含多种酶系统,是细菌新陈代谢的主要场所。细胞质中还含有多种重要结构。

1. **核糖体(ribosome)**　又称核蛋白体,是细菌合成蛋白质的场所,游离于细胞质中,每个菌体内可达数万个。细菌核糖体沉降系数为 70S,由 50S 和 30S 两个亚基组成,有些抗生素如链霉素能与 30S 小亚基结合,红霉素能与 50S 大亚基结合,干扰菌体蛋白质合成,从而显示其杀菌作用。由于人类细胞与细菌的核糖体之间存在差异,这些药物对人类细胞的核糖体无损害作用。

2. 质粒(plasmid)　是染色体外的遗传物质,为闭合环状的双股 DNA。质粒基因是细菌生命活动非必需基因,但控制着某些特定的遗传性状。医学上重要的质粒有:决定细菌耐药性的 R 质粒,决定细菌性菌毛的 F 质粒,决定大肠埃希菌产生大肠菌素的 Col 质粒等。质粒能独立自行复制,随细菌分裂转移到子代细胞中,也可通过接合等方式在菌体间传递。质粒是基因工程研究中的重要载体。

3. 胞质颗粒　细菌胞质中常含有多种颗粒,多数为营养和能量的贮存物,包括多糖、脂类和磷酸盐等,胞质颗粒中有一种主要成分是 RNA 和多偏磷酸盐的颗粒,其嗜碱性强,用特殊染色法显示与菌体不同的着色,故称异染颗粒。如白喉棒状杆菌的异染颗粒对细菌的鉴定有一定意义。

**(四) 核质**

核质(nuclear material)是原核生物特有的无核膜和核仁结构、无固定形态的原始细胞核,又称为原核或拟核。电镜下可见核质是一紧密盘绕纤维状的双股密闭环状 DNA。核质具有细胞核的功能,控制着细菌的形态结构、生长繁殖、致病性、遗传和变异。如核质 DNA 出现突变或损伤,细菌的性状则出现变异或致细菌死亡。

# 二、细菌的特殊结构

**(一) 荚膜**

某些细菌在生活过程中合成并向细胞壁外分泌一层透明的黏液性物质,称为荚膜。在光学显微镜下能够观察到与其周边有明显的边界,其厚度≥0.2 $\mu$m 者称为荚膜(capsule)或大荚膜,厚度<0.2 $\mu$m 者称为微荚膜。荚膜本身不易着色,采用负染法可在镜下看到环绕菌体的透明区即为荚膜(图 12-7)。用特殊染色法可将荚膜染成与菌体不同的颜色。荚膜的形成除由其本身的遗传特性决定外,还与环境条件密切相关。一般在人和动物体内及营养丰富的培养基上容易形成。大多数细菌的荚膜成分为多糖,少数细菌为多肽。利用荚膜的抗原性差异可对一些细菌进行分型和鉴定。

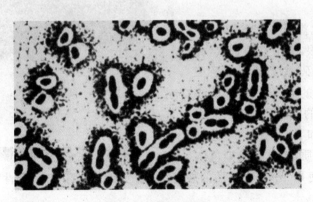

**图 12-7　细菌的荚膜**

荚膜的功能主要有:①抗吞噬作用:荚膜具有抵抗吞噬细胞吞噬和消化的作用,因而是病原菌的重要毒力因子;②抗有害物质的损伤作用:荚膜保护菌体,使之免受溶菌酶、补体、抗菌抗体、抗菌药物等物质的损伤作用;③黏附作用:荚膜多糖可使细菌彼此粘连,也可黏附于组织细胞或无生命生物体表面,形成生物膜,是引起感染的重要因素。如变异链球菌依靠荚膜将其固定在牙齿表面,利用口腔中的蔗糖产生大量的乳酸,积聚在附着部位,导致牙釉质的破坏,形成龋齿。

### (二)鞭毛

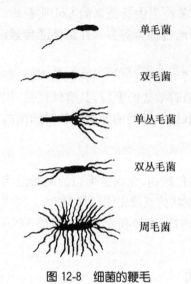

单毛菌

双毛菌

单丛毛菌

双丛毛菌

周毛菌

图 12-8　细菌的鞭毛

某些细菌菌体上附有细长并呈波状弯曲的丝状物,称为鞭毛(flagellum)。鞭毛长 5~20μm,直径 12~30nm,一般需用电子显微镜观察,若经特殊染色法使鞭毛增粗,也可在普通光学显微镜下看到。鞭毛的化学成分主要是蛋白质,也有少量的糖类和脂类。带有鞭毛的细菌包括弧菌、螺菌、多数杆菌和个别球菌。根据鞭毛的数目和位置,可将有鞭毛的细菌分为四大类:单毛菌、双毛菌、丛毛菌、周毛菌(图 12-8)。鞭毛的功能:①是运动器官,可帮助细菌趋利避害;②有些细菌的鞭毛与致病性有关,如霍乱弧菌通过活泼的鞭毛运动,可以穿透覆盖在小肠黏膜表面的黏液层,使菌体黏附于肠黏膜上皮细胞,产生毒性物质导致病变发生;③具有免疫原性;④鉴别细菌,根据细菌能否运动、鞭毛的数量、位置及特异的抗原性可作为细菌鉴定和分型的依据。

### (三)菌毛

许多革兰阴性菌和少数革兰阳性菌菌体表面存在着一种比鞭毛更细、短而直的丝状物,称为菌毛(pilus),其化学成分是蛋白质。菌毛在普通光学显微镜下看不到,必须用电子显微镜才能看到(图 12-9)。细菌的菌毛分为两种:

1. 普通菌毛　遍布菌体表面,每个细菌有数百根。普通菌毛是细菌的黏附结构,能与宿主细胞表面的特异性受体结合,因此它与细菌的致病性密切相关。

2. 性菌毛　比普通菌毛长而粗,一个细菌只有 1~4 根,为中空的管状物。性菌毛由 F 质粒编码,故性菌毛又称 F 菌毛。带有性菌毛的细菌称为 F⁺菌或雄性菌,无性菌毛的细菌称为 F⁻菌或雌性菌。当 F⁺菌和 F⁻菌接触,可通过性菌毛传递遗传物质,将质粒或染色体

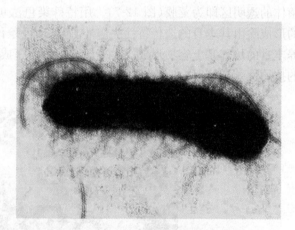

图 12-9　大肠埃希菌的鞭毛和菌毛

DNA 输入 F⁻菌,使 F⁻菌获得 F⁺菌的某些性状。如细菌的毒力、耐药性等性状可通过此方式传递。

### (四)芽胞

某些细菌在一定的环境条件下,胞质脱水浓缩,在菌体内部形成一个圆形或卵圆形折光性强、通透性很低的小体,称为芽胞(spore)。

芽胞菌内均有控制芽胞形成的基因,当生长环境中营养缺乏或优化代谢物积聚时,控制

芽胞形成的基因被激活,菌体开始形成芽胞。能产生芽胞的细菌均为革兰阳性菌且多为杆菌。芽胞是细菌的休眠状态,其代谢相对静止,不具有繁殖能力,但在适宜的条件下,芽胞又可发芽形成新的具有繁殖能力的菌体,即细菌的繁殖体。一个芽胞只形成一个繁殖体。

芽胞折光性强、壁厚、不易着色,染色时需经媒染、加热等处理。成熟的芽胞具有多层膜结构,含水量少,能合成耐热耐干燥的特有成分吡啶二羧酸钙,故芽胞的抵抗力强,在自然界能存活多年。

芽胞的功能:①对各种理化因素有极强的抗性:与细菌的繁殖体相比,芽胞对热力、干燥、辐射、化学消毒剂及其他不良环境的抵抗力均有强大的优势。一般细菌繁殖体在80℃水中迅速死亡,而有的细菌芽胞可耐100℃沸水数小时。被炭疽芽胞杆菌芽胞所污染的草原,传染性可维持20～30年。②鉴别细菌:芽胞的大小、形状、位置(图12-10)等随菌种而异,常作为细菌重要的分类和鉴别指标。

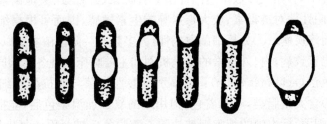

图 12-10　细菌芽胞大小、形态与位置模式图

细菌芽胞并不直接致病,仅当其发芽成为繁殖体后,才能迅速繁殖而致病。例如土壤中常有破伤风梭菌的芽胞,一旦外伤深部创口被泥土污染,进入伤口的芽胞在适宜条件下即可发芽成繁殖体,再产毒致病。被芽胞污染的用具、敷料、手术器械等,用一般方法不易将其杀死,杀灭芽胞最可靠的方法是高压蒸气灭菌法。当进行消毒灭菌时,应以芽胞是否被杀死作为判断灭菌效果的指标。

# 第三节　细菌的形态检查法

细菌菌体微小,肉眼不能直接观察到,必须借助显微镜放大后才能看到。

## 一、普通光学显微镜检查法

普通光学显微镜以可见光为光源,平均波长 0.5μm,分辨率为 0.25μm,一般细菌都大于 0.25μm,使用油镜可将细菌放大 1000 倍成为 0.25mm,故可在光学显微镜下清楚地观察细菌。光镜下细菌形态的检查一般有不染色标本检查法和染色标本检查法。

### (一) 不染色标本检查法

此法是细菌标本不经染色,直接放在显微镜下,观察活菌的形态轮廓和运动情况,但主要是用来观察动力,常用的方法有压滴法和悬滴法。

### (二) 染色标本检查法

细菌为半透明体,通常只有经染色后方可看清细菌的外形和某些结构。由于细菌的等电点在 pH 2～5 之间,在中性或碱性环境中带负电荷,易与带正电荷的碱性染料结合,所以细菌染色多用碱性染料,如甲紫、碱性复红、亚甲蓝等。

1. 单染色法　仅用一种染料（如亚甲蓝或复红）对细菌进行染色，可观察细菌的大小、形态、排列，但不能显示细菌的染色性。

2. 复染色法　用两种或两种以上染料先后染色，除可观察细菌的形态、大小与排列外，还可鉴别细菌不同的染色性。常用的复染色法有：

（1）革兰染色法（Gram stain）：由丹麦细菌学家革兰（Hans Christian Gram）于 1884 年创立，染色步骤是：涂片标本固定后，先用甲紫染液初染；然后加碘液媒染，使之生成甲紫与碘的复合物；再用 95％乙醇处理，有些细菌被脱色，有些不能被脱色；最后用稀释复红复染，经此染色后，可将细菌分为两大类，凡能固定甲紫与碘的复合物，不被乙醇脱色而保留紫色者为革兰阳性菌；被乙醇脱色而被稀释复红复染成红色者为革兰阴性菌。

革兰染色法在临床上具有重要的实际意义：①鉴别细菌：革兰染色将细菌分为革兰阳性和革兰阴性两大类，便于初步识别细菌，缩小鉴定范围。②选择药物：革兰阳性与阴性菌对不同药物的敏感性不同，如大多数革兰阳性菌对青霉素、红霉素、头孢菌素类抗生素比较敏感，而大多数革兰阴性菌对链霉素、庆大霉素等抗生素敏感，因而可根据细菌染色性来选择合适的抗生素来治疗疾病。③分析细菌致病性：大多数革兰阳性菌主要以外毒素致病，而革兰阴性菌多以内毒素致病，内、外毒素的致病机制和主要临床表现各不相同。

（2）抗酸染色法（acid-fast stain）：可鉴别抗酸性细菌与非抗酸性细菌。抗酸性细菌（如结核分枝杆菌）含大量脂类，不易着色，但用苯酚复红加温染色后，能抵抗 3％盐酸乙醇的脱色，非抗酸性细菌、标本中的细胞则被盐酸乙醇脱色后被亚甲蓝复染呈蓝色，而抗酸性细菌菌体为红色。

3. 特殊染色法　细菌的特殊结构如鞭毛、荚膜、芽胞以及细胞壁、异染颗粒等，用上述方法不易着色，可用特殊的染色方法使得这些结构着色，并使之与菌体颜色相区别，有利于这些结构的观察和细菌鉴别。

## 二、电子显微镜检查法

电子显微镜是根据电子光学原理，用电子束和电子透镜代替光束和光学透镜，使物质的细微结构在非常高的放大倍数下成像的仪器。电子显微镜由镜筒、真空系统和电源柜三部分组成，其分辨率高，放大倍数达数十万至数百万倍，通过电子显微镜不仅能看清细菌外形，内部超微结构也可一览无余。

（杨朝晔）

# 第十三章

# 细菌的生长繁殖与代谢

细菌是一大群有着独立生命活动能力的单细胞微生物,它们能不断地从外界环境中摄取营养物质,合成自身组分并获得能量,同时排出多种代谢产物,以完成其新陈代谢和生长繁殖的过程。而这些活动又与环境条件密切相关,条件适宜时,细菌生长繁殖旺盛;条件不适宜时,其生命活动受抑制甚至死亡。了解细菌生长繁殖的条件、规律及代谢产物,有助于对细菌进行分离鉴定、人工培养和判断细菌的致病性,同时对细菌性疾病的诊断、治疗及预防也有重要意义。

## 第一节 细菌的生长繁殖

### 一、细菌的化学组成

细菌细胞的化学组成与其他生物细胞相似,水占细胞重量的 80%,固体成分占 15%～20%,其中蛋白质约占 50%～80%,糖类约占 10%～30%,脂类约占 1%～7%,无机盐约占 3%～10%。另外,细菌还有一些原核细胞型微生物所特有的化学组成,如磷壁酸、肽聚糖、二氨基庚二酸、D 型氨基酸等。

### 二、细菌生长繁殖的条件

细菌所需生长繁殖的条件随细菌种类不同有所差异,但必须具备以下条件:

**(一)营养物质**

营养物质是构成菌体成分和细菌生命活动所需能量的来源。其所需物质有:

1. **水** 水是维持细菌细胞结构和生存的必不可少的重要成分,细菌所需营养物质必须先溶于水,营养的吸收、代谢等过程均需有水才能进行。

2. **碳源** 细菌细胞中的许多成分都是由碳元素构成的,同时碳源又为细菌的运动和进行各项生命活动提供能量。病原菌主要从糖类获得碳源。

3. **氮源** 用于合成菌体的蛋白质、酶、核酸等。病原菌主要从氨基酸、蛋白质等有机氮化物中获得氮。

4. **无机盐** 细菌的生理活动需要含钾、钠、钙、镁、铁、硫、磷等元素的多种无机盐,这些物质的主要作用是:①它们所形成的有机化合物是构成菌体的重要成分;②作为酶的组成部分,维持酶的活性;③参与能量的储存和转运;④调节菌体内外的渗透压;⑤某些元素与细菌的生长繁殖和致病作用密切相关。例如白喉棒状杆菌在含适量铁的培养基中毒素产量最高,与其致病作用有关。

5. 生长因子  某些细菌生长所必需而自身又不能合成的有机化合物,主要是 B 族维生素、某些氨基酸、嘌呤、嘧啶等。有些细菌需特殊的生长因子,如流感嗜血杆菌需要血液中的 Ⅹ 因子和 Ⅴ 因子,Ⅹ 因子是高铁血红蛋白,为细菌合成细胞色素氧化酶、过氧化氢等的辅酶,而 Ⅴ 因子是辅酶Ⅰ或辅酶Ⅱ,两者为细菌呼吸所必需的物质。

### (二)酸碱度

细菌新陈代谢都需要酶的参与,而酶的活性必须在一定的 pH 和温度下才能发挥高效作用。大多数病原菌最适宜的 pH 为 7.2~7.6,此时细菌的酶活性最强,生长繁殖速率快。个别细菌如霍乱弧菌在 pH 8.4~9.2 时生长最好,结核分枝杆菌生长最适宜的 pH 为 6.5~6.8。

### (三)温度

细菌生长的最适温度因种类而有所不同。嗜冷菌在 10~20℃ 生长最好;嗜热菌在 50~60℃ 生长最好,嗜温菌在 20~40℃ 生长最好。多数病原菌最适生长温度为 37℃。

### (四)气体

根据细菌代谢时对分子氧的需要与否,可以分为以下几种:

1. 专性需氧菌  具有完善的呼吸酶系统,需要分子氧作为受氢体以完成需氧呼吸,因而必须在有氧环境下才能生长。如结核分枝杆菌、霍乱弧菌等。

2. 微需氧菌  在低氧压(5%~6%)时生长最好,氧浓度>10% 时对其生长可产生抑制作用。如空肠弯曲菌、幽门螺杆菌等。

3. 兼性厌氧菌  兼有需氧呼吸和无氧发酵两种功能,不论在有氧或无氧环境中都能生长,但以有氧时生长较好。大多数病原菌均属此类。

4. 专性厌氧菌  缺乏完善的呼吸酶系统,利用氧以外的其他物质作为受氢体,只能在无氧环境中进行发酵。有游离氧存在时,不但不能利用分子氧,且还将受其毒害,甚至死亡。如破伤风梭菌、肉毒梭菌、脆弱类杆菌等。

## 三、细菌的繁殖方式与速度

### (一)细菌个体的生长繁殖

细菌以二分裂方式进行无性繁殖。在适宜条件下,大多数细菌繁殖速度很快,每 20~30 分钟分裂一次。个别细菌繁殖速度较慢,如结核分枝杆菌约 18~20 小时才分裂一次。

### (二)细菌群体的生长繁殖

细菌生长繁殖速度很快,若按每 20 分钟分裂一次计算,一个细胞经 10 小时后数目可达到 10 亿以上,24 小时后可生成 $4.7×10^8$ 个细菌。但事实上由于细菌繁殖中营养物质的逐渐耗竭,有害代谢产物的逐渐积累,细菌不可能始终保持高速度的无限繁殖。经过一段时间后,细菌繁殖速度渐减,死亡菌数增多,活菌增长率随之下降并趋于停滞。如将一定数量的细菌接种于适宜的液体培养基中,连续定时取样检查活菌数,可发现其生长过程的规律性。以培养时间为横坐标,培养物中活菌数的对数为纵坐标,可绘制出一条反映细菌增殖规律的曲线,称为生长曲线(图 13-1)。根据生长曲线,细菌群体生长繁殖可分为四期:

1. 迟缓期  接种后最初 1~4 小时,是细菌进入新环境后的短暂适应阶段。该期菌体增大,代谢活跃,大量合成并积累分裂繁殖所需的辅酶、酶和中间代谢产物,但分裂缓慢,繁殖极少。

2. 对数期 细菌在该期生长繁殖迅速,活菌数以恒定的几何级数增长,生长曲线图上细菌数的对数呈直线上升,达到顶峰状态,一般可持续 8～10 小时。此期细菌的生物学性状较典型,对外界环境因素的作用敏感,因而是研究细菌形态、大小、染色性、生化反应、药物敏感性试验等的最佳时期。

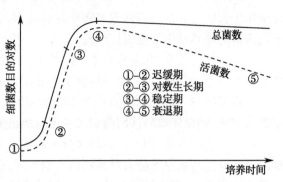

①—② 迟缓期
②—③ 对数生长期
③—④ 稳定期
④—⑤ 衰退期

图 13-1 细菌的生长曲线

3. 稳定期 由于培养基中营养物质消耗,有害代谢产物积聚,该期细菌繁殖速度渐减,死亡数逐渐增加,此期细菌的增加数和死亡数几乎相等。细菌形态、染色性和生理性状常有改变。细菌外毒素、抗生素等合成产物在此期内产生,芽胞也在此期形成。

4. 衰亡期 由于有害代谢产物的大量积聚,细菌的繁殖速度从减慢至停止,死菌数超过活菌数,细菌总数开始下降。该期细菌形态显著改变,出现菌体变形、肿胀或自溶,难以辨认。代谢活动也趋于停滞。

细菌的生长曲线在生产实践中具有一定的指导意义。掌握细菌生长规律可以人为地改变培养条件,调整细菌的生长繁殖的阶段,更为有效地利用对人类有益的细菌。如培养时经常性更换培养液和对需氧菌通氧,可使细菌较长时间地处于对数生长期,此称为连续培养。

# 第二节 细菌的人工培养

一般细菌都可通过人工的方法为其提供营养物质和适宜的环境条件,使细菌在培养基上生长繁殖,称为细菌的人工培养。它对于明确传染病的病因、制备疫苗、进行流行病学调查、抗生素的选择和生产及科学研究等方面都具有重要意义。

## 一、培 养 基

培养基是由人工方法配制的满足细菌和其他微生物生长繁殖使用的混合营养物制品。细菌培养基的 pH 一般为 7.2～7.6,少数的按细菌生长要求的不同调整 pH 偏酸或偏碱。培养基制成后必须经灭菌处理。

培养基的种类繁多,一般按其物理性状、组成和用途不同进行分类:

1. 按物理性状不同 可分为液体、半固体及固体三种培养基。液体培养基要求色浅,澄清透明。半固体及固体培养基则需添加一定量的赋形剂使其凝固。

2. 按其组成和用途不同 可分为以下几类:

(1) 基础培养基:只含有基本营养成分,用于满足普通细菌生长繁殖的培养基称为基础培养基。其同时又是配制特殊培养基的基础。在牛肉浸液中加入适量的蛋白胨、氯化钠、磷酸盐,调节 pH 7.2～7.6 后灭菌,即为基础液体培养基;如再加入 0.3‰～0.5‰的琼脂,则为半固体培养基;加入 2‰～3‰的琼脂,则为固体培养基。琼脂在培养基中起赋形剂作用,对病原菌不具营养意义。

(2) 营养培养基:在基础培养基中添加一些特殊的营养物质,以满足营养要求较高的特殊细菌生长的培养基。特殊营养物质有血液、血清、酵母浸膏等。如溶血性链球菌需在含血液或血清的培养基中才能很好生长。

（3）选择培养基：在培养基中加入某种化学物质，使之抑制某些细菌生长，而有利于目的细菌生长，从而将后者从混杂的标本中分离出来，这种培养基称为选择培养基。例如培养肠道致病菌的 SS 琼脂平板，其中枸橼酸钠和煌绿能抑制大肠埃希菌生长，胆盐能抑制革兰阳性菌生长，结果使致病沙门菌和志贺菌分离出来。

（4）鉴别培养基：用于培养和区分不同细菌种类的培养基称为鉴别培养基。利用各种细菌分解糖类和蛋白质能力及其代谢产物不同，在培养基中加入特定的作用底物和指示剂，一般不加抑菌剂，观察细菌在其中生长后对底物的作用如何，从而鉴别细菌。常用的有三糖铁培养基、糖发酵管等。

（5）厌氧培养基：专供厌氧菌的分离、培养和鉴别用的培养基称为厌氧培养基。其制作是用各种方法除去培养基中的氧，并使之与空气隔绝，造成厌氧环境。厌氧培养方法有两种，一是将培养基放在无氧环境中培养；二是在培养基中加入还原剂，如庖肉、硫乙醇酸盐等，并在液体培养基表面加入凡士林或液状石蜡以隔绝空气。

## 二、细菌在培养基中的生长现象

### （一）在液体培养基中生长情况

大多数细菌在液体培养基中生长繁殖呈均匀混浊状态，兼性厌氧菌多如此；少数链状的细菌或厌氧菌则呈沉淀生长；专性需氧菌呈表面生长，常形成菌膜。

### （二）在固体培养基中生长情况

将标本或培养物划线接种在固体培养基的表面，因划线的分散作用，使许多原混杂的细菌在固体培养基表面散开，称为分离培养。一般经过 18～24 小时培养后，单个细菌繁殖成一堆肉眼可见的细菌集团，称为菌落(colony)。多个菌落融合成片称为菌苔(lawn)。各种细菌在固体培养基上形成的菌落，在大小、形状、颜色、气味、透明度、表面光滑或粗糙、湿润或干燥、边缘整齐与否，以及在血琼脂平板上的溶血情况等均有不同表现，这些有助于鉴定细菌。

细菌的菌落一般分为三型：①光滑(S)型菌落：新分离的细菌大多呈此型，菌落表面光滑、湿润、边缘整齐；②粗糙(R)型菌落：菌落表面粗糙、干燥、呈皱纹或颗粒状，边缘多不整齐，一般经多次人工培养后的光滑型菌落可逐渐变异为此型，且毒力和抗吞噬能力降低；③黏液(M)型菌落：黏稠、有光泽、似水珠样。多见于有厚荚膜或丰富黏液层的细菌(图 13-2)。

### （三）在半固体培养基中生长情况

半固体培养基黏度低，用穿刺接种法，将纯种细菌接种在半固体培养基中，有鞭毛的细菌能运动，可由穿刺线向四周扩散呈放射状或云雾状浑浊生长；无鞭毛的细菌则沿着穿刺线生长，而穿刺线四周培养基清澈半透明。借此可以鉴别细菌有无动力。

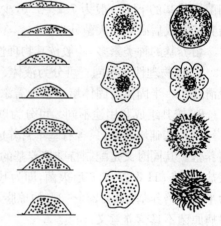

图 13-2　细菌菌落形态模式图

## 三、人工培养细菌的用途及意义

### （一）在医学中的应用

细菌培养对疾病的诊断、预防、治疗和科学研究等多方面都具有重要的作用。

1. 细菌性疾病的诊断和治疗　取患者标本，进行细菌分离培养、鉴定是诊断细菌性疾病最可靠的依据。对分离出的病原菌做药物敏感试验，还可帮助临床选择有效的抗生素，指导用药。

2. 细菌学研究　研究细菌的形态、生理、遗传变异、致病性、免疫性和耐药性等，均需人工培养细菌才能实现。

3. 生物制品的制备　将分离培养出来的纯种细菌，制成诊断菌液，供传染病诊断使用；制备疫苗、类毒素以供预防传染病使用；将制备的疫苗或类毒素注入动物体内，获取免疫血清或抗毒素，用于传染病治疗。上述制备的制剂统称为生物制品，在医学上有广泛用途。

4. 细菌学指标检测　通过定量培养技术等，对饮用水、食品等进行微生物学卫生指标的检测。

### （二）在工农业生产中的应用

细菌在培养过程可产生多种代谢产物，将其提纯、精制处理，可制成抗生素、维生素、氨基酸、有机溶剂、酒、酱油、味精等产品。细菌培养物还可用于石油脱蜡、废水和垃圾处理、制造菌肥和农药，以及生产酶制剂等。

### （三）在基因工程中的应用

因为细菌具有繁殖快、易培养的特点，故常用细菌作为基因受体细胞。如将人或动物的编码胰岛素的基因重组到质粒上，再导入大肠埃希菌，就能从其细菌培养液中获得大量基因工程胰岛素。目前基因工程制造干扰素和乙型肝炎疫苗等均获成功。

# 第三节　细菌的代谢产物及意义

细菌的新陈代谢包括分解代谢和合成代谢，分解代谢是将复杂的营养物质或胞内物降解为简单的化合物，为合成菌体成分提供原料的同时获得能量；合成代谢是将简单的小分子合成为复杂的大分子，组成菌体成分和酶，同时消耗能量。细菌的代谢产物包括合成代谢产物和分解代谢产物，其中有一些在医学上有重要意义。

## 一、合成代谢产物及实际意义

细菌在合成代谢中，除可合成菌体自身成分外，还可合成一些与医学有关的产物，其中有些产物与细菌的致病性有关，有些可用于细菌的鉴定，还有些可用于疾病的防治。

### （一）热原质

热原质（pyrogen）或称致热原，是细菌合成的一种注入人体或动物体内能引起发热反应的物质。产生热原质的细菌大多是革兰阴性菌，少数为革兰阳性菌，革兰阴性菌的热原质就是细胞壁的脂多糖，即内毒素。

热原质耐高温,高压蒸气灭菌亦不被破坏,玻璃器皿及用具要经 250℃ 30 分钟高温干烤才能破坏热原质。用吸附剂和特殊石棉滤板可除去液体中大部分热原质,蒸馏法效果最好。注射液、抗生素、生物制品以及输液用的蒸馏水等均不能含有热原质。因此,在制备和使用注射药品过程中应严格遵守无菌操作,防止细菌污染,确保无热原质的存在。

### (二) 毒素和侵袭性酶

毒素(toxin)是病原菌在代谢过程中合成的对机体有毒害作用的物质,包括外毒素和内毒素。内毒素是 $G^-$ 菌细菌壁中的脂多糖,一般是在菌体死亡裂解后才能释放出来。外毒素是 $G^+$ 菌及少数 $G^-$ 菌在代谢过程中产生并释放出菌体外的一类毒性蛋白质,其毒性强于内毒素。某些细菌还能产生具侵袭性的酶,其作用是损伤机体组织、促使细菌的侵袭和扩散。毒素与侵袭性酶在细菌的致病作用中起着重要作用。

### (三) 维生素

细菌能合成某些维生素(vitamin),除供自身所需外,还能分泌至周围环境中,如人肠道中的大肠埃希菌可合成维生素 K 和 B 族维生素,供人体吸收利用。

### (四) 抗生素

某些放线菌、真菌、细菌在代谢过程中可产生一类能抑制或杀死某些其他微生物或肿瘤细胞的物质,称抗生素(antibiotic)。如真菌产生的青霉素,放线菌产生的链霉素,细菌产生的杆菌肽等。抗生素可用于感染性疾病与肿瘤的治疗。

### (五) 细菌素

细菌素(bactericin)是某些细菌菌株产生的一类具有抗菌作用的蛋白质。它与抗生素作用相似,但其抗菌范围狭窄,仅对与产生菌有亲缘关系的细菌有杀伤作用。细菌素的合成受菌体内质粒控制,如大肠埃希菌产生的细菌素受 Col 质粒控制,称大肠菌素。由于细菌素有菌种和菌型特异性,可用于某些细菌分型和流行病学调查。

### (六) 色素

某些细菌在氧气充足、温度适宜等条件下,能产生一定的色素。色素可分为水溶性和脂溶性两种。铜绿假单胞菌可产生水溶性绿色色素,可使培养基及脓液被染成绿色。金黄色葡萄球菌能产生脂溶性色素,不溶于水,只存在于菌体,因此菌落呈金黄色,培养基不显色。细菌的色素有助于细菌的鉴别。

## 二、分解代谢产物及其生化反应

由于各种细菌所具有的酶不完全相同,故对各种营养物质的分解能力和分解产物亦有所差异,据此可以区别和鉴定细菌。利用生物化学方法来检测细菌代谢产物的试验,称为细菌的生化反应试验,常见的有:

### (一) 糖的分解产物

不同细菌分解糖类的能力和分解产物均不同,借此可鉴别细菌。细菌分解糖后都可产生丙酮酸,丙酮酸进一步分解成有机酸类(甲酸、乙酸、乳酸等)、醇类(乙醇、丁醇、乙酰甲基甲醇等)、气体($CO_2$、$H_2$ 等)和酮类等。常用检测细菌糖代谢的生化反应的试验有:糖发酵试验、VP 试验、甲基红试验和枸橼酸盐利用试验等。

### (二) 蛋白质代谢产物

不同的细菌分解蛋白质和氨基酸的能力不同,可以此鉴别细菌。常用试验有:靛基质

(I)试验和硫化氢($H_2S$)试验等。例如大肠埃希菌能分解色氨酸产生靛基质；乙型副伤寒沙门菌能分解胱氨酸产生硫化氢。

　　细菌的生化反应用于鉴别细菌，尤其对形态、革兰染色反应和培养特性相同或相似的细菌更为重要，靛基质(I)、甲基红(M)、VP(V)、枸橼酸盐利用(C)四种试验常用于鉴定肠道杆菌，合称为 IMViC 试验。例如大肠埃希菌对这四种试验的结果是"＋＋－－"，产气肠杆菌则为"－－＋＋"。

（杨朝晖）

# 第十四章

# 细菌的分布与消毒灭菌

细菌作为单细胞生物,极易受外界物理和化学因素的影响。环境适宜时,细菌可进行正常的新陈代谢和生长繁殖;环境不适宜或剧烈变化时,可使其代谢障碍或生长受抑,甚至死亡。因此,掌握好细菌与外界环境的关系,在医学实践中有着重要意义:人们一方面可创造有利条件,采用人工培养的方法,促进细菌的生长繁殖,有助于传染病的诊治和预防;另一方面,也可利用对细菌的不利因素,抑制或杀死细菌,以达到消毒灭菌,控制和消灭传染病的目的。

## 第一节　细菌的分布

细菌广泛分布于土壤、水、空气等自然环境中,在人体体表以及与外界相通的腔道中也有多种细菌的存在。了解细菌的分布对保护环境、加强无菌观念、严格无菌操作、预防医院感染等具有重要意义。

### 一、细菌在自然界的分布

#### (一) 土壤中的细菌

土壤具备细菌生长、繁殖所需要的良好条件,因此,土壤中的细菌种类和数量很多,1克土壤中细菌数量以亿万计,距地面 3~25cm 深的土壤中细菌数量最多,土壤表层及较深土层中细菌量少。土壤中细菌大多数为非致病菌,它们在自然界的物质循环中起着重要的作用。但其中也有来自正常人、动物及传染病患者排泄物、尸体及生活垃圾中的病原菌。这些致病菌大多数在土壤中很快死亡,只有能形成芽胞的细菌,如破伤风梭菌、产气荚膜梭菌、炭疽芽胞杆菌等,在形成芽胞后,可存活几年或几十年,芽胞菌多通过伤口使人感染。因此,在处理和治疗被泥土污染的伤口时,应采取清创等必要的措施,积极预防破伤风和气性坏疽等病的发生。

#### (二) 水中的细菌

自然环境的水也是细菌生存的天然环境。水中的细菌主要来自土壤、人和动物的排泄物。其中常有伤寒杆菌、痢疾杆菌、霍乱弧菌等肠道病原菌。水源被污染可引起多种消化道传染病的流行,因此,加强水和粪便的管理,保护好水源,是预防和控制肠道传染病的重要措施。

#### (三) 空气中的细菌

尽管空气中缺少细菌生长所需的营养和水分,并受日光直接照射,不适宜细菌的生长繁殖,但由于人和动物的生活活动,其呼吸道中细菌可随飞沫散布在空气中,土壤中的细菌也会随尘土漂浮在空气中。因此,空气中可存在许多不同种类的细菌。尤其在人群密集的公共场所或医院,空气中的细菌种类和数量显著增多。常见的病原菌有金黄色葡萄球菌、乙型溶血性链球菌、结核分枝杆菌、肺炎链球菌、白喉棒状杆菌等,可引起呼吸道传染病或伤口感染。空气中存在的微生物,又常是培养基、生物制品、医药制剂污染的来源。因此,手术室、病房、制剂室、细菌接种室等场所应经常进行空气消毒,以免造成物品或工作环境的污染及疾病的传播。

## 二、细菌在正常人体的分布

### (一) 正常菌群

正常菌群(normal flora)是指在正常情况下,人体体表及与外界相通的腔道中存在着不同种类和一定数量的微生物。这些通常对人体无害甚至有益的微生物,称为正常菌群。寄居在人体各部位的正常菌群见表 14-1。

表 14-1 人体常见的正常菌群

| 部位 | 主要微生物 |
|---|---|
| 皮肤 | 葡萄球菌、类白喉棒状杆菌、铜绿假单胞菌、丙酸杆菌、白假丝酵母菌 |
| 口腔 | 葡萄球菌、甲型和丙型链球菌、肺炎链球菌、奈瑟菌、乳杆菌、类白喉棒状杆菌、放线菌、螺旋体、白假丝酵母菌、类杆菌 |
| 鼻咽腔 | 葡萄球菌、甲型和丙型链球菌、肺炎链球菌、奈瑟菌、类杆菌 |
| 胃 | 一般无菌 |
| 肠道 | 大肠埃希菌、产气肠杆菌、变形杆菌、铜绿假单胞菌、葡萄球菌、肠球菌、类杆菌、产气荚膜梭菌、破伤风梭菌、双歧杆菌、乳杆菌、白假丝酵母菌 |
| 前尿道 | 葡萄球菌、类白喉棒状杆菌、非致病性分枝杆菌、白假丝酵母菌 |
| 阴道 | 乳杆菌、大肠埃希菌、类白喉棒状杆菌、白假丝酵母菌 |
| 眼结膜 | 葡萄球菌、结膜干燥棒状杆菌 |
| 外耳道 | 葡萄球菌、类白喉棒状杆菌、铜绿假单胞菌、非致病性分枝杆菌 |

正常情况下,人体与正常菌群之间、体内微生物与微生物之间互相依存、相互制约,对构成机体的生态平衡起着重要的作用。其生理意义主要表现在:

1. 拮抗作用　正常菌群能构成生物屏障,以阻止外来细菌的进入,还可通过争夺营养,产生脂肪酸、细菌素等物质来拮抗致病菌的定居或生长。

2. 免疫作用　正常菌群的存在可促进机体免疫器官发育成熟,促进免疫细胞的分裂,刺激机体产生免疫应答,使机体对致病微生物保持一定程度的免疫力。

3. 营养作用　正常菌群参与蛋白质、糖类与脂类的代谢,促进营养物的吸收,还能合成 B 族维生素和维生素 K 等供人体利用。

4. 抗衰老作用　肠道正常菌群中的双歧杆菌、乳杆菌等具有抗衰老作用,其机制是这类细菌能产生超氧化物歧化酶(SOD),SOD 能催化自由基($O_2^-$)歧化,以清除 $O_2^-$ 的毒性,保护组织细胞免受伤害。

此外,正常菌群还有一定的抗肿瘤作用,其机制是能将某些致癌物转化为非致癌物。

### (二) 条件致病菌

寄居在人体一定部位的正常菌群是相对稳定的,正常情况下不表现致病作用,但在某些特定的条件下,正常菌群与宿主间的生态平衡被打破,原不致病的正常菌群也可引起疾病,称为条件致病菌(conditioned pathogen)或机会致病菌(opportunistic pathogen),所引起的感染称为机会感染。

病例:患者,男性,54 岁,反复发作的腹痛、腹泻 3 余年。1 个月前受凉后再次出现腹痛、腹泻症状,无恶心呕吐,自服用先锋霉素Ⅳ、黄连素等药物治疗 15 天,症状不见改善,近 3～4 天腹泻加重,每日排黄绿色稀便达 10 余次,伴有腹胀,时有腹痛,为求进一步治疗收入院。患者发育正常,营养可,意识清,可自主活动,体温 36.5℃,P79 次/分,R20 次/分,BP110/60mmHg(1kPa=7.5mmHg)。血常规:WBC 8.1×10⁹/L。

思考与讨论:该患者服用抗生素后为何症状不见好转,反而加重? 可能感染的病原是什么? 应做哪些检查以明确诊断?

条件致病菌引起机会感染的条件主要有三种:①寄居部位改变:如大肠埃希菌从原寄居的肠道进入腹腔、泌尿道等,引起腹膜炎、尿道炎。②免疫功能低下:长期应用大剂量糖皮质激素、抗肿瘤药物或放射治疗、大面积烧伤、过度疲劳、受凉、长期消耗性疾病后均可使机体免疫功能下降,从而使一些正常菌群在寄居原位穿透黏膜等屏障,进入组织或血流,引起局部或全身性感染,严重的可致败血症而死亡。③菌群失调(dysbacteriosis):由于某种原因,宿主某部位正常菌群的种类、数量和比例发生较大幅度的变化,导致机体微生态失去平衡,称为菌群失调。严重的菌群失调可使宿主发生一系列临床症状,称为菌群失调症。导致菌群失调的常见原因是长期或大量应用广谱抗生素,使得大多数正常菌群中的敏感菌被杀灭,而某些原来数量较少的耐药菌呈优势增殖。由于菌群失调症往往是在抗菌药物治疗原有感染性疾病过程中产生的一种新感染,故临床上又称二重感染。引起二重感染的常见菌有金黄色葡萄球菌、白假丝酵母菌等。患二重感染的病人免疫力低,治疗难度大,应避免发生。对已发生二重感染的病人,应立即停用原抗菌药物,并对病人标本中分离的致病菌作药敏试验,选用合适的药物治疗。同时,亦可使用微生态制剂,协助调整菌群,使之恢复正常菌群的生态平衡。

## 第二节　消毒与灭菌

消毒与灭菌是用物理、化学和生物的方法来抑制或杀死环境及机体体表的微生物,以防止微生物污染或病原微生物传播的方法。以下术语常用来表示物理或化学方法对微生物的杀灭程度。

1. 消毒(disinfection)　是指杀死物体上病原微生物的方法。消毒后的物品或环境中,可仍含有一些非致病菌和芽胞。消毒用的化学药品称为消毒剂。一般消毒剂在常用浓度下,只对细菌的繁殖体有效。

2. 灭菌(sterilization)　是杀灭物体上所有微生物(包括细菌芽胞、病原微生物和非病原微生物)的方法。经灭菌的物品称为无菌物品。凡需要进入人体组织和体腔的医疗器械都要求是无菌物品。

3. 防腐(antisepsis)　是指防止或抑制细菌生长繁殖的方法。防腐通常采用防腐剂,一般同一种化学药品在高浓度时为消毒剂,低浓度时则为防腐剂。

4. 无菌(asepsis)及无菌操作　无菌指无活菌存在的意思。防止细菌进入人体或其他物品的操作技术,称为无菌操作。在进行外科手术、医疗技术操作和微生物学实验时均需严格无菌操作,防止污染和感染的发生。

5. 卫生清理(sanitation)　是将微生物污染了的无生命物体表面还原为安全水平的处理过程。例如病人使用过的用具、衣物等均须进行卫生处理。

# 一、物理消毒灭菌法

物理消毒灭菌法是医学实践中常用的方法,通常包括热力、紫外线、辐射、超声波和滤过除菌等。

## (一) 热力消毒灭菌法

高温能破坏细菌的蛋白质和核酸,使菌体蛋白变性凝固、核酸解链而死亡,因而最常用于消毒灭菌。热力法分为干热和湿热两大类,在同一温度下,湿热的效力比干热大,其原因是:①湿热时细菌吸收水分使蛋白更易凝固;②湿热比干热穿透力强;③湿热的蒸气与物体接触凝结成水时放出潜热,可迅速提高被灭菌物体的温度。

1. 湿热消毒灭菌法　常用方法有如下几种:

(1) 高压蒸气灭菌法:是目前应用最广,灭菌效果最好的方法。使用密闭的高压蒸气灭菌器,在加热产生蒸气后,随着蒸气压力的升高,温度也相应升高。在 103.4kPa(1.05kg/cm²)蒸气压力下,温度达到 121.3℃,维持 15～20 分钟,可杀灭包括细菌芽胞在内的所有微生物。常用于一般培养基、生理盐水、手术敷料等耐高温、耐湿物品的灭菌。灭菌时,必须将锅内冷空气排尽,并应注意放置物品不宜过紧、过满,否则会影响灭菌效果。

近年来,为缩短灭菌时间,又研制出一种新型预真空压力灭菌器,即先将灭菌器内的空气抽出约 98% 后再送入蒸气,灭菌时间可缩短至 3～4 分钟。

(2) 煮沸法:在 101.325kPa(1 个大气压)下,煮沸 100℃ 5 分钟,可杀死细菌的繁殖体,主要用于饮水、食具、一般外科器械的消毒。杀菌芽胞则需煮沸 1～2 小时。若在水中加入 2% 的碳酸氢钠,既可提高沸点到 105℃,又可防止金属器械生锈。

(3) 间歇蒸气灭菌法:常用于不耐高温的含糖、牛奶等培养基灭菌。用蒸笼或阿诺蒸锅加热 100℃ 15～30 分钟可杀死细菌繁殖体,然后将其置 37℃温箱过夜,使芽胞发育成繁殖体,次日同法再蒸一次,如此重复三次,可达灭菌的目的。

(4) 巴氏消毒法:由巴斯德创立而得名。用较低温度杀死物品中的病原菌同时又不影响消毒物品的营养成分及香味。加温 61.1～62.8℃ 30 分钟或 71.7℃ 15～30 秒即可,常用于牛奶或酒类的消毒。

2. 干热灭菌法　常用方法有如下几种:

(1) 焚烧和烧灼:焚烧是直接点燃或在焚化炉内焚化。用于废弃物品或死于传染病的人或动物尸体的焚化;烧灼是直接用火焰灭菌,如微生物实验室使用的接种环(针)、试管口等可在火焰中直接烧灼。

(2) 干烤:在密闭的电热干烤箱内利用加热的空气进行灭菌。一般需加热至 160～170℃维持 2 小时即可杀死包括芽胞的一切微生物。本法仅用于遇高温不变质、不损坏、不蒸发的物品,如玻璃器皿、瓷器、油制剂、粉剂药品等的灭菌。

## (二) 辐射杀菌法

1. 紫外线　波长在 200～300nm 的紫外线具有杀菌作用,其中以 265～266nm 波长的杀菌力最强。紫外线的杀菌机理主要是破坏 DNA 的构型,干扰 DNA 的复制和转录,从而导致细菌变异或死亡。紫外线的穿透力弱,普通玻璃、纸张等均能阻挡紫外线,故仅适用于手术室、传染病房和无菌室等的空气消毒,或用于不耐热物品的表面消毒。杀菌波长的紫外线对人体皮肤、眼睛有损伤作用,使用时应注意防护。

2. 电离辐射 包括高速电子、X 射线和 γ 射线等。电离射线具有较高的能量,在足够剂量时,对各种细菌均有致死作用。其机制在于产生游离基,破坏 DNA。电离辐射常用于大量一次性医用塑料制品的消毒,亦可用于食品的消毒。

### (三) 滤过除菌法

滤过除菌法是用物理阻留的方法,利用具有微细小孔的滤菌器的筛滤和吸附作用,使带菌液体或空气通过滤菌器后成为无菌液体或空气。该法可用于不耐高温的血清、抗毒素、抗生素等液体的除菌,现代医院的手术室、烧伤病房、制剂室等已逐步采用高效滤菌器,以除去空气中的细菌。滤菌器的种类很多,目前常用的有蔡氏滤菌器、玻璃滤菌器、薄膜滤菌器及高效颗粒空气滤器四种。

## 二、化学消毒灭菌法

许多化学药物能影响细菌的化学组成、物理结构和生理活动,从而发挥防腐、消毒甚至灭菌的作用。消毒剂对人体组织细胞都有一定的毒性,故只能外用不能内服,一般仅用于皮肤黏膜及伤口、器械、排泄物和周围环境的消毒。

### (一) 常用消毒剂的种类和应用

常用消毒剂种类、浓度、性质与用途见表 14-2。

**表 14-2 常用消毒剂的种类、浓度与用途**

| 类 别 | 名 称 | 浓 度 | 用 途 |
|---|---|---|---|
| 重金属盐类 | 硝酸银 | 1% | 新生儿滴眼,防治淋球菌感染 |
| | 升汞 | 0.05%～0.1% | 非金属器皿的消毒 |
| | 硫柳汞 | 0.01%～0.1% | 皮肤、黏膜、创口消毒 |
| 氧化剂 | 高锰酸钾 | 0.1% | 皮肤、黏膜、食具、水果消毒 |
| | 过氧乙酸 | 0.2%～0.5% | 皮肤、物体表面、空气消毒 |
| | 过氧化氢 | 3% | 皮肤、黏膜、物体表面、空气消毒 |
| 表面活性剂 | 新洁尔灭 | 0.05%～0.1% | 皮肤、黏膜、物体表面消毒 |
| | 度米芬 | 0.05%～0.1% | 皮肤、创口、物体表面消毒 |
| 醛类 | 戊二醛 | 2% | 医疗器械消毒 |
| 烷化剂 | 环氧乙烷 | 50mg/L | 医疗器械消毒 |
| 卤素及其化合物 | 碘伏 | 0.5%～1% | 皮肤、物体表面消毒 |
| | 碘酊 | 2%～2.5% | 皮肤、物体表面消毒 |
| | 氯 | 0.2～0.5ppm | 饮水消毒 |
| | 含氯石灰 | 10%～20% | 物体表面、排泄物、污水消毒 |
| | 84 消毒液 | 1:25～1:1000 | 皮肤、器材、食具、水果消毒 |
| | 漂白粉 | 10%～20% | 地面、厕所、排泄物消毒 |
| 醇类 | 乙醇 | 70%～75% | 医疗器械、皮肤消毒 |
| 酚类 | 来苏儿 | 2% | 皮肤、物体表面消毒 |
| 酸碱类 | 醋酸 | 5～10ml/m³ 加等量水蒸发 | 空气消毒 |
| | 生石灰 | 加水 1:4 或 1:8 配成糊状 | 地面、排泄物消毒 |

### （二）常用消毒剂的作用机制

常用消毒剂的作用机制主要有以下三方面：

1. 促使菌体蛋白质变性或凝固　例如醇类、醛类、酸碱类、染料类以及高浓度的重金属盐和酚类均有此类效用。

2. 干扰细菌的酶系统和代谢　如某些氧化剂、重金属盐类可与细菌酶蛋白的巯基（—SH)结合，使酶丧失活性，引起细菌代谢障碍。

3. 改变细菌细胞膜的通透性　通过改变膜通透性，使细胞内容物溢出，导致细菌的死亡。如表面活性剂、脂溶剂、低浓度酚类等。

### （三）影响消毒灭菌效果的因素

1. 消毒剂的浓度与作用时间　一般情况下浓度愈大，杀菌作用愈强。但乙醇例外，70%～75%的乙醇消毒效果最好，因过高浓度的醇类会使菌体蛋白迅速脱水凝固，影响醇类继续向内部渗入，降低杀菌效果。消毒剂在一定浓度下，对细菌的作用时间愈长，消毒效果也愈好。

2. 细菌的种类与生活状态　不同种类的细菌，对消毒剂的敏感性不同。如结核分枝杆菌对酸、碱的抵抗力比其他细菌强，但对 75%乙醇敏感。幼龄菌比老龄菌对消毒剂敏感，细菌的芽胞对消毒剂的抵抗力最强。

3. 环境中有机物的影响　被消毒的环境中如有血清，脓汁、粪便、痰等有机物存在，可与消毒剂结合而影响杀菌效果。故消毒皮肤或器械之前需要先洗净再消毒，对排泄物消毒时，应选择那些受有机物影响较小的消毒剂。

4. 酸碱度　消毒剂的杀菌作用受酸碱度的影响。如新洁尔灭杀菌作用是 pH 愈低所需杀菌浓度愈高，在 pH 3 时所需的杀菌浓度较 pH 9 时要高 10 倍左右。

5. 温度　温度升高可提高消毒效果。例如 2%戊二醛杀灭每毫升含 $10^4$ 个炭疽芽胞杆菌的芽胞，20℃时需 15 分钟，40℃时为 2 分钟，56℃时仅 1 分钟即可。

（杨朝晔）

# 第十五章

# 细菌的遗传与变异

细菌在其繁殖过程中,具有遗传和变异的生命特征。细菌的形态结构、新陈代谢、致病性、免疫性和对药物的敏感性等性状都是由细菌的遗传物质决定的。这些性状在亲代与子代中具有的相似性称为遗传。而子代与亲代之间以及子代与子代之间的某些差异性则称为变异。遗传使细菌种属的性状保持相对稳定,而变异则可使细菌产生变种和新种,有利于细菌的生存和进化。

细菌的变异分为两种类型:①遗传型变异:又称基因型变异,是由于细菌的基因结构发生了改变,形成的新性状可稳定地遗传给后代,遗传性变异是不可逆的,也不受环境因素的影响;②非遗传型变异:又称表型变异,是由于外界环境条件作用引起的变异,而细菌的基因结构未发生改变,它可发生在受环境影响的所有细菌,当影响因素去除后,变异的性状可以复原。

## 第一节 细菌的变异现象

### 一、形态与结构的变异

1. 细菌的 L 型变异  许多细菌在 β 内酰胺类抗生素、抗体、补体和溶菌酶等因素的影响下,细胞壁肽聚糖受损或合成受阻,成为细胞壁缺陷菌,称细菌 L 型,其大小不一,圆球形、长丝状或多形态,革兰染色阴性。在普通培养基上不易生长,但在高渗低琼脂含血清的培养基中能缓慢生长,形成中间厚四周薄的油煎蛋状细小菌落。

2. 荚膜变异  如肺炎链球菌在机体内或含有血清的培养基中可形成荚膜;但在普通培养基上培养或传代,荚膜逐渐变薄或消失,毒力也随之减弱。

3. 芽胞变异  如炭疽芽胞杆菌在 42℃经 10～20 天培养后,可失去其形成芽胞的能力,同时毒力也会相应减弱。

4. 鞭毛变异  将有鞭毛的普通变形杆菌接种在含有 1‰苯酚的培养基上,细菌失去鞭毛,生长仅限于接种部位,形成孤立的单个菌落,非薄膜状,称为 O 菌落。通常将细菌失去鞭毛的变异称为 H-O 变异。

### 二、菌落变异

细菌的菌落主要有光滑型(smooth type,S)和粗糙型(rough type,R)两种。光滑型菌落表面光滑、湿润、边缘整齐;经人工培养基多次传代后菌落表面变为粗糙、干皱、边缘不整,即从光滑型变为粗糙型,称为 S-R 变异(图 15-1)。变异时不仅菌落的形态发生改变,而且细菌的理化性状、抗原性、酶类活性及毒力等也发生改变。一般而言，S 型菌的致病性强。

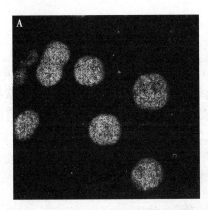 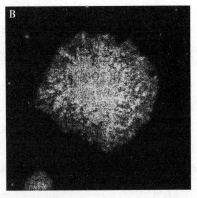

图 15-1　细菌的光滑型与粗糙型菌落
A. 光滑型；B. 粗糙型

## 三、耐药性变异

细菌对某种抗菌药物由敏感变成耐药的变异称为耐药性变异。自从抗菌药物在临床广泛应用以来，受滥用抗生素和不规范用药等多种因素的影响，耐药菌株逐年增加，如耐青霉素的金黄色葡萄球菌菌株，已从 1946 年的 14％上升至目前的 80％以上。特别是对多种抗菌药物同时耐受的多重耐药性菌株的出现，给临床感染性疾病的治疗带来了极大的困难，成为现代医学广为关注的问题。为减少耐药菌株的出现，用药前应尽量先做药敏试验，并根据其结果选择敏感药物，避免盲目用药。

## 四、毒　力　变　异

细菌的毒力变异表现为毒力的减弱或增强。有毒菌株长期在人工培养基上传代，或在培养基中加入少量对其生长不利的化学物质、抗生素等，细菌的毒力可减弱或消失。如卡介苗(BCG)就是由 Calmette 与 Guerin(卡-介)二人将有毒力的牛型结核分枝杆菌长期培养，经 13 年连续传 230 代，获得毒力减弱但仍保持免疫原性的变异株。卡介苗的应用为预防人类的结核病作出了重大的贡献。无毒力的白喉棒状杆菌，当感染了 β 棒状杆菌噬菌体后，可获得产生白喉毒素的能力，变为有毒株。

# 第二节　细菌遗传变异的物质基础

决定细菌遗传变异的物质基础是 DNA，它包括细菌的染色体、染色体外的质粒、寄生在某些细菌体内的噬菌体和转座因子。

## 一、细菌染色体

细菌染色体是一条环状的双螺旋 DNA 长链，无组蛋白结合，高度盘旋缠绕成丝团状，裸露在细胞质中。DNA 的每一次复制后所形成的两个子代 DNA 分子被分配到两个子细胞中,但在复制过程中,若子代 DNA 碱基发生改变,就会使子代发生变异而出现新的性状。因此,染色体是细菌生命活动所必需的遗传物质,它控制着细菌的形状、代谢、繁殖、遗传和变异。

## 二、质　　粒

质粒(plasmid)是细菌染色体外遗传物质,具有以下特征:①质粒可自主复制或与染色体整合后一起复制,并随细菌的分裂传入子代细菌;②质粒能编码细菌某些性状特征,如致育性、耐药性、致病性等;③质粒可自行丢失或经理化因素处理后消除,但细菌仍然生存;④质粒可通过接合、转化和转导等方式在细菌之间转移而引起细菌变异;⑤一个细菌可带有一种或几种不同的质粒。医学上重要的质粒有致育性质粒(F 质粒)、耐药性质粒(R 质粒)、毒力质粒(Vi 质粒)、大肠菌素质粒(Col 质粒)等。

## 三、噬　菌　体

噬菌体(bacteriophage)是感染细菌、真菌、放线菌、支原体、螺旋体等微生物的病毒。噬菌体必须在活菌内复制增殖,只寄生在易感宿主菌体内。故可利用噬菌体严格的宿主特异性对未知细菌进行鉴定和分型。

根据噬菌体感染宿主菌后出现两种结果,可将其分为两种类型:

1. 毒性噬菌体　能在宿主菌细胞内复制增殖,产生许多子代噬菌体,并最终裂解细菌的噬菌体,称为毒性噬菌体。噬菌体 DNA 进入菌体后即以自身 DNA 为模板进行复制,并合成外壳蛋白质,经装配形成子代噬菌体。当子代噬菌体达一定数量时,细菌即发生裂解释出噬菌体,继而感染其他敏感细菌。从噬菌体吸附易感细胞至细菌溶解释放出子代噬菌体,称为溶菌性周期。

2. 溶原性噬菌体　噬菌体感染宿主菌后,其核酸与细菌染色体整合并随细菌 DNA 复制而传代,不产生子代噬菌体,这类噬菌体称为溶原性噬菌体或温和噬菌体。温和噬菌体感染宿主菌后不增殖的这个时期为溶原性周期。整合在细菌基因组中的噬菌体基因称为前噬菌体,带有前噬菌体基因组的细菌称为溶原性细菌。溶原性细菌能正常繁殖,也可自发或在某些因素(如紫外线、X 线、致癌剂)诱导下终止溶原状态,此时溶原性细菌中的前噬菌体脱离宿主菌染色体,在菌体内复制增殖形成大量的子代噬菌体,最后导致宿主菌裂解而进入溶菌性周期。

由此可见,温和噬菌体既有溶原性周期又有溶菌性周期,而毒性噬菌体仅有溶菌性周期。细菌携带的前噬菌体可赋予溶原性细菌某些新的性状。

## 四、转　座　因　子

转座因子(transposable element)是细菌基因组中能改变自身位置的独特 DNA 片段,也称之为跳跃基因或移动基因。转座因子通过位置移动可以改变遗传物质的核苷酸序列,产生插入突变、基因重排或插入点附近基因表达的改变。因此,转座因子能改变细菌的生物学性状,并具有促进细菌进化的作用。

# 第三节　细菌变异的机制

细菌的遗传变异主要是通过基因突变、基因的转移与重组来实现的。

## 一、基　因　突　变

基因突变(mutation)是生物体的基因核苷酸序列或数目发生了改变,导致其性状的遗传性变异。根据细菌 DNA 核苷酸序列中改变片段大小的不同,可分为小突变和大突变。小突变又称为基因突变或点突变,是由于个别碱基的置换、插入、缺失等引起,出现的突变只影响到一个或几个基因,引起较少的性状改变。大突变涉及大段 DNA 核苷酸序列的改变,又称为染色体畸变。基因突变可自然发生,其突变率仅为 $10^{-10} \sim 10^{-6}$。如用高温、紫外线、X 射线、烷化剂、亚硝酸盐等理化因素去诱导细菌突变,可使突变率提高到 $10^{-6} \sim 10^{-4}$ 左右。

## 二、细菌基因的转移与重组

细菌遗传型变异除因基因突变外,还可通过两个不同性状的细菌间遗传物质的转移和重组来实现。基因转移中,提供 DNA 的细菌称供体菌;接受 DNA 的细菌称为受体菌。受体菌获得外源性基因的方式有转化、接合、转导和溶原性转换等。

### (一) 转化

转化(transformation)是指受体菌直接摄取供体菌游离的 DNA 片段,并与自身 DNA 进行整合重组,从而获得供体菌部分遗传性状的过程。例如有荚膜的肺炎链球菌(Ⅲ型),形成光滑型(S 型)菌落,称为Ⅲ S 型肺炎链球菌(有毒力);无荚膜的肺炎链球菌(Ⅱ型),形成粗糙型(R 型)菌落,称为Ⅱ R 型肺炎链球菌(无毒力)。Ⅱ R 型肺炎链球菌摄取Ⅲ S 型肺炎链球菌的 DNA 片段与自身基因重组后,即转化为有荚膜、有毒力的肺炎链球菌。由Ⅱ R 型菌转变为Ⅲ S 型菌(图 15-2)。

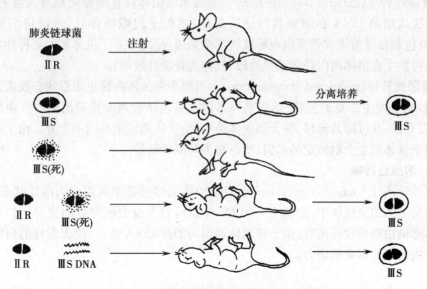

图 15-2　小鼠体内肺炎链球菌的转化试验

### (二) 接合

接合(conjugation)是指供体菌(雄性菌)通过性菌毛与受体菌(雌性菌)连接并将遗传物质(主要是质粒 DNA)传递给受体菌的过程。能通过接合方式转移的质粒称为接合性质粒,主要包括 F 质粒、R 质粒、Col 质粒和毒力质粒。

1. F 质粒的接合　携带 F 质粒的细菌产生性菌毛,这种细菌称为 $F^+$ 菌;无 F 质粒的细菌称 $F^-$ 菌。当 $F^+$ 菌性菌毛末端与 $F^-$ 菌表面受体接合时,使两菌间形成通道,$F^+$ 菌的 F 质粒 DNA 中的一条链断裂并通过通道进入 $F^-$ 菌内,两菌细胞内的单股 DNA 链进行复制互补,各自形成完整的 F 质粒。受体菌获得 F 质粒后即长出性菌毛,成为 $F^+$ 菌;供体菌虽转移 F 质粒但并不失去 F 质粒,仍为 $F^+$ 菌(图 15-3)。

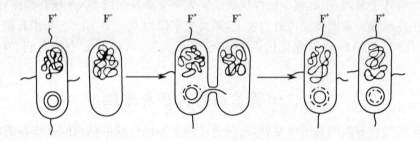

**图 15-3　细菌的接合及 F 质粒的转移和复制**

2. R 质粒的接合　细菌耐药性变异与耐药性基因突变及 R 质粒的接合转移有关。1959 年日本学者将具有多重耐药性的大肠埃希菌与敏感的宋内志贺菌混合培养后,分离到抗多种药物的宋内志贺菌多重耐药株,且发现耐药性传播迅速。后来研究证实在 R 质粒上带有几种耐药基因,通过接合同时转移到其他细菌。

### (三) 转导

转导(transduction)是以温和噬菌体为媒介,将供体菌的一段 DNA 基因转移到受体菌,使之获得新性状的过程。转导可分为以下两种:

1. 普遍性转导(general transduction)　当温和噬菌体终止溶原周期进入溶菌周期时,前噬菌体脱离细菌 DNA 在细胞质内进行复制,装配子代噬菌体时,常误将细菌染色体 DNA 片段包装在噬菌体衣壳蛋白内形成转导噬菌体,使之带有了供体菌的某种性状。由于这种错装可发生在供体菌内任何基因片段,故称为普遍性转导。

2. 局限性转导(restricted transduction)　当温和噬菌体在终止溶原状态脱离原宿主菌染色体时,也会发生少见的差错,即噬菌体基因从染色体脱离时携带出附着点两侧的菌体 DNA 基因片段,并可随其转移、整合到受体菌中,使受体菌发生基因的变异。由于所转移的基因只限于供体菌上个别特定的基因,所以称为局限性转导。

### (四) 溶原性转换

溶原性转换(lysogenic conversion)是指温和噬菌体感染细菌而成为溶原状态时,其基因整合到宿主菌的染色体中,使宿主菌的 DNA 结构发生改变而导致的变异。如 β 棒状杆菌噬菌体感染白喉棒状杆菌后,由于噬菌体基因与细菌 DNA 整合,使无毒性的白喉棒状杆菌获得产生白喉外毒素的能力。

# 第四节　细菌变异的医学应用

## 一、在疾病诊断、治疗与预防中的应用

由于受多种因素的作用,细菌在形态结构、染色性、生化反应、抗原性及毒力等方面可发生变异,如金黄色葡萄球菌应以产生金黄色色素为其特点,但耐药菌株多产生灰白色色素;从临床新分离的伤寒沙门菌中,约有10%的菌株并不产生鞭毛,动力试验(−),患者也不产生抗鞭毛(H)抗体。进行血清学(肥达)试验时,不出现 H 凝集或 O 凝集效价很低,这些都会给试验结果的判断带来一定的困难。所以在临床细菌学检查中不仅要熟悉细菌的典型特性,还要了解细菌的变异规律,这样才能作出正确的诊断。

由于抗生素的广泛使用,临床分离出的细菌中耐药菌株日益增多,甚至发现有多重耐药菌株的存在。而且有些耐药性质粒同时带有编码毒力的基因,使其致病性增强。这些变异的后果给疾病的治疗带来了很大的困难。为此,对临床分离的致病菌,应在药物敏感性试验指导下正确选择用药,不可滥用抗生素。一般来说,细菌同时对两种以上抗菌药物产生耐药性突变的机会比对一种抗菌药物产生耐药突变要少得多,因此,为提高抗生素的疗效,防止耐药菌株的扩散,对于某些慢性传染病需要长期用药者,应考虑几种药物联合应用,以避免耐药性的产生。

细菌遗传变异的研究对传染病的预防也具有重要意义。将毒力减弱而保留免疫原性菌株制成减毒活疫苗,已成功地用于某些传染病的预防。

## 二、在测定致癌物质中的应用

基因突变是导致人体细胞恶性转化的重要原因。能诱导细菌突变的物质也可能诱发人体细胞基因突变。因此,凡能诱导细菌基因突变的物质均被视为可疑致癌物,据此可利用细菌为实验对象,筛选可疑致癌物。Ames 用几株鼠伤寒沙门菌的组氨酸营养缺陷型($his^-$)作试验菌,用被检的化学物质作为诱变剂。$his^-$菌在组氨酸缺乏的培养基上不能生长,若发生突变成为 $his^+$ 菌则能生长,这表明细菌的营养缺陷基因发生了突变,作为诱变剂的物质则为可疑致癌物。

## 三、在基因工程中的应用

基因工程是根据细菌可因基因转移和重组而获得新性状的原理设计的。其主要步骤是:①从供体细胞(细菌或其他生物细胞)的 DNA 上切取一段需要表达的基因,即所谓目的基因;②将目的基因结合在合适的载体(质粒或噬菌体)上;③通过载体将目的基因转移到受体菌(工程菌)内,随着细菌的大量繁殖表达出大量的目的基因产物。目前通过基因工程已能大量生产胰岛素、干扰素、生长激素、白介素等生物活性物质和乙肝疫苗等生物制品。目前已在探索应用基因工程技术治疗基因缺陷型疾病。随着医学和生命科学的发展,基因工程技术必将在医学和生命科学领域中得到更广泛的应用,创造出更多的生命奇迹。

(杨朝晖)

## 【附】细菌的耐药性与防治

细菌的耐药性是指细菌对某抗菌药物（抗生素或消毒剂）的相对抵抗性，也称抗药性。研究显示，在医院和社区，细菌耐药性普遍存在。产生耐药性有内因和外因两种因素：内因指遗传因素；外因包括医疗过程中滥用抗生素、饲料中滥加抗生素和消毒剂的不合理应用等。

### （一）细菌耐药性的形成机制

1. 细菌耐药的遗传机制　包括以下两个方面：

（1）固有耐药性：是指细菌对某些抗菌药物的天然不敏感，也称天然耐药性细菌，其耐药性基因经亲代染色体传给子代。

（2）获得耐药性：指细菌 DNA 的改变导致其获得了耐药性表型。耐药性细菌的耐药性基因来源于基因突变或获得新的基因，作用方式为接合、转导或转化。基因改变可发生于染色体、质粒、转座子等结构基因或某些调节基因。正常情况下，在原敏感菌群中出现了对抗菌药物的耐药性，应为获得性耐药性。影响细菌获得耐药性发生率的因素有：药物使用的剂量、细菌耐药的自发突变率和耐药基因的转移状况。

2. 细菌耐药性的生化机制　包括以下四个方面：

（1）钝化酶的产生：钝化酶是指一类由耐药菌株产生、具有破坏或灭活抗菌药物活性的某种酶，它通过水解或修饰作用破坏抗生素的结构使其失去活性，如分解青霉素的酶或改变氨基糖苷类抗生素结构的酶。

（2）药物作用靶位的改变：细菌能改变抗生素靶位的蛋白结构和数量，导致其与抗生素结合的有效部位发生改变，使细菌对抗生素不再敏感。这种改变使抗生素失去作用的靶点和（或）亲和力降低，但细菌的生理功能正常。

（3）降低外膜的通透性：抗生素必须进入细胞内部到达作用靶位后，才能发挥抗菌效能。细菌的细胞壁障碍和（或）外膜通透性的改变，将严重影响抗菌效能，耐药屏蔽也是耐药的一种机制。

（4）主动外排机制：已发现有数十种细菌的外膜上有特殊的药物主动外排系统，这一系统能使得菌体内的药物浓度不足，难以发挥抗菌作用而导致耐药，主动外排耐药机制与细菌的多重耐药性有关。

### （二）细菌耐药性的防控

1. 合理使用抗菌药物　合理应用抗生素是减缓耐药性产生的根本因素，包括：①尽量减少错用及滥用抗生素，选用抗菌药物前应尽可能进行病原学检测和药敏试验，以供选药；②教育病人按规定服药，否则会造成感染菌不能完全被清除，而未被杀死的细菌会对该种抗生素产生抵抗力；③改变用药策略，不要长期及单一使用某种抗生素以减少耐药性的产生。尽量缩短用药疗程。

2. 严格执行消毒隔离制度　必须严格无菌及消毒制度，洗手不仅能够预防各种耐药细菌的暴发流行，而且能够有效地减少耐药质粒的传播。对耐药菌感染的患者应予隔离，防止耐药菌的交叉感染。

3. 加强药政管理　加强对细菌耐药情况的监测、深入耐药机制的研究及改进耐药性菌株的检测方法；严格执行抗菌药物凭处方供应的制度；农牧业应尽量避免使用供临床使用的抗菌药物作为动物生长促进剂或用于牲畜的治疗,以避免对医用抗菌药物产生耐药性。

4. 研制新的抗菌药物　根据细菌耐药性的机制及其与抗菌药物的关系,寻找和研制对耐药菌有活性的新型抗菌药物和钝化酶抑制剂。

（杨朝晖）

# 第十六章

# 细菌的致病性与感染

细菌引起疾病的性能称为细菌的致病性（pathogenicity）。细菌能否引起疾病，与细菌的致病因素、机体的抵抗力和外界环境因素等密切相关。

细菌的致病性是针对特定的宿主而言，有的细菌仅对人有致病性，有的细菌只对某些动物有致病性，还有的细菌对人和动物都有致病性。不同病原体对人体可引起不同的病理过程和不同的疾病，如破伤风梭菌引起破伤风，结核分枝杆菌引起结核病，这是由细菌的种属特性所决定的。

细菌的感染是指细菌侵入机体后与机体防御功能相互作用所引起的不同程度的病理过程，又称传染。由于不同细菌或同种细菌的不同型或株，其致病力各不相同，故引起感染的类型也不相同。

## 第一节　细菌的致病性

病原菌的致病性与其毒力、侵入数量和侵入途径等因素密切相关。细菌致病力的强弱程度称为细菌的毒力（virulence）。毒力的强弱常用半数致死量（median lethal dose，$LD_{50}$）或半数感染量（median infective dose，$ID_{50}$）表示，即在规定时间内，通过一定的感染途径，能使一定体重或年龄的某种实验动物半数死亡或半数感染所需要的最小细菌量或毒素量。细菌的致病因素见图 16-1。

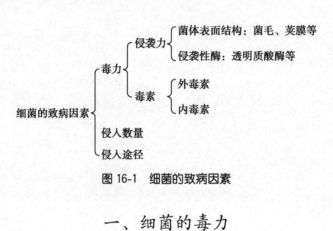

图 16-1　细菌的致病因素

## 一、细菌的毒力

构成细菌毒力的要素包括侵袭力和毒素。

## （一）侵袭力

病原菌突破机体的防御功能，在机体内定居、繁殖和扩散的能力，称为侵袭力。病原菌菌体表面结构和侵袭性酶类是构成侵袭力的主要因素。

1. **菌体表面结构**　包括菌毛、荚膜等。

（1）菌毛等黏附素：细菌引起感染首先需要黏附在宿主的呼吸道、消化道、泌尿生殖道等黏膜上皮细胞上，才能避免被呼吸道的纤毛摆动、肠道蠕动及尿液的冲刷等机制所清除，继而在局部繁殖，产生毒素或继续侵入其他组织引起感染。

具有黏附作用的细菌结构称为黏附素，可分为菌毛黏附素和非菌毛黏附素，革兰阴性菌的黏附素通常为菌毛，如肠道中伤寒沙门菌、痢疾志贺菌、霍乱弧菌等菌毛；革兰阳性菌的黏附素是菌体表面的毛发样突出物，如A群链球菌的脂磷壁酸。

病原菌的黏附作用具有组织特异性，例如淋病奈瑟菌黏附于泌尿生殖道，痢疾志贺菌黏附于结肠黏膜，这种组织特异性与宿主易感细胞表面的相应受体有关。革兰阴性菌黏附素的受体是糖类，如沙门菌为D-甘露糖，而革兰阳性菌（如A群链球菌）黏附素的受体则是纤维连接蛋白。

细菌的黏附作用与其致病性密切相关。从临床标本中分离出的产毒大肠埃希菌大多有菌毛，而无菌毛的大肠埃希菌则不引起腹泻；有些黏附素还可黏附在吞噬细胞、血小板上，促进致病。

（2）荚膜和微荚膜：细菌的荚膜具有抗吞噬和抵抗体液中杀菌物质的作用，有利于病原菌在宿主体内迅速繁殖，引起疾病。动物实验证明将无荚膜的肺炎链球菌注射至小鼠腹腔，不引起小鼠发病；若注入有荚膜菌株，则小鼠常于24小时内死亡。此外，伤寒沙门菌的Vi抗原以及某些大肠埃希菌的K抗原等位于细胞壁外层的微荚膜结构，其作用与荚膜相似。

2. **侵袭性酶**　许多致病菌在代谢过程中能产生胞外酶，有利于细菌在体内繁殖和扩散，这些胞外酶称为侵袭性酶。如致病性葡萄球菌产生血浆凝固酶，能使纤维蛋白原变为纤维蛋白，沉积在菌体表面及病灶周围，保护细菌不被吞噬，有利于使细菌在局部繁殖；乙型溶血性链球菌产生透明质酸酶，能溶解破坏机体结缔组织中的透明质酸，有利于细菌向周围扩散，故又称为扩散因子；淋病奈瑟菌、脑膜炎奈瑟菌等可产生水解IgA的蛋白酶，使黏膜局部的SIgA失去防御功能。

## （二）毒素

某些细菌在代谢过程中合成的毒性产物称为细菌毒素。按其来源、性质和作用等的不同，可分为外毒素和内毒素两类。

1. **外毒素（exotoxin）**　主要由革兰阳性菌和少数革兰阴性菌合成及分泌的毒性产物。大部分在细菌合成后分泌至细胞外，如破伤风痉挛毒素、白喉外毒素、霍乱肠毒素等；也有少数外毒素存在于菌体内，只有当菌体溶解后才释放出来，如产毒型大肠埃希菌产生的肠毒素。外毒素的主要特性如下：

（1）化学成分：细菌外毒素的化学成分多为蛋白质，由A、B两种亚单位组成。A亚单位为毒性单位，决定外毒素的毒性效应；B亚单位为结合单位，能与易感组织细胞膜上的相应受体结合，并介导A亚单位进入靶细胞。当两种亚单位同时存在时才能发挥毒性作用。

（2）稳定性：大多外毒素不稳定，易被热、酸及蛋白酶破坏，如破伤风梭菌外毒素在60～80℃，经30分钟作用即被破坏，但有些细菌的外毒素（如葡萄球菌肠毒素等）能耐受100℃30分钟。

（3）毒性作用：外毒素的毒性作用强，极少量就能致动物死亡。如 1mg 纯化的肉毒毒素能杀死 2 亿只小白鼠，是目前已知毒性最强的毒物。外毒素对机体的组织器官有选择性毒害作用，可引起特殊的临床表现。如破伤风痉挛毒素能与中枢神经系统的抑制性神经细胞突触前膜结合，阻断抑制性介质释放，从而引起骨骼肌强直性痉挛。

（4）免疫原性：外毒素的免疫原性强，可刺激机体产生相应的抗毒素。外毒素经 0.3%～0.4% 甲醛处理后可脱毒制成类毒素。类毒素无毒性作用，但仍可刺激机体产生抗毒素，故可将类毒素用于预防接种。

根据细菌外毒素对宿主细胞的亲和性及作用机制不同，可将其分为细胞毒素、神经毒素和肠毒素三大类（表 16-1）。

表 16-1　重要的细菌外毒素及其致病机制

| 类型 | 外毒素及产生的细菌 | 作用机制 | 主要表现 |
| --- | --- | --- | --- |
| 细胞毒素 | 白喉毒素（白喉棒状杆菌） | 抑制细胞蛋白质合成 | 中毒性心肌炎、外周神经麻痹等 |
| | 杀白细胞素（葡萄球菌） | 损伤细胞膜 | 白细胞溶解 |
| | 红疹毒素（A 群链球菌） | 损伤毛细血管内皮细胞 | 猩红热皮疹 |
| 神经毒素 | 肉毒毒素（肉毒梭菌） | 阻断胆碱能运动神经乙酰胆碱的释放 | 肌肉松弛性麻痹 |
| | 痉挛毒素（破伤风梭菌） | 阻断神经元之间抑制性冲动的传导 | 骨骼肌强直性痉挛 |
| 肠毒素 | 肠毒素（霍乱弧菌） | 激活腺苷环化酶，提高 cAMP 水平，致小肠上皮细胞过度分泌 | 腹泻、呕吐 |
| | 肠毒素（产毒型大肠埃希菌） | 不耐热肠毒素作用机制同霍乱肠毒素；耐热肠毒素使细胞内 cGMP 增多 | 呕吐、腹泻 |
| | 肠毒素（产气荚膜梭菌） | 作用机制同霍乱肠毒素 | 呕吐、腹泻 |

2. 内毒素（endotoxin）　是革兰阴性菌细胞壁中的脂多糖成分，只有当细菌死亡破裂或用人工方法裂解菌体后才能释放出来。除一般细菌外，螺旋体、衣原体、立克次体等细胞壁中也含有脂多糖成分，具有内毒素活性。内毒素的主要特性如下：

（1）化学成分：内毒素的化学成分为脂多糖复合物，由 O 特异性多糖、非特异性核心多糖和脂质 A 三部分组成（图 16-2）。脂质 A 是内毒素的主要毒性成分。

（2）稳定性：内毒素耐热，一般需加热 160℃ 2～4 小时或用强碱、强酸或强氧化剂煮沸 30 分钟才被破坏。

（3）毒性作用：一般来说，内毒素的毒性作用较弱，对组织细胞的选择性不强，不同细菌产生的内毒素其主要毒性成分脂质 A 结构相似，因此，由不同革兰阴性菌引起的感染其临床表现大致相同。其毒性作用主要有：①发热反应：极微量（1～5ng/kg）内毒素入血即可引起发热反应。其主要机制是内毒素可刺激单核巨噬细胞等使之产生 IL-1、IL-6、TNF-α 等内源性致热原，再作用于下丘脑体温调节中枢即导致体温升高。②白细胞反应：当内毒素进

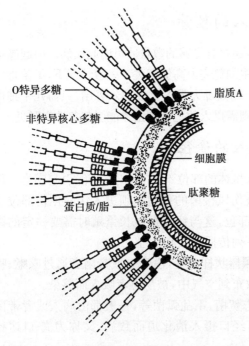

O特异多糖
非特异核心多糖
蛋白质/脂
脂质A
细胞膜
肽聚糖

图 16-2　革兰阴性菌细胞壁内毒素结构模式图

入血流后,能促使白细胞黏附于毛细血管壁,从而使血循环中白细胞数减少;数小时后,由于内毒素诱生的中性粒细胞释放因子刺激骨髓释放中性粒细胞进入血流,使白细胞数量显著增多。但伤寒沙门菌感染时,血循环中的白细胞数量始终减少。其发生机制有待进一步阐明。③内毒素血症与内毒素休克:当血液中有大量革兰阴性菌存在或感染部位细菌释放大量内毒素入血时,可导致内毒素血症。内毒素可作用于血小板、白细胞、补体系统、激肽系统等,诱生多种细胞因子及组胺、5-羟色胺等血管活性物质,使小血管收缩和舒张功能紊乱而造成微循环障碍,表现为血液淤滞于微循环系统,有效循环血量减少、血压下降、组织器官血流灌注不足等,严重时则形成以微循环衰竭和低血压为特征的内毒素休克。④弥漫性血管内凝血(DIC):DIC是由革兰阴性菌感染后产生内毒素引起的临床重症,死亡率极高。其发生机制主要是内毒素可直接或间接激活凝血系统,导致微血栓形成,引起弥漫性血管内凝血;加之内毒素又能直接激活和促进纤溶酶系统,引起纤维蛋白溶解,导致出血现象发生,临床表现为皮肤黏膜出血点或广泛内脏出血、渗血等,严重者可致死亡。

（4）免疫原性:内毒素的免疫原性较弱,虽可刺激机体产生特异性抗体,但此类抗体不能中和内毒素的毒性作用。此外,内毒素也不能用甲醛脱毒形成类毒素。细菌内毒素与外毒素的主要特点比较见表16-2。

表 16-2　细菌外毒素与内毒素的主要特点比较

| 比较要点 | 外毒素 | 内毒素 |
| --- | --- | --- |
| 来源 | 革兰阳性菌和部分革兰阴性菌 | 革兰阴性菌 |
| 存在部位 | 多数在细菌细胞内合成并分泌至菌体外,少数在菌体裂解后释放出来 | 为细菌细胞壁成分,当菌体裂解后才释放出来 |
| 化学成分 | 蛋白质 | 脂多糖 |
| 稳定性 | 不稳定,60~80℃,30分钟被破坏 | 稳定,160℃,2~4小时才被破坏 |
| 毒性作用 | 强,对组织器官有选择性毒害作用,引起特殊临床表现 | 较弱,不同细菌来源的内毒素其毒性作用大致相同,常引起发热、白细胞反应、微循环障碍,严重时可导致内毒素性休克、DIC等 |
| 免疫原性 | 强,可刺激机体产生抗毒素;经甲醛处理可脱毒形成类毒素 | 弱,能刺激机体产生抗体,但保护作用弱;甲醛处理不能形成类毒素 |

## 二、细菌侵入的数量

病原菌感染机体,除需要具备一定的毒力外,还要有足够的数量才可引起疾病。引起感染所需病原菌数量的多少,与该菌的毒力强弱和宿主的免疫力高低有关。一般情况下,细菌毒力愈强,引起感染所需菌数愈少;反之则需菌量大。例如毒力强的鼠疫耶尔森菌,只需几个细菌侵入机体就可发生感染,而毒力弱的肠炎沙门菌则需摄入数亿个细菌才能引起急性胃肠炎。

## 三、细菌侵入的途径

具有一定毒力和足够数量的病原菌,若侵入机体的部位不适宜,仍然不能引起感染。例如痢疾志贺菌必须经口侵入才能引起感染,而破伤风梭菌的芽胞则须进入深的创伤部位才能繁殖。各种病原菌都有其特定的侵入途径和部位,这与病原菌生长繁殖时需要一定的微环境有关。根据病原菌侵入门户的不同,可有下列传播方式和途径:

1. 经呼吸道途径传播  脑膜炎奈瑟菌、白喉棒状杆菌等,由病人或带菌者通过咳嗽、喷嚏或大声说话,病原菌经飞沫或呼吸道分泌物散布到空气中,被易感者吸入而感染。

2. 经消化道途径传播  伤寒沙门菌、痢疾志贺菌、霍乱弧菌等,一般都由病人或者带菌者的排泄物污染环境,进而污染水源和食物后,经口摄入消化道而致病,又称为粪-口途径传播。

3. 经皮肤黏膜创伤感染  化脓性细菌如葡萄球菌、链球菌等可侵入皮肤黏膜的微小伤口,引起化脓性感染;泥土中常有破伤风梭菌、产气荚膜梭菌等细菌的芽胞,深部创伤被泥土污染后,芽胞可进入伤口中发芽繁殖,产生外毒素导致机体疾病。

4. 经接触传播  淋病奈瑟菌、麻风分枝杆菌等可通过直接或间接接触而传染。

5. 经媒介节肢动物传播  有些病原菌需通过节肢动物为媒介而传染,如鼠蚤可传播鼠疫耶尔森菌,引起鼠疫。

有些病原菌可经多种途径传染,如结核分枝杆菌除经呼吸道传播可引起肺结核外,还可经消化道传播引起肠结核,经皮肤感染可引起皮肤结核等。

# 第二节  感染的来源与类型

## 一、感染的来源

根据细菌的来源不同,可将感染分为外源性和内源性感染两大类。来源于宿主体外的细菌感染称外源性感染。来自病人自身体内或体表的细菌感染,称为内源性感染。

### (一) 外源性感染

引起外源性感染的病原菌可以来自患者、带菌者或患病的动物。

1. 患者  是传染病的主要传染源,从疾病的潜伏期到恢复期,都可能具有传染性。对患者及早作出诊断、隔离和治疗是控制传染病的根本措施。

2. 带菌者  携带某种病原菌,但不出现临床症状,可不断向体外排出病原菌,称为带菌者。一般可分为健康带菌者和恢复期带菌者。带菌者因其不出现临床症状,不易被人们察觉,在疾病的传播上危害性往往大于患者。

3. 患病或带菌动物  有些细菌如鼠疫耶尔森菌、炭疽芽胞杆菌、布鲁菌等属于人兽共患病病原菌,因而患病或带菌动物排出的病原菌也可传染给人。

**(二) 内源性感染**

引起内源性感染细菌多属于体内正常菌群。当机体大量使用广谱抗生素导致菌群失调或因某种原因导致机体免疫功能下降,如老年人、肿瘤患者晚期、艾滋病患者、长期应用免疫抑制剂等,均易发生内源性感染。

## 二、感染的类型

感染的发生和发展是机体与病原菌在一定条件下相互作用的复杂过程。根据双方力量对比和作用的结果,感染类型可分隐性感染、显性感染和带菌状态三种类型。

**(一) 隐性感染**

当机体的抗感染免疫力较强,或侵入的病原菌数量不多、毒力较弱,细菌感染后对机体损害较轻,不出现或出现不明显的症状称为隐性感染,又称亚临床感染。隐性感染后,机体一般可获得抵抗同种病原菌再次感染的免疫力。在传染病流行过程中,隐性感染者一般约占人群的 90% 或更多。结核分枝杆菌、伤寒沙门菌等常引起隐性感染。

**(二) 显性感染**

当机体的抗感染免疫力较弱,或侵入的病原菌数量较多、毒力较强,以致机体的组织细胞受损、生理功能发生改变,并出现一系列临床症状和体征,称为显性感染,通常称为传染病或感染性疾病。

根据病情缓急、病程长短不同,可将显性感染分为:

1. **急性感染** 发病突然,病程较短,一般是数日至数周。病愈后,病原菌从体内消失。引起急性感染的病原菌有脑膜炎奈瑟菌、霍乱弧菌等。

2. **慢性感染** 起病缓慢,病程长,可持续数月至数年。引起慢性感染的病原菌多为细胞内寄生的病原菌,例如结核分枝杆菌、麻风分枝杆菌等。

根据感染的部位不同,可分为:

1. **局部感染** 病原菌侵入机体后,局限在某一部位生长繁殖,引起局部病变。例如金黄色葡萄球菌引起的疖、痈等。

2. **全身感染** 感染发生后,病原菌及其毒性代谢产物向全身扩散,引起全身症状。临床上有以下几种情况:

(1) **毒血症(toxemia)**:病原菌在局部生长繁殖而不入血,但其产生的毒素入血,到达易感组织和细胞,引起特殊的中毒症状,如白喉外毒素、破伤风痉挛毒素等可引起毒血症。

(2) **菌血症(bacteremia)**:病原菌由原发部位一时或间断性侵入血流,但未在血流中生长繁殖。如伤寒早期的菌血症。

(3) **败血症(septicemia)**:病原菌侵入血流并在其中大量生长繁殖,产生毒性代谢产物,引起明显的全身中毒症状。例如不规则发热、皮肤和黏膜瘀斑、肝脾大等。鼠疫耶尔森菌、炭疽芽胞杆菌等可引起败血症。

(4) **脓毒血症(pyemia)**:化脓性细菌侵入血流后在其中大量繁殖,并随血流扩散到机体其他组织和器官,产生新的化脓性病灶,如金黄色葡萄球菌所引起的脓毒血症,常导致多发性肝脓肿、皮下脓肿和肾脓肿等。

**(三) 带菌状态**

机体在隐性感染或显性感染后细菌并未立即消失,而是在体内继续留存一定时间,与人体免疫力处于相对平衡状态,称为带菌状态,例如伤寒和白喉患者病后常可出现带菌状态。处于带菌状态的人称为带菌者。带菌者经常或间歇排出病菌,成为重要传染源之一。

# 第三节　医院感染

随着现代医学的快速发展,医院感染(hospital infection)问题日益突出。严重的医院感染往往使疾病不能达到预期的疗效,甚至产生难以治疗的后遗症或导致病人死亡,由此产生的健康和经济损失非常惊人。因此,医院感染已成为当今医院面临的突出公共卫生问题。

## 一、医院感染的概念、分类

### (一) 医院感染的概念

医院感染主要指住院病人在医院内获得的感染。包括在住院期间发生的感染和在医院内获得出院后发生的感染;或患者入院时已发生的和前次住院直接有关的感染;医院工作人员在医院内获得的感染也属医院感染。但患者入院前已发生的感染或入院时已处于潜伏期的感染则不属于医院感染。

### (二) 医院感染的分类

按病原体来源不同可将医院感染分为内源性和外源性感染两大类。

1. 内源性感染　指患者在医院内由于某种原因使自身体内的微生物,包括正常菌群和潜伏的致病微生物大量繁殖而导致感染,因此,内源性感染又称自身感染。

2. 外源性感染　指患者受到医院内非自身存在的微生物侵袭而发生的感染。外源性感染又可分为交叉感染和环境感染两种类型。①交叉感染:在医院内由于与他人(病人、带菌者、工作人员、探视者、陪护者)密切接触而引起的直接感染;②环境感染:由污染的环境(空气、水、医疗用具及其他物品)造成的感染,如由于手术室、病房空气污染造成病人术后切口感染。

## 二、医院感染常见病原体及特点

### (一) 医院感染常见病原体

引起医院感染的病原体种类很多,包括细菌、支原体、衣原体、病毒、真菌以及寄生虫等,尤其是耐药菌的感染是医院感染的主要病原体。引起医院感染的主要病原生物见表 16-3。

表 16-3　引起医院感染的主要病原生物

| 种类 | 常见微生物 |
| --- | --- |
| 革兰阳性细菌 | 金黄色葡萄球菌、链球菌、肠球菌、产单核李斯特菌、结核分枝杆菌等 |
| 革兰阴性细菌 | 大肠埃希菌、铜绿假单胞菌、克雷伯菌、流感嗜血杆菌、沙门菌、志贺菌、变形杆菌、沙雷菌、肠杆菌、不动杆菌等 |
| 病毒 | 肝炎病毒、流感病毒、单纯疱疹病毒、巨细胞病毒、麻疹病毒、风疹病毒、轮状病毒、HIV 等 |
| 真菌 | 白假丝酵母菌、荚膜组织胞浆菌、球孢子菌、隐球菌、肺孢子菌等 |
| 寄生虫 | 弓形虫、隐孢子虫等 |

**(二) 医院感染病原体的特点**

1. 以条件致病菌为主　引起医院感染的细菌大多为条件致病菌,例如葡萄球菌和不动杆菌,可黏附于静脉导管的表面,一旦导管被污染,对于抵抗力低下的患者,则会引起菌血症;大肠埃希菌易黏附于泌尿道的上皮细胞上,从而成为泌尿道感染的主要病原菌。

2. 多为多重耐药菌　在引起医院感染的细菌中,特别是革兰阴性菌,多为多重耐药菌,如铜绿假单胞菌、肺炎克雷伯菌、金黄色葡萄球菌等,因而使病人对这些耐药的病原体更容易感染。

3. 病原菌的种类常发生变迁　医院感染的微生物种类随抗菌药物的品种及使用年代不同而发生变迁。如 20 世纪 50～60 年代,世界范围内的医院感染的主要病原菌为革兰阳性菌,20 世纪 70～80 年代以后则以革兰阴性杆菌为主。

# 三、医院感染的危险因素

1. 易感病人占比增加　随着医疗技术的进步,过去某些不治之症可治愈或延长生存时间,故住院病人中慢性疾病、恶性疾病、老年病人所占比例增加,而这些病人对病原体感染的抵抗力低。

2. 使用侵入性诊治手段　据报道,美国每年因使用医疗器械而发生感染者占医院感染的 45%。如内镜、泌尿系导管、动静脉导管、气管切开、气管插管、吸入装置、脏器移植、牙钻、采血针、吸血管和监控仪器探头等侵入性诊治手段,不仅可把外界的微生物导入体内,而且损伤了机体的防御屏障,使病原体容易侵入机体。

3. 大量使用免疫抑制剂　因为治疗需要,长期大量使用免疫抑制剂,致使病人免疫功能下降而成为易感者。

4. 滥用抗生素　治疗过程中应用多种抗生素或长期使用大量抗生素,使病人体内正常菌群失调,耐药菌株增加,致使病程延长,感染机会增多。

5. 医院管理不到位　控制医院感染的规章制度不健全,缺乏对消毒灭菌效果的监测;医务人员对医院感染及其危害性认识不足,不能严格地执行无菌技术和消毒隔离制度;医院环境污染严重等。

# 四、医院感染的预防

目前国际上普遍认为易感人群、环境及病原微生物是发生医院感染的主要因素。发生医院感染的原因虽然多种多样,但只要加强管理,采取行之有效的措施,将近 2/3 的医院感染是可以预防的。

**(一) 做好消毒与灭菌工作**

消毒与灭菌是控制医院感染的一项有效措施。做好医院消毒工作,明确常用消毒方法,注意空气、皮肤、手、医疗器械的消毒,严格掌握无菌操作技术。

**(二) 严格执行规章制度**

包括消毒隔离制度、无菌技术操作规程及探视制度等。每一个医护人员都应从控制医院感染、保护病人健康出发严格执行制度、操作规程和实施细则,并要求病人与探视者共同遵守。

**(三) 采取合理的诊断治疗方法**

合理使用抗生素,减少耐药性细菌产生,防止医院内耐药菌株的流行;应用抑制免疫疗法要采取相应的保护措施；对易于将微生物引入体内的诊断治疗器械要切实做好消毒、灭菌工作。

　　医院感染的防控除采取上述措施外，还应注意改进医院建筑与布局，防止细菌的扩散与蔓延；加强清洁卫生工作，分类收集医院污物，集中消毒和焚烧处理，以切断传播途径，从而有效预防及控制医院感染。

（姜凤良）

# 第十七章

# 化脓性球菌

根据革兰染色可将球菌分为革兰阳性球菌和革兰阴性球菌两大类。因均可引起化脓性感染，故称化脓性球菌。常见的化脓性球菌有葡萄球菌属、链球菌属、奈瑟菌属等。

## 第一节　葡萄球菌属

葡萄球菌属（*staphylococcus*）广泛分布于自然界的空气、水、土壤、物品以及人和动物的皮肤、与外界相通的腔道中，多数为不致病的腐生菌，对人致病的主要是金黄色葡萄球菌。医护人员携带此菌的比例可高达 70%，是医院内交叉感染的重要病原菌。

### 一、生物学性状

1. 形态与染色　为革兰染色阳性，菌体呈球形，直径约 $1\mu m$，常呈葡萄串状排列（彩图Ⅰ）。无鞭毛，无芽胞，一般不形成荚膜。

2. 培养特性与生化反应　营养要求不高，在普通培养基上生长良好，需氧或兼性厌氧。在液体培养基中呈均匀混浊生长；在普通琼脂平板上培养 24～48 小时可形成圆形、隆起、边缘整齐、表面光滑、湿润、有光泽、不透明的菌落；在血平板上多数致病性葡萄球菌可形成透明溶血环。不同种类的葡萄球菌可产生不同的脂溶性色素，如金黄色、白色、柠檬色。致病性葡萄球菌能分解甘露醇，产酸不产气。

3. 抗原构造　葡萄球菌 A 蛋白（staphylococcal protein A，SPA），存在于 90% 以上的金黄色葡萄球菌细胞壁的表面蛋白。SPA 的作用：①具有抗吞噬作用，SPA 与吞噬细胞争夺 IgG 的 Fc 段，从而降低抗体的调理作用；②利用 SPA 能与人及多种哺乳动物 IgG Fc 段结合的特性，建立协同凝集试验。此试验可广泛用于多种细菌抗原的检测。

4. 分类　根据生化特性和产生的色素不同将葡萄球菌分为金黄色葡萄球菌、表皮葡萄球菌和腐生葡萄球菌三种。主要性状见表 17-1。

5. 抵抗力　葡萄球菌抵抗力是无芽胞细菌中最强者。在干燥的脓汁或痰液中能存活 2～3 个月；加热 80℃，30 分钟才被杀死；在 5% 苯酚中 10～15 分钟死亡。对碱性染料敏感，例如 1∶10 000～1∶200 000 的甲紫溶液可抑制其生长。对青霉素、红霉素和庆大霉素敏感。但近年来耐药菌株逐年增多，对青霉素耐药菌株已达 90% 以上。

表 17-1 三种葡萄球菌的主要性状

| 性状 | 金黄色葡萄球菌 | 表皮葡萄球菌 | 腐生葡萄球菌 |
|------|------------|------------|------------|
| 菌落色素 | 金黄色 | 白色 | 白色或柠檬色 |
| 血浆凝固酶 | + | － | － |
| 溶血性 | + | － | － |
| 分解甘露醇 | + | － | － |
| SPA | + | － | － |
| 耐热核酸酶 | + | － | － |
| 致病性 | 强 | 弱 | 无 |

# 二、致 病 性

## （一）致病物质

金黄色葡萄球菌可产生多种侵袭性酶和外毒素，其中起主要致病作用的有：

1. 血浆凝固酶　能使含抗凝剂的人或家兔血浆发生凝固的酶类物质。绝大多数致病菌株产生此酶，非致病菌株一般不产生。此酶作为鉴别葡萄球菌有无致病性的重要指标。凝固酶能使纤维蛋白沉积于菌体表面，阻碍吞噬细胞的吞噬，免受血清中杀菌物质的破坏。此外，葡萄球菌感染的局限化和血栓形成也与此酶有关。

2. 葡萄球菌溶素　致病性葡萄球菌能产生 α、β、γ、δ、ε 溶素，对人致病的主要是 α 溶素。它是一种外毒素，除对多种哺乳动物红细胞有溶血作用外，还对白细胞、血小板、肝细胞等有损伤作用。

3. 杀白细胞素　大多数致病性葡萄球菌可产生此毒素，能破坏中性粒细胞和巨噬细胞，具有抵抗吞噬、增强细菌侵袭力的作用。

4. 肠毒素　是由某些金黄色葡萄球菌产生的外毒素，是一组耐热的可溶性蛋白质，目前已确定的有 9 个血清型。此毒素被人误食后可刺激呕吐中枢，引起以呕吐为主要症状的急性肠炎。

5. 表皮剥脱毒素　是由金黄色葡萄球菌中的某些菌株产生。它能使表皮与真皮脱离，引起剥脱性皮炎。

6. 毒性休克综合征毒素-1（toxic shock syndrome toxin 1，TSST-1）　是金黄色葡萄球菌产生的一种外毒素，具有很强的激活淋巴细胞作用，可引起多器官、多系统功能紊乱，从而导致机体出现发热、休克等症状。

## （二）所致疾病

1. 侵袭性疾病　主要引起化脓性炎症。

（1）皮肤软组织感染：主要类型有疖、痈、毛囊炎、脓疱疮、甲沟炎、蜂窝织炎、伤口化脓等，其特点是病灶局限，且与周围组织界限清楚，脓汁黄而黏稠。

（2）内脏器官感染：如气管炎、肺炎、脓胸、中耳炎、脑膜炎、心包炎等。

（3）全身感染：如败血症、脓毒血症等，多见于新生儿及免疫力低下者。

2. 毒素性疾病　由金黄色葡萄球菌产生的有关外毒素引起。

（1）食物中毒：进食含肠毒素的食物而引起。一般发病较急，常发生于进食后 2～6 小时，先有恶心、呕吐、中上腹痛，继而腹泻，往往 1～2 天可自行恢复。

（2）剥脱性皮炎：由表皮剥脱毒素引起。开始皮肤有红斑、1～2天表皮起皱,继而出现大疱,最后表皮上层大片脱落。

（3）毒性休克综合征：由 TSST-1 引起。主要表现为起病急、高热、红斑皮疹伴脱屑、肾衰竭、低血压或休克,多见于女性。常于月经期发病,死亡率高。但近年发现与月经无关的病例明显增加。

## 三、实验室检查

1. 标本采集　根据不同病型采取不同的标本。化脓性病灶采取脓汁、渗出液;疑为败血症采取血液;食物中毒者采取剩余食物、呕吐物和粪便等。

2. 病原检查　包括：

（1）直接涂片镜检：取脓汁标本涂片,革兰染色后镜检。一般根据细菌形态、排列和染色性可作出初步诊断。

（2）分离培养与鉴定：脓汁标本直接接种在血琼脂平板,血液标本先经肉汤增菌再接种血琼脂平板,37℃孵育 18～24 小时后挑选可疑菌落行革兰染色镜检,然后做必要的鉴定试验。

3. 免疫检查　主要用于葡萄球菌肠毒素的检查。采取剩余食物、呕吐物和粪便等,用 ELISA 方法进行检测,简便、快速、敏感。

## 四、防治原则

平时要注意个人卫生,皮肤创伤应及时消毒处理,防止感染。加强医院管理,严格无菌操作,防止医院内交叉感染。加强对饮食行业的卫生监督,皮肤有化脓感染者,尤其是手部感染未治愈前不宜从事食品制作或饮食服务行业,防止食物中毒发生。临床上应根据药物敏感试验结果选用敏感抗生素进行治疗。

# 第二节　链球菌属

链球菌属(streptococcus)是化脓性球菌中的另一大类常见细菌。广泛分布于自然界和人体的鼻咽部、胃肠道等处。主要包括链球菌和肺炎链球菌。

病例：王某,女,12 岁。因发热、头痛、腰酸痛、眼睑水肿 2 日,急诊入院。患儿于 2 周前因发热、咽痛,到当地卫生所诊治。曾给退烧药与抗生素治疗,病情好转。2 日前,患儿又突然出现发热、头痛、腰部酸痛,食欲不振,乏力,尿少等症状。

入院检查：急性病容,T 38.5℃,P 100 次/分,BP 160/90mmHg。眼睑及面部水肿,双侧腭扁桃体Ⅲ度肿大,充血。颈软,心肺未见明显异常。腹软,肝、脾未触及。各生理反射存在。血常规：Hb $10^5$ g/L,RBC $3.8 \times 10^{12}$/L,WBC $9 \times 10^9$/L;抗"O"(ASO)：800 单位。尿常规检查：咖啡色,混浊;蛋白定性"＋＋＋";镜下红细胞"＋＋＋",白细胞"＋",管型"＋＋＋"。

初步诊断：急性肾小球肾炎。

思考与讨论：

1. 该患儿可能的病因是什么?还应做哪些病原检查以确定诊断?

2. 患儿的抗"O"为何增高?患儿为何出现高血压、眼睑水肿、尿少、血尿、蛋白尿等症状和体征?

3. 你如何以所学免疫学及病原学知识去解释急性肾小球肾炎?

# 一、链 球 菌

## （一）生物学性状

1. 形态与染色 革兰染色阳性。菌体呈球形或卵圆形,直径 $0.6\sim1.0\mu m$,呈链状排列,长短不一（彩图Ⅰ）。临床标本及固体培养基中以短链多见,在液体培养基中生长可见长链。无芽胞,无鞭毛,多数菌株在培养早期可形成荚膜,随着培养时间的延长而消失。

2. 培养特性与生化反应 营养要求较高,在含血液、血清、葡萄糖的培养基中才能生长。需氧或兼性厌氧。在血清肉汤中易成长链,管底可出现絮状沉淀。在血琼脂平板上形成灰白色、表面光滑、边缘整齐的细小菌落。不同类型的链球菌有不同的溶血现象。

链球菌能分解葡萄糖,产酸不产气,但不分解菊糖,不被胆汁溶解,此两特性常被用来鉴别甲型溶血性链球菌和肺炎链球菌。

3. 分类 链球菌的分类方法有多种,主要有:

（1）根据溶血现象分类:可将链球菌分为三类:①甲型溶血性链球菌:菌落周围有 $1\sim$ 2mm 宽的草绿色溶血环,又称草绿色链球菌。此类链球菌多为条件致病菌。②乙型溶血性链球菌:菌落周围形成 $2\sim4mm$ 宽、无色透明的溶血环,又称溶血性链球菌。此类链球菌致病力强,常引起人和动物多种疾病。③丙型链球菌:菌落周围无溶血环,又称不溶血性链球菌。常存在于乳类和粪便中,一般不致病。

（2）根据抗原构造分类:根据多糖抗原的不同,可将链球菌分为 A、B、C～V 等 20 个菌群。对人致病的菌株 90％属 A 群。根据表面蛋白抗原的不同,可将链球菌分为若干型。如 A 群链球菌根据 M 蛋白不同可分为约 100 个型,B 群分 4 个型,C 群分 13 个型等。

4. 抵抗力 链球菌的抵抗力不强,60℃,30 分钟即被杀死,对一般消毒剂敏感。乙型溶血性链球菌对青霉素、红霉素、磺胺等敏感。

## （二）致病性

1. 致病物质 A 群链球菌有较强的侵袭力,可产生多种外毒素和侵袭性酶。

（1）菌体表面结构:①脂磷壁酸:存在于链球菌细胞壁中,具有黏附作用。是该菌能定居在机体皮肤和呼吸道黏膜表面的主要侵袭因素。②M 蛋白:具有抗吞噬作用。

（2）致热外毒素:又称红疹毒素,是引起猩红热的主要毒性物质。其化学本质为蛋白质,对机体具有致热作用和细胞毒作用,可引起发热和皮疹。该毒素免疫原性强,可刺激机体产生抗毒素,抗毒素可中和外毒素的毒性作用。

（3）链球菌溶素:由乙型溶血性链球菌产生,包括:①链球菌溶素 O:是一种含-SH 的蛋白质,对氧敏感,遇氧时-SH 易被氧化,失去溶血活性。该毒素对中性粒细胞、血小板、巨噬细胞、神经细胞、心肌细胞等有毒性作用。链球菌溶素 O 免疫原性强,链球菌感染后 2～3 周至病愈后数月到 1 年内,85％～90％的感染者血液中可出现抗 O 抗体。②链球菌溶素 S:是小分子糖肽、无免疫原性,对氧不敏感。链球菌在血琼脂平板上菌落周围的 β 溶血环即由此毒素所致。该毒素对白细胞、血小板和多种组织细胞也有破坏作用。

（4）侵袭性酶类:主要有三种,可以不同的作用方式促进细菌在组织间扩散。①透明质酸酶:又名扩散因子,能分解细胞间质的透明质酸,使细菌易在组织中扩散。②链激酶:又称链球菌纤溶酶,能使血浆中的纤溶酶原转化成纤溶酶,可溶解血块或阻止血浆凝固,有利于细菌扩散。③链道酶:又称链球菌 DNA 酶,能分解脓液中黏稠的 DNA,使脓汁稀薄,利于细菌扩散。

2. 所致疾病　临床上链球菌感染的 90% 是由 A 群链球菌引起的,可分为化脓性、中毒性和超敏反应性疾病三类。

(1) 化脓性炎症:主要有淋巴管炎、淋巴结炎、蜂窝织炎、痈、脓疱疮等局部皮肤和皮下组织感染,其特点是化脓病灶与周围组织界限不清,脓汁稀薄。此外,还可引起扁桃体炎、咽炎、咽峡炎、鼻窦炎、产褥感染、中耳炎、乳突炎等其他系统的感染。

(2) 中毒性疾病:主要是猩红热。是由产生致热外毒素的某些 A 群链球菌所致的急性呼吸道传染病,小儿多见。临床特征为发热、咽炎及全身鲜红色皮疹等。

(3) 链球菌感染后引起的超敏反应性疾病:某些 A 群溶血性链球菌引起咽炎、扁桃体炎后一定时间导致患者发生肾小球肾炎和风湿热等超敏反应性疾病,其发生机制详见免疫学部分的超敏反应一章。

**(三) 实验室检查**

1. 标本采集　根据不同类型的疾病采取不同标本。如化脓性感染采集脓汁,咽喉、鼻腔等病灶用棉签采集分泌物等。

2. 病原检查　包括:

(1) 直接涂片镜检:脓汁可直接涂片染色镜检,发现有典型的链状排列革兰阳性球菌可做出初步诊断。

(2) 分离培养与鉴定:脓汁或棉拭直接接种于血琼脂平板上。血液标本应先在含葡萄糖和血肉汤中增菌后再做分离培养。

3. 免疫检查　抗链球菌溶血素O(ASO)试验,简称抗"O"试验,常用于风湿热的辅助诊断。风湿热患者血清中抗"O"抗体比正常人显著增高,活动性风湿热患者大多超过 400 单位。

**(四) 防治原则**

注意婴幼儿保健,防止发生呼吸道感染。加强医院管理,防止医院内交叉感染。对急性咽峡炎和扁桃体炎患者应彻底治疗,防止急性肾小球肾炎和风湿热的发生。A 群链球菌的感染,青霉素 G 为首选治疗药物。

# 二、肺炎链球菌

肺炎链球菌(*S. pneumoniae*),俗称肺炎球菌。广泛分布于自然界,经常寄居于正常人的鼻咽腔中,多数不致病,少数引起大叶性肺炎等疾病。

**(一) 生物学性状**

1. 形态与染色　为革兰阳性双球菌,菌体呈矛头状,宽端相对,尖端相背。在痰、脓汁中亦可呈单个或短链状排列(彩图Ⅰ)。无芽胞和鞭毛,有毒株在机体内能形成荚膜。

2. 培养特性与生化反应　营养要求较高,需在含血液或血清的培养基上才能生长。在血平板上形成的菌落与甲型溶血性链球菌相似。本菌可产生自溶酶,若培养超过 48 小时,常因菌体自溶使菌落中央下陷呈"脐状"。肺炎链球菌能分解多种糖,如分解菊糖等,产酸不产气;胆汁溶菌试验阳性,这些特点可与甲型链球菌相区别。

3. 抗原构造与分型　根据存在部位与成分分为:

（1）荚膜多糖抗原：存在于肺炎链球菌荚膜中。根据其抗原性不同，可将肺炎链球菌分为84个血清型，其中20多型可致病。

（2）菌体C多糖：存在于肺炎链球菌细胞壁中，在钙离子存在时，可与血清中C-反应蛋白（C-reaction protein，CRP）结合，故常用肺炎链球菌C多糖测定C-反应蛋白，对活动性风湿热及急性炎症作辅助诊断。

4. 抵抗力　对理化因素抵抗力较弱，56℃ 20分钟即被杀死，有荚膜的菌株对干燥的抵抗力较强，在干痰中可存活1～2个月。对青霉素、红霉素、林可霉素、头孢曲松钠、阿奇霉素等敏感。

## （二）致病性与免疫性

1. 致病物质　主要是荚膜。荚膜具有抗吞噬作用，失去荚膜其毒力即减低或消失。此外，本菌产生的肺炎链球菌溶素O能溶解某些动物和人红细胞，神经氨酸酶与细菌在黏膜上定居、繁殖扩散有关。

2. 所致疾病　该菌寄生在正常人的口腔及鼻咽腔，一般不致病。当机体免疫力减弱时，肺炎链球菌可由上呼吸道侵入，经支气管到达肺组织致病，主要引起大叶性肺炎。病人突然发病，高热、寒战、胸痛、咳嗽、咳铁锈色痰。有时可继发胸膜炎、脓胸、中耳炎、乳突炎、败血症和脑膜炎等。

3. 免疫性　病后可获得对同型肺炎链球菌感染的牢固免疫力。起免疫作用的主要是抗荚膜多糖抗原的抗体，通过其调理作用，增强吞噬细胞的吞噬功能。

## （三）实验室检查

取痰、脓液或脑脊液沉淀物直接涂片染色镜检，如发现典型的革兰阳性、有荚膜的双球菌，可初步诊断。将痰或脓汁直接接种血琼脂平板作分离培养，发现有草绿色溶血环的可疑菌落，再作胆汁溶菌试验和菊糖发酵试验等，与甲型溶血性链球菌相鉴别。血液标本经肉汤增菌后作分离培养。小白鼠对本菌高度敏感，必要时作小白鼠毒力试验。

## （四）防治原则

特异性预防：目前使用的多价肺炎链球菌荚膜多糖疫苗对儿童、老人和慢性病患者有较好的预防效果。药物治疗：肺炎链球菌感染可用青霉素G治疗，耐药者可选用万古霉素、林可霉素等敏感药物治疗。

# 第三节　奈瑟菌属

## 一、脑膜炎奈瑟菌

奈瑟菌属（*Neiseria*）包括脑膜炎奈瑟菌（*N. meningitidis*）、淋病奈瑟菌（*N. gonorrhoeae*）等23个种和亚种。对人致病的主要有脑膜炎奈瑟菌和淋病奈瑟菌两种，其余均为鼻、咽喉和口腔黏膜的正常菌群。

脑膜炎奈瑟菌又称脑膜炎球菌，是引起流行性脑脊髓膜炎（流脑）的病原菌。

## （一）生物学性状

1. 形态与染色　革兰染色阴性，成双排列，单个菌体呈肾形或豆形，凹面相对，直径0.6～0.8$\mu$m（彩图Ⅰ）。人工培养后呈卵圆形或球形，排列不规则。在患者脑脊液涂片中，多位于中性粒细胞内，形态典型。新分离菌株大多有荚膜和菌毛。

2. 培养特性及生化反应　营养要求较高,需在含有血清、血液等培养基上才能生长。最常用巧克力色培养基。专性需氧,初次分离需加 $5\%\sim10\%CO_2$,在巧克力色培养基上,孵育 24 小时后,可形成 $1.0\sim1.5mm$ 的圆形、无色透明,光滑似露滴状的菌落。该菌能产生自溶酶,故培养物超过 48 小时不移种常死亡。大多数脑膜炎奈瑟菌能分解葡萄糖和麦芽糖,产酸不产气,氧化酶试验阳性。

3. 抗原结构与分类　脑膜炎奈瑟菌有荚膜多糖群特异性抗原、外膜蛋白型特异性抗原、脂寡糖抗原和核蛋白抗原。根据荚膜多糖抗原性不同,可将脑膜炎奈瑟菌分为 13 个血清群,对人致病的多为 A、B、C 群,其中 C 群致病力最强。我国以 A 群流行为主。

4. 抵抗力　脑膜炎奈瑟菌对理化因素抵抗力弱。对干燥、热、寒冷等极敏感,在室温中 3 小时,55℃,5 分钟即死亡。75％乙醇、0.1％苯扎溴铵可迅速将其杀死。对磺胺、青霉素、头孢曲松钠、头孢唑啉等敏感。对磺胺药易产生耐药性。

### (二) 致病性与免疫性

1. 致病物质　主要有荚膜、菌毛和内毒素。荚膜有抗吞噬作用,菌毛可使细菌黏附于宿主细胞表面,有利于细菌入侵。内毒素是最主要的致病物质,它使机体发热、白细胞升高、微血管内皮损伤、局部血管栓塞及出血,导致患者出现出血性皮疹或瘀斑。严重时引起 DIC 和中毒性休克。

2. 所致疾病　引起流行性脑脊髓膜炎(又称流脑)。传染源是流脑病人和带菌者,尤以后者为主。流行期间正常人群鼻咽部带菌率达 70％以上。主要通过飞沫传播。以 6 个月至 2 岁发病率最高。根据病菌毒力、数量和机体免疫力强弱的不同,临床上可表现为 3 种类型,即普通型、暴发型和慢性败血症型。普通型占 90％左右。患者先有上呼吸道炎症,继而大量繁殖的病原菌从鼻咽部黏膜进入血流,引起菌血症或败血症,表现为突发寒战高热、恶心和出血性皮疹或瘀斑。细菌到达中枢神经系统主要侵犯脑脊髓膜,引起化脓性炎症,导致剧烈头痛、喷射状呕吐、颈项强直等颅压增高脑膜刺激症状。

3. 免疫性　机体对脑膜炎奈瑟菌的免疫以体液免疫为主。病人、带菌者和疫苗接种后 2 周,体内群特异多糖抗体 IgG、IgM 和 IgA 水平升高。血清中抗体在补体参与下能杀伤脑膜炎奈瑟菌。6 个月以内婴儿可通过母体获得抗体,产生自然被动免疫。

### (三) 实验室检查

1. 标本采集　取病人的脑脊液、血液和刺破出血瘀斑取其渗出物。脑膜炎奈瑟菌对低温和干燥极敏感,标本采取后应注意保暖保湿并立即送检。

2. 病原检查　①直接涂片镜检:如在中性粒细胞内外有革兰阴性双球菌,可作出初步诊断;②分离培养与鉴定:将血液或脑脊液标本先接种至血清肉汤培养基增菌,阳性者作生化反应和玻片凝集试验鉴定。

3. 免疫检查　可用对流免疫电泳、SPA 协同凝集试验和 ELISA 等方法快速检测血液或脑脊液中的可溶性抗原。

### (四) 防治原则

一般性预防:流行期间,成年人可短期应用磺胺类药物口服或滴鼻。特异性预防:对易感儿童可接种脑膜炎奈瑟菌荚膜多糖疫苗进行特异性预防。药物治疗:对患者要尽早使用青霉素 G、磺胺等治疗,对过敏者可选用红霉素和头孢曲松钠、头孢唑啉等第三代头孢菌素。

## 二、淋病奈瑟菌

淋病奈瑟菌通常称淋球菌,是引起人类淋病的病原菌。

### (一)生物学性状

1. 形态与染色 革兰染色阴性,形态与脑膜炎奈瑟菌相似。在脓汁标本中,急性淋病患者分泌物涂片可见细菌大多位于中性粒细胞内,而慢性患者则多在细胞外(彩图Ⅰ)。无芽胞和鞭毛,可形成荚膜,有菌毛。

2. 培养特性与生化反应 营养要求高,常用巧克力色血琼脂培养基,初次分离需要 $5\% \sim 10\%$ $CO_2$,孵育 48 小时后形成圆形、凸起、灰白色的光滑型菌落。只分解葡萄糖产酸不产气、不分解其他糖类。

3. 抗原构造与分类 淋病奈瑟菌的表面抗原主要有菌毛蛋白抗原、脂多糖抗原和外膜蛋白抗原。根据外膜蛋白抗原至少可分为 18 个血清型。

4. 抵抗力 淋病奈瑟菌对热、冷、干燥极敏感。对磺胺类、青霉素均敏感,但易产生耐药性。

### (二)致病性

1. 致病物质 主要有菌毛、外膜蛋白、脂多糖和 IgA 蛋白酶等。菌毛使菌体黏附于泌尿生殖道上皮细胞上。外膜蛋白具有损伤中性粒细胞膜、参与黏附、抑制抗体的杀菌作用等。脂多糖能使黏膜上皮细胞坏死脱落、中性粒细胞聚集。IgA 蛋白酶能破坏黏膜表面的 IgA 抗体,有利于细菌的黏附。

2. 所致疾病 人类是淋病奈瑟菌的唯一宿主。主要通过性接触而感染。一般引起男性前尿道炎,女性尿道炎与子宫颈炎。若不及时治疗,可扩散到整个生殖系统,引起慢性感染,是导致不育的原因之一。母体患病时,新生儿出生时可引起淋球菌性眼结膜炎。

### (三)实验室检查

1. 标本采集 取泌尿生殖道脓性分泌物。

2. 病原检查 ①直接涂片镜检:将脓汁分泌物涂片,革兰染色后镜检,如在中性粒细胞内发现有革兰阴性双球菌时,有诊断价值;②分离培养与鉴定:将标本接种于巧克力色血琼脂平板,在 $5\% \sim 10\% CO_2$ 下孵育 $24 \sim 48$ 小时,挑取可疑菌落进一步作出生化反应等鉴定。

### (四)防治原则

加强性卫生宣教,防止不正当两性关系。积极治疗患者,首选青霉素 G。近年来,由于耐药菌株的不断增多给临床治疗带来了困难,故临床上应在药敏试验指导下合理用药。此外,新生儿出生时,无论产妇有无淋病,应立即用 1‰硝酸银或蛋白银滴眼,以预防新生儿淋病性眼结膜炎的发生。

(姜凤良)

# 第十八章

# 消化道感染细菌

消化道感染细菌是指一群在胃肠道中增殖并引起胃肠道症状,或正常定居于肠道但可引起肠外感染的病原菌。该类细菌主要包括肠杆菌科、弧菌属、螺杆菌属等。肠杆菌科 (*Enterobacteriaceae*)细菌是一大群寄居在人和动物肠道中,生物学性状相似的革兰阴性短小杆菌。多数属于肠道正常菌群,少数是致病菌。肠杆菌科主要包括埃希菌属、志贺菌属、沙门菌属等。肠杆菌科主要代表菌及重要生化特性见表18-1。

表 18-1　肠杆菌科主要代表菌及重要生化特性

| 属 | 代表种 | 双糖铁培养基(KIA) | | | 动力 | IMViC 试验 | | | |
| | | 斜面(乳糖) | 底层(葡萄糖) | H₂S | | 吲哚(I) | 甲基红(M) | VP(V) | 枸橼酸盐(C) |
|---|---|---|---|---|---|---|---|---|---|
| 埃希菌属 | 大肠埃希菌 | +* | ⊕ | – | +/– | + | + | – | – |
| 志贺菌属 | 痢疾志贺菌 | – | + | – | – | –/+ | + | – | – |
| 沙门菌属 | 伤寒沙门菌 | – | + | –/+ | + | – | + | – | –/+ |
| | 其他沙门菌 | – | ⊕ | +/– | + | – | + | – | + |
| 克雷伯菌属 | 肺炎克雷伯菌 | +* | ⊕ | – | – | – | – | + | + |
| 肠杆菌属 | 产气肠杆菌 | +* | ⊕ | – | + | – | – | + | + |
| 变形杆菌属 | 普通变形杆菌 | – | ⊕ | + | + | + | + | –/+ | –/+ |

注:1. – 不分解或阴性　⊕ 产酸产气　+ 产酸或阳性
2. +* 气体挥发,一般看不到

## 第一节　埃　希　菌　属

埃希菌属(*Escherichia*)有6个种,其中大肠埃希菌(*E. coli*)最为重要。大肠埃希菌俗称大肠杆菌,多为人体肠道的正常菌群。婴儿出生数小时后就进入肠道,并伴随终生。当机体免疫力降低或侵入肠外组织时,可引起肠外感染,有些还能引起人类腹泻。此外,大肠埃希菌在卫生学检测中具有重要意义。

### 一、生物学性状

1. 形态与染色　革兰阴性短小杆菌,多数有周鞭毛,能运动。无芽胞,有菌毛(彩图 I)。

2. 培养特性及生化反应　兼性厌氧,营养要求不高。在液体培养基中呈混浊生长现

117

象。普通琼脂平板 37℃ 培养 24 小时后，形成直径约 2～3mm 圆形、凸起、边缘整齐、灰白色的光滑型菌落。在伊红亚甲蓝琼脂平板（EMB）上，由于发酵乳糖菌落呈紫黑色并呈现金属光泽；在 SS 培养基上可形成红色菌落。

大肠埃希菌能发酵葡萄糖等多种糖类，产酸产气。大肠埃希菌的 IMViC（吲哚、甲基红、VP 和枸橼酸）试验结果为＋＋－－。不产生硫化氢，尿素酶阴性。

3. 抗原结构　大肠埃希菌有菌体（O）抗原、多糖荚膜（K）抗原和鞭毛（H）抗原三种，是血清学分型的依据。现已知有 O 抗原 170 余种；H 抗原 56 种，K 抗原 100 余种。

## 二、致病性

### （一）致病物质

1. 黏附素　大肠埃希菌的黏附素能使细菌紧密黏着在泌尿道和肠道的细胞上，避免因排尿时尿液的冲刷和肠道的蠕动作用而被排除。包括定植因子抗原、集聚黏附菌毛、束形成菌毛、紧密黏附素和 P 菌毛等。

2. 肠毒素　为肠产毒型大肠埃希菌产生的外毒素，分耐热和不耐热肠毒素两种：①不耐热肠毒素（heat labile enterotoxin，LT）：为蛋白质，对热不稳定，65℃ 30 分钟可灭活。LT 由一个 A 亚单位和 5 个 B 亚单位组成。A 亚单位是毒素的活性部位。B 亚单位能与黏膜上皮细胞上的受体结合，促使 A 亚单位进入细胞内，激活腺苷环化酶，使 ATP 转化为 cAMP，引起小肠黏膜细胞分泌亢进，导致腹泻。②耐热肠毒素（heat stable enterotoxin，ST）：为低分子多肽，对热稳定，100℃ 20 分钟仍不失活性。ST 引起腹泻是通过激活小肠黏膜细胞上的鸟苷环化酶，使 cGMP 浓度增高而导致的肠液分泌增加。

此外，还有内毒素、荚膜、载铁蛋白和Ⅲ型分泌系统等，其中载铁蛋白可从宿主获得铁离子。Ⅲ型分泌系统由 20 余种蛋白组成，其作用如同一种分子注射器，当细菌接触宿主细胞后，能向宿主细胞内输送毒性基因产物，从而对宿主细胞产生致病作用。

### （二）所致疾病

1. 肠道外感染　多数大肠埃希菌在肠道内不致病，但寄居部位改变时可引起肠外感染，以化脓性感染和泌尿道感染最为常见。化脓性感染如腹膜炎、阑尾炎、手术创口感染、败血症和新生儿脑膜炎等；泌尿道感染如尿道炎、膀胱炎、肾盂肾炎常见。

2. 肠内感染　由少数致病性大肠埃希菌引起，主要表现为胃肠炎，与食入污染的食品和饮水有关，为外源性感染。致病性大肠埃希菌分为五种类型，主要特点见表 18-2。

## 三、实验室检查

1. 标本采集　肠外感染可根据不同部位疾病采集尿、血液、脓液、脑脊液等；胃肠炎患者可采取粪便标本。

2. 病原检查　将采集的标本接种相应的培养基，获得可疑菌落后，染色显示为革兰阴性杆菌，再用生化反应、血清学方法进行鉴定。

3. 免疫检查　常用的有 SPA 协同凝集试验，荧光抗体试验、ELISA 试验等。也可采用 PCR 技术检查大肠埃希菌的核酸。

4. 卫生细菌学检查　大肠埃希菌的检查可作为饮水和食品被粪便污染及污染程度的指标。样品中检出大肠埃希菌越多，表示被粪便污染程度越严重，从而表明可能有肠道致病菌的污染。我国卫生标准规定：每升饮用水中大肠菌群数不得超过 3 个；每 100ml 瓶装汽水、果汁中大肠菌群数不得超过 5 个。

表 18-2　常见致病性大肠埃希菌的致病特点比较

| 菌　株 | 致病机制 | 主要临床表现 |
|---|---|---|
| 肠产毒素型大肠埃希菌<br>(Enterotoxigenic *E. coli*, ETEC) | 黏附素、ST 和 LT 肠毒素,导致肠黏膜细胞大量分泌液体和电解质 | 婴儿和旅行者腹泻,表现为水样便、腹痛、恶心、呕吐、脱水、低热等 |
| 肠侵袭型大肠埃希菌<br>(Enteroinvasive *E. coli*, EIEC) | 细菌不产肠毒素,能直接侵袭结肠黏膜上皮细胞并在其中生长繁殖,导致肠黏膜局部炎症和溃疡 | 表现为发热、腹痛、腹泻、脓血便和里急后重等类似细菌性痢疾的症状 |
| 肠致病型大肠埃希菌<br>(Enteropathogenic *E. coli*, EPEC) | 不产肠毒素,该菌可黏附于小肠黏膜表面,导致黏膜上皮细胞结构和功能受损 | 婴幼儿腹泻,表现为水样便、恶心、呕吐、发热等 |
| 肠出血型大肠埃希菌<br>(Enterohemorrhagic *E. coli*, EHEC) | 菌毛黏附,志贺样毒素可阻断肠黏膜细胞蛋白质合成,伴小肠绒毛受损,导致吸收障碍 | 表现为水样便、血便、剧烈腹痛、低热,可并发血小板减少性紫癜、溶血性尿毒综合征,死亡率达 10% |
| 肠集聚型大肠埃希菌<br>(Enteroaggregative *E. coli*, EAEC) | 集聚性黏附肠黏膜上皮细胞,导致吸收障碍 | 婴儿和旅行者腹泻,表现为持续性水样便、呕吐、脱水、低热等 |

四、防治原则

致病性大肠埃希菌感染目前尚无特异性预防方法,疫苗正在研制中。临床上应严格进行无菌操作,防止尿道插管和膀胱镜检查中的医源性感染。良好的卫生习惯有益于防止尿路感染。加强饮食卫生监督是防止肠内感染的重要措施。对患者应选择敏感的药物进行治疗。

第二节　志贺菌属

志贺菌属(*Shigella*)是人类细菌性痢疾的病原菌,俗称痢疾杆菌。

病例:患者,男,26 岁。2 天前因不洁饮食后出现腹痛腹泻,有黏液血便,伴里急后重,体温 38.5℃,血压 120/80mmHg。血常规检验:白细胞 $12×10^9$/L,中性粒细胞 0.82,淋巴细胞 0.12;粪常规检验:黏液(＋＋),红细胞 3 个/HP,白细胞 8 个/HP。

思考与讨论:

1. 你认为该患者最可能患哪种疾病? 还可采用哪些方法进行快速诊断?

2. 你认为患者感染了哪种病原菌? 其致病因素和机制是什么?

3. 在社区应如何防治这种传染病?

## 一、生物学性状

1. **形态与染色** 大小为 $0.5\sim0.7\mu m\times2\sim3\mu m$ 革兰阴性的短小杆菌。无芽胞,无鞭毛,无荚膜,有菌毛。

2. **培养特性与生化反应** 营养要求不高,在普通琼脂平板上经 24 小时生长,形成直径约 2mm 大小、半透明的光滑型菌落。分解葡萄糖产酸不产气,除宋内志贺菌个别菌株迟缓发酵乳糖外,其余均不分解乳糖。故在肠道选择培养基上形成较小、无色、半透明菌落。

3. **抗原构造与分类** 志贺菌属细菌有 O 和 K 两种抗原,O 抗原是分类的依据,有群特异抗原和型特异抗原两种,借此将志贺菌属分为 A、B、C、D 4 群和 40 余血清型(包括亚型)。我国以 B 群福氏志贺菌最为常见,其次为 D 群(表 18-3)。

表 18-3　志贺菌属的分类

| 菌　种 | 群 | 型 | 亚　型 |
|---|---|---|---|
| 痢疾志贺菌 | A | 1～10 | 8a,8b,8c |
| 福氏志贺菌 | B | 1～6,x,y 变型 | 1a,1b,2a,2b,3a,3b,3c,4a,4b |
| 鲍氏志贺菌 | C | 1～18 | |
| 宋内志贺菌 | D | 1 | |

4. **抵抗力** 志贺菌的抵抗力较弱。加热 60℃ 10 分钟可被杀死。对酸和一般消毒剂敏感。在粪便中,由于其他肠道杆菌产酸或噬菌体的作用常使本菌在数小时内死亡,故粪便标本应迅速送检。对多种抗生素易产生耐药性。

## 二、致病性与免疫性

### (一) 致病物质

志贺菌的致病物质包括侵袭力和内毒素,有的菌株尚能产生外毒素。

1. **侵袭力** 志贺菌先通过菌毛黏附在回肠末端和结肠黏膜的上皮细胞表面,继而侵入上皮细胞,在黏膜固有层内生长繁殖并形成感染灶,引起局部炎症反应。

2. **内毒素** 志贺菌所有菌株都具有强烈的内毒素。内毒素作用于肠黏膜,使其通透性增高,进一步促进对内毒素的吸收,引起发热、神志障碍,甚至中毒性休克等一系列症状。内毒素亦可破坏肠黏膜,促进炎症、溃疡、坏死和出血。内毒素尚能作用于肠壁自主神经,使肠功能发生紊乱,肠蠕动失调和痉挛,尤其是直肠括约肌痉挛最明显,因而出现腹痛、里急后重等症状。

3. **外毒素** A 群志贺菌 1 型和 2 型可产生外毒素,称为志贺毒素(Shiga toxin,Stx)。该毒素具有细胞毒性、神经毒性和肠毒素活性,可引起神经麻痹、细胞坏死和水样腹泻。但在部分病人此毒素可导致肾小球内皮细胞的损伤,引起溶血性尿毒综合征(HUS)。

### (二) 所致疾病

志贺菌引起细菌性痢疾,致病程度因种而异。痢疾志贺菌感染病情较重,宋内志贺菌多引起轻型感染,福氏志贺菌感染易转为慢性。

传染源是病人和带菌者,传播途径主要通过粪-口途径。人类普遍易感,10～150 个细菌即可引起典型的细菌性痢疾。细菌性痢疾有急性、慢性和中毒性三种类型。急性细菌性痢疾经过 1～3 天的潜伏期后,突然发病,常有发热、腹痛、腹泻、里急后重等症状,并伴有黏液脓血便。若治疗不彻底,约有 10%～20% 的病人可转为慢性感染。中毒性痢疾多见于小儿,其表现主要为全身中毒症状,无明显的消化道症状。原因是内毒素致使微血管痉挛,缺血和缺氧,患者常出现 DIC、多器官功能衰竭,死亡率较高。

志贺菌型别多,感染仅局限于肠黏膜层,一般不侵入血液,其抗感染免疫主要依赖肠黏膜表面 sIgA,病后免疫力不牢固。

## 三、实验室检查

1. 标本采集 取脓血黏液便,避免与尿混合,立即送检。若不能及时送检,可将标本保存于 30% 的甘油缓冲盐水或专门送检的培养基内。中毒性痢疾患者可取肛拭子。

2. 病原检查 将临床标本接种于肠道选择培养基内,37℃培养 18～24 小时,挑取无色半透明可疑菌落作生化反应、血清学试验,进行鉴定。同时作药物敏感试验。

3. 免疫检查 可选用 SPA 协同凝集试验、荧光抗体试验和乳胶凝集试验等方法。PCR 技术可直接检测其产毒基因。

## 四、防治原则

采取综合性防治措施:①一般性预防,加强饮食、饮水卫生管理,防蝇灭蝇。早期隔离病人,对病人的排泄物应进行彻底消毒;②特异性预防,对重点人群可接种志贺菌链霉素依赖株的多价活疫苗;③药物治疗,志贺菌感染可选用庆大霉素、黄连素、吡哌酸等药物。但该菌易出现耐药菌株,给治疗工作带来很大困难。因此,需根据药敏试验结果来科学合理选择治疗药物的种类。

# 第三节 沙门菌属

沙门菌属(*Salmonella*)是一群寄生于人和动物肠道中的革兰阴性杆菌。目前已知沙门菌属有 2 500 多种血清型。其中对人致病的只是少数,如引起肠热症的伤寒沙门菌、甲型副伤寒沙门菌、肖氏沙门菌(乙型副伤寒沙门菌)和希氏沙门菌(丙型副伤寒沙门菌)等。其他对动物致病的沙门菌有时可引起人类食物中毒或败血症,如鼠伤寒沙门菌、肠炎沙门菌和猪霍乱沙门菌等。

## 一、生物学性状

1. 形态与染色 革兰阴性杆菌,有菌毛,除鸡沙门菌和稚鸭沙门菌等个别例外,都具有周身鞭毛。一般无典型荚膜。均不形成芽胞。

2. 培养特性与生化反应 兼性厌氧,营养要求不高。在普通琼脂平板上可生长。在 S.S 选择培养基上形成中等大小、无色半透明的光滑型菌落。

不发酵乳糖或蔗糖,但可发酵葡萄糖、麦芽糖和甘露醇,除伤寒沙门菌不产气外,其他沙门菌均产酸产气。在克氏双糖管中,不发酵乳糖(斜面),发酵葡萄糖(底层)产酸产气,多产生 $H_2S$,动力阳性。借此可将沙门菌同大肠埃希菌或志贺菌等相鉴别(表 18-4)。

3. 抗原构造与分类 沙门菌属细菌重要抗原有菌体(O)抗原和鞭毛(H)抗原,少数菌株具有毒力(Vi)抗原。其中 O 抗原和 H 抗原是分型的依据。

(1) O 抗原:是细菌细胞壁脂多糖中特异性多糖部分,耐热,性质稳定。以阿拉伯数字顺序排列。每个沙门菌的血清型含有一种或多种 O 抗原。凡含有相同 O 抗原组分的归为一个组(表 18-4),引起人类疾病的沙门菌大多数在 A～E 组。O 抗原刺激机体产生的抗体主要为 IgM。

表 18-4　常见沙门菌的生化特性、抗原组成及分组

| 分组 | 菌　名 | 双糖铁培养基(KIA) | | | 动力 | O 抗原 | H 抗原 | |
| | | 斜面(乳糖) | 底层(葡萄糖) | H<sub>2</sub>S | | | 第Ⅰ相 | 第Ⅱ相 |
|---|---|---|---|---|---|---|---|---|
| A 组 | 甲型副伤寒沙门菌 | − | ⊕ | −/+ | + | 1,2,12 | a | − |
| B 组 | 肖氏沙门菌 | − | ⊕ | +++ | + | 1,4,5,12 | b | 1,2 |
| | 鼠伤寒沙门菌 | − | ⊕ | +++ | + | 1,4,5,12 | i | 1,2 |
| C 组 | 希氏沙门菌 | − | ⊕ | − | + | 6,7,Vi | c | 1,5 |
| | 猪霍乱沙门菌 | − | ⊕ | +/− | + | 6,7 | c | 1,5 |
| D 组 | 伤寒沙门菌 | − | + | −/+ | + | 9,12,Vi | d | − |
| | 肠炎沙门菌 | − | ⊕ | +++ | + | 1,9,12 | g,m | − |

注:−不分解或阴性;⊕产酸产气;＋产酸或阳性

(2) H 抗原:为细菌鞭毛蛋白,不耐热,加热 60℃ 15 分钟或用酒精处理可将其破坏。H 抗原分为第Ⅰ相和第Ⅱ相两种。第Ⅰ相特异性高,以 a、b、c……表示。第Ⅱ相特异性低,可为多种沙门菌共有,以 1、2、3……表示(表 18-4)。一个菌株同时有第Ⅰ相和第Ⅱ相 H 抗原的称双相菌。每一组沙门菌根据 H 抗原不同,可进一步将组内沙门菌分成不同菌型。H 抗原刺激机体产生的抗体主要为 IgG。

(3) 表面抗原:新分离的伤寒沙门菌和希氏沙门菌有 Vi 抗原。是一种不耐热的酸性多糖复合体,不稳定,经 60℃ 加热、苯酚处理或经传代培养后消失。具有抗吞噬、阻止 O 抗原与相应抗体凝集的作用。

4. 抵抗力　沙门菌对理化因素的抵抗力较弱,湿热 65℃ 15～30 分钟即被杀死。对一般消毒剂敏感,但对胆盐、煌绿等化学物质的耐受性较其他肠道菌强,故常用含有这些物质的选择性培养基进行分离培养。

## 二、致病性与免疫性

### (一) 致病物质

沙门菌致病物质主要是侵袭力和内毒素,有些菌型还能产肠毒素。

1. 侵袭力　沙门菌有毒株能侵袭小肠黏膜。当细菌被摄入并通过胃后,细菌先侵入小肠末端位于派伊尔淋巴结的 M 细胞并在其中生长繁殖。然后经 M 细胞的吞噬泡将其转送至固有层中并被巨噬细胞吞噬。因 Vi 抗原的保护作用和沙门菌耐酸应答基因的介导,细菌不被吞噬细胞内杀菌因子所杀伤,并可在吞噬细胞内生长繁殖。

2. 内毒素　沙门菌死亡崩解后释放出的内毒素,可引起宿主体温升高、白细胞数下降,大剂量时导致中毒性休克等。

3. 肠毒素　个别沙门菌株如鼠伤寒沙门菌可产生肠毒素,其性质类似 ETEC 产生的肠毒素,可导致腹泻。

### (二) 所致疾病

1. 肠热症　包括伤寒沙门菌引起的伤寒,以及甲型副伤寒沙门菌、肖氏沙门菌、希氏沙门菌引起的副伤寒。伤寒和副伤寒的致病机制和临床症状基本相似,只是副伤寒的病情较

轻,病程较短。人感染沙门菌后是否发病取决于侵入的菌量与人体的免疫状况。当细菌侵入人体后,部分细菌在肠系膜淋巴结大量繁殖,经胸导管进入血流引起第一次菌血症,同时细菌随血流进入肝、脾、肾、胆囊等器官。此时病人可出现发热、全身不适等前驱症状。通常潜伏期为2周左右。由于细菌在上述器官繁殖后,再次入血造成第二次菌血症。在未经治疗的情况下,患者可出现明显临床表现,如持续高热(39~40℃)、相对缓脉、肝脾大,全身中毒症状显著,皮肤出现玫瑰疹,外周血白细胞明显下降。胆囊中细菌通过胆汁进入肠道,一部分随粪便排出体外,另一部分细菌再次侵入肠壁淋巴组织,使局部组织发生超敏反应性炎症,导致肠壁组织坏死和溃疡,严重者有出血或肠穿孔等并发症。肾脏中的病菌可随尿排出。若无并发症,经3~4周后病情开始好转。

2. 食物中毒(急性胃肠炎)  由摄入大量被鼠伤寒、猪霍乱、肠炎沙门菌污染的食物引起。细菌的侵袭力和肠毒素是其主要致病因素。该病潜伏期较短,一般仅为6~24小时。主要临床症状为发热、呕吐、腹痛、水样便,偶有黏液或脓性便。严重者可伴有脱水,导致休克、肾衰竭而死亡。沙门菌胃肠炎一般于2~3天内可自愈。

3. 败血症  多由猪霍乱、鼠伤寒、肠炎沙门菌等引起。多见于儿童和免疫力低下的成人。主要症状有高热、寒战、厌食等。是由于细菌经口感染后,早期即侵入血循环所致。如细菌随血流播散,可出现局部化脓性感染,如脑膜炎、骨髓炎、胆囊炎、心内膜炎、关节炎等。

4. 无症状带菌者  约有1‰~5‰伤寒或副伤寒患者,在症状消失后1年仍可在其粪便中检出相应的沙门菌。原因主要是滞留在胆囊中的病原菌不断排出所致。无症状带菌者是人类伤寒和副伤寒的重要传染源。

**(三) 免疫性**

伤寒和副伤寒患者病后可获得牢固的免疫力,极少再次感染。沙门菌是细胞内寄生菌,故特异性细胞免疫是其主要防御机制,但特异性抗体也有辅助杀菌作用。胃肠炎的恢复与肠道局部产生的SIgA有关。

# 三、实验室检查

1. 标本采集  肠热症随病程的进展不同细菌出现的主要部位不同,故临床上应根据不同的病程采取不同的标本。病程第1周主要取外周血;第2~3周主要取粪便,也可取尿液;第1~3周全程均可采集骨髓标本。副伤寒病程较短,因此采样时间可相对提前。胃肠炎取粪便、呕吐物和可疑食物。败血症取血液。肠道带菌者可取十二指肠引流液或粪便标本。

2. 病原检查  可进行病原菌分离培养与鉴定。血液与骨髓标本可先作肉汤增菌,再画线接种于肠道选择培养基;粪便及尿标本直接接种于肠道选择培养基,经37℃培养24小时,挑取可疑菌落,接种于双糖铁培养基进一步培养,疑为沙门菌后,再继续作系列生化反应,并用沙门菌多价抗血清作玻片凝集试验予以确定。

3. 免疫检查  SPA协同凝集试验、胶乳凝集试验和ELISA常用于快速诊断。临床上常用肥达试验(Widal test)作为辅助诊断的方法。

肥达试验是用已知伤寒沙门菌O、H抗原,以及甲型副伤寒沙门菌、肖氏沙门菌和希氏沙门菌H抗原,与待检血清做半定量凝集试验,以测定血清中有无相应抗体及其效价,用于伤寒和副伤寒的辅助诊断。

肥达试验结果的解释必须结合临床表现、病程、病史以及地区流行病学情况。①正常值,人群因沙门菌隐性感染或预防接种,血清中可含有一定量的相关抗体,其效价因地区不同而有差异。一般伤寒沙门菌 O 凝集效价小于 1：80，H 凝集效价小于 1：160，副伤寒沙门菌的 H 凝集效价小于 1：80。只有当检测结果等于或大于上述相应数值时才有诊断价值。②动态观察，有时单次效价高不能定论，可在病程中逐周复查。若效价依次递增或恢复期效价比初次效价≥4 倍者即有诊断意义。

## 四、防治原则

加强饮食服务业的卫生管理，执行严格的市场准入制度。在餐饮服务业普查带菌者，立即隔离、治疗。重点人群应定期接种新一代伤寒 Vi 荚膜多糖疫苗，可提高人群免疫力。隔离治疗病人，选用有效抗生素如氨苄西林、环丙沙星等，可取得满意的治疗效果。同时，对病人和带菌者的排泄物应进行彻底消毒。

# 第四节　霍乱弧菌

霍乱弧菌（*Vibrio cholerae*）是引起消化道烈性传染病霍乱的病原体，两千多年前已有记载。自 1817 年以来，先后引起 7 次世界性霍乱大流行。前 6 次均由霍乱弧菌古典生物型引起，1961 年开始的第 7 次大流行由霍乱弧菌 El Tor 生物型引起。1992 年在印度和孟加拉的一些城市首次出现了由非 O1 群霍乱弧菌（即 O139 弧菌）引起的流行，并很快传遍亚洲。

## 一、生物学性状

1. 形态与染色　霍乱弧菌为革兰染色阴性，呈弧形或逗点状。菌体一端有一根单鞭毛，运动非常活泼。有菌毛，无芽胞，有些菌株可形成荚膜（彩图 I）。

2. 培养特性与生化反应　兼性厌氧，营养要求不高。在 pH 8.8～9.0 的碱性蛋白胨水或碱性琼脂平板上生长良好，故初次分离霍乱弧菌常用碱性蛋白胨水增菌。霍乱弧菌过氧化氢酶阳性，氧化酶阳性，能发酵葡萄糖、蔗糖和甘露醇等，产酸不产气；吲哚反应阳性。

3. 抗原构造与分型　霍乱弧菌有耐热的 O 抗原和不耐热的 H 抗原。O 抗原具有特异性，根据 O 抗原可将霍乱弧菌分为 155 个血清群，其中 O1 群和 O139 群引起霍乱，其余的血清群仅引起人类胃肠炎等疾病。O1 群霍乱弧菌的 O 抗原由 A、B、C 3 种抗原因子组成，据此又可将其分为小川型（AB）、稻叶型（AC）和彦岛型（ABC）3 个血清型。根据是否溶解羊红细胞、凝集鸡红细胞及对多黏菌素和噬菌体的敏感性等表型差异，又可将每一个血清型分为 2 个生物型，即古典生物型和 El Tor 生物型。

4. 抵抗力　该菌对热、干燥、日光、酸和消毒剂抵抗力弱。100℃煮沸 1～2 分钟即死亡，在正常胃酸中仅存活 4 分钟，按 1：4 比例加入漂白粉处理病人的排泄物或呕吐物 1 小时可达到消毒目的。

## 二、致病性与免疫性

### （一）致病物质

霍乱弧菌的致病物质主要包括鞭毛、菌毛和霍乱肠毒素。

1. 鞭毛和菌毛　病菌经胃到达小肠后，通过活泼的鞭毛运动，穿过肠黏膜表面黏液层，继而以菌毛黏附于肠黏膜上皮细胞表面定居增殖。

2. 霍乱肠毒素　是目前已知的致泻毒素中最为强烈的毒素，是肠毒素的典型代表。该毒素由 1 个 A 亚单位和 5 个相同的 B 亚单位构成。B 亚单位可与小肠黏膜上皮细胞 GM1 神经节苷脂受体结合,介导 A 亚单位进入细胞,A 亚单位作用于细胞膜上的腺苷酸环化酶,通过一系列生化反应,使细胞内 cAMP 浓度升高,导致肠黏膜上皮细胞分泌功能亢进,大量分泌 $Na^+$、$K^+$、$HCO_3^-$ 和水,从而引起严重的腹泻与呕吐。

此外,如 $O_{139}$ 群霍乱弧菌的荚膜多糖和 LPS 毒性决定簇等也参与了该菌的致病。

### (二) 所致疾病

引起烈性消化道传染病霍乱,为我国的甲类法定报告传染病。

人是霍乱弧菌的唯一易感者。传染源为患者和带菌者,传播途径主要是通过污染的水源或食物经口摄入。在正常胃酸条件下,需要进入大量的细菌($10^8$)才能引起感染,但当胃酸缺乏时,感染量可减少到 $10^3 \sim 10^5$ 个细菌。病菌到达小肠后,黏附于肠黏膜表面并迅速繁殖,产生肠毒素而致病。感染细菌后一般在 2～3 天突然出现剧烈腹泻和呕吐,排泄物如米泔水样。由于大量水分和电解质丧失而导致患者脱水、代谢性酸中毒和低容量性休克,伴有心律不齐和肾衰竭,如不及时治疗处理,病人死亡率高达 60%。病愈后一些患者可短期带菌,一般不超过 2 周,但个别 El Tor 型患者病愈后可带菌达数月或数年之久。

### (三) 免疫性

感染霍乱弧菌后,机体可获得牢固的免疫力,再感染者少见。免疫分子主要为血液中抗毒素抗体和肠腔中的抗菌抗体。霍乱弧菌引起的肠道局部黏膜免疫是霍乱保护性免疫的基础。以前感染 O1 群获得的免疫对 $O_{139}$ 群感染无交叉保护作用。

## 三、实验室检查

霍乱是烈性传染病,对首例病人的病原学诊断应快速、准确,并及时作出疫情报告。发现可疑患者应采集病人米泔水样排泄物或吐泻物,严密包装,派专人送疾病控制中心检查。

## 四、防 治 原 则

霍乱的防治原则:①加强水源和粪便管理,培养良好的卫生习惯是预防霍乱的重要措施。②疫苗接种,传统的注射用霍乱疫苗因保护效果差,现已不推荐使用。由我国科学家自主研制成功的口服重组 B 亚单位/菌体霍乱疫苗(rBS-WC)已经上市,成为世界卫生组织正式推荐的口服霍乱疫苗之一。这种疫苗可使机体产生抗菌和抗毒素的协同免疫,经口服后还可产生肠道局部与全身的免疫作用。在孟加拉国对近 9 万人进行的试验证实,口服霍乱疫苗的保护率达 85%。③及时快速给病人补充体液和电解质,纠正低血容量性休克和酸中毒是治疗霍乱的关键措施。使用抗生素可杀灭肠道内的细菌,常用的药物有四环素、多西环素等。

# 第五节 其 他 菌 属

## 一、副溶血性弧菌

副溶血性弧菌(*V. parahemolyticuss*)是一种嗜盐性细菌,主要存在于海水、海底沉积物及鱼、贝壳等海产品中。该菌是我国沿海地区引起食物中毒最常见的病原菌之一。

该菌为革兰染色阴性,菌体呈弧形、杆状、丝状等多形性,有单端鞭毛,运动活泼。在含有 3.5％NaCl,pH7.5～8.5 的培养基中生长良好,在无盐环境中不生长。该菌不耐热,90℃加热 1 分钟或 1％乙酸 5 分钟即死亡。在自然淡水中生存期不超过 2 天,在海水中可生存47 天。

人因进食被该菌污染的海产品或盐腌食物而感染,例如海蜇、海鱼、虾、贝类等,导致食物中毒。致病因素可能与其产生的溶血素等有关。潜伏期平均 6～10 小时,主要症状是腹痛、腹泻、呕吐和低热等,多发生在夏秋季。

## 二、幽门螺杆菌

幽门螺杆菌(*Helicobacter pylori*,Hp)菌体细长弯曲,呈螺旋状、S 形或海鸥展翅状,革兰染色阴性。一端有 2～6 根鞭毛,运动活泼。为微需氧菌。营养要求高,在含血液或血清的培养基上才能生长。37℃培养 3～4 天后可形成针尖状、圆形、光滑、半透明的菌落。生化反应不活泼,氧化酶阳性,尿素酶试验强阳性,是区别于其他弯曲菌的重要依据之一。

该菌经粪-口途径感染,主要引起慢性胃炎、胃和十二指肠溃疡等疾病。致病主要与黏附素、尿素酶、蛋白酶和空泡毒素等多种致病因子的协同作用有关。此外,有研究认为该菌与胃黏膜相关淋巴瘤和胃腺癌的发生有密切关系。

检查病原时,可用纤维胃镜采集胃、十二指肠处黏膜组织标本。可进行直接涂片、革兰染色,镜下查到形态典型的弯曲菌即可初步诊断。临床上测定尿素酶活性已作为该菌的快速诊断方法之一。治疗该菌感染主要用铋制剂及抗生素的联合疗法。

## 三、克雷伯菌属

克雷伯菌属(*Klebsiella*)中常见的是肺炎克雷伯菌,俗称肺炎杆菌。肺炎克雷伯菌有三个亚种,分别是肺炎克雷伯菌肺炎亚种、肺炎克雷伯菌臭鼻亚种和肺炎克雷伯菌鼻硬结亚种。

该菌呈球杆状,单个、成对或短链状排列,革兰染色阴性。菌体外有明显荚膜,多数有菌毛。需氧或兼性厌氧,营养要求不高,在普通琼脂培养基上生长良好,在血琼脂平板上,形成3.0～4.0mm 圆形,凸起,灰白色,黏液型菌落,用接种环挑取菌落易拉成丝状,此特征有助于与其他细菌鉴别。

肺炎克雷伯菌亚种存在于人的肠道、呼吸道以及水中,是条件致病菌。当机体免疫力降低或长期使用大量抗生素导致菌群失调时引起感染,常见有肺炎、支气管炎、泌尿道和创伤感染。有时引起严重的脑膜炎、腹膜炎、败血症等。肺炎克雷伯臭鼻亚种最初于臭鼻症患者鼻腔分离出,能引起慢性萎缩性鼻炎。肺炎克雷伯鼻硬结亚种引起鼻腔、咽喉和其他呼吸道硬节病。

临床上可根据病人的表现采集痰液、尿液、脓汁和血液等标本送检。选用直接涂片检查法、荚膜染色法及荚膜肿胀试验,并根据分离培养的特殊菌落,不难作出诊断。

执行严格的无菌操作,防止医源性感染。合理使用抗生素,防止菌群失调。对克雷伯菌感染的病人,应在药敏试验的基础上,联合使用多种药物治疗,可取得良好效果。

## 四、变形杆菌属

变形杆菌属(*Proteus*)是广泛分布于土壤、水、垃圾和人及动物肠道中。变形杆菌属有 8个种,其中普通变形杆菌、奇异变形杆菌与医学关系密切。

　　该菌为革兰阴性杆菌。菌体呈多形性,有周身鞭毛,运动活泼(彩图Ⅰ)。需氧或兼性厌氧,营养要求不高。在普通琼脂平板或血琼脂平板上培养,呈扩散生长,形成厚薄交替、同心圆形的层层纹状薄膜,布满整个培养基表面,称迁徙生长现象。在 SS 培养基表面菌落形状与沙门菌相似。能迅速分解尿素,是该菌的一个重要特征。

　　普通变形杆菌 $X_{19}$、$X_2$、$X_K$ 菌株含有的菌体抗原($OX_{19}$、$OX_2$、$OX_K$),与斑疹伤寒和恙虫病立克次体之间存在共同抗原,故用以代替立克次体作为抗原与患者血清作凝集试验,此称外斐试验,以辅助诊断有关的立克次体病。

　　变形杆菌为条件致病菌,是医院内感染的常见病原菌之一。肾结石和膀胱结石的形成可能与变形杆菌感染有关。某些菌株可引起慢性中耳炎、脑膜炎、腹膜炎、败血症和食物中毒等。

　　可根据病人的临床表现采集粪便、尿液、脓汁、血液、痰等标本送检。依据变形杆菌特殊生长特性,生化反应,尤其是尿素分解试验,极易鉴别。

　　临床上应严格无菌操作,防止医院感染。积极治疗病人,合理使用抗生素。

(姜凤良)

# 第十九章

# 厌氧性细菌

厌氧性细菌(anaerobic bacteirum)是指必须在无氧条件下才能生长繁殖的细菌。厌氧性细菌广泛分布于自然界、人及动物体表以及与外界相通的腔道内,是人体正常菌群中的重要组成部分。根据菌体能否形成芽胞,可将厌氧性细菌分为两大类:有芽胞的厌氧梭菌属和无芽胞厌氧菌,前者主要引起外源性创伤感染,后者可引起内源性感染。

## 第一节 厌氧芽胞梭菌

厌氧芽胞梭菌属(Clostridium)包含118个种,是一群革兰染色阳性,能形成芽胞的大杆菌,芽胞直径比菌体宽,使菌体膨大呈梭状,故名。此菌主要分布于土壤、人和动物肠道。多数为腐生菌,少数为致病菌,如破伤风梭菌、产气荚膜梭菌和肉毒梭菌等。厌氧芽胞梭菌对热、干燥和消毒剂均有强大的抵抗力。在适宜条件下,芽胞发芽形成繁殖体,产生强烈的外毒素和酶,引起人类和动物疾病。对人主要引起破伤风、气性坏疽和肉毒毒素中毒等严重疾病。厌氧芽胞梭菌的芽胞形态、大小和位置因种而异,有重要的鉴别意义。

## 一、破伤风梭菌

破伤风梭菌(C. tetani)是破伤风的病原菌。本菌寄生于人与动物肠道中,经粪便污染土壤,其芽胞可在土壤中存活数年。人多因创伤或分娩过程中使用不洁器械而引起外源性感染。

病例:患者,赵××,男,53岁,于2006年3月18日入院。主诉:外伤后伤口红肿、疼痛、溢脓7天,面肌抽搐3小时。现病史:患者1周前被锐物划伤左足背,伤口流血,疼痛,自行简单止血包扎。伤口红肿范围扩大,1天前出现乏力、头晕,3小时前,出现张口吃饭困难,脖子后仰,四肢发硬,继而出现面肌抽搐,呼吸困难,为求治疗,入院。既往史:既往体健。

查体:T 38.6℃,R 26次/分,P 112次/分,BP 126/76mmHg。神志清,苦笑面容,颈项强直,角弓反张。呼吸急促。实验室检查:WBC12.4×$10^9$/L。诊断:破伤风。

思考与讨论:破伤风的病原是什么? 通过什么途径感染? 其致病机制如何? 如何进行治疗和预防?

### (一) 生物学性状

1. 形态与染色 革兰阳性细长杆菌,大小为$2\sim3\mu m\times0.3\sim0.5\mu m$,有周鞭毛,无荚膜,芽胞呈圆形,比菌体粗,位于菌体顶端,呈鼓槌状(彩图Ⅰ)。

2. 培养特性 本菌为专性厌氧菌,常用肉渣培养基(庖肉培养基)培养,生长后肉汤部分微混,肉渣部分微变黑,有腐败臭味。在血平板上形成薄膜状不规则的菌落,边缘不整齐,伴 β 溶血。

3. 抵抗力 芽胞抵抗力强,能耐煮沸 1 小时,在土壤中可存活数十年;高压蒸气 121℃ 15～30 分钟或干烤 160～170℃ 1～2 小时可将其杀死,其繁殖体对青霉素敏感。

（二）致病性与免疫性

1. 致病条件 破伤风梭菌的芽胞可由伤口侵入人体,发芽繁殖后通过分泌外毒素而引起破伤风。该菌侵袭力弱,只在入侵局部繁殖,不向周围及血流扩散。伤口的厌氧微环境是此菌感染的重要条件。窄而深的伤口、混有泥土或异物污染、创伤及烧伤所致大量组织坏死导致局部组织缺血、同时伴有需氧菌或兼性厌氧菌混合感染等这些因素均易造成伤口局部缺氧环境。

2. 致病物质和所致疾病 破伤风梭菌能产生两种外毒素:一种是对氧敏感的破伤风溶血素,其在作用和抗原性上与 SLO 相似,但在致破伤风中的作用尚未明确;另一种就是破伤风痉挛毒素,是引起破伤风的主要致病物质。

破伤风痉挛毒素属神经毒,不耐热,可被蛋白酶破坏,毒性极强,对人的致死量小于 1μg。破伤风梭菌在厌氧的伤口局部繁殖,产生痉挛毒素,毒素入血形成毒血症,毒素可被运动神经终板吸收,沿神经纤维间隙至脊髓前角细胞,也可经淋巴或血液到达中枢神经系统,对脑干和脊髓灰质有高度亲和力,与抑制性突触前膜的神经节苷脂结合,阻止抑制性介质的释放,使运动神经元抑制解除,持续兴奋,而使骨骼肌发生强直性痉挛。

本菌潜伏期可从几天至几周,平均 7～14 天。发病早期有发热、头痛、肌肉酸痛、流涎、出汗和激动等前驱症状;接着局部肌肉抽搐,咀嚼肌痉挛,出现张口困难,牙关紧闭,苦笑面容;继而颈部、背部、肢体肌肉发生强直性痉挛,身体出现典型的角弓反张。肋间肌及膈肌痉挛可出现呼吸困难,甚至窒息死亡。

患病后不易产生牢固的免疫力。机体对破伤风的免疫主要是抗毒素的中和作用。抗毒素能结合游离毒素而阻断毒素入侵易感细胞,但对已与受体结合的毒素则无中和作用。

（三）实验室检查

根据破伤风的典型临床表现即可作出诊断,故一般不作细菌学检查。必要时可做伤口坏死组织或渗出液涂片镜检,或接种于庖肉培养基进行培养,然后取培养物滤液作毒性试验。

（四）防治原则

1. 非特异性防治 正确处理伤口,及时进行清创、扩创,防止厌氧环境的形成,是重要的非特异性防治措施。

2. 特异性防治 注射类毒素进行主动免疫,可有效预防破伤风的发生。目前我国采用白百破三联疫苗制剂,对 3～6 个月的婴儿进行计划免疫,可同时获得对白喉、百日咳和破伤风这三种疾病的免疫力。伤口污染严重,又未进行过计划免疫者,应立即注射破伤风抗毒素（TAT）1 500～3 000 单位,作为紧急预防,同时可注射类毒素进行主动免疫。

3. 特异性治疗 特异性治疗包括使用抗毒素和抗生素两个方面。对病人应早期足量使用抗毒素。在使用抗毒素前,无论是用于治疗或紧急预防,应先作皮肤过敏试验,防止超敏反应的发生,必要时可采用脱敏疗法。抗生素治疗可选用青霉素、红霉素等。

## 二、产气荚膜梭菌

产气荚膜梭菌(*C. perfringens*)广泛分布于自然界、人和动物肠道中,其芽胞常存在于土壤中,是气性坏疽的主要病原菌,也能引起人类食物中毒及坏死性肠炎等疾病。

### (一) 生物学性状

1. 形态与染色　革兰染色阳性粗大杆菌,两端钝圆,大小约为 $3\sim5\mu m\times1\sim1.5\mu m$,组织中常呈链状排列,无鞭毛,在体内产生明显荚膜,芽胞呈椭圆形,位于菌体中央或次极端,直径小于菌体横径(彩图Ⅰ)。

2. 培养特性　专性厌氧,但不很严格。在血平板上形成中等大小、圆形、表面光滑的菌落,多数菌株有双层溶血环,内环完全溶血,外环不完全溶血,为两种溶血素作用的结果。在疱肉培养基中,肉渣呈粉红色,肉汤浑浊,并产生大量气体。能分解多种糖类,产酸产气。在牛奶培养基中因分解乳糖产酸而使酪蛋白凝固,并产生大量气体将凝固的酪蛋白冲成蜂窝状,气势凶猛,此现象称为"汹涌发酵",为本菌鉴别的主要特征。

根据不同菌株产生毒素种类不同,将产气荚膜梭菌分为 A、B、C、D、E 五个型别。对人致病的主要是 A 和 C 型,其中 A 型最常见,引起气性坏疽和食物中毒,C 型可引起坏死性肠炎。

### (二) 致病性与免疫性

1. 致病物质　产气荚膜梭菌能产生多种外毒素和侵袭性酶。主要有以下几种:

(1) 卵磷脂酶(α 毒素):能分解细胞的磷脂,破坏细胞膜,引起溶血、组织坏死与血管内皮的损伤,使血管通透性增加,导致组织水肿。

(2) 胶原酶:能分解肌肉及皮下组织的胶原蛋白,使局部组织崩解。

(3) 透明质酸酶:能分解细胞间质中的透明质酸,使局部组织疏松,有利于细菌的扩散。

(4) β 毒素:引起组织坏死、损伤和血管通透性增加。

(5) DNA 酶:能使细胞 DNA 分解,降低坏死组织黏稠度。

(6) 肠毒素:某些菌株产生,为不耐热的蛋白质。经胰酶作用后,此肠毒素的毒力能增加 3 倍。主要引起腹泻。

2. 所致疾病　产气荚膜梭菌所致病包括气性坏疽、食物中毒和坏死性肠炎等。

(1) 气性坏疽:是严重的创伤感染性疾病,以局部组织坏死、气肿、水肿、恶臭、剧痛及全身中毒为特征,多由 A 型产气荚膜梭菌引起。致病条件与破伤风梭菌相同,多见于创口污染的战伤或各种严重的外伤。细菌在伤口局部生长繁殖过程中产生各种侵袭性酶及毒素,导致组织崩解、细胞坏死、出血、炎症、水肿并伴随气肿,造成局部组织内压力增高,从而影响肢体血液循环,加速远端肢体坏死。毒素入血,引起毒血症、休克,如不及时治疗,常导致患者死亡。

(2) 食物中毒:致病因子主要是 A 型产气荚膜梭菌产生的肠毒素。食入被本菌大量污染的食物后,可引起食物中毒。潜伏期约 10 小时,表现为腹痛和腹泻,无发热,多于 1~2 天后自愈。

(3) 坏死性肠炎:由 C 型产气荚膜梭菌产生的 β 肠毒素引起。发病急,有腹痛、腹泻及血便。要注意与菌痢和出血性肠炎相区别。

### (三) 实验室检查

1. 标本采集　无菌操作抽取伤口深部分泌物、脓汁或坏死组织,立即置于真空无菌的容器内。产气荚膜梭菌引起的食物中毒,可采集可疑食物或粪便。

2. 病原检查　创伤分泌物及坏死组织涂片,革兰染色镜检,发现有革兰阳性粗大杆菌、白细胞甚少且形态不典型及伴有其他杂菌存在等三个显著特点,即可作出初步诊断。

3. 免疫检查　可用 ELISA 法直接检查肠毒素。

### (四) 防治原则

气性坏疽起病急、进展快、后果严重,应及时对伤口进行清创、扩创,防止微厌氧环境的形成。使用大剂量青霉素,杀灭病原菌和其他混合感染的细菌。有条件的可使用 α 抗毒素和高压氧舱疗法。目前尚无有效的类毒素用于人工自动免疫。

## 三、肉毒梭菌

肉毒梭菌($C.botulinum$)是一种厌氧性腐物寄生菌,广泛分布于土壤、海洋沉积物以及动物粪便中。污染本菌的食品在厌氧条件下产生肉毒毒素,食后即引起肉毒毒素中毒,出现独特的神经中毒症状。死亡率极高。

### (一) 生物学性状

1. 形态与染色　为革兰阳性粗大杆菌,两端钝圆,大小为 $4\sim6\mu m\times1\sim1.2\mu m$,无荚膜,有鞭毛,芽胞呈椭圆形,位于次极端,比菌体宽,使菌体呈网球拍状(彩图 I )。

2. 培养特性　本菌严格厌氧,营养要求不高,在血琼脂平板上形成白色、较大、粗糙的菌落,有 β 溶血。在庖肉培养基中可消化肉渣,使肉渣变黑,有腐败恶臭。

3. 抵抗力　本菌芽胞抵抗力强,可耐煮沸 1 小时以上,高压蒸气 121℃ 30 分钟或干热 180℃ 2 小时才能将本菌芽胞杀死。肉毒毒素不耐热,煮沸 1 分钟或 56℃ 30 分钟即可破坏。

### (二) 致病性与免疫性

1. 致病物质　致病因素是外毒素即肉毒毒素,此毒素是已知毒素中毒性最强的一种外毒素,其毒性比氰化钾强 1 万倍,纯结晶肉毒毒素 1mg 能杀死 2 亿只小鼠,对人的致死量约为 $0.1\mu g$。肉毒毒素是嗜神经毒素,肠道吸收后经淋巴和血液循环到达胆碱能神经,抑制神经肌肉接头处神经介质乙酰胆碱的释放,影响神经冲动传递,导致肌肉松弛性麻痹。

2. 所致疾病　食入肉毒毒素可导致食物中毒、婴儿肉毒中毒等疾病。

(1) 食物中毒:肉毒梭菌一般存在于封闭保存或腌制食品中,如罐头、腊肠、火腿、发酵豆制品等,人因食用未经加热含有该毒素的食品而引起食物中毒,以神经末梢麻痹为主要症状,胃肠道症状少见。从眼肌麻痹开始,出现视力模糊、斜视、复视、眼睑下垂;然后出现吞咽、咀嚼困难、口齿不清等咽部肌肉和膈肌麻痹等症状,进而因呼吸肌麻痹、心肌麻痹而死亡。

(2) 婴儿肉毒中毒:多见于 2 周~8 个月的婴儿。由于婴儿肠道的特殊环境及缺乏拮抗肉毒梭菌的正常菌群,食入被肉毒梭菌污染的食品后,该菌在肠道内生长繁殖产生毒素被吸收而致病。临床表现为便秘、吸乳、啼哭无力、吞咽困难、眼睑下垂、全身肌张力减退、进行性呼吸困难,甚至窒息死亡。

### (三) 实验室检查

1. 病原检查　从病人粪便、呕吐物或残留食物中取标本,经煮沸 1 小时后,接种于庖肉培养基进行病原菌分离。

2. 毒素检查　检查病人粪便、血液、食物残留物中毒素活性。用生理盐水将标本制成悬液,待沉淀后取上清液接种入小鼠体内,观察两日,看是否有眼睑下垂,四肢麻痹现象。

**（四）防治原则**

加强食品卫生管理，注意对食品的加热消毒及低温保藏，尤其加强发酵制品、罐头食品、肠制品的卫生检疫工作。对病人尽快诊断，及时注射多价肉毒毒素抗血清。同时注意对病人加强护理，防止发生呼吸麻痹和窒息等，以降低病死率。

# 第二节    无芽胞厌氧菌

无芽胞厌氧菌是一大类寄生于人和动物体内的正常菌群，种类繁多，包括革兰阳性及革兰阴性的杆菌或球菌，主要寄生在人和动物体内，尤以口腔、肠道和阴道内最多，与兼性厌氧菌共同构成体内的正常菌群。在某些特定状态下可作为条件致病菌引起内源性感染，甚至危及生命。在厌氧菌感染中，无芽胞厌氧菌感染率占 90% 以上，并以混合感染多见。

**（一）生物学性状**

无芽胞厌氧菌种类繁多，生物学特性各异，常见无芽胞厌氧菌的种类及特性见表 19-1。

**表 19-1    常见无芽胞厌氧菌种类及特性**

| 细菌种类 | 生物学性状 | 分布及致病 |
|---|---|---|
| 革兰阴性杆菌 | | |
| 脆弱类杆菌 | 多形性，长短不一。严格厌氧、生化反应弱 | 肠道正常菌群，临床厌氧菌分离率高达 70%～80%，占第一位 |
| 产黑色素类杆菌 | 球杆状，成双或链状排列。血平板培养 5～7 天菌落转为黑色 | 为口腔，肠道等部位的正常菌群，常与其他细菌混合感染，可从多种检材中检出 |
| 革兰阴性球菌 | | |
| 韦荣菌属 | 成双、成簇或短链状排列 | 口腔及肠道正常菌群，分离率小于 1%，常为混合感染 |
| 革兰阳性杆菌 | | |
| 丙酸杆菌属 | 小杆菌，常成链状或簇状排列。稍能耐氧 | 肠道、皮肤正常菌群，常为混合感染 |
| 双歧杆菌 | 多形态，有分枝。严格厌氧，耐酸 | 肠道正常菌群，起重要的调节作用，只有齿双歧杆菌与龋齿和牙周炎有关 |
| 乳杆菌属 | 细长杆状，成单或短链状排列。专性厌氧 | 口腔、肠道和阴道正常菌群，极少有致病性菌株，可自亚急性心内膜炎、败血症、脓肿病人标本中检出 |
| 革兰阳性球菌 | | |
| 消化链球菌 | 成对或链状排列。专性厌氧 | 口腔、呼吸道、肠道和阴道正常菌群，临床分离的主要厌氧菌之一，占 25%～30%，常为混合感染 |

**（二）致病性与免疫性**

1. **致病条件**    由于厌氧菌感染诊断技术的不断改进，无芽胞厌氧菌分离培养阳性率明显提高。无芽胞厌氧菌感染都为内源性感染，为条件致病菌，其致病条件主要包括以下几种。

（1）寄居部位改变：由于机械或病理性损伤，如手术、拔牙、肠穿孔、阴道手术、长期或多次静脉或其他部位插管等导致寄居部位发生改变。

（2）机体免疫力减退：如患慢性消耗性疾病、恶性肿瘤、烧伤、化疗或放疗，使用激素或免疫抑制剂，婴儿、老年人等。

（3）正常菌群失调：长期使用抗生素，导致能拮抗厌氧菌的菌群消失，而对多种抗生素耐药的厌氧菌大量繁殖。

（4）局部形成厌氧微环境：如有组织坏死、缺血，有异物或有需氧菌或兼性厌氧菌混合感染，使局部组织缺氧。

2. 致病物质　无芽胞厌氧菌致病力弱，致病物质因细菌种类不同而不同。有的细菌有荚膜和菌毛；有的细菌有内毒素；有的细菌能产生侵袭性酶，如 IgA 分解酶、胶原酶、透明质酸酶、DNA 酶等。

3. 感染特征　多为慢性感染。具有下列特征之一时，应考虑无芽胞厌氧菌感染：①发生在口腔、鼻窦、胸腔、腹腔和肛门会阴附近的炎症、脓肿及其他深部脓肿；②分泌物为血性或黑色、有恶臭；③分泌物直接涂片镜检可见细菌，而在有氧环境中培养无菌生长；④在有氧环境血培养阴性的败血症、感染性心内膜炎、脓毒性血栓性静脉炎；⑤使用氨基糖苷类抗生素（如链霉素、卡那霉素、庆大霉素）长期治疗无效者。

4. 所致疾病　为内源性感染，无特定病型，大多为化脓性感染，形成局部炎症、脓肿、组织坏死，亦可侵入血流引起菌血症、败血症，临床上常见无芽胞厌氧菌感染见表 19-2。

表 19-2 　临床上常见无芽胞厌氧菌感染

| 感染部位 | 常见致病菌种 | 所致疾病 |
| --- | --- | --- |
| 呼吸系统 | 普雷沃菌属、坏死梭菌属、核梭杆菌、脆弱类杆菌、消化链球菌 | 扁桃体周围蜂窝织炎、支气管扩张、吸入性肺炎、坏死性肺炎、肺脓肿、脓胸等 |
| 泌尿生殖系统 | 消化道链球菌属、乳杆菌、普雷沃菌属、紫单胞菌属等 | 盆腔脓肿、输卵管及卵巢脓肿、子宫内膜炎或脓肿、产后感染、流产后脓毒血症 |
| 腹腔 | 脆弱类杆菌、消化链球菌、梭杆菌属等 | 胃肠穿孔后腹膜炎、腹腔脓肿、肝脓肿、阑尾脓肿、急性坏死性肠炎、胆囊炎、胆管炎、腹腔手术后感染等 |
| 口腔 | 消化链球菌、产黑色素类杆菌、核梭杆菌、口腔类杆菌、韦荣菌属、放线菌属等 | 牙周脓肿、牙龈炎、急性坏死性溃疡性齿龈炎、牙周病等 |
| 耳鼻喉及头颈部 | 脆弱类杆菌、产黑色素类杆菌、韦荣菌属、消化链球菌、坏死酸杆菌等 | 急慢性中耳炎、慢性乳突炎、慢性鼻旁窦炎、扁桃体炎、扁桃体周围脓肿、化脓性咽炎、咽喉壁脓肿、颈深部间隙感染等 |
| 中枢神经系统 | 脆弱类杆菌、消化链球菌等 | 脑脓肿、硬脑膜积脓、脑膜炎等 |
| 全身及心血管系统 | 脆弱类杆菌、消化链球菌等 | 心内膜炎、菌血症、败血症、血栓性静脉炎 |

**（三）实验室检查**

1. 标本采集　从正常无菌部位采集标本，如血液、胸腔液、腹腔液、心包液、深部脓肿和手术切除的组织。

2. 病原检查　脓汁标本可直接涂片染色后镜检,根据细菌的形态特征、染色性及菌量多少,结合临床症状作出初步诊断。必要时进行微生物的分离培养与鉴定。

3. 其他检查　核酸杂交、PCR 等分子生物学检查,可迅速作出特异性诊断。

**(四) 防治原则**

目前无特异性预防方法。主要是避免正常菌群侵入非正常寄居部位;防止局部出现厌氧微环境;对外科病人特别要注意清洗伤口,去除坏死组织和异物;引流、维持和重建局部良好的血液循环等。

大多数无芽胞厌氧菌对青霉素、林可霉素、头孢菌素敏感,甲硝唑对厌氧菌感染有很好的疗效。但最常见的脆弱类杆菌能产生 $\beta$-内酰胺酶,能破坏青霉素及头孢菌素而产生耐药性,故治疗时应注意。

（胡生梅）

# 第二十章

# 分枝杆菌属与放线菌属

分枝杆菌属（*Mycobacterium*）是一类细长略弯曲的杆菌，专性需氧，因繁殖时有分枝生长的趋势而得名。由于菌体含大量分枝菌酸，故不易着色，但加温或延长染色时间着色后能抵抗盐酸乙醇的脱色，故又称为抗酸杆菌（acid-fast bacilli）。分枝杆菌种类较多，可分为结核分枝杆菌、非结核分枝杆菌和麻风分枝杆菌三类。对人致病的主要有结核分枝杆菌与麻风分枝杆菌。

## 第一节　结核分枝杆菌

结核分枝杆菌（*M. tuberculosis*）俗称结核杆菌，是引起结核病的病原菌。

病例：患者，男性，20 岁，主诉：咳嗽数周。病史：病人在 1 个月前逐渐开始疲乏，食欲缺乏。1 周左右后感觉发热并开始咳嗽，起初为干咳，后来每天咳少量带血丝的痰。体重减轻了近 5kg。患者不吸烟，没有接触过工业呼吸道污染物。查体：T38℃，BP120/70mmHg，P80 次/分，R16 次/分。患者非急性病病容。右上肺叶可闻及啰音。叩诊无浊音。

实验室检查：血：血细胞比容 38%；WBC：$11×10^9$/L，分类：杆状核 3%，分叶核 63%，淋巴细胞 30%，单核细胞 4%。胸部 X 光：右上肺叶后段浸润提示空洞。痰的革兰染色显示无优势细菌的混合菌群。抗酸染色有大量细长、红色杆菌。

思考与讨论：此患者最可能诊断为什么病？病原菌是怎样传播的？如何预防？

对人类致病的有人型结核分枝杆菌和牛型结核分枝杆菌，非典型分枝杆菌也可引起类似结核样病变，但少见。本菌可侵犯全身各器官，以肺结核最多见。结核病至今仍是重要的传染病，我国建国前结核病居各种疾病死亡原因之首。建国后随着人民生活水平提高，卫生状况改善，特别是开展了群防群治，儿童普遍接种卡介苗，结核病的发病率和死亡率大为降低。目前由于世界上有些地区因艾滋病、吸毒、免疫抑制剂的应用、酗酒和贫困等原因，结核病的发病率又有明显上升趋势，该病是世界范围内危害最为严重的传染病之一。

## 一、生物学性状

### （一）形态与染色

结核分枝杆菌细长略弯曲，大小 1~4$\mu$m×0.4$\mu$m，呈分枝或索状排列，无芽胞，无鞭毛，近年发现该菌有较厚的荚膜，在陈旧的病灶和培养物中，形态常不典型，可呈颗粒状、串球状、短棒状、长丝形等。结核分枝杆菌一般常用抗酸性染色法染色，为抗酸阳性菌（彩图Ⅰ）。其抗酸性与细胞壁脂质成分有关，特别是其中的分枝菌酸，能与碱性复红结合成牢固的复红-分枝菌酸复合物,盐酸乙醇不易将其脱色,因此抗酸杆菌呈红色,其他非抗酸菌经亚甲蓝复染呈蓝色。

**（二）培养特性**

本菌营养要求高,在含有蛋黄、马铃薯、甘油和天门冬素等的罗氏培养基上才能生长。专性需氧,最适温度为37℃,最适 pH 6.5～6.8。生长缓慢,约 18 小时繁殖一代,故在固体培养基上经 2～4 周才出现肉眼可见的菌落。菌落为乳白色或淡黄色,干而粗糙,不透明,呈菜花状。在液体培养内呈粗糙皱纹状菌膜生长,若在液体培养基内加入水溶性脂肪酸,如Tween-80,可降低结核分枝杆菌表面的疏水性,使其呈均匀分散生长,常用于药物敏感试验及动物实验。

**（三）抵抗力**

结核分枝杆菌细胞壁含有大量脂质,可防止菌体内水分丢失,故对干燥的抵抗力特别强。黏附于尘埃上保持传染性 8～10 天,在干燥痰内可存活 6～8 个月。对酸碱有较强的抵抗力,3％HCl、6％$H_2SO_4$、4％NaOH 15 分钟不受影响,故实验室常用此浓度的酸碱处理有杂菌污染的标本和消化标本中的黏稠物质。对湿热敏感,在液体中加热 63℃,15 分钟或煮沸即被杀死。对紫外线敏感,直接日光照射数小时可杀死。在 70％～75％乙醇中数分钟死亡。对链霉素、异烟肼、利福平等敏感,但易出现耐药性。

**（四）变异性**

结核分枝杆菌可发生形态、菌落、毒力和耐药性等多种变异。结核分枝杆菌对链霉素、利福平、异烟肼等抗结核药物较易产生耐药性。耐药菌菌株常伴随毒力减弱,如异烟肼耐药菌株对豚鼠的毒力消失,但对人们仍有一定的致病性。1908 年,卡-介二氏将牛型结核分枝杆菌培养于胆汁、甘油、马铃薯培养基中,经 13 年 230 次传代,使其毒力发生变异,1921 年获得了减毒活疫苗菌株,称为卡介苗(Bacilli Calmette-Guerin,BCG),广泛用于预防结核病。

# 二、致病性与免疫性

结核分枝杆菌无内毒素,也不产生外毒素和侵袭性酶,其致病性可能与细菌在组织细胞内大量繁殖引起的炎症、菌体成分和代谢物质的毒性以及机体对菌体成分产生的免疫损伤有关。近年来发现结核分枝杆菌具有荚膜,与其致病性有关。

**（一）致病物质**

1. 脂质  结核分枝杆菌细胞壁所含的脂类约占细胞壁干重的 60％,占菌体干重的20％～40％,主要是磷脂、脂肪酸和蜡质,它们大多与蛋白质或多糖结合成复合物存在。其含量与细菌毒力密切相关。

（1）索状因子:是分枝菌酸和海藻糖结合的一种糖脂。能使结核分枝杆菌相互粘连,在液体培养基中呈索状排列。能破坏细胞线粒体膜、抑制细胞氧化磷酸化过程、抑制粒细胞的游走和引起慢性肉芽肿。

（2）磷脂:能刺激单核细胞增生,刺激巨噬细胞转化为上皮样细胞,从而引起结核结节的形成;还能抑制蛋白酶对组织的分解作用,从而使病灶组织溶解不完全,产生干酪样坏死。

（3）蜡质 D:是一种肽糖脂和分枝菌酸的复合物,可激发机体产生迟发型超敏反应,并具有免疫佐剂作用。

（4）硫酸脑苷脂:能抑制吞噬细胞中吞噬体与溶酶体的结合,使结核分枝杆菌能在吞噬细胞中长期存活。

2. 蛋白质　结核分枝杆菌有多种蛋白成分,其中主要成分是结核菌素,与蜡质 D 结合后能使机体发生迟发型超敏反应,引起组织坏死和全身中毒症状,并在形成结核结节中发挥一定的作用。

3. 荚膜　荚膜的主要成分为多糖,部分为脂质和蛋白质。其致病作用包括:①荚膜有抗吞噬作用,可抑制吞噬体与溶酶体的结合;②荚膜能与吞噬细胞表面的补体受体结合,有助于结核分枝杆菌在宿主细胞上黏附与入侵;③荚膜可阻止药物和化学物质等透入菌体内。

### (二) 所致疾病

传染源主要是排菌的肺结核病人。结核分枝杆菌主要通过呼吸道、消化道和损伤的皮肤侵入易感机体,引起多种组织器官的感染,其中以通过呼吸道感染引起肺结核最多见。

1. 肺部感染　由于感染结核分枝杆菌的毒力、数量、机体免疫状态不同,肺部感染分为原发感染和原发后感染。

(1) 原发感染:多发生于儿童,为初次感染。结核分枝杆菌通过飞沫、尘埃等经呼吸道进入肺泡,被吞噬细胞吞噬后,由于细菌胞壁的硫酸脑苷脂抑制吞噬体与溶酶体结合,不能发挥杀菌溶菌作用,致使结核分枝杆菌在细胞内大量生长繁殖,最终导致细胞死亡崩解,释放出的结核分枝杆菌或在细胞外繁殖侵害,或被另一巨噬细胞吞噬再重复上述过程,如此反复引起渗出性炎症病灶,称为原发灶。原发灶内的结核分枝杆菌可经淋巴管扩散在肺门淋巴结,引起淋巴管炎和淋巴结肿大,X 线胸片显示哑铃状阴影,称为原发综合征。感染 3～6 周后,机体产生特异性细胞免疫,同时也出现迟发型超敏反应。病灶中结核分枝杆菌细胞壁磷脂促使产生干酪样坏死和结核结节的形成,这是结核的典型病理特征。感染后约 5% 可发展为活动性肺结核,其中少数患者因免疫力低下,可经血和淋巴系统,播散至骨、关节、肾、脑膜及其他部位引起相应的结核病。随着机体抗结核免疫力的建立,90% 以上的原发感染形成纤维化或钙化,不治而愈,但原发灶内可长期潜伏少量结核分枝杆菌,不断刺激机体强化已建立起的抗结核免疫力,也可作为以后内源性感染的来源。只有极少数免疫力低下者,结核分枝杆菌可经淋巴、血流扩散至全身,导致全身粟粒性结核或结核性脑膜炎。

(2) 原发后感染:多发生于成年人,为再次感染。病菌可以是外来的(外源性感染)或原来潜伏在原发病灶内的(内源性感染)。由于机体已有特异性细胞免疫,故继发感染的特点是病灶多局限,一般不累及邻近的淋巴结。被纤维素包围的干酪样坏死可钙化而痊愈。若干酪样坏死液化,病灶可破入支气管、气管,并释放大量结核分枝杆菌至痰中,传染性强。

2. 肺外感染　部分患者结核分枝杆菌可进入血液循环引起肺内、外播散,如脑、肾结核;痰菌被咽入消化道也可引起肠结核、结核性腹膜炎等。大量实验证明,血中播散的结核分枝杆菌的性状大多不典型,而是一种不易生长的 L 型。

### (三) 免疫性与超敏反应

1. 免疫性　机体感染结核分枝杆菌后,虽能产生多种抗体,但无保护作用。结核分枝杆菌是胞内寄生菌,其免疫主要是以 T 细胞为主的细胞免疫。结核的免疫属于感染免疫,又称带菌免疫,即只有当结核分枝杆菌在体内存在时才有免疫力,一旦体内的结核分枝杆菌全部消失,抗结核免疫也随之消失。

2. 免疫与超敏反应　随着机体对结核分枝杆菌产生特异性免疫的同时,也产生了迟发型超敏反应,两者均为 T 细胞介导的结果。可用郭霍现象加以说明。将结核分枝杆菌初次注入豚鼠皮下,10～14 天后注射部位发生溃烂,病灶深而不易愈合,附近淋巴结肿大,细菌扩散至全身,表现为原发感染的特点。若用同量结核分枝杆菌注入曾感染过结核的豚鼠皮下,则于1~2天内注射局部迅速出现溃烂,浅而易愈合,附近淋巴结不肿大,细菌也很少扩散,表现为继发感染的特点。可见再感染时溃疡浅、易愈合、不扩散,表明机体已有一定免疫力。但再感染时溃疡发生快,说明在产生免疫的同时有超敏反应的参与。近年来实验表明结核分枝杆菌感染后免疫和超敏反应同时出现。

3. 结核菌素试验　在结核分枝杆菌的感染中,感染、免疫、超敏反应三者同时存在,因而可以通过检测机体对结核菌素的超敏反应来了解机体对结核分枝杆菌的细胞免疫水平。结核菌素试验是应用结核菌素进行皮肤试验,以检测受试者对结核分枝杆菌是否存在迟发型超敏反应的一种体内试验。

(1) 结核菌素试剂:以往使用较广的是旧结核菌素(old tuberculin,OT),是结核分枝杆菌肉汤培养物经杀菌、过滤、浓缩而成。目前都用纯蛋白衍生物(purified protein derivative,PPD)。

(2) 试验方法与意义:常规试验取 OT 或 PPD 5 个单位注入受试者前臂屈侧皮内,48~72 小时观察结果。如局部出现红肿硬结直径>5mm 者为阳性,表明机体曾感染过结核分枝杆菌或已建立迟发型超敏反应,但不一定发病,接种过卡介苗者也可呈阳性。如局部无红肿硬结或红肿硬结<5mm 者为阴性,表明机体未曾感染过结核分枝杆菌,但应考虑以下情况:①感染初期;②老年人反应低下;③严重结核病患者或正患有其他传染病如麻疹等;④继发性细胞免疫功能低下,如艾滋病或肿瘤等用过免疫抑制剂者。如局部红肿硬结>15mm 者为强阳性反应,表明可能有活动性结核,应进一步追查病灶。

(3) 实际应用:①选择卡介苗接种对象及免疫效果的测定,若结核菌素试验阴性则应接种卡介苗,接种后若结核菌素试验已转阳,表明已产生免疫力;②作为婴幼儿结核病的辅助诊断;③在未接种卡介苗的人群中作结核分枝杆菌感染的流行病学调查;④用于测定肿瘤患者等的细胞免疫功能。

## 三、实验室检查

1. 标本采集　根据感染的类型,采集不同的标本。如肺结核应采集痰液;肾或膀胱结核取中段尿液;肠结核采集粪便;结核性脑膜炎采集脑脊液;脓胸、肋膜炎、腹膜炎或骨髓结核等则穿刺采集脓汁。

2. 病原检查　痰液标本可直接涂片,抗酸染色镜检,若找到抗酸阳性杆菌,结合临床症状即可初步诊断。如标本中结核分枝杆菌量少,杂菌和杂质多时,应浓缩集菌后,再涂片染色镜检,以提高检出阳性率。必要时将集菌并经处理后的标本接种罗氏培养基。根据细菌生长繁殖速度、菌落特征及菌落涂片抗酸染色结果,进一步鉴定及进行药敏试验。

3. 免疫检查　用结核分枝杆菌抗原采用 ELISA 等方法检测患者血清中的抗体,进行辅助诊断。

4. 其他检查　分子生物学检查,PCR 检测结核分枝杆菌的 DNA,可用于结核病的早期和快速诊断,对因菌量少或 L 型变异不易分离培养成功的标本更有实用价值。

## 四、防治原则

1. 预防　接种卡介苗是预防结核病的有效措施之一,广泛接种卡介苗能大大地降低结核病的发病率。目前,我国规定出生后即接种卡介苗,6 个月以内健康儿童可直接接种,较大儿童应先作结核菌素试验,阴性者接种。卡介苗接种后 2~3 个月再作结核菌素试验,如仍为阴性说明接种失败,需再次接种。皮内接种卡介苗后,结核菌素试验转阳率可达96％～99％,免疫力可维持3～5年。

2. 治疗　结核病的治疗在于控制疾病,促使病灶愈合,消除症状和防止复发。抗结核药物的治疗,应着重以下原则:早期发现和早期治疗;联合用药,彻底治愈。国内外均推行三药联合方案,即以异烟肼、利福平和吡嗪酰胺为主要治疗药物联合应用。在耐药病例发生率较高的地区,头2个月强化期需加第4种药,即链霉素或乙胺丁醇。此方案可使病人获得约95％的治愈率。

近年来结核分枝杆菌耐药菌株较多,故对久治不愈的病人,应分离菌株,进行药敏试验,测定其耐药性,以指导临床合理用药。目前,我国采用WHO建议推广的"直接督导下的短程化疗"(DOTS)方案,即病人每次均由"督导员"(医务人员、社区志愿者或家属)现场督促患者服用规定药物,疗程可缩短至6个月。

## 第二节　麻风分枝杆菌

麻风分枝杆菌(*M.Leprae*)俗称麻风杆菌,是麻风病的病原菌。麻风是一种潜伏期长、发病慢、病程长的慢性传染病,主要侵犯皮肤和周围神经,少数病例可累及深部组织和内脏器官,在世界各地均有流行,我国不少地区亦可见,但经大力开展防治工作后,病例已逐渐减少。

### 一、生物学性状

麻风分枝杆菌形态、大小、染色性等与结核分枝杆菌相似,也是抗酸杆菌,麻风分枝杆菌是典型的胞内寄生菌,胞内存在大量的麻风分枝杆菌,细胞质呈泡沫状的细胞称为麻风细胞(彩图Ⅱ)。

麻风分枝杆菌在体外人工培养至今仍未成功。

### 二、致病性与免疫性

麻风患者,尤其是瘤型麻风患者是麻风的唯一传染源,可通过皮肤接触,或由飞沫传播,细菌由病人鼻及其他分泌物、精液或阴道分泌液排出而感染他人。疾病潜伏期长,发病慢,病程长,迁延不愈。潜伏期一般6个月至5年,长者可达20年。

麻风杆菌侵入人体后能否发病、发病后的病理演变过程以及临床表现等均取决于机体的免疫力。根据机体的免疫状态、病理变化和临床表现,可将麻风分为瘤型、结核样型和界限类综合征3种类型。

1. 瘤型麻风　为疾病的进行性和严重的临床类型。细菌侵犯皮肤、黏膜及各脏器,形成肉芽肿病变。抗酸染色法检查,可见大量的麻风杆菌集聚,各脏器均有发现,传染性强。该型麻风患者细胞免疫有所缺陷,巨噬细胞活化功能低,但体液免疫正常,血清中抗体含量高,有免疫复合物沉积,导致肉芽肿病变,形成结节性红斑或疣状结节,如狮面。

2. 结核样型麻风　此型麻风常为自限性疾病,较稳定,损害可自行消退。病变主要在皮肤,侵犯真皮浅层,也可累及神经,使受累处皮肤丧失感觉。病人体内不易检出麻风杆菌,故传染性小。细胞免疫强。

3. 界限类综合征　症状表现介于瘤型和结核样型之间,随着时间的推移可向这两种类型之一发展。

人对麻风分枝杆菌的抵抗力较强,主要是细胞免疫。

### 三、实验室检查

麻风病的诊断主要依靠微生物学检查。可从患者鼻黏膜或皮损处取材,涂片抗酸染色后镜检,如发现麻风杆菌或麻风细胞,结合病史、临床表现及病理学检查可做出诊断。欲提高检查阳性率,也可用金胺染色荧光显微镜检查。麻风病理活体组织切片检查也是较好的诊断方法。

### 四、防 治 原 则

麻风病目前尚无特异性预防方法,由于麻风分枝杆菌与结核分枝杆菌有共同抗原,曾试用卡介苗来预防麻风取得一定效果。该病防治主要依靠普查和对密切接触者定期检查,早期发现并隔离治疗患者。治疗药物主要有砜类、利福平、氯法齐明及丙硫异烟胺。目前多采用两、三种药联合治疗,以防止耐药性产生。

# 第三节　放 线 菌 属

放线菌属($Actinomyces$)是一类呈分枝状生长的原核细胞型微生物,细胞结构简单,无核膜,无完整的细胞核,无线粒体,细胞壁中含有肽聚糖和二氨基庚二酸。以二分裂方式繁殖,常形成分枝状无隔营养菌丝。革兰染色阳性。对青霉素、四环素、磺胺类抗菌药物敏感,对抗真菌药物不敏感。

放线菌广泛分布于土壤、空气和水中,种类繁多,大多数对人不致病。对人致病的主要有放线菌属和诺卡菌属。

放线菌属正常寄居在人和动物口腔、上呼吸道、胃肠道和泌尿生殖道等。常见种类有衣氏放线菌、内氏放线菌和牛型放线菌。对人致病的主要是衣氏放线菌,主要引起内源性感染。

本菌为革兰染色阳性丝状菌。菌丝细长,无隔,直径 $0.5 \sim 0.8 \mu m$,有分枝,有时菌丝可断裂成链球状或链杆状,有的似棒状杆菌(彩图Ⅱ)。在患者病灶组织和脓汁中形成肉眼可见的黄色小颗粒,称为"硫磺颗粒"(图 20-1),是放线菌在病灶组织中形成的菌落。将硫磺颗粒置玻片上,以盖玻片轻压,制成压片,镜检时可见菌体排列成菊花状(图 20-2),中心部分为交织成团的丝状物,革兰染色阳性;周围部分菌丝细长、放射状排列、末端膨大呈棒状,革兰染色阴性。放线菌为厌氧或微需氧菌,培养较困难。初次分离加 5％$CO_2$ 可促进其生长。血琼脂平板上 37℃ 4～6 天可长出小于 1mm 的灰白色或淡黄色微小圆形菌落。

衣氏放线菌存在于正常人口腔、齿垢、齿龈、扁桃体与咽部,属正常菌群。在机体抵抗力减弱、口腔卫生不良、拔牙或外伤时可引起内源性感染,导致软组织慢性或亚急性化脓性炎症,常伴有多发性瘘管形成。在脓液中可查见硫磺颗粒。本菌引起的放线菌病,常侵犯面部、颈部、胸部、盆腔和中枢神经系统等。最常见的为面颈部感染,另外,放线菌与龋齿和牙周炎有关。

检查方法主要是检查脓汁和痰液中有无硫磺颗粒。先通过肉眼观察,如发现可疑颗粒制成压片镜检,检查是否有呈放射状排列的菊花状菌丝。必要时取标本作厌氧培养进行

图 20-1　硫磺颗粒

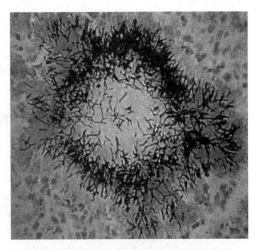

图 20-2　硫磺颗粒压片

鉴定。

　　注意保持口腔卫生,及时发现并早期治疗牙病和口腔疾病是预防本病的有效方法。脓肿和瘘管应及时进行外科清创处理,同时给予大剂量青霉素或磺胺治疗,也可选用克林霉素、红霉素和林可霉素治疗。

### 【附】　诺卡菌属

　　诺卡菌属(*Nocardia*)是广泛分布于土壤的一群需氧性放线菌,多为腐物寄生性非病原菌。对人致病的有星形诺卡菌、豚鼠诺卡菌和巴西诺卡菌。在我国以星形诺卡菌多见。

　　星形诺卡菌的形态与衣氏放线菌相似,其"硫磺颗粒"压片检查菌丝末端不膨大,革兰染色阳性,且为抗酸性,此点可与衣氏放线菌相区别。抗酸染色时若延长脱色时间,即失去抗酸性,可与结核分枝杆菌区别。本菌为专性需氧菌,在普通琼脂平板上于室温或 37℃ 均能生长,但繁殖速度较慢,5～7 天才可见到菌落,菌落表面呈皱褶状,不同菌种可产生不同色素。

　　星形诺卡菌主要通过呼吸道感染,引起人类原发性化脓性肺部感染,出现类似肺结核的症状。也可经肺部病灶转移到皮下组织,形成脓肿和多发性瘘管;也可通过血液播散,引起脑膜炎与脑脓肿。巴西诺卡菌可因外伤侵入皮下组织,引起慢性化脓性肉芽肿,表现为脓肿及多发性瘘管,好发于足和腿部。

　　取脓液、痰液等标本作涂片及压片染色镜检,可见革兰染色阳性和抗酸性的菌丝,可呈菊花状排列,但末端不膨大。若见到抗酸性杆菌,应与结核分枝杆菌相区别。必要时可进行培养进一步鉴定。

　　局部治疗主要为外科手术清创,切除坏死组织。各种感染可选用环丝氨酸和磺胺类药物进行治疗,用药时间应不少于 6 周。

(胡生梅)

# 第二十一章

# 其他病原性细菌

## 第一节　动物源性细菌

动物源性细菌是人畜共患病的病原菌。动物源性细菌的宿主范围很广，由于人类与病畜直接接触或通过媒介动物、污染物传播给人而致病。动物源性细菌主要包括芽胞杆菌属、布鲁菌属和耶尔森菌属等。

### 一、炭疽芽胞杆菌

炭疽芽胞杆菌(*B. anthracis*)属于需氧芽胞杆菌属，俗称炭疽杆菌，为人畜共患病原菌，能引起羊、牛、马等动物及人类的炭疽病。

病例：患者，女，27岁，主诉：皮肤溃疡3天。病史：患者3天前手臂上出现一个溃疡，查体发现伤口周围有许多小水疱，感染部位软组织出现脓肿、水肿，并有发热和全身中毒症状。患者说刚从墨西哥和美国中部旅游回来，买了一些皮革制品和一件羊皮夹克衫等纪念品。

思考与讨论：患者最有可能感染了哪种病原体？患者是通过什么途径感染？如何进一步确诊？

#### (一)　生物学性状

炭疽芽胞杆菌为革兰阳性粗大杆菌，大小 $1\sim3\mu m\times5\sim10\mu m$，两端平齐，在感染组织中呈单个或短链，经培养后则形成长链，呈竹节状排列。无鞭毛，在人和动物体内或在含血清和 $NaHCO_3$ 的培养基中于 $CO_2$ 环境下孵育，能形成荚膜。在有氧条件下易形成芽胞，呈椭圆形，位于菌体中央，其宽度小于菌体(彩图Ⅱ)。

专性需氧，营养要求不高，在琼脂平板上置于37℃，24小时形成灰白色、边缘不整齐、扁平粗糙型菌落，低倍镜观察边缘呈卷发状。有毒菌株在含 $NaHCO_3$ 的血平板上，置5%$CO_2$环境中37℃培养24小时可产生荚膜，菌落具有黏性，可出现拉丝现象。液体培养基中呈沉淀生长。

炭疽杆菌在每毫升含 $0.05\sim0.5$ 单位青霉素培养基中培养，菌体肿胀呈圆珠状，称"串珠反应"。其他需氧芽胞杆菌则无此现象。

本菌繁殖体的抵抗力不强，而芽胞抵抗力强，在干燥土壤或皮毛中能存活数年至20余年，牧场一旦被污染，传染性可持续数十年。煮沸10分钟或干热140℃，3小时才能杀灭，炭疽芽胞对碘特别敏感，对青霉素、头孢菌素、链霉素、卡那霉素等高度敏感。

#### (二)　致病性与免疫性

荚膜和炭疽毒素是本菌的主要致病物质。荚膜有抗吞噬作用，有利于细菌在宿主组织内繁殖扩散。炭疽毒素主要是损害微血管内皮细胞,增加血管通透性,使有效血容量不足致微循环障碍,易发生 DIC 和感染性休克而导致死亡。

炭疽芽胞杆菌主要是牛、马、羊等食草动物炭疽病的病原菌。人因接触患病动物或受染皮毛而引起皮肤炭疽;食入未煮熟的病畜肉或污染食物引起肠炭疽;吸入含有病菌芽胞的尘埃可发生肺炭疽。

皮肤炭疽最多见,初在入侵处出现小疖、水疱,继而变成脓疱,最后坏死、溃疡并形成特有的黑色焦痂,同时患者常有高热、寒战等全身症状,如不及时治疗,可发展为败血症而死亡;肺炭疽初期出现呼吸道症状,继而出现全身中毒症状,病情危重,死亡率高;肠炭疽以全身中毒症状为主,伴有呕吐、肠麻痹及血便,2~3 天死于毒血症。

病后可获得持久免疫力,再次感染者甚少。主要是由于产生特异性抗体和吞噬细胞作用的加强。

### (三)实验室检查

1. 标本采集　根据疾病类型,可分别采集渗出液、脓液、痰液、粪便及血液等标本送检。病畜尸体严禁室外剖检,必要时可割取耳尖或舌尖送检。

2. 病原检查　取标本涂片进行革兰染色、镜检,若发现有荚膜的呈竹节状排列的革兰阳性大杆菌,结合临床症状即可初步诊断。确诊应进行血平板分离培养,取可疑菌落,进一步做青霉素串珠试验或动物试验等进行鉴定。

3. 免疫检查　采用免疫荧光技术检测荚膜抗体,ELISA 方法检查炭疽毒素等。

### (四)防治原则

预防炭疽病根本措施是加强病畜的管制。病畜的尸体必须焚毁或深埋于 2 米以下。在流行地区对受感染威胁的人员及易感家畜进行炭疽杆菌减毒活疫苗的预防接种。青霉素是治疗炭疽的首选药物,应早期应用;也可采用抗生素、磺胺药及抗炭疽血清的综合疗法。

## 二、布鲁菌属

布鲁菌属(*Brucella*)是一类革兰阴性的短小杆菌,牛、羊、猪等动物最易感染,常引起母畜传染性流产。人类接触带菌动物或食用病畜及其乳制品,均可被感染,临床上称为布鲁菌病。布鲁菌病在世界上分布很广,我国流行的主要是羊布鲁菌(*B. melitensis*)、牛布鲁菌(*B. bovis*)、猪布鲁菌(*B. suis*)三种,其中以羊布鲁菌病最为多见。

### (一)生物学性状

本菌为革兰阴性小球杆菌或短杆菌,无芽胞,无鞭毛,光滑型菌株有微荚膜。严格需氧菌,牛布鲁菌在初次分离时需 $5\%\sim10\%CO_2$,最适温度 37℃,最适的 pH6.6~7.1,营养要求高,生长时需硫胺素,烟草酸和生物素,泛酸钙等,实验室常用肝浸液培养基或改良厚氏培养基。此菌生长缓慢,培养 48 小时才出现无色、透明的光滑型细小菌落,经人工传代培养后可转变为粗糙型菌落。在血琼脂平板上不溶血,大多菌株能分解尿素和产生 $H_2S$。

在自然界中本菌有较强抵抗力,在土壤、皮毛、病畜的脏器和分泌物、乳制品中可生存数周至数月。但在湿热 60℃ 20 分钟、日光照射 10~20 分钟可死亡。对常用消毒剂均较敏感。对链霉素、氯霉素和四环素等均敏感。

### (二)致病性与免疫性

主要致病物质是内毒素。荚膜与侵袭酶(透明质酸酶、过氧化氢酶等)增强了该菌的侵袭力,使细菌能通过完整的皮肤黏膜侵入机体。人类的感染多来自病畜乳汁、子宫分泌物、尿和粪便等。布鲁菌侵入机体后,即被吞噬细胞吞噬,由于本菌荚膜具有抗吞噬细胞的裂解,其内毒素能毒害吞噬细胞,故能在吞噬细胞内繁殖成为胞内寄生菌。并经淋巴管到达局部淋巴结生长繁殖形成感染灶。当细菌繁殖到一定数量,突破淋巴结而侵入血流,出现发热等菌血症症状。随后细菌进入肝、脾、骨髓等脏器细胞,发热也渐消退。细菌在细胞内繁殖到一定程度可再次入血,又形成菌血症而致体温升高。如此反复形成的菌血症使患者出现不规则的波浪状热型,故布鲁菌病又称波浪热。

布鲁菌感染后,机体可形成以细胞免疫为主的带菌免疫,对再感染有较强的免疫力。血液中也有抗体产生,并发挥调理作用。本菌感染后还可引起Ⅳ型超敏反应,故病程中免疫保护和病理损伤往往交织存在。

### (三) 实验室检查

1. **标本采集** 急性期采集血液,慢性期采取骨髓。

2. **病原检查** 将标本接种于双相培养基,置 37℃,10%$CO_2$ 环境中培养,根据菌落特点、涂片镜检、生物化学试验等进行鉴定。

3. **免疫检查** 采用试管凝集试验进行特异性抗体测定,抗体凝集效价达到 1:160 以上,则具有诊断价值。对慢性患者可进行补体结合试验,试验结果以 1:10 为阳性。

### (四) 防治原则

控制和消灭传染源、切断传播途径和免疫接种是三项主要的预防措施。疫区人群应皮上划痕接种 104M 株减毒活疫苗,有效期约 1 年。

急性期患者以抗生素治疗为主,一般认为四环素与链霉素或磺胺联合治疗效果较好,需彻底治疗,防止转为慢性。慢性者除继续用抗生素外,尚需采取综合治疗方法。

## 三、耶尔森菌属

耶尔森菌属(*Yersinia*)是一类革兰阴性小杆菌。与人类关系密切的有鼠疫耶尔森菌、小肠结肠耶尔森菌和假结核耶尔森菌。

鼠疫耶尔森菌(*Y. pestis*)简称鼠疫杆菌,是鼠疫的病原菌。鼠疫是一种自然疫源性烈性传染病,人类鼠疫是鼠疫耶尔森菌通过带菌鼠蚤叮咬传播给人,历史上曾发生过 3 次世界性大流行。建国前我国也曾发生过多次流行,病死率很高,建国后已基本控制鼠疫的流行。历史上曾将该菌作为生物战武器。

### (一) 生物学特性

鼠疫耶尔森菌为革兰染色阴性球杆菌,卵圆形,两端钝圆并浓染。散在,偶成双或短链状(彩图Ⅱ)。在陈旧培养物或含高盐(3%NaCl)的培养基中培养后呈明显多形性,呈球形、杆形、丝状、哑铃状等。有荚膜,无鞭毛,无芽胞。

本菌营养要求不高,需氧或兼性厌氧,最适生长温度 28℃。在血平板上培养 48 小时,形成无色透明、中央隆起、不溶血的圆形细小菌落。液体培养基上呈菌膜生长现象,菌膜向下延伸形成钟乳石状,此特征有一定鉴别意义。

鼠疫耶尔森菌对外界抵抗力强,在 -30℃ 仍能存活,于 5~10℃ 条件下尚能生存。可耐直射日光 1~4 小时,在干燥痰和蚤粪中存活数周,在冻尸中能存活 4~5 个月,但对理化因素抵抗力较弱,55℃ 15 分钟、100℃ 1 分钟死亡,5%苯酚 20 分钟可杀死痰中病菌。对链霉素、卡那霉素及四环素敏感。

### （二）致病性与免疫性

鼠疫是自然疫源性传染病，一般先在鼠类间发病和流行，通过鼠蚤的叮咬而传染人类，尤其当大批病鼠死亡后，失去宿主的鼠蚤转向人群。人患鼠疫后，又可通过人蚤或呼吸道等途径在人群间流行。

鼠疫耶尔森菌的致病性主要与荚膜抗原、鼠毒素及内毒素等相关。鼠疫耶尔森菌自皮肤侵入后到达局部淋巴结，引起淋巴结的肿胀、出血和坏死，这是最常见的腺鼠疫，好发于腹股沟（70%）、腋下及颈部。通过呼吸道感染可致肺鼠疫，常因缺氧、休克、心力衰竭于2～3天内死亡，死前病人皮肤因高度发绀而呈紫黑色，故有"黑死病"之称。腺型和肺型的鼠疫耶尔森菌可侵入血流导致败血症，伴有内脏组织广泛坏死，此型最严重，若无抢救措施可在数小时至2～3天内死亡。

鼠疫病后可获得持久免疫力，很少再次感染。病后体内可出现多种抗体，发挥中和毒素、去除荚膜的抗吞噬作用等。病菌的消灭主要依赖吞噬细胞的吞噬功能。

### （三）实验室检查

鼠疫耶尔森菌的检查必须严格执行烈性传染病的病原菌管理规则。应由专人在专门实验室内进行，做好防鼠、防蚤、防感染工作。

根据病情取患者淋巴结穿刺液、痰、血液，人或动物尸体取肝、脾、肺、病变淋巴结等标本，直接涂片革兰染色镜检，观察形态及染色特点进行初步诊断。免疫荧光染色可作为快速诊断。

将检材接种于血琼脂平板上，28℃孵育48小时后观察菌落特征，挑取可疑菌落，根据涂片染色、血清凝集试验等进一步鉴定。

### （四）防治原则

灭鼠灭蚤是切断鼠疫传播环节、消灭鼠疫的根本措施。加强检疫，发现鼠疫患者要及时隔离并立即向卫生防疫部门报告。流行地区可接种鼠疫减毒活菌苗，增强人群免疫力。治疗必须早期足量用药，采用磺胺类、链霉素、氨基糖苷类抗生素等均有效。

## 第二节　其他病原性杆菌

其他病原性杆菌主要为革兰阴性菌，少数为革兰阳性菌，多通过飞沫经呼吸道传播（表21-1）。

表21-1　其他病原性杆菌

| 细菌名称 | 生物学性状 | 致病性 | 实验室检查 | 防治原则 |
|---|---|---|---|---|
| 铜绿假单胞菌 | 革兰阴性小杆菌，无芽胞，有鞭毛、菌毛及荚膜，产生水溶性绿色色素 | 有内、外毒素、弹性蛋白酶、胶原酶、胰肽酶等致病物质。为条件致病菌，常引起烧伤或创伤部位、角膜、尿道和呼吸道感染 | 取创面渗出物、脓汁、尿、血等标本进行分离培养，根据菌落特征、色素以及生化反应进行鉴定 | 严格无菌操作，预防医源性感染。联合选用青霉素类、氨基苷类、头孢类等抗生素治疗 |

| 细菌名称 | 生物学性状 | 致病性 | 实验室检查 | 防治原则 |
|---|---|---|---|---|
| 流感嗜血杆菌 | 革兰阴性小杆菌，多形态。无芽胞和鞭毛，多数有菌毛。与金黄色葡萄球菌共同培养时形成"卫星现象"，有鉴别意义 | 有内毒素、荚膜和菌毛等致病物质。通过呼吸道感染，引起原发性与继发性感染 | 采取痰液、脑脊液、鼻咽分泌物、脓液等标本。通过直接涂片镜检和分离培养等方法进行鉴定 | 荚膜多糖菌苗接种有预防作用。可用氨苄西林、氯霉素等治疗。特异性免疫血清与磺胺药物合用对脑膜炎治疗有效 |
| 百日咳鲍特菌 | 革兰阴性小杆菌，无芽胞和鞭毛，光滑型菌株有荚膜和菌毛 | 有荚膜、菌毛、内毒素、外毒素等致病物质。经飞沫传播，引起人类呼吸道感染，称百日咳 | 取鼻咽拭标本接种于鲍-金培养基上，根据菌落特征、生化反应或用免疫荧光法进行鉴定 | 早期隔离病人。用白百破三联疫苗进行人工自动免疫，治疗可选用红霉素、氨苄西林等 |
| 军团菌属 | 革兰阴性粗短杆菌，有鞭毛和菌毛，无荚膜和芽胞 | 产生多种酶、外毒素和内毒素样物质。通过呼吸道感染，导致流感样型、肺炎型和肺外感染三种类型的感染 | 采集下呼吸道分泌物、胸水、活检肺组织及血液等分离培养，根据菌落特征、形态染色、生化反应等进行鉴定 | 至今尚无有效的疫苗，保护水源，防止空气和水源污染。治疗首选红霉素，亦可选用螺旋霉素和利福平等药物 |
| 白喉棒状杆菌 | 革兰阳性细长杆菌，一端或两端膨大呈棒状，有异染颗粒（彩图Ⅱ）。在含亚碲酸钾的血平板上形成黑色菌落 | 白喉外毒素是主要的致病物质。随飞沫或污染的物品传播，导致白喉，儿童易感，多在秋冬季节流行 | 采取假膜边缘部渗出物直接涂片镜检，结合临床症状作出初步诊断。通过细菌培养和毒力试验进行确诊 | 儿童接种白百破三联疫苗。可用白喉抗毒素治疗或紧急预防 |

（胡生梅）

# 第二十二章

# 其他原核细胞型微生物

## 第一节 支 原 体

支原体(mycoplasma)是一类缺乏细胞壁、呈高度多形性、可通过滤菌器、并能在无生命培养基中生长繁殖的最小的原核细胞型微生物。革兰染色阴性。主要以二分裂方式繁殖。有 DNA 和 RNA 两类核酸。对抗生素敏感，对干扰素不敏感。支原体广泛分布于自然界，大多不致病。对人致病的主要有肺炎支原体、溶脲脲原体、人型支原体和生殖道支原体等。

### 一、生物学性状

患者，女，22岁，主诉：咽喉痛、鼻塞、头痛、寒战、干咳和发热8天。病史：患者8天前出现咽喉痛、鼻塞、头痛、寒战、干咳和发热，近期不间断地咳痰，并伴有胸痛。查体：体温38.5℃，胸部有啰音。实验室检查：入院摄胸片提示支气管肺炎，常规血和痰液培养2天后未见细菌生长，查血支原体 IgM 抗体阳性。

思考与讨论：引起该病最可能的病原体是什么？对该患者最有效的治疗药物是什么？

支原体是最小的原核细胞型微生物，大小一般在 $0.2\sim0.3\mu m$，无细胞壁，呈高度多形性，常呈球形、杆状、丝状、分枝状等形态。革兰染色阴性，但不易着色，用 Giemsa 染色法染色着色很浅，呈淡紫色。细胞膜中胆固醇含量较多，故对作用于胆固醇的抗菌物质如两性霉素 B 等敏感。有的支原体细胞膜外有一层多聚糖组成的荚膜，具有毒性，与支原体致病有关。

支原体主要以二分裂方式繁殖，在含有 $10\%\sim20\%$血清、酵母浸膏及胆固醇的培养基中35℃需经1周左右培养形成煎荷包蛋样微小菌落(图 22-1)，需用低倍镜观察，菌落中央部分较厚，向下长入培养基，四周为一薄层透明颗粒区。

支原体因无细胞壁，对理化因素比细菌敏感，加热55℃ 5～15 分钟即死亡。对青霉素、头孢菌素等作用于细胞壁的抗生素不敏感。对阻碍蛋白质合成的抗生素，如多西环

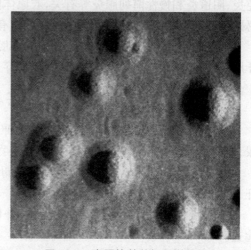

图 22-1　支原体煎荷包蛋样菌落

素、氯霉素、红霉素及螺旋霉素等敏感，对交沙霉素高度敏感。

## 二、致病性与免疫性

支原体多数对人不致病。对人致病的主要有肺炎支原体、人型支原体、生殖道支原体和溶脲脲原体等。支原体一般只能在黏膜细胞表面感染，一般不侵入血液。它黏附在呼吸道或泌尿生殖道的上皮细胞表面，这种黏附是通过支原体与宿主细胞上相应受体结合而实现的，故而具有选择性。黏附于细胞表面的支原体从细胞膜获取脂质与胆固醇，导致细胞损伤。有的支原体可产生外毒素或过氧化氢等，也能引起细胞损伤。

支原体感染后的免疫机制比较复杂，可诱导体液免疫和细胞免疫。黏膜组织产生的SIgA有局部抗感染作用，IgG有调理作用。肺炎支原体可作为超抗原，吸引炎性细胞浸润，同时释放细胞因子进一步清除病原体。

### （一）肺炎支原体

肺炎支原体（*M. pneumoniae*）主要引起人类原发性非典型肺炎，占非细菌性肺炎的50%左右，主要通过呼吸道传播，常发生于夏秋季，青少年多见。临床症状一般较轻，可出现咳嗽、发热、头痛等呼吸道症状，X线检查肺部有明显浸润。

原发性非典型性肺炎的治疗，首选红霉素，螺旋霉素亦可。肺炎支原体灭活或减毒活疫苗的应用效果尚不理想。

### （二）泌尿生殖道感染支原体

引起泌尿生殖道感染的支原体主要有溶脲脲原体（*U. urealyticum*），人型支原体和生殖支原体，现已被列为性传播疾病的病原体。

1. 溶脲脲原体　溶脲脲原体和沙眼衣原体一起共同构成人类非淋球菌性尿道炎的病原体（占90%左右），主要通过性接触传播，潜伏期为1～3周，典型症状为尿道痒，伴有尿急和排尿不畅、轻微尿痛；还可引起不育症和慢性前列腺炎；女性可引起泌尿生殖道炎症、不孕症、流产等。

2. 人型支原体　人型支原体除引起人类非淋球菌性尿道炎外，还可引起慢性前列腺炎、宫颈炎、盆腔炎、卵巢脓肿和产褥热。

3. 生殖道支原体　生殖道支原体感染可能与持续性、复发性非淋菌性尿道炎、急性盆腔炎、阴道炎和慢性前列腺炎等有关，衣原体阳性尿中生殖支原体检出率明显升高。正常人泌尿生殖道可有支原体存在，但与患者相比有显著差异。

除上述支原体外，尚有唾液支原体和口腔支原体，是上呼吸道的正常菌群，偶尔可引起牙周炎；发酵支原体与类风湿关节炎有关；穿透支原体感染是艾滋病的辅助致病因素。

## 三、实验室检查

1. 标本采集　原发性非典型肺炎患者采集痰或咽拭子；溶脲脲原体感染可取患者中段尿、前列腺液、精液、阴道分泌物或宫颈分泌物等标本。

2. 病原检查　标本接种在含有血清酵母浸膏的培养基中，经过多次传代后根据菌落特征、镜检形态及生化反应进行鉴定。

3. 免疫检查　可以通过冷凝集试验、补体结合试验和 ELISA 试验等血清学方法进行检查。

4. 其他检查　分子生物学检查，以特异性引物通过 PCR 技术从患者痰中检测肺炎支原体 DNA,通过对特异性引物扩增尿素酶基因来检测溶脲脲原体,此法快速、敏感、特异。

## 四、防治原则

支原体肺炎有传染性,故应注意隔离消毒,治疗可选用红霉素和喹诺酮类抗生素。泌尿生殖道感染支原体的预防主要是注意性卫生,加强健康教育,切断传播途径。治疗可选用阿奇霉素、多西环素、红霉素等。

# 第二节 立克次体

病例:患者,男,30 岁,主诉:发热、皮疹 2 周。病史:症状呈渐进性,头痛、不适、背痛和畏寒,继而发展成寒战、发热,剧烈头痛伴恶心、呕吐。发热呈弛张热,伴有心动过速,持续约 10~12 天,皮疹出现在发热的第 5 天。病人今年夏天曾在有老鼠出没的食品仓库工作过。查体:发热,腋下、躯干、大腿及上肢可见间断不规则的斑丘疹,面部、掌部和小腿也有散在分布。轻度脾大。实验室检查:外斐(Weil-Felix)试验阳性。

思考与讨论:患者所患疾病是什么? 患者是如何感染上该疾病的? 首选治疗抗菌药是什么?

立克次体(rickettsia)是一类严格细胞内寄生的原核细胞型微生物,大小介于细菌和病毒之间,具有细胞壁,有较复杂的酶系统,以二分裂方式繁殖,对多种抗生素敏感,以节肢动物作为储存宿主或传播媒介。立克次体是引起斑疹伤寒、恙虫病、Q 热等传染病的病原体,首先由美国青年医师 Howard Taylor Ricketts 发现,为纪念他在研究斑疹伤寒时不幸感染而献身,故以他的名字命名。我国主要致病性立克次体有:普氏立克次体、斑疹伤寒立克次体及恙虫病东方体等。

立克次体的共同特点是:①专性活细胞内寄生,二分裂方式繁殖;②大小介于病毒和细菌之间,有明显的多形态,多为球杆状,革兰染色阴性;③含有 DNA 和 RNA 两种核酸;④大多为人畜共患病原体,以节肢动物为传播媒介或储存宿主;⑤对多种抗生素敏感。

## 一、生物学性状

立克次体有明显的多形态,多呈球杆状或杆状,大小为 $0.3\sim0.6\mu m\times0.8\sim2\mu m$。革兰染色阴性,但着色不明显,常用 Giemsa 染色呈紫色(彩图Ⅱ)。

绝大多数立克次体只能在活的真核细胞内生长繁殖。常用的培养方法有动物接种、鸡胚卵黄囊接种和细胞培养。动物接种是最常用的方法,采用豚鼠、小鼠可对多种立克次体进行繁殖。立克次体在宿主细胞内以二分裂方式繁殖,6~10 小时分裂一次,孵育温度为 32℃~35℃最适宜。

立克次体对理化因素抵抗力不强,56℃经 30 分钟即死亡。常用消毒剂如次氯酸盐、过氧化氢、苯酚、来苏和 75% 乙醇等数分钟即可杀死。对低温和干燥抵抗力较强,在干燥的虱粪中立克次体可存活半年以上。对氯霉素、多西环素和四环素等抗生素敏感。

立克次体与变形杆菌的某些菌株(如 $X_2$、$X_{19}$、$X_K$)有共同的耐热多糖抗原(表 22-1),临床上常用这些变形杆菌代替相应的立克次体抗原进行定量的非特异性凝集反应,以检测相应的立克次体抗体,这种交叉凝集试验称为外-斐反应(Wei-Felix reaction),可作为某些立克次体病的辅助诊断。

表 22-1　主要立克次体与普通变形杆菌抗原交叉现象

| 立克次体 | 变形杆菌菌体抗原 | | |
| --- | --- | --- | --- |
| | $OX_{19}$ | $OX_2$ | $OX_k$ |
| 普氏立克次体 | +++ | + | − |
| 斑疹伤寒立克次体 | +++ | + | − |
| 恙虫病东方体 | − | − | +++ |

## 二、致病性与免疫性

立克次体的致病物质主要是内毒素和磷脂酶 A。人类感染立克次体主要通过虱、蚤、蜱、螨的叮咬或其粪便经伤口等途径进入人体。立克次体能直接破坏其所寄生的血管内皮细胞，使细胞肿胀破裂、血管腔阻塞造成组织缺血坏死、凝血机制障碍、DIC 等病变。

立克次体是严格细胞内寄生的病原体，故体内抗感染免疫以细胞免疫为主，体液免疫仅有部分保护作用，病人病后可获得较强的免疫力。

### （一）普氏立克次体

普氏立克次体是流行性斑疹伤寒的病原体。病人是唯一传染源，体虱是主要传播媒介，传播方式为虱-人-虱。虱叮咬病人后，立克次体在虱肠管上皮细胞内繁殖并随粪便排出。当虱再叮咬人时，由于抓痒使虱粪中的立克次体从抓破的皮肤破损处侵入人体内。此外，立克次体在干虱粪中能保持感染性达两个月左右，可经呼吸道或眼结膜使人感染。该病流行于冬春季节，人被感染后，经两周左右的潜伏期，骤然发病，出现高热、头痛、肌痛，4～5 天出现皮疹等，有时伴有神经系统、心血管系统及其他器官损害。

病后免疫力持久，与斑疹伤寒立克次体感染有交叉免疫。

### （二）斑疹伤寒立克次体

斑疹伤寒立克次体是地方性斑疹伤寒的病原体。鼠是天然贮存宿主，主要通过鼠蚤或鼠虱在鼠间传播。受染鼠蚤叮咬人后，可将立克次体传染给人，同时蚤粪中的立克次体可经破损的皮肤或经口、鼻、眼结膜进入人体而致病。人受感染后，其临床症状与流行性斑疹伤寒相似，但发病缓慢，病情较轻，很少累及中枢神经系统和心血管系统。

### （三）恙虫病东方体

恙虫病东方体，以前称恙虫病立克次体，现属于东方体属，是恙虫病的病原体。恙虫病主要流行于啮齿动物，属于自然疫源性疾病。恙虫病东方体借助恙螨的叮咬在鼠间传播，野鼠和家鼠为主要传染源。恙螨既是传播媒介，又是储存宿主，恙虫病东方体寄居于恙螨体内，可经卵传代。人通过受感染恙螨幼虫叮咬后而感染。临床表现主要为高热、叮咬处有红色丘疹、形成水疱、中央溃疡形成黑色焦痂，全身淋巴结肿大及各内脏器官病变。

病后获得较持久的免疫力。

## 三、实验室检查

1. 标本采集　主要采集病人血液；流行病学调查时，采集野生小动物和家畜的器官以及节肢动物等。

2. 病原检查　脏器标本切片用荧光抗体染色或常规染色镜检；也可用 PCR 和核酸探针技术检测快速诊断。必要时取血液、血块或组织悬液接种动物腹腔进行分离并鉴定。

3. 免疫检查　用变形杆菌某些菌株的菌体抗原代替立克次体抗原以检测相应抗体的凝集试验，即外-斐试验。抗体效价≥1：160 有意义。如晚期血清效价高于早期效价 4 倍以上也有诊断价值。目前较多应用可溶性（群特异）抗原和（或）颗粒性（种特异）抗原进行补体结合试验和（或）凝集试验作确切诊断。

## 四、防治原则

立克次体病的主要预防措施是灭虱、灭蚤、灭螨、灭鼠，做好个人防护及注意个人卫生，防止蚤、蜱及恙螨叮咬。特异性预防主要用灭活疫苗接种。常用氯霉素、四环素及多西环素等抗生素治疗。应注意磺胺类药物不能抑制立克次体生长，反而会促进其生长繁殖。

# 第三节　衣　原　体

衣原体（chlamydia）是一类有独特发育周期、专性活细胞内寄生、且能通过细菌滤器的原核细胞型微生物。衣原体广泛寄生于人类、哺乳动物及禽类，仅少数能致病，能引起人类疾病的衣原体主要有沙眼衣原体、肺炎衣原体、鹦鹉热衣原体等。目前由沙眼衣原体感染所致的性传播性疾病快速增长，泌尿生殖道感染的发病率超过淋病奈瑟菌感染，已成为最常见的性传播性疾病之一。

衣原体的主要特征是：①革兰阴性，圆形或椭圆形；②含有 DNA 和 RNA 两类核酸；③具有细胞壁，其组成成分与革兰阴性菌相似；④专性细胞内寄生，有独特的发育周期，二分裂方式繁殖；⑤有核糖体和较复杂的酶系统，能进行一定的代谢活动，但缺乏代谢所需的能量来源，必须依赖细胞提供；⑥对多种抗生素敏感。

## 一、生物学性状

### （一）发育周期与形态染色

衣原体在宿主细胞内生长增殖，有独特的发育周期。可观察到两种不同的颗粒结构，即原体（elementary body，EB）和始体（initial body）。

1. 原体　直径约 0.2～0.4μm，呈球形、椭圆形或梨形，小而致密，普通光学显微镜下勉强可见，电镜下观察中央有致密的类核结构，有细胞壁。Giemsa 染色呈紫色。原体是发育成熟的衣原体，无繁殖能力，具有高度的感染性，能吸附于易感细胞表面，经宿主细胞的吞饮作用进入胞内形成空泡，原体在空泡内发育，增大成为始体。

2. 始体　又称网状体（reticulate body，RB），直径约 0.5～1.0μm，呈圆形或椭圆形，体大而疏松。普通光学显微镜下可见，无细胞壁。Giemsa 染色呈红色。它是原体在宿主细胞内逐渐发育、增大而形成的。始体无感染性，为衣原体发育周期中的繁殖型，以二分裂方式繁殖并发育成许多子代原体，子代原体成熟后即从感染细胞中释放出来，再感染新的易感细胞，开始新的发育周期，每个发育周期约为 48～72 小时（图 22-2）。

衣原体在易感细胞内增殖后所形成的网状体和子代原体的空泡，经染色后在光学显微镜下可观察到，称之为衣原体的包涵体。由于发育时期不同，包涵体的形态和大小都有差

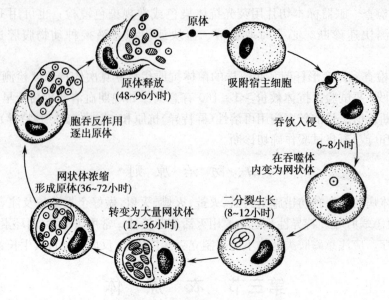

图 22-2　衣原体的发育周期

别,成熟包涵体含有大量的原体,有助于衣原体的鉴别。

**(二) 培养特性**

衣原体为专性细胞内寄生的原核细胞型微生物,不能在无生命培养基上生长,可用鸡胚卵黄囊接种培养。绝大多数能在 6～8 日龄鸡胚卵黄囊中生长繁殖,也可用 Hela-299、BHK-21 等细胞株作细胞培养。

**(三) 抵抗力**

衣原体对理化因素抵抗力不强,耐冷怕热,56℃～60℃仅存活 5～10 分钟,－70℃可保存数年。衣原体对消毒剂敏感,75% 乙醇半分钟或 2% 来苏液 5 分钟可将其杀死,对红霉素、四环素、利福平和氯霉素等药物敏感。

## 二、致病性与免疫性

**(一) 致病机制**

衣原体侵入机体后,原体吸附于易感细胞并在其中生长繁殖,产生类似革兰阴性细菌的内毒素样毒性物质,抑制宿主细胞代谢,直接破坏宿主细胞。衣原体的主要外膜蛋白能阻止吞噬体和溶酶体的融合,有利于衣原体在吞噬体内繁殖并破坏宿主细胞。此外,T 细胞与感染细胞的相互作用也会导致免疫病理损伤,产生迟发型超敏反应。

**(二) 主要致病性衣原体**

1. 沙眼衣原体　沙眼衣原体可引起多种疾病,不仅能引起眼科感染性疾病,还可引起泌尿生殖道、呼吸道感染等,其中以沙眼最常见。我国学者汤飞凡于 1955 年采用鸡胚卵黄囊接种法在世界上首次分离培养出沙眼衣原体,为沙眼衣原体的研究工作作出了卓越的贡献。

对人致病的沙眼衣原体主要有沙眼生物亚种和性病淋巴肉芽肿亚种,主要引起以下疾病。

(1) 沙眼:由沙眼亚种 A、B、Ba 和 C 血清型引起。主要通过眼-眼或眼-手-眼途径接触传播。沙眼衣原体感染眼结膜上皮细胞并在其中繁殖,在细胞质中形成包涵体,引起局部炎症。早期症状是流泪、有黏液脓性分泌物、结膜充血及滤泡增生。后期出现结膜瘢痕、眼睑内翻、倒睫以及角膜血管翳引起的角膜损伤,影响视力,且是目前世界上致盲的首要病因。

（2）包涵体结膜炎:由沙眼亚种 B、Ba、D、Da、E、F、G、H、I、Ia、J 及 K 血清型引起。成人可经性接触、手-眼或间接接触感染,引起滤泡性结膜炎;新生儿可经产道感染,引起急性化脓性结膜炎(也称包涵体性脓漏眼),不侵犯角膜,一般经数周及数月可痊愈,无后遗症。

（3）泌尿生殖道感染:可引起泌尿生殖道感染的衣原体的血清型与包涵体结膜炎的相同。经性接触传播引起的非淋菌性泌尿生殖道感染中,50%～60%由沙眼衣原体引起。衣原体是男性尿道炎的常见病原体。未经治疗者多数转为慢性,呈周期性加重,或可合并附睾炎、前列腺炎等。女性感染可引起尿道炎、宫颈炎、输卵管炎等。

（4）性病淋巴肉芽肿:由沙眼衣原体 LGV 生物亚种引起。主要通过性接触传播,在男性主要侵犯腹股沟淋巴结,可引起化脓性淋巴结炎和慢性淋巴肉芽肿,常形成瘘管。在女性多侵犯会阴、肛门和直肠,可形成肠-皮肤瘘管,也可引起会阴-肛门-直肠狭窄和梗阻。

2. **肺炎衣原体** 是衣原体属中的一个新种,只有一个血清型。在电镜下呈梨形,有时呈多形性。肺炎衣原体寄生于人类,无动物储存宿主,是人类重要的呼吸道病原体,通过飞沫或呼吸道分泌物传播,引起急性呼吸道疾病,特别是肺炎,也可引起支气管炎、咽炎等,临床表现有咽痛、声音嘶哑等症状,还可引起心包炎、心肌炎和心内膜炎。近年来还发现肺炎衣原体慢性感染与冠状动脉硬化和心脏病的发生有关。

3. **鹦鹉热衣原体** 因首先从鹦鹉体内分离而得名,其自然宿主为鹦鹉、鸟类、家禽以及低等哺乳动物,人类多因接触这些动物经呼吸道而感染引起鹦鹉热,临床表现与病毒性肺炎或支原体肺炎相似,故称非典型肺炎。有时可侵犯心肌、心包、脑膜及肝脏等部位引起感染,严重者可发展成败血症,老年患者病死率高。

**（三）免疫性**

机体的天然防御功能在抗衣原体免疫中具有一定作用。衣原体感染机体后可诱导产生特异性的细胞免疫和体液免疫,但保护性不强,维持时间短,故常造成持续感染、反复感染和隐性感染。同时,免疫应答还可能造成免疫病理损伤。

## 三、实验室检查

1. **标本采集** 根据不同的疾病可采集患者痰液、眼、尿液和宫颈等刮取物或分泌物等标本。

2. **病原检查** 标本直接涂片,经 Giemsa 染色后检查病变部位细胞内的包涵体,此法敏感性差,阳性率仅 40% 左右。

3. **免疫检查** 直接免疫荧光法可检测标本中衣原体抗体。血清学诊断只用于鹦鹉热衣原体和性病淋巴肉芽肿亚种感染的诊断。衣原体核酸检查具有敏感性高、特异性强、速度快等优点,但费用较高,未能普遍开展。

## 四、防治原则

预防沙眼尚无特异性免疫方法,主要靠加强卫生宣传,做好个人保护,不使用公共毛巾、浴巾和脸盆,避免直接或间接接触传染源;鹦鹉热的预防主要是避免与病鸟和病禽的接触;

泌尿生殖道感染的预防应广泛开展性病知识的宣传,提倡健康的性行为,积极治愈病人和带菌者。衣原体感染的治疗常选用利福平、红霉素、四环素、诺氟沙星、磺胺等。

# 第四节　螺　旋　体

螺旋体(spirochete)是一类细长、柔软、弯曲呈螺旋状、运动活泼的原核细胞型微生物。其基本结构与细菌类似,如有细胞壁和原始核质、以二分裂方式增殖、对抗生素敏感等。故在分类学上属广义的细菌范畴。

螺旋体广泛存在于自然界和动物体内,种类很多,对人和动物有致病性的主要有三个属:

1. 疏螺旋体属　有3~10个稀疏而不规则的螺旋。对人致病的主要有回归热螺旋体、伯氏螺旋体和奋森螺旋体。

2. 密螺旋体属　有8~14个细密而规则的螺旋,两端尖。对人致病的主要有梅毒螺旋体。

3. 钩端螺旋体属　螺旋细密而规则,菌体一端或两端弯曲呈钩状。对人致病的有黄疸出血型钩端螺旋体和流感伤寒型钩端螺旋体。

## 一、钩端螺旋体

钩端螺旋体种类较多,可分为致病性与非致病性两大类。致病性钩体有多个型别,对人和动物可引起钩体病。该病属人畜共患性疾病,也是一种自然源性传染病,呈世界性分布,我国以南方各省多见。

病例:患者,男,18岁,农民,主诉:头痛、发烧4天,咳嗽3天。病史:入院前4天在田间劳动时,突然头痛、发烧、周身不适,小腿酸痛。入院前3天开始咳嗽,痰中带血,症状逐日加重。病前曾参加稻田抢收,同村有5人患同样症状疾病。查体:体温41℃,脉搏132次/分,呈急性重病容,腹股沟淋巴结肿大、有压痛,腓肠肌压痛阳性,右肺有少许湿啰音。实验室检查:X线胸片,两肺布满模糊之絮状斑影。

思考与讨论:患者可能感染了何种病原体? 通过什么途径感染的? 如何治疗和预防?

### (一) 生物学性状

1. 形态与染色　钩体为圆柱形,长短不等,一般长约6~20μm,直径0.1~0.2μm。螺旋细密,规则,在暗视野显微镜下观察,形似细小珍珠排列的细链,一端或两端弯曲呈钩状,常呈S、C或8字形(彩图Ⅱ),无鞭毛,但运动活泼。

革兰染色阴性,但不易着色。常用Fontana镀银染色法,背景为淡棕色,钩体染成棕褐色。

2. 培养特性　钩体是可人工培养的螺旋体,营养要求不高,在含有8%~10%兔血清的柯氏(Korthof)培养基中生长良好。钩体为需氧菌,最适pH为7.2~7.4,最适生长温度为28℃~30℃,生长缓慢,接种后7~14天,可见液体培养基呈半透明云雾状生长。在1%琼脂固体培养基上,经28℃孵育1~3周,可形成透明、不规则的扁平细小菌落。

3. 抵抗力　钩体对干燥、日光、热、酸的抵抗力弱,56℃10分钟或60℃1分钟即死亡;0.2%来苏、1:2000升汞、1%苯酚在10~30分钟被杀灭。对青霉素、四环素等敏感。在水和湿土中可存活数月,这对本菌的传播有重要意义。

4. 抗原构造与分类  致病性钩体有表面抗原和菌体抗原。前者具有型特异性,后者具有属特异性,分别是钩体分型和分群的依据。目前,全世界已发现有 25 个血清群,273 个血清型。我国已发现的致病性钩体至少有 19 个血清群、74 个血清型。

### (二) 致病性与免疫性

1. 致病物质  致病物质包含内毒素或脂多糖样物质、溶血素及细胞毒性因子等。

(1) 内毒素样物质或称脂多糖样物质:钩体的细胞壁中含有类似革兰阴性菌的脂多糖物质。动物试验表明,其引起的病理变化与典型的内毒素相似,只是活性较低,能使动物发热,可引起炎症和组织坏死。

(2) 溶血素:不耐热,作用与卵磷脂酶相似,能破坏红细胞膜而溶血。注入小羊体内,可出现贫血、肝大、坏死、出血、黄疸与血尿等。

(3) 细胞毒性因子:钩体患者急性期血浆中存在有一种细胞毒性因子,将之注入小鼠脑内,可出现肌肉痉挛,呼吸困难,甚至死亡。

2. 所致疾病  钩体病为人兽共患传染病,鼠类和猪为主要传染源和储存宿主。动物感染钩体后,大多呈隐性感染,钩体在动物肾脏繁殖,随尿液排出,污染水和土壤,人与污染的水或土壤接触时,钩体经黏膜或皮肤破损处侵入人体,在局部迅速生长繁殖,并经淋巴系统或直接进入血循环引起败血症。临床上表现为全身中毒症状,有发热、头痛与全身酸痛、疲乏无力、眼结膜充血、局部淋巴结肿大,腓肠肌压痛等典型表现。重者可有明显的肝、肾、中枢神经系统损害,肺大出血,甚至死亡。临床类型有流感伤寒型、黄疸出血型、脑膜脑炎型、肺出血型及肾衰竭型。孕妇感染钩体后可致流产。

3. 免疫性  在感染早期,机体可通过非特异性免疫杀灭钩体但作用不强。发病 1～2 周血中出现特异性抗体,具有调理、凝集和溶解钩体的作用。但对肾脏中的钩体作用较弱,尿中带钩体一般持续半年左右。隐性感染或病后的免疫以体液免疫为主,可获得对同型菌株持久性免疫力,但对异型钩体仅有部分或无免疫力。

### (三) 实验室检查

1. 标本采集  发病第 1 周取血液标本,第 2 周取尿液标本,有脑膜刺激症状者取脑脊液。

2. 病原检查  将标本离心后用暗视野显微镜检查或镀银染色后镜检,也可用直接免疫荧光抗体染色法或免疫酶标染色法检查。必要时进行钩端螺旋体的分离培养和动物试验进行鉴定。

3. 免疫检查  显微镜凝集试验检测血清中特异性抗体,若凝集效价在 300 以上或双份血清效价增长 4 倍以上则有诊断意义。也可做间接凝集试验,此方法快速简便,但特异性不强。补体结合试验可协助早期诊断。

4. 其他检查  分子生物学检查,采用放射性核素或生物素、地高辛标记的特异性 DNA 探针法,结合 PCR 技术,此方法具有快速、敏感、特异性强等优点。

### (四) 防治原则

钩体病的预防主要是防鼠、灭鼠,圈养家畜,加强对带菌家畜的管理,注意保护水源,避免与疫水接触,对流行疫区易感人群接种多价钩体疫苗或钩体外膜疫苗。多种抗生素对钩体病治疗有效,但首选青霉素,也可用庆大霉素、多西环素等。

## 二、梅毒螺旋体

梅毒螺旋体是引起人类梅毒的病原体,梅毒是性传播疾病中危害性较严重的一种,人是其唯一宿主。

### (一) 生物学性状

1. 形态与染色  梅毒螺旋体有 8～14 个致密而规则的小螺旋,长 7～8μm,直径 0.1～0.15μm,两端尖直,运动活泼。革兰染色阴性,但不易着色,Fontana 镀银染色将菌体染成棕褐色(彩图Ⅱ)。新鲜标本可直接在暗视野显微镜下观察其形态和运动方式。

2. 培养特性  梅毒螺旋体不能在无活细胞的人工培养基中生长繁殖。在家兔上皮细胞培养中能有限生长,繁殖慢,仅能维持数代。

3. 抵抗力  梅毒螺旋体抵抗力极弱。对温度和干燥特别敏感,离体后干燥 1～2 小时死亡,加热 41.5℃,1 小时即死亡,4℃放置 3 天可死亡,故血库 4℃冷藏 3 天以上的血液无传染梅毒的危险。对常用化学消毒剂敏感,1%～2%苯酚数分钟即死亡。对青霉素、四环素、红霉素或砷剂敏感。

### (二) 致病性与免疫性

1. 致病因素  梅毒螺旋体的致病因素不详,目前尚未证明有内毒素和外毒素。其致病性可能与外膜中的外膜蛋白、透明质酸酶、抗吞噬等有关。有毒菌株能产生可与宿主细胞表面发生黏附作用的外膜蛋白;产生透明质酸酶,利于螺旋体扩散到血管周围组织。有毒菌株能以宿主细胞的纤维粘连蛋白覆盖于其表面,以保护菌体免遭宿主吞噬细胞的攻击。梅毒患者中出现的组织破坏和病灶,主要是免疫病理损伤所致。

2. 所致疾病  在自然情况下,梅毒螺旋体只感染人类,人是唯一传染源。梅毒分先天性和获得性两种,前者为垂直感染,后者主要经性接触感染。

后天性梅毒分为三期,以反复、潜伏和再发为特点。

(1) Ⅰ期梅毒:亦称初期梅毒,约感染后 3 周左右局部出现无痛性硬性下疳,多见于外生殖器,其溃疡渗出液中有大量梅毒螺旋体,传染性极强。约经 1 个月,硬性下疳自然愈合。进入血液中的螺旋体则潜伏于体内,经 2～3 个月无症状的潜伏期后进入Ⅱ期。

(2) Ⅱ期梅毒:发生于硬性下疳出现后 2～8 周,主要表现为全身皮肤、黏膜出现梅毒疹,全身淋巴结肿大,也可累及骨、关节、眼及其他脏器。梅毒疹及淋巴结中有大量梅毒螺旋体,有较强传染性。如不治疗,一般在 3 周～3 个月后症状可消退,但常反复发作。经 2 年左右或更长时间隐伏,部分病人又可发作进入Ⅲ期。

(3) Ⅲ期梅毒:亦称晚期梅毒,发生于感染 2 年以后,亦可长达 10～15 年。病变累及全身组织和器官,基本病理性损害为慢性肉芽肿,局部因动脉内膜炎所引起的缺血而使组织坏死。主要表现为皮肤、黏膜出现溃疡性坏死灶或内脏器官肉芽肿样病变(梅毒瘤)。严重者经 10～15 年后,引起心血管及中枢神经系统病变,导致动脉瘤、脊髓痨或全身麻痹等。此期病灶中不易找到梅毒螺旋体,传染性小,病程长,破坏性大,可危及生命。

先天性梅毒,又称胎传梅毒,多发生于妊娠 4 个月,系母体梅毒螺旋体通过胎盘进入胎儿体内,可致胎儿全身感染,引起流产、早产或死胎;出生先天性梅毒患儿,常呈锯齿形牙、马鞍鼻、间质性角膜炎和先天性耳聋等特殊体征。

3. 免疫性  梅毒的免疫属感染性免疫,即有梅毒螺旋体感染时才有免疫力,一旦螺旋体被杀灭,其免疫力亦随之消失。机体对梅毒螺旋体感染可产生细胞免疫和体液免疫反应。

梅毒螺旋体侵入机体后,在特异性抗体和补体的参与下,可被吞噬细胞吞噬并杀死。近来研究表明,在梅毒螺旋体感染免疫中,以细胞免疫为主。

### (三) 实验室检查

1. **标本采集** Ⅰ期梅毒取硬性下疳渗出液,Ⅱ期梅毒取梅毒疹渗出液或局部淋巴结抽出液。Ⅰ期梅毒末期以后的病人可分离血清检查有无梅毒螺旋体抗体和反应素。

2. **病原检查** 取硬性下疳、梅毒疹渗出液及局部淋巴结抽出液,直接用暗视野显微镜检查或镀银染色后镜检。直接镜检主要适用于Ⅰ、Ⅱ期梅毒的检查。

3. **免疫检查** 包括非螺旋体抗原试验和螺旋体抗原试验两种。

(1) 非螺旋体抗原试验:用正常牛心肌的心脂质作为抗原,测定病人血清中的反应素(抗脂质抗体)。国内常用 USR 和 RPR 试验。这些方法均用于初筛,由于检测抗原为非特异性,非梅毒病人如类风湿关节炎、红斑狼疮、孕妇等均可出现假阳性反应,故分析结果时应结合病史和临床症状作出正确判断。

(2) 螺旋体抗原试验:用梅毒螺旋体作抗原,测定患者血清中特异性抗体,特异性强,可用作梅毒证实试验。常用的有荧光密螺旋体抗体吸收试验(FTA-ABS)和抗梅毒螺旋体抗体的微量血凝试验(MHA-TP)。FTA-ABS 为间接荧光抗体检测法,此法敏感性高,特异性强,故本试验常用于梅毒确诊。

### (四) 防治原则

梅毒是一种性病,应加强性卫生宣传教育,严格社会管理。对病人早期诊断,梅毒确诊后,宜用青霉素等药物及早彻底治疗。

## 三、其他螺旋体

### (一) 伯氏疏螺旋体

伯氏疏螺旋体是莱姆病的病原体,该病是 1977 年在美国康涅狄格州的莱姆镇首次发现,故名。伯氏疏螺旋体菌体细长,螺旋不规则,两端直而尖,在暗视野显微镜下可见扭曲、翻转、运动活泼。微需氧,适宜生长温度为 35℃,在含牛血清、兔血清的复合培养基中生长良好。我国已在 10 多个省区分离到伯氏疏螺旋体。

莱姆病是一种自然疫源性疾病,以人类慢性游走性红斑及心脏、神经和关节等多系统受累为主要特征。主要传播媒介是硬蜱。螺旋体随感染的蜱叮咬人,由唾液侵入皮肤,引起全身中毒症状如头痛、寒战、发热和乏力,并可使神经系统、心血管系统和关节等损害。疾病常反复发作,最后可导致软骨或骨骼损害。

伯氏螺旋体的抗原性较稳定,在体内形成的特异性抗体是清除它们的主要免疫物质。

实验室诊断主要是血清学试验和分子生物学技术,如广泛应用的免疫荧光法和ELISA。

### (二) 回归热螺旋体

回归热是一种由节肢动物传播,周期性反复发作的急性传染病。其临床特点为急起急退的高热,全身肌肉酸痛,周期性反复发作,肝、脾大,重症者可出现黄疸和出血倾向。引起该病的疏螺旋体有两种,一是回归热螺旋体,以虱为传播媒介,引起流行性回归热;另一种是赫姆疏螺旋体,以软蜱为传播媒介,引起地方性回归热。我国流行的回归热主要是虱传型。

流行性回归热主要通过人体虱在人类中传播,人被虱叮咬后,因抓痒将虱压碎,螺旋体经皮肤伤口进入人体。地方性回归热是一种自然疫源性疾病,人被感染的蜱叮咬时,螺旋体随蜱及其唾液经皮肤伤口侵入人体。螺旋体在血中大量繁殖,患者高热持续 3～4 天后,热退,隔 1 周左右,又出现高热,如此反复发作 3～10 次。其机制与螺旋体外膜蛋白易发生变异有关。

　　回归热的免疫性主要是以特异性抗体为主的体液免疫,但并不持久,这与抗原易变异有关。

　　回归热的实验室检查主要是采取发热期血液,直接涂片后进行 Giemsa 或 Wright 染色,在光镜下检查螺旋体。

（胡生梅）

# 第二十三章

# 真　菌

## 第一节　概　述

　　真菌(fungus)是一类细胞高度分化,具有完整的细胞器、不含叶绿素,不分化根、茎、叶的真核细胞型生物。医学微生物学所涉及的真菌许多属于个体微小、需借助显微镜才能看到的真核细胞型微生物。真菌形态结构因种而异,少数为单细胞,大部分为多细胞结构。

　　真菌种类繁多,约有 10 余万种,许多真菌已广泛应用于医药工业、食品、化工和农业生产,具有重要的经济价值,如生产抗生素、酿酒、发酵及食用蘑菇等;危害人类健康、与医学有关的达数百种,所致疾病类型包括致病性真菌感染、机会致病性真菌感染、真菌超敏反应性疾病、真菌毒素性中毒以及真菌毒素与肿瘤发病的关系等,通常将真菌感染引起的疾病称为真菌病,90%的人类真菌病仅由几十种真菌引起。近年来真菌感染,尤其是机会致病性真菌感染呈明显上升趋势,这与滥用抗生素导致的菌群失调,激素、免疫抑制剂、抗癌化疗药物的使用,器官移植、介入治疗技术的开展,糖尿病、结核病以及 HIV 感染等引起的机体免疫功能下降有关,值得重视。

## 一、生物学性状

### (一) 形态与结构

　　真菌的细胞结构比细菌复杂,具有典型的真核细胞结构。细胞壁不含肽聚糖,主要由多糖(80%～90%)、蛋白质(2%～13%)、脂质(2%～8%)及无机盐类构成。

　　真菌的形态分为单细胞真菌和多细胞真菌两类。

　　1. 单细胞真菌　形态较为简单,包括酵母型和类酵母型真菌。前者一般呈圆形、卵圆形或圆柱形,大小约为 $5\sim30\mu m\times3\sim5\mu m$,不产生菌丝,芽生方式繁殖时,也不产生假菌丝;后者与酵母型真菌的区别主要在于芽生方式繁殖时,其延长的芽体可不与母细胞脱离,而相互连接成链状,形成假菌丝(图 23-1)。

　　2. 多细胞真菌　形态较复杂,由菌丝(hypha)和孢子(spore)组成,而多细胞真菌正是借助于菌丝和孢子进行繁殖的,故菌丝和孢子是多细胞真菌的繁殖结构。

　　(1) 菌丝:是由成熟的孢子萌发产生芽管,芽管进一步延长后形成的丝状结构,其横径约为 $5\sim6\mu m$。菌丝又可断裂或不断裂继续长出许多分支,交织成团形成菌丝体(mycelium)(彩图Ⅱ)。多细胞真菌也称为丝状菌,又称霉菌。

　　菌丝(或菌丝体)按功能可分为三类。①营养菌丝体:是指伸入到培养基或被寄生的组织中以吸取营养的菌丝体;②气生菌丝体:是指向空气中生长的菌丝体;③生殖菌丝体:是指

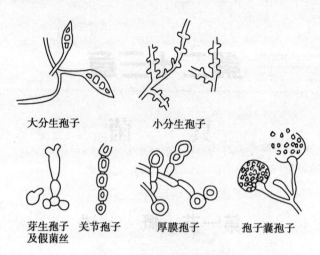

大分生孢子　　小分生孢子

芽生孢子　关节孢子　　厚膜孢子　　孢子囊孢子
及假菌丝

图 23-1　真菌无性孢子的形态

气生菌丝体中发育到一定阶段可产生孢子的那部分菌丝体,因孢子是真菌的重要繁殖结构而得名。

菌丝按结构可分为两类。①有隔菌丝:菌丝间隔一定距离由横隔或隔膜(septum)将其分隔成多个细胞,每一个细胞含有一个至数个核;②无隔菌丝:菌丝中无隔膜将其分段,其内含多个核,整条菌丝就是一个多核细胞。

菌丝形态各不相同,如球拍状、螺旋状、结节状、鹿角状和破梳状等(图 23-2)。菌丝形态因种类不同而异,故菌丝形态具有鉴别价值。

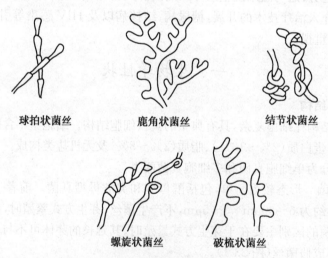

球拍状菌丝　　　鹿角状菌丝　　　结节状菌丝

螺旋状菌丝　　　破梳状菌丝

图 23-2　真菌菌丝的形态

(2) 孢子:是由单细胞真菌的菌体细胞或多细胞真菌的生殖菌丝产生的一种重要繁殖体,一个菌体细胞或一条生殖菌丝可形成多个孢子,而孢子在适宜环境条件下又发育为菌体细胞或发芽长出芽管,并逐渐发育成菌丝和菌丝体(彩图Ⅱ),可见孢子也是真菌的重要繁殖结构。孢子形态各异,是真菌鉴定和分类的主要依据。真菌孢子和细菌芽胞的英文名均为"spore",但两者的生物学特性截然不同(表 23-1)。

真菌的孢子分为有性孢子和无性孢子两大类。有性孢子是由同一菌体或不同菌体的两个细胞融合，经减数分裂后所产生的孢子。无性孢子是由菌体细胞或菌丝细胞直接分化或出芽形成，不发生细胞融合，根据无性孢子的形态，可将其分为分生孢子、叶状孢子和孢子囊孢子三大类(图 23-1)，多数致病性真菌只产生无性孢子。

表 23-1　真菌孢子与细菌芽胞的区别

| | 真菌孢子 | 细菌芽胞 |
| --- | --- | --- |
| 抵抗力 | 抵抗力不强，60~70℃短时即死 | 抵抗力强，短时煮沸不死 |
| 形成特性 | 一个菌体细胞或一条菌丝可形成多个孢子 | 一个细菌只能形成一个芽胞 |
| 功能特性 | 是真菌的重要繁殖结构 | 是细菌的休眠状态 |

1）分生孢子：是生殖菌丝末端及其分支先分化为一种特殊结构，即分生孢子梗，后由分生孢子梗顶端或侧面细胞分裂或浓缩形成的一类孢子。常根据其形状、大小、结构、颜色以及着生情况进行真菌的分类与鉴定。分生孢子又可分为两类。①大分生孢子：孢子的体积较大，由多个细胞组成，可呈梭形、棍棒形、梨形及镰刀形等；②小分生孢子：孢子的体积较小，一个孢子即为一个细胞，可呈球形、卵形、梨形等，但因绝大多数的多细胞真菌都能产生小分生孢子，故其对真菌的鉴别意义不及大分生孢子。

2）叶状孢子：是由单细胞真菌的菌体细胞或多细胞真菌生殖菌丝的细胞直接形成。它又可分为三种类型。①芽生孢子：由单细胞真菌的菌体细胞或多细胞真菌生殖菌丝细胞出芽形成的圆形或卵圆形孢子，称为芽生孢子。芽生孢子长到一定大小即与母体细胞脱离，若不脱离而芽上生芽相互连接成链状，被称为假菌丝，酵母型与类酵母型真菌的主要区别即为后者可形成假菌丝。②厚膜孢子：由单细胞真菌的菌体细胞或多细胞真菌生殖菌丝顶端或中间细胞变圆、胞质浓缩、胞壁加厚所形成的孢子，称为厚膜孢子。大多数真菌在不利的环境中都能形成厚膜孢子，其代谢降低而抵抗力增强，当环境有利其生长时，厚膜孢子又可出芽繁殖。③关节孢子：由生殖菌丝细胞壁增厚，分化出现隔膜，且断裂成长方形的几个节段，排列成链状的孢子称为关节孢子，多出现于陈旧培养物中。

3）孢子囊孢子：生殖菌丝末端膨大形成孢子囊，囊内含有许多孢子，孢子成熟后则破囊而出，即为孢子囊孢子。

(二) 培养特性

1. 真菌的培养条件　真菌对营养要求较低，容易人工培养。实验室培养真菌常用沙保培养基(Sabouraud medium)，其成分相对简单，主要由蛋白胨、葡萄糖和琼脂等组成。由于真菌在不同的培养基上形成的菌落形态差异较大，为了统一标准，鉴定真菌时均以沙保培养基上形成的菌落形态为准。大多数真菌生长很快，而致病性真菌，特别是皮肤癣菌则生长较慢，常需培养 1~4 周才出现典型菌落，因此培养真菌时常在培养基中加入一定量氯霉素等以抑制污染细菌的生长。单细胞真菌生长较快，一般经 2~5 天可形成肉眼可见菌落。培养真菌的最适 pH 值为 4.0~6.0，但多数真菌在 pH2.0~9.0 的范围内均可生长。真菌培养的最适温度为 22~28℃，但某些深部感染真菌则在 37℃生长最好，还有一些真菌在 0℃以下也可生长，从而引起冷藏物品的变质。培养真菌需要较高的湿度和氧气。

2. 真菌的菌落特征　在沙保培养基上，真菌可形成以下三种类型的菌落。

(1) 酵母型菌落：是酵母型单细胞真菌形成的菌落，与一般细菌菌落相似，菌落直径 2~4mm，光滑湿润、柔软致密、边缘整齐、表面呈蜡状，多为乳白色，少数呈红色。如新生隐球菌。

（2）类酵母型菌落：是类酵母型单细胞真菌形成的菌落，菌落特征类似酵母型菌落，但可见到假菌丝伸入培养基中。如白假丝酵母菌。

（3）丝状菌落：是多细胞真菌形成的菌落，菌落呈棉絮状、绒毛状或粉末状，菌落正背两面可呈不同颜色，丝状菌落的形态、结构和颜色常作为鉴定真菌的依据之一。如皮肤癣菌和毛霉等。

### （三）抵抗力与变异性

真菌菌丝和孢子对热的抵抗力都不强，60～70℃加热 1 小时均可被杀死。对干燥、日光、紫外线和一些化学消毒剂有较强抵抗力，但对 2.5％碘酊、2％甲紫和 10％甲醛等较为敏感。真菌容易变异，影响因素也较多，如培养时间过长或培养传代次数较多时，其形态、菌落特征、孢子数目及色素甚至毒力均可发生改变。

## 二、致病性与免疫性

1. 致病性　真菌所致疾病类型包括：①致病性真菌感染：主要为外源性感染，如皮肤癣病；②机会致病性真菌感染：内源性或外源性感染，如白假丝酵母菌、新生隐球菌、肺孢子菌、曲霉和毛霉所致感染；③真菌超敏反应性疾病：过敏体质者接触、吸入或食入某些真菌的菌丝或孢子后，可引起多种超敏反应性疾病，如荨麻疹、变应性皮炎、哮喘、农民肺、过敏性鼻炎和接触性皮炎等；④真菌毒素性中毒：许多真菌能产生真菌毒素，人可经食用污染有真菌毒素的霉变食物而导致急慢性中毒与损伤，称为真菌中毒症，包括肝脏毒、肾脏毒、神经毒、造血器官毒等；⑤真菌毒素与肿瘤：真菌毒素与肿瘤的关系已引起医学界广泛关注和深入研究，尤其是黄曲霉毒素与肝癌的关系。

2. 免疫性　固有免疫应答在阻止真菌病的发生上起重要作用，而适应性免疫应答与真菌病的恢复密切相关。①固有免疫应答方面，皮肤黏膜屏障发挥着重要作用，如儿童皮肤的皮脂腺发育不完善，具有杀真菌作用的不饱和脂肪酸分泌量不足，故易患头癣，成人手足部的汗较多，且掌跖部缺乏皮脂腺，故易患手足癣；吞噬细胞在抗真菌感染中有一定的作用。②适应性免疫应答方面，Th1 应答占优势的细胞免疫在抗深部真菌感染中起重要作用，如患 AIDS、恶性肿瘤或应用免疫抑制剂的人，其 T 细胞功能低下，易并发播散性真菌感染，并导致死亡；抗体对深部感染真菌的免疫作用可能有限；浅部感染真菌未与机体免疫系统充分接触，细胞免疫和体液免疫均产生不足，作用受限。

## 三、实验室检查

1. 标本采集　浅部感染可取病变部位的鳞屑、病发或甲屑。深部感染可取病变部位的分泌物、排泄物、痰液及血液等。

2. 病原检查　包括：

（1）直接镜检：黏稠或含角质的标本，先用 10％KOH 微加热处理，不染色直接镜检，如见到菌丝或孢子可初步诊断为真菌病。深部真菌感染可取体液标本或其离心沉淀物作涂片后革兰染色镜检，若发现卵圆形、着色不匀、并有芽生孢子甚至假菌丝的革兰阳性菌体即可初步诊断为白假丝酵母菌等感染；怀疑新生隐球菌感染时，可取脑脊液作墨汁负染色，镜检看有无厚荚膜的酵母型菌体出现。

（2）分离培养：常用于直接镜检不能确诊时，或需确定感染真菌的种类时，一般用含抗生素的沙保培养基分离培养。培养后除观察菌落特征外，可涂片染色镜检。必要时可做玻片小培养。所谓玻片小培养就是以无菌操作技术切取一小片培养基,置于无菌玻片上,而后挑取少许真菌菌落接种于培养基的周边,盖上无菌盖玻片后置湿盒中培养1周,直接或经乳酚棉蓝染色后,在显微镜下观察菌丝和孢子的结构以及自然排列情况。

（3）显色鉴别培养:其原理是利用不同真菌的代谢产物而使其菌落显示不同的颜色,如科玛嘉显色培养基可鉴别不同的假丝酵母菌种。

3. 免疫检查　血清学检查可作为真菌感染的辅助诊断方法。近年来对深部真菌病检查有一定进展,如用对流免疫电泳检测内脏真菌病的沉淀素,ELISA法检测血清中特异性抗体或抗原,并可检测真菌毒素,对加强食品中真菌毒素的快速检测有重要意义。

此外,可以用分子生物学技术检测真菌的核酸,提高诊断水平。

## 四、真菌感染的防治原则

真菌感染目前尚无特异性预防方法,可采用综合性非特异预防措施。①浅部感染强调注意个人和公共卫生;②深部感染常为机会性感染,要注意规避各种诱因,增强免疫力。对于药物治疗,由于真菌是真核生物,故对细菌敏感的常用抗生素不敏感,治疗真菌感染可选用制霉菌素、两性霉素B、5-氟胞嘧啶、咪康唑、克霉唑和酮康唑等药物。

# 第二节　皮肤感染真菌

皮肤感染真菌引起表面角化组织,如角化的皮肤、毛发、指(趾)甲的感染,称为浅部真菌。浅部真菌一般不侵入皮下等深部组织或内脏。浅部真菌引起的感染称为浅部真菌病,简称为癣(tinea)。浅部真菌可分为皮肤癣菌和角层癣菌两类。人类感染多为接触患者、患畜或染菌物体而被感染。

## 一、皮　肤　癣　菌

病例:患者,男,27岁,因双脚趾间自觉瘙痒,有水疱出现而来院就诊。检查发现:双脚趾间有成群针头大小的红色丘疹或丘疱疹,逐渐向四周扩展,形成大小不等的环状损害,边缘清楚。由于机体免疫力作用,中央有自愈倾向,可见脱屑或结痂。初步诊断为足癣。

问题与思考:为了确诊,还应做哪些病原检查? 足癣的防治原则是什么?

皮肤癣菌具有嗜角蛋白的特性,侵犯部位仅限于角化的皮肤、毛发、指(趾)甲,引起体癣、股癣、手癣、足癣、甲癣及头癣等,致病机制主要是真菌产生角蛋白酶水解角蛋白,以及在局部大量繁殖并产生代谢产物,引起炎症病变。

人主要通过接触带菌的土壤或患者和患畜而感染皮肤癣菌,人与人之间可通过直接接触、公用毛巾、衣服、拖鞋和洗澡间等途径相互传播。湿度、温度、皮肤的特殊化学性质、出汗和遗传因素等均影响宿主对皮肤癣菌的易感性,在高温和高湿度季节,或拥挤的居住环境下,癣病发病率增高。

皮肤癣菌大约由40多个种组成,分属于3个属,即表皮癣菌属(*Epidermophyton*)、毛癣菌属(*Trichophyton*)和小孢子菌属(*Microsporum*)。一种皮肤癣菌可引起多种部位的癣;一种癣也可由几种皮肤癣菌引起。不同种皮肤癣菌的鉴别有赖于真菌的培养,根据菌落特征、镜下形态、营养要求(如维生素的需求),结合临床侵犯部位作出鉴定。

## 二、角层癣菌

角层癣菌是腐生于皮肤角层很浅表及毛干表面的浅部感染,引起角层型和毛发型病变。前者代表菌种是秕糠状鳞斑癣菌,后者代表菌种是何德毛结节菌和白色毛结节菌。秕糠状鳞斑癣菌可引起皮肤表面出现黄褐色的花斑癣,好发于颈、胸、腹、背和上臂,形如汗渍斑点,俗称汗斑,只有碍美观,不影响健康;何德毛结节菌和白色毛结节菌主要侵犯头发,在毛干上形成坚硬的砂粒状结节,黏着于发干上,引起黑毛结节病和白毛结节病,俗称砂毛。

# 第三节　机会致病性真菌

机会致病性真菌主要包括假丝酵母菌属(*Saccharomyces*)、隐球菌属(*Cryptococcus*)、肺孢子菌属(*Pneumocystis*)、曲霉菌属(*Aspergillus*)和毛霉菌属(*Mucor*)等。部分机会致病性真菌是机体正常菌群的成员,如假丝酵母菌,属内源性感染;而其他机会致病性真菌则多属外源性感染。

## 一、假丝酵母菌属

假丝酵母菌,俗称念珠菌,由其感染所致疾病可称为念珠菌病(candidiasis)。口腔假丝酵母菌病常为艾滋病患者最先发生的继发性感染。假丝酵母菌属中致病菌种有白假丝酵母菌、热带假丝酵母菌、近平滑假丝酵母菌、克柔假丝酵母菌和都柏林假丝酵母菌等多种,一般以白假丝酵母菌(俗称白色念珠菌)为最多见。

白假丝酵母菌呈圆形或卵圆形,大小约 $2\mu m \times 4\mu m$。革兰染色阳性,着色不匀。以芽生孢子出芽繁殖,可形成假菌丝(彩图Ⅱ)。临床标本及活检组织检查除芽生孢子外,同时见有大量假菌丝,表明白假丝酵母菌处于活动状态,有诊断价值。白假丝酵母菌在沙保培养基上生长良好,37℃培养 2~3 天长出奶油色类酵母型菌落,假菌丝生长明显。在玉米培养基上可长出厚膜孢子。

念珠菌病类型很多。①皮肤与黏膜感染:皮肤感染好发于皮肤皱褶处,如腋窝、腹股沟、乳房下、肛门周围、会阴部以及指(趾)间等皮肤潮湿部位,易与湿疹混淆,黏膜感染表现为鹅口疮、口角糜烂、外阴与阴道炎等,其中以鹅口疮多见,好发于人工喂养体质虚弱的新生儿;②内脏感染:有肺炎、支气管炎、食管炎、肠炎、膀胱炎和肾盂肾炎等,偶可引起败血症;③中枢神经系统感染:主要有脑膜炎、脑膜脑炎、脑脓肿等。

此外,部分患者可出现变应性假丝酵母菌疹或哮喘等超敏反应性疾病。

## 二、隐球菌属

隐球菌属包括 17 个种和 8 个变种,新生隐球菌是其中主要的致病菌,所致疾病称为隐球菌病(cryptococcosis)。新生隐球菌广泛分布于自然界,主要传染源是鸽子,在鸽粪中大量存在,鸽子自身有抗此菌的能力,在人的体表、口腔和粪便中也可分离到新生隐球菌。人常因吸入鸽粪污染的空气而感染,特别是免疫力低下者,故新生隐球菌实则也是一种机会致病真菌。

新生隐球菌为酵母型真菌,菌体呈圆形,直径约 4~12$\mu m$,外围一层肥厚荚膜,一般染色法不易着色,因而被称为"隐球菌"。墨汁负染色后,可在黑色背景中看到圆形透亮菌体,外包一层透明的荚膜（彩图Ⅱ）。非致病性隐球菌则无荚膜，可用于鉴别诊断。新生隐球菌以芽生方式繁殖，常呈单芽，偶尔出现多芽，芽颈较细，但不形成假菌丝，是为此菌的形态特征。新生隐球菌在沙保培养基上25℃和37℃条件下均能生长，培养2～5天后形成酵母型菌落。非致病性隐球菌则在37℃不能生长。

隐球菌病主要是外源性吸入感染，也可发生内源性感染，人与人之间不发生接触性传染。人肺部感染后多无症状或仅有流感样症状，预后一般良好。但免疫功能低下者感染后，病原菌可在肺部大量繁殖，严重者呈暴发性感染并迅速死亡。部分患者发生血行播散，累及中枢神经系统及其他组织，引起亚急性或慢性脑膜炎，治疗不及时，常导致患者死亡；感染也可播散至皮肤、黏膜、淋巴结、骨骼和内脏器官等，引起肉芽肿性病变。

## 三、肺孢子菌属

肺孢子菌属分布于自然界及人和多种哺乳动物肺内，正常情况下肺孢子菌进入肺脏仅表现为隐性感染，当宿主抵抗力低下时，潜伏在肺内以及新侵入的肺孢子菌得以大量繁殖，引起肺孢子菌肺炎（pneumocystis pneumonia，PCP）。常见菌种有卡氏肺孢子菌和伊氏肺孢子菌。近年来，肺孢子菌肺炎成为艾滋病患者常见的并发症，未经治疗的患者病死率几乎为100%。肺孢子菌也可引起中耳炎、肝炎、结肠炎等。本菌对多种抗真菌药物不敏感，首选药物为复方新诺明。

## 四、曲霉菌属

曲霉菌广泛分布于自然界，种类繁多，少数属于机会致病菌，主要有烟曲霉、黄曲霉等。曲霉能侵犯感染机体许多部位，导致曲霉病（aspergillosis），如真菌球型肺曲霉病、肺炎型曲霉病、全身性曲霉病等；另外，曲霉还可引发超敏反应性疾病和曲霉毒素中毒与致癌等，如过敏性支气管肺曲霉病，有些曲霉产生的毒素可使人或动物发生急、慢性中毒，损伤肝、肾、神经等组织，尤其是黄曲霉毒素与人类肝癌的发病密切相关。

## 五、毛霉菌属

毛霉菌广泛分布于自然环境中，常引起食物霉变。毛霉引起的感染称毛霉病（mucormycosis），通常发生在机体抵抗力极度衰弱或重症疾病的晚期。毛霉感染多首先发生在鼻或耳部，后可累及上颌窦、眼眶、脑膜等，也可扩散至肺、胃肠道等全身各器官。由于本病发病急，病情进展快，故生前诊断困难，多通过尸检病理确诊。

（李水仙）

# 第二十四章

# 病毒的基本性状

1892 年,俄国科学家伊凡诺夫斯基发现了烟草花叶病毒,这是世界上发现的第一个病毒。烟草花叶病毒的发现开创了病毒学发展的历程,随后,人们相继发现了许多感染人类、动物及植物的病毒。

思考与讨论:什么是病毒? 它与细菌及其他微生物有什么区别? 它是怎样引起疾病的? 人类在抗病毒感染的过程中应采取哪些措施?

病毒(virus)是一类个体微小、结构简单、仅含单一核酸(RNA 或 DNA)、必须在活的易感细胞内以复制方式进行增殖的非细胞型微生物。病毒在自然界广泛分布,可寄生于人类、动植物、真菌、细菌等生物细胞内。

病毒与人类疾病关系十分密切,严重危害人们身体健康。在微生物引起的疾病中,由病毒引起的疾病约占 75%。常见的病毒性疾病有肝炎、流行性感冒、脑炎、腹泻及艾滋病等。病毒性疾病流行广泛、传染性强、传播途径多,而且有效治疗药物少。除引起急性感染外,有些病毒还引起持续性感染,有的病毒与自身免疫性疾病及肿瘤的发生密切相关。因此,研究病毒的生物学性状、致病与免疫机制、病毒性疾病的诊断及防治是目前医学界的重要任务。

## 第一节　病毒的大小与形态

### 一、病毒的大小

病毒是体积最小的微生物,能通过除菌滤器,必须用电子显微镜放大数千至数万倍才能观察到,常以纳米(nm,1nm=1/1000μm)作为其测量单位。各种病毒个体大小不一,最大的病毒直径约为 300nm,如痘病毒,用普通光学显微镜能观察到。最小的病毒直径 20～30nm,如脊髓灰质炎病毒。各类病毒的形态、大小的比较见图 24-1。

### 二、病毒的形态

感染人和动物的病毒大多数呈球形或近似球形,少数为杆状、丝状、子弹状、砖块状、蝌蚪状等。

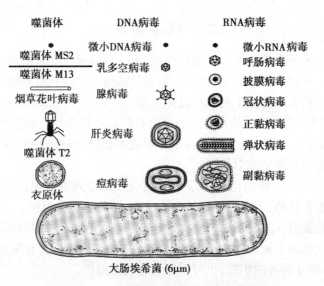

图 24-1 各类病毒形态、大小的比较

# 第二节 病毒的结构与化学组成

病毒的结构简单,其基本结构是由核心(core)、衣壳(capsid)构成的核衣壳(nucleocapsid),有些病毒的衣壳外还有一层包膜(图 24-2)。有包膜的病毒称为包膜病毒,无包膜的病毒称为裸露病毒。核衣壳或核衣壳-包膜是结构完整且具有感染性的病毒颗粒,称为病毒体(virion)。

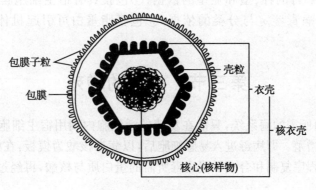

图 24-2 病毒结构模式图

## 一、病毒的核心

病毒的核心位于病毒体的中心,为核酸,核酸构成病毒的基因组,携带病毒的全部遗传信息,控制病毒的感染、增殖、遗传变异等生物学性状。有些病毒的核酸除去蛋白质外壳后,仍具有传染性,进入宿主细胞后能增殖,称感染性核酸。由于感染性核酸不受衣壳蛋白与宿主细胞表面受体的限制,因此其感染细胞范围广,但感染性核酸缺乏衣壳的保护,易被体液中核酸酶所破坏,故其感染性较病毒体低。此外,某些病毒的核心还有少量功能蛋白,如核酸多聚酶、逆转录酶等。

## 二、病毒的衣壳

病毒的衣壳是包绕在核心外的一层蛋白质,由一定数量的壳粒组成,每个壳粒又由一个或多个多肽组成。不同病毒体的壳粒数量、形态及排列方式均有所不同,可作为鉴别病毒及病毒分类的依据。病毒可分为下列几种对称类型:

1. 螺旋对称型　壳粒沿螺旋形盘旋的病毒核酸链对称排列。如流感病毒。

2. 20面体对称型　核酸浓集在一起呈球形或类似球形,外周的壳粒则排列成20面体对称型。大多数球形病毒呈此对称型。

3. 复合对称型　病毒体结构复杂,同一病毒壳粒的排列既有螺旋对称、又有20面体立体对称形式。如噬菌体的头部是20面体立体对称,尾部是螺旋对称。

病毒衣壳的功能有:①保护核酸免受核酸酶及其他理化因素的破坏;②具有黏附作用,衣壳能与易感宿主细胞表面的受体结合,介导病毒穿入细胞;③具有免疫原性,可诱发机体产生特异性免疫,阻止病毒的扩散,也可引起免疫病理损伤。

## 三、病毒的包膜

包膜是病毒的最外层结构,其化学成分主要是脂类、蛋白及糖类。它是病毒在宿主细胞内成熟过程中以出芽方式释放、穿过宿主细胞膜或核膜时获得的。故包膜既含有来源于宿主细胞膜的成分,又含有病毒基因编码的糖蛋白成分。包膜表面常有形状不同的突起,称刺突或包膜子粒。

包膜的功能有:①保护病毒的核衣壳,维持病毒的形态结构;②介导病毒体吸附、融合、穿入易感细胞内;③刺突构成病毒的表面抗原,具有免疫原性,可激发机体的免疫应答,也可作为区分病毒的种、型和亚型的依据;④包膜具有宿主细胞膜脂质的特点,对脂溶剂敏感,可作为病毒鉴定与分类的依据;⑤包膜脂蛋白可引起机体出现发热等中毒症状。

# 第三节　病毒的增殖

病毒缺乏增殖所需的酶系统,只能在易感的活细胞内利用宿主细胞的原料、能量和场所,以复制的方式增殖。即病毒进入易感细胞后,以病毒核酸为模板,在核酸多聚酶等因素的作用下,按一定程序复制和合成子代病毒所需的蛋白质与核酸,再经过装配,最终释放出子代病毒。

## 一、病毒的复制周期

病毒从进入易感细胞开始,经基因复制到最后子代病毒释放,称为一个复制周期。感染人和动物病毒的复制周期依次包括吸附、穿入、脱壳、生物合成、装配与释放五个阶段(图24-3)。

### (一)吸附

吸附是指病毒衣壳或包膜表面的配体位点与易感细胞表面的特异受体结合的过程。病毒可通过随机碰撞或静电引力与宿主细胞非特异性结合,也可通过病毒表面结构与宿主细胞表面的受体特异性结合。

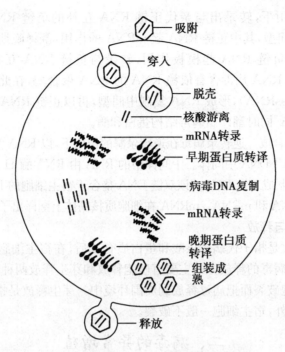

图 24-3 病毒双链 DNA 复制周期示意图

（二）穿入

穿入是指病毒核衣壳进入宿主细胞内的过程。有包膜的病毒可通过包膜与易感细胞膜融合，从而使核衣壳进入细胞。无包膜的病毒可经细胞吞饮，或直接穿透细胞膜进入胞质内。

（三）脱壳

脱壳指进入胞质内的病毒体脱去衣壳使核酸暴露的过程。多数病毒可在细胞溶酶体酶的作用下，裂解衣壳释放核酸。少数病毒的脱壳过程较为复杂，这些病毒在脱壳前，病毒的酶已在起转录 mRNA 的作用。

（四）生物合成

生物合成指病毒利用宿主细胞提供的低分子物质合成病毒核酸和蛋白质的过程。在生物合成期间，用血清学试验及电子显微镜检查宿主细胞，检测不出病毒颗粒，故称为"隐蔽期"。病毒的生物合成方式因其核酸类型不同而异。

1. DNA 病毒的合成　感染人和动物 DNA 病毒的核酸大多数为双链 DNA（dsDNA），这些病毒绝大多数在细胞核内合成 DNA，在细胞质内合成病毒蛋白。双链 DNA 病毒先利用细胞核内依赖 DNA 的 RNA 聚合酶，转录出早期 mRNA，在胞质核糖体上转译成早期蛋白。再以子代 DNA 为模板，大量转录晚期 mRNA，继而在胞质核糖体上转译出病毒的晚期蛋白（结构蛋白），主要为衣壳蛋白。单链 DNA 病毒（ssDNA）以亲代为模板，在 DNA 聚合酶的作用下，产生互补链，互补链与亲代 DNA 链形成 ±dsDNA，即复制中间型，之后解链，以新合成的互补链为模板，复制出子代 ssDNA，转录 mRNA，翻译合成病毒蛋白质。

2. RNA 病毒的合成　感染人和动物的 RNA 病毒，其核酸多为单链 RNA（ssRNA），ssRNA 病毒又分为单正链 RNA（＋ssRNA）病毒与单负链 RNA 病毒。单正链 RNA（＋ssRNA）病毒的核酸本身具有 mRNA 的功能，可翻译出早期蛋白，即依赖 RNA 的 RNA

聚合酶,在此酶的作用下,转录出与亲代正链 RNA 互补的负链 RNA。形成双链 RNA（±RNA）,即复制中间型,其中正链 RNA 起 mRNA 的作用,翻译晚期蛋白（病毒衣壳蛋白及其他结构蛋白）。负链 RNA 起模板作用,转录与负链 RNA 互补的子代病毒 RNA（＋ssRNA）。单负链 RNA 病毒含有依赖 RNA 的 RNA 聚合酶,在此酶作用下,先转录出互补的正链 RNA（＋ssRNA）,形成 RNA 复制中间型,再以正链 RNA 为模板,转录出与其互补的子代负链 RNA,同时翻译出病毒结构蛋白和酶。

3. 逆转录病毒的合成　逆转录病毒在逆转录酶的作用下,以 RNA 为模板,合成互补的负链 DNA 后,形成 RNA：DNA 中间体。中间体中的 RNA 由 RNA 酶 H 水解,在 DNA 聚合酶的作用下,由 DNA 复制成双链 DNA。该双链 DNA 整合于宿主细胞的 DNA 上,成为前病毒,再由其转录出子代 RNA 和 mRNA。mRNA 在细胞质核糖体上翻译出子代病毒的蛋白质。

### （五）装配、成熟与释放

装配、成熟与释放是指子代病毒核酸和蛋白质合成后,在宿主细胞中合成病毒体,并转移至细胞外的过程。病毒的释放方式主要有破胞释放和芽生释放两种。破胞释放是指病毒装配完成后,宿主细胞破裂而把病毒释放到周围环境中。芽生释放是指病毒装配完成后,以出芽方式释放到细胞外,宿主细胞一般不破裂。

## 二、病毒的异常增殖

有的病毒在复制过程中,不能组装为成熟的病毒体,从而出现异常的增殖现象。

### （一）顿挫感染

当病毒进入宿主细胞后,细胞不能为病毒复制提供所需的酶或能量等条件时,病毒不能合成自身成分,或虽合成却不能组装成完整的病毒体,称为顿挫感染。

### （二）缺陷病毒

有的病毒基因组不完整或因某一基因位点改变,不能正常增殖,不能复制出完整的有感染性的病毒颗粒,此病毒即为缺陷病毒,如丁型肝炎病毒。但当缺陷病毒与另一种病毒共同培养时,若后者能为缺陷病毒提供所缺乏的物质,则可使缺陷病毒正常增殖,这种具有辅助作用的病毒称为辅助病毒。

## 第四节　病毒的干扰现象

当两种病毒同时或先后感染同一种细胞时,可发生一种病毒抑制另一种病毒复制的现象,称病毒的干扰现象（viral interference）。此现象不仅发生在异种病毒之间,也可发生在同种及同株病毒之间,而且灭活病毒也能干扰活病毒的复制增殖。因此,在预防病毒性疾病时,要避免病毒疫苗之间的干扰,也要避免病毒野毒株对病毒疫苗的影响。干扰现象的发生机理较复杂,一般认为病毒诱导宿主细胞产生了干扰素,也可能是病毒的吸附受到干扰或改变了宿主细胞的代谢途径。

## 第五节　理化因素对病毒的影响

病毒受理化因素作用后失去感染性,称为病毒的灭活。灭活的病毒仍可保留某些活性,如免疫原性、红细胞吸附及细胞融合等。

## 一、物　理　因　素

1. 温度　大多数病毒耐冷不耐热，在 0℃ 以下的温度，特别是在干冰温度（−70℃）和液氮中（−196℃）可长期保持其感染性。多数病毒加热至 56℃，30 分钟或 100℃ 几秒钟即可被灭活。

2. pH　大多数病毒在 pH 5～9 的范围内较为稳定，pH 5 以下或 pH 9 以上可被灭活。但不同的病毒对酸碱的耐受程度不一样，如肠道病毒在 pH 3～5 时稳定，而鼻病毒很快被灭活。

3. 射线和紫外线　病毒对辐射敏感。X 射线、γ 射线和紫外线均可使病毒灭活。

## 二、化　学　因　素

1. 脂溶剂　有包膜的病毒因其包膜含脂质成分，易被脂溶剂如乙醚、氯仿、丙酮等溶解，因此可被灭活，但脂溶剂对无包膜病毒无作用。借此可鉴别包膜病毒和无包膜病毒。

2. 氧化剂、卤素及其化合物　病毒对氧化剂、卤素及其化合物均敏感。如 70% 乙醇能灭活大多数病毒，次氯酸盐、过氧乙酸等对肝炎病毒等有较好的灭活作用。

3. 酚类　酚及其衍生物可使病毒蛋白质变性，故可作为病毒的消毒剂。如 1%～5% 苯酚可灭活多种病毒。

4. 抗生素与中草药　现有的抗生素对病毒无抑制作用。某些中草药如大青叶、板蓝根、七叶一枝花、大黄等对某些病毒有一定的抑制作用。

## 第六节　病毒的变异

由于病毒基因组简单，每种病毒只含有一种核酸，基因数仅 3～10 个，故病毒易在自然或人工条件下发生变异。

## 一、基　因　突　变

病毒在增殖过程中常发生基因组中碱基序列的转换、缺失或插入，引起基因突变，其自发突变率为 $10^{-6}$～$10^{-8}$，用理化因素也可诱发突变，如用紫外线或亚硝基胍等处理病毒时，可诱发病毒基因突变，提高突变率。基因突变产生的病毒表型性状改变的毒株为突变株，突变株可呈多种表型，如病毒颗粒形态、病毒空斑的大小、抗原性、宿主范围、营养要求、细胞病变以及致病性的改变等。

## 二、基因重组与重配

当两种病毒感染同一宿主细胞时，病毒之间发生基因交换，产生具有两个亲代特征的子代病毒，并能继续增殖，此变化称为基因重组，子代病毒称为重组体。基因重组可发生在两种活病毒之间，也可发生于一活病毒和另一灭活的病毒之间，甚至可发生在两种灭活的病毒之间。对于基因分节段的 RNA 病毒（如流感病毒、轮状病毒等），可通过交换 RNA 节段而进行基因重组，此重组方式称为重配。

## 三、基 因 整 合

　　基因整合发生在病毒基因组与宿主细胞基因组之间。病毒在感染宿主细胞的过程中，有时病毒基因组中的 DNA 片段可插入到宿主细胞染色体 DNA 中，这种病毒基因组与宿主细胞基因组的重组过程称为基因整合。有些 DNA 病毒、逆转录病毒具有整合宿主细胞染色体的特性。基因整合既可引起病毒基因的变异，也可引起宿主细胞染色体基因的改变，导致细胞转化而发生肿瘤等。

（李剑平）

# 第二十五章

# 病毒的感染与免疫

## 第一节　病毒感染的途径与类型

病毒侵入宿主易感细胞内复制增殖,引起细胞病变,导致机体不同程度病理改变的过程称为病毒的感染。

### 一、感染方式与传播途径

病毒主要通过破损的皮肤、黏膜(呼吸道、消化道、眼、泌尿生殖道)传播,但在一定条件下,可直接进入血液循环(如输血、机械损伤、昆虫叮咬等)感染机体。大多数病毒以一种途径进入宿主机体,但有的病毒可通过多种途径进入机体。目前认为,吸入是最常见的病毒感染途径。

病毒感染的传播方式有水平传播和垂直传播。水平传播是指病毒在人群不同个体之间的传播,或从动物到动物再到人的传播。垂直传播是指病毒由宿主的亲代传给子代的传播方式,主要通过胎盘、产道传播。多数病毒经垂直传播引起宿主子代病毒感染,如风疹病毒、乙型肝炎病毒、巨细胞病毒、人类免疫缺陷病毒等。

常见人类病毒的感染途径及方式见表 25-1。

表 25-1　常见人类病毒的感染途径及方式

| 病毒种类 | 主要感染途径 | 传播方式及途径 |
| --- | --- | --- |
| 流感病毒、麻疹病毒、腮腺炎病毒、SARS冠状病毒、水痘病毒等 | 呼吸道 | 空气或飞沫 |
| 脊髓灰质炎病毒、柯萨奇病毒、埃可病毒、新肠道病毒、轮状病毒、甲型肝炎病毒等 | 消化道 | 污染水或食品 |
| 人类免疫缺陷病毒、乙型肝炎病毒、丙型肝炎病毒、巨细胞病毒等 | 输血、注射或器官移植 | 污染血或血制品污染注射器 |
| 人类免疫缺陷病毒、疱疹病毒 1、2 型、腺病毒、乳头瘤病毒 | 眼或泌尿生殖道 | 接触、游泳池、性交 |
| 乙型肝炎病毒、人类免疫缺陷病毒、风疹病毒、巨细胞病毒 | 经胎盘 | 宫内、分娩产道、哺乳等 |
| 出血热病毒、脑炎病毒、狂犬病病毒 | 破损皮肤 | 昆虫叮咬,狂犬、鼠类等咬伤 |

### 二、感染的类型

病毒感染因病毒的种类、毒力和机体免疫力等不同,可呈现不同的感染类型。根据有无

173

临床症状,病毒感染可分为隐性感染和显性感染;根据病毒在机体内感染的过程、滞留时间,病毒感染又可分为急性感染和持续性感染。

### （一）隐性感染和显性感染

1. 隐性感染　当病毒毒力弱或机体免疫力强,病毒感染宿主后,不能大量增殖,因而不引起临床症状,称隐性感染或亚临床感染。隐性感染虽然不出现临床症状,但可使宿主获得一定的免疫力,而终止感染。但有些隐性感染者一直不产生免疫力,此类隐性感染者称为病毒携带者,病毒携带者可向体外排出病毒而成为重要的传染源,在流行病学上具有重要意义。

2. 显性感染　病毒侵入宿主后,在易感细胞内大量增殖,引起明显的临床症状,称为显性感染或临床感染。有些病毒如麻疹病毒、人类免疫缺陷病毒等感染后均可发病。也有些病毒感染后只有极少数人发病,而大多数感染者呈隐性感染,如流行性乙型脑炎病毒、脊髓灰质炎病毒等。这是由入侵病毒的毒力、数量及宿主的免疫力所决定的。

### （二）急性病毒感染

病毒侵入机体后,在细胞内增殖,经过数日乃至数周的潜伏期后发病,出现临床症状称为急性感染。从潜伏期开始,宿主的免疫系统就发挥作用,清除病毒,一般在宿主出现临床症状后的一段时间内,能把病毒清除而进入恢复期,因此,急性病毒感染病愈后,机体内不含病毒并获得特异性免疫。急性病毒感染一般潜伏期短、起病急、病程短。

### （三）持续性病毒感染

持续性病毒感染是指病毒感染后,在宿主体内持续存在数月至数年甚至数十年。持续性病毒感染者可出现临床症状,也可不出现临床症状而成为病毒携带者,是重要的传染源。持续性感染包括慢性感染、潜伏感染、慢发病毒感染及急性病毒感染的迟发并发症四种类型。

1. 慢性感染　病毒在显性或隐性感染后未被完全清除,患者可出现轻微临床症状或不出现临床症状,常反复发作,迁延不愈,并可经常或间歇性排出病毒。如乙型肝炎、丙型肝炎。

2. 潜伏感染　病毒在显性或隐性感染后,病毒基因存在于宿主细胞内,有的病毒潜伏在某些器官中而不复制。在一定条件下,病毒被激活又开始复制,从而使疾病复发,此时病毒可被检出。如患者在儿童时期感染了水痘-带状疱疹病毒,引起水痘,病愈后该病毒潜伏在脊神经后根神经节或脑神经节,数年或数十年后,病毒被激活引起疾病复发,出现带状疱疹。

3. 慢发病毒感染　是慢性发展进行性加重的病毒感染,此类感染较为少见,但后果严重。病毒感染后,潜伏期长,可达数月、数年甚至数十年,一旦出现临床症状,则呈进行性加重,直至死亡。引起慢发病毒感染的病毒有人类免疫缺陷病毒、狂犬病病毒、朊粒。

4. 急性病毒感染的迟发并发症　急性病毒感染后1年或数年,发生致死性的并发症。如患者在儿童期感染麻疹病毒后,到青春期才发作,表现为中枢神经系统疾病,引起亚急性硬化性全脑炎(SSPE)。

## 第二节　病毒的致病机制

### 一、病毒对宿主细胞的直接作用

#### （一）杀细胞效应

病毒侵入机体后,在易感细胞内复制完毕,可在短时间内一次释放大量的子代病毒,使宿主细胞裂解死亡,此现象称杀细胞效应,亦称为杀细胞性感染。多见于无包膜、杀伤性强的病毒,如脊髓灰质炎病毒等。其机制是病毒在增殖过程中,病毒可阻断宿主细胞核酸复制及蛋白质合成,使细胞新陈代谢功能紊乱,从而导致细胞病变死亡。

### (二) 稳定状态感染

病毒侵入宿主细胞后能够复制,但不会引起细胞立即裂解及死亡,常见于有包膜的病毒,如流行性感冒病毒等。病毒以出芽方式缓慢释放子代,不影响细胞代谢,也不破坏溶酶体膜,因此不会导致细胞立即溶解死亡,此类不导致杀细胞效应的病毒引起的感染称为稳定状态感染。稳定状态感染虽不引起细胞立即溶解死亡,但可导致细胞融合及细胞膜出现新抗原。

1. 细胞融合　某些病毒产生的酶或感染细胞释放的溶酶体酶,可使感染细胞膜改变,导致感染细胞与邻近细胞融合,病毒扩散到未受感染的细胞。细胞融合后形成多核巨细胞或合胞体。

2. 细胞表面出现病毒基因编码的抗原　某些病毒在细胞内复制时,其基因编码的蛋白可表达在宿主细胞膜上,因而细胞表面出现新抗原,宿主细胞则成为靶细胞。新抗原诱发机体的免疫应答,最终导致宿主细胞损伤或死亡。

### (三) 包涵体形成

病毒感染细胞后,用普通光学显微镜可观察到细胞内具有特殊染色性的圆形或椭圆形的斑块,称之为包涵体。包涵体有的位于细胞质内,有的位于细胞核内,有的两者都有。有的包涵体嗜酸性,有的嗜碱性。不同病毒所形成的包涵体特征各异,可作为诊断病毒感染的依据。

### (四) 细胞转化

某些病毒感染细胞后,其核酸可整合在宿主细胞 DNA 中,使细胞的遗传性状发生较大改变,导致细胞转化,增殖变快,失去细胞间接触抑制,细胞转化也可由病毒蛋白诱导发生。细胞转化与肿瘤的发生密切相关。

### (五) 细胞凋亡

细胞凋亡是由基因控制的程序性细胞死亡,是正常的生物学现象。病毒感染可导致宿主细胞发生凋亡,此过程可能促进细胞中病毒释放。

## 二、病毒感染的免疫病理作用

病毒具有较强的免疫原性,当其感染宿主细胞后,可以刺激机体产生免疫应答,免疫应答的结果一方面可保护宿主,另一方面又会导致免疫病理损伤。

### (一) 抗体介导的免疫病理作用

病毒的包膜蛋白、衣壳蛋白是良好的抗原,能刺激机体产生相应的抗病毒抗体,这些抗体与病毒抗原结合后,一方面可阻止病毒扩散而导致病毒被清除;另一方面则导致宿主细胞的损伤或破坏。如引起Ⅱ型超敏反应或Ⅲ型超敏反应,导致细胞的溶解或组织损伤。

### (二) 细胞介导的免疫病理作用

特异性细胞免疫在清除细胞内感染病毒的过程中起重要作用。但细胞免疫也可损伤宿主细胞,造成功能紊乱。如 CTL 通过细胞毒作用,引起Ⅳ型超敏反应,导致细胞及周围组织损伤。

**（三）免疫抑制作用**

某些病毒感染后可抑制宿主的免疫功能，其作用机制是病毒可抑制宿主的免疫应答。如诱导部分免疫耐受，破坏抗原提呈细胞，抑制免疫效应细胞的功能等。病毒感染所致的免疫抑制，可激活体内潜伏的病毒或促进某些肿瘤的生长，使疾病复杂化，也可能引起病毒持续性感染。

（李剑平）

# 第二十六章

# 病毒感染的检查方法与防治原则

## 第一节 病毒感染的检查方法

病毒性疾病在人类疾病中占有十分重要的地位,此类疾病的治疗不同于其他微生物,因此,正确的病原学诊断不但有助于指导临床治疗病毒引起的疾病,而且可以为控制病毒性疾病的流行提供实验室依据。

### 一、标本的采集与送检

**(一)标本采集**

标本的正确采集和及时送检是病毒感染检查成功的关键。临床上应根据不同症状、不同感染部位、不同病程采集不同的标本。做病毒分离或病毒抗原检查的标本,应在发病的早期或急性期采集,最好在发病的第1~2天内采集。做血清学检查的标本,应在发病初期和病后2~3周内各采集1份血清,以利于动态观察双份血清中抗体的效价。

标本采集时,必须严格无菌操作。对于本身就带有杂菌的标本,如鼻咽洗漱液、痰液、粪便等,应加入高浓度的青霉素、链霉素等抗生素处理,以抑制细菌等微生物生长。

**(二)标本送检**

病毒的抵抗力较弱,在室温条件下很快被灭活,故标本采集后应立即送检。如标本需要较长时间运送,应将其放入装有冰块或维持低温材料(如固态二氧化碳等)的保温容器内冷藏。病变组织可置于含有抗生素的甘油缓冲盐水中低温保存。如暂时不能检查或分离培养,标本应放置在−70℃低温环境中保存。对于高致病性的病毒标本,应装在不易破碎和泄漏的容器内,专人运送,以防病毒传播造成危害。

### 二、病毒的分离与鉴定

**(一)病毒的分离培养**

1. 动物接种 最原始的病毒培养法,常用的实验动物有豚鼠、小白鼠、大白鼠、兔、猴、鸡等。根据病毒的亲嗜性选择敏感动物及其适宜的接种部位,接种后以动物的发病、死亡作为感染的指标。

2. 鸡胚培养 用鸡胚培养病毒简便,鸡胚对多种病毒敏感,通常选用孵化9~14天的鸡胚。根据病毒不同的特性可将病毒接种于鸡胚的不同部位。常用的接种部位有:卵黄囊,羊膜腔,尿囊腔,绒毛尿囊腔。

3. 细胞培养 细胞培养是目前分离鉴定病毒最常用的方法。根据细胞来源、染色体特征及传代次数分为原代细胞培养、二倍体细胞培养及传代细胞培养。原代细胞来源于动物、鸡胚或人胚组织细胞，对多种病毒敏感性高。二倍体细胞是指在体外分裂 50～100 代后仍保持 2 倍染色体数目的单层细胞，如来源于人胚肺的 WI-38 株等，可用于多种病毒的分离。传代细胞系由肿瘤细胞或二倍体细胞突变而来，该类细胞繁殖快，能在体外持续传代，对病毒的敏感性稳定。常用的传代细胞系有 Hep-2（人喉上皮癌）细胞等。

病毒经培养后，在细胞中增殖可出现细胞病变。细胞病变是病毒在敏感细胞内增殖时，引起的特有细胞病变，称为细胞病变效应（cytopathic effect，CPE）。用低倍显微镜可观察到 CPE，因此 CPE 可作为病毒增殖指标。常见细胞病变有细胞圆缩、胞质颗粒增多、融合、聚集、坏死、溶解或脱落，形成包涵体等。

### （二）病毒的鉴定

1. 病毒形态学鉴定　用电子显微镜和免疫电镜可观察病毒的形态和测定病毒的大小。

2. 病毒血清学鉴定　用特异性抗体可对病毒进行种、型及亚型的血清学鉴定。

3. 病毒分子生物学鉴定　用分子生物学技术可测定病毒的核酸，从而鉴定病毒。方法包括核酸扩增、核酸杂交、基因芯片、基因测序等。

## 三、病毒感染的血清学诊断

病毒感染的血清学诊断是根据抗原抗体特异性结合的原理，用已知病毒抗原检测病人血清中相应的抗体的方法。此方法可用于检测目前尚无分离方法的病毒或难以分离的病毒或进行病毒感染的流行病学调查等。病毒感染的血清学诊断方法主要有酶联免疫吸附试验（ELISA）、中和试验、血凝抑制试验、凝胶免疫扩散试验等。

## 四、病毒感染的快速诊断

病毒感染的快速诊断主要是指不分离培养病毒，而直接观察标本中的病毒颗粒，直接检测病毒 IgM 类抗体或病毒成分（核酸或抗原）等，从而作出快速诊断及早期诊断。

### （一）形态检查

1. 光学显微镜检查　用光学显微镜观察病毒包涵体，对病毒感染的诊断有一定价值。如取可疑病犬的大脑海马回制成染色标本，发现胞质内有嗜酸性包涵体可诊断为狂犬病。

2. 电镜和免疫电镜检查　用电子显微镜可直接观察含有高浓度病毒颗粒的样品。若标本中病毒含量少，浓度低，则先将标本与特异性抗血清混合，使病毒颗粒凝聚，再用电镜观察，此为免疫电镜技术，可提高病毒检出率。

### （二）病毒成分检测

1. 病毒蛋白抗原检测　应用免疫标记技术可直接检测标本中的病毒抗原。目前常用的检测方法有酶免疫测定、荧光免疫测定等。应用蛋白印迹技术（Western blotting，WB）检测病毒抗原具有确诊意义。

2. 病毒核酸检测　用分子生物学技术检测病毒的核酸亦可达到快速诊断病毒感染的目的。

### （三）早期抗体检测

IgM 出现早，消失快，因而在血清中检测出病毒特异性 IgM 说明是早期感染。目前一般采用酶联免疫吸附试验捕获法检测特异性 IgM。

# 第二节　病毒感染的防治原则

## 一、病毒感染的特异性预防

病毒感染的特异性预防是根据获得性免疫的原理,应用病毒抗原刺激机体,或直接给予抗病毒的特异性免疫产物(抗体、细胞因子等),从而使机体主动产生或被动获得某病毒的特异性免疫,达到预防病毒感染性疾病的目的。

### (一) 人工主动免疫常用生物制品

人工主动免疫常用的生物制品有灭活疫苗(如乙型脑炎、狂犬病疫苗等)、减毒活疫苗(脊髓灰质炎、麻疹、风疹疫苗等)、重组载体疫苗(以痘苗病毒作载体,已被用于甲型肝炎病毒、乙型肝炎病毒、单纯疱疹病毒及麻疹病毒等重组载体疫苗的研制)、亚单位疫苗(如基因工程疫苗、化学提取或人工合成的疫苗等)。

### (二) 人工被动免疫常用生物制品

人工被动免疫常用的生物制品有免疫球蛋白和细胞免疫制剂。如从正常人血浆中提取的血清丙种球蛋白,可用于某些病毒性疾病(如甲型肝炎)的紧急预防,还有针对某一特定病毒的高效特异性免疫球蛋白,如乙型肝炎免疫球蛋白(HBIg)。常用于临床治疗病毒感染性疾病的细胞免疫制剂主要有干扰素、白细胞介素(IL-2、IL-6、IL-12 等)、肿瘤坏死因子、集落刺激因子及淋巴因子激活的杀伤细胞(LAK 细胞)等。

## 二、病毒感染的治疗

由于病毒是只能在细胞内复制的微生物,抗病毒药物必须进入细胞内才能作用于病毒,故要求抗病毒药物既能穿入细胞,选择性地抑制病毒增殖,又对宿主细胞或机体无损伤。迄今为止,尚无十分理想的药物。近年来,随着分子病毒学及生物信息学的发展,研制出了一批对某些病毒有明显抑制作用的药物。

### (一) 抗病毒化学制剂

1. 核苷类药物　核苷类药物可抑制病毒的基因复制或抑制病毒的基因转录。目前常用的有:①阿昔洛韦和丙氧鸟苷:常用于治疗疱疹类病毒引起的感染;②阿糖腺苷:主要用于单纯疱疹病毒、巨细胞病毒、乙型肝炎病毒引起的感染的治疗;③双脱氧肌苷及双脱氧胞苷:对人类免疫缺陷病毒有明显的抑制作用;④拉米夫定:临床用于抑制人类免疫缺陷病毒和乙型肝炎病毒;⑤3-氮唑核苷:即利巴韦林,主要用于 RNA 病毒感染的治疗,目前临床上主要用于流感病毒及呼吸道合胞病毒感染的治疗。

目前,已研究开发出一种以治疗疾病为目的的新兴疫苗,称为治疗性疫苗。该疫苗主要起到治疗作用,与预防性疫苗联合使用,可全面有效地保护人类健康。已被应用的有人类免疫缺陷病毒及肝炎病毒等治疗性疫苗。有人将乙型肝炎病毒疫苗(HBsAg)与其相应抗体(抗-HBs)及其编码基因一起制成治疗性疫苗,用于 HBV 的携带者及慢性乙型肝炎的治疗。

2. 非核苷类反转录酶抑制剂　此类药物主要有 nevirapine,主要用于治疗艾滋病,但已出现耐药株,因而建议与其他药物联合使用。Pyridone 作用类似 nevirapine。

3. 蛋白酶抑制剂　赛科纳瓦可抑制人类免疫缺陷病毒复制周期中晚期蛋白酶活性,影响病毒结构蛋白的合成。英迪纳瓦及瑞托纳瓦是新一代的病毒蛋白酶抑制剂,可用于人类免疫缺陷病毒感染的治疗。

另外,金刚烷胺和甲基金刚烷胺可用于甲型流感的治疗。甲酸磷霉素可抑制多种疱疹病毒。

### (二) 干扰素及干扰素诱生剂

干扰素具有广谱抗病毒作用,而且细胞毒性小,可用于治疗带状疱疹病毒、乳头瘤病毒引起的感染,亦可用于治疗甲、乙、丙型肝炎。干扰素诱生剂具有诱生干扰素以及促进免疫的作用,主要用于治疗带状疱疹,也可用于治疗病毒性肝炎等,常用的干扰素诱生剂有云芝多糖、甘草酸等。

### (三) 中草药

中草药如板蓝根、大青叶、黄芪、贯众、甘草及大蒜提取物等均有抑制病毒的作用,能抑制呼吸道病毒、肠道病毒、虫媒病毒及肝炎病毒等。

另外,抗病毒基因治疗还处于研究阶段,目前尚未应用于人体。

(李剑平)

# 第二十七章

# 呼吸道病毒

呼吸道病毒是指一类经呼吸道侵入,在呼吸道黏膜上皮细胞中增殖,引起呼吸道局部病变或呼吸道以外组织器官病变的病毒。该类病毒种类较多,其中常见的有流行性感冒病毒、麻疹病毒、腮腺炎病毒和风疹病毒等。呼吸道病毒多具有感染力强、传播快、起病急等特点。

## 第一节　流行性感冒病毒

流行性感冒病毒(influenza virus)简称流感病毒,属正黏病毒科,是人和动物流行性感冒(简称流感)的病原体,有甲(A)、乙(B)、丙(C)三型。其中甲型流感病毒的抗原易变异,已引起数次世界性大流行,例如,1918~1919 年发生的世界性流感大流行中,死亡人数约2 000 万~4 000 万。

### 一、生物学性状

#### (一) 形态结构

流感病毒一般呈球形,直径 80~120nm,初次从患者体内分离出的病毒有时呈丝状或杆状。病毒结构主要有核衣壳和包膜(图 27-1)。

1. 核衣壳　位于病毒体的核心,呈螺旋对称,由分节段的单负链 RNA 与核蛋白(NP)组成,合称为核糖核蛋白(RNP)。RNP 上还附着依赖 RNA 聚合酶复合体蛋白(PB1、PB2、

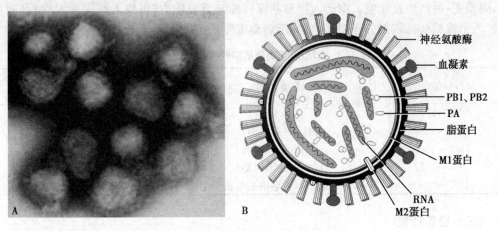

**图 27-1　流行性感冒病毒的形态与结构**
A. 病毒形态;B. 病毒结构模式图

PA)。甲型、乙型流感病毒有 8 个 RNA 节段,丙型流感病毒只有 7 个 RNA 节段。每个 RNA 节段分别编码不同的病毒蛋白。如第 1 片段至第 6 片段分别编码 PB2、PB1、PA、HA、NP 及 NA,第 7 片段编码 M1、M2 两个基质蛋白,第 8 片段编码 NS1、NS2 两个非结构蛋白。流感病毒的 NP 是主要结构蛋白,抗原结构稳定,与 M 蛋白共同决定型的特异性,很少发生变异,其特异性抗体无中和病毒感染性的能力。

2. 包膜　流感病毒的包膜有 2 层,即内层基质蛋白(MP)、外层脂蛋白(LP),具有维持病毒外形及完整性等作用。MP 抗原结构稳定,具有型特异性,其特异性抗体无中和病毒感染性的能力。M1 蛋白是流感病毒的主要结构成分,与病毒形态、包装、出芽有关,M2 蛋白参与病毒的复制。LP 主要来源于宿主细胞膜。

包膜上镶嵌有两种刺突,一种是血凝素(HA),另一种是神经氨酸酶(NA)。

(1) 血凝素:为糖蛋白三聚体,与病毒的吸附和穿入有关。HA 能与鸡、豚鼠等多种动物或人的红细胞表面糖蛋白受体结合,引起红细胞凝集。用红细胞凝集试验与红细胞凝集抑制试验可鉴定流感病毒。HA 是流感病毒的主要中和抗原,刺激机体产生特异性抗体。该抗体具有中和病毒感染性及血凝抑制作用,为保护性抗体。

(2) 神经氨酸酶:是由 4 个立方体亚单位组成的糖蛋白四聚体,呈蘑菇状。具有酶活性,可水解宿主细胞表面的神经氨酸,有利于成熟病毒的释放和促进病毒的扩散。NA 具有免疫原性,可刺激机体产生特异性抗体,此抗体可抑制 NA 的水解能力,但不能中和病毒的感染性。

### (二) 分型与变异

1. 分型　根据流感病毒核蛋白和 M 蛋白抗原性的不同,可将其分为甲、乙、丙三型。甲型流感病毒又可根据其 HA 和 NA 的抗原性不同,再区分为若干亚型。迄今发现 HA 有 16 种(1～16)、NA 有 9 种(1～9)抗原。目前,在人间流行的甲型流感病毒的亚型主要有 H1、H2、H3 及 N1、N2 等抗原构成的亚型。1997 年以来,发现 H5N1、H7N2、H7N7、H9N2 等型禽流感病毒也可引起人的感染。

2. 变异　甲型流感病毒表面的 HA 最易发生变异,NA 次之。其抗原变异有两种形式:①抗原漂移:由病毒基因点突变和人群免疫力选择性降低引起,其变异幅度小,属量变,即亚型内变异,仅引起小规模的流感流行;②抗原转变:由病毒基因组重组造成,变异幅度大,属质变,可产生新亚型。由于人群对新流行株缺乏免疫力,可致人间流感大流行(表 27-1)。乙型流感病毒未划分亚型,丙型流感病毒未发现抗原变异与新亚型。

表 27-1　甲型流感病毒抗原性变异与流感大流行

| 流行年份(年) | 亚型类别 | 代表病毒株 |
| --- | --- | --- |
| 1918～1919 | Hsw1N1 | 猪流感病毒相关(H1N1) |
| 1946～1957 | H1N1(亚甲型) | A/FM/1/47(H1N1) |
| 1957～1968 | H2N2(亚洲甲型) | A/Singapore/1/57(H2N2) |
| 1968～1977 | H3N2(香港甲型) | A/Hongkong/1/68(H3N2) |
| 1977～ | H3N2,H1N1(香港甲型与新甲型) | A/USSR/90/77(H1N1) |

### (三) 培养特性

流感病毒在鸡胚中生长良好,初次分离应先接种于羊膜腔中,传代适应后方可接种尿囊腔。在培养细胞(人胚肾细胞、原代猴肾细胞、人羊膜等细胞)中可增殖。病毒在鸡胚和细胞中增殖后,不引起明显的 CPE,需用红细胞凝集试验等证实病毒的存在。流感病毒的易感动物是雪貂。

### (四) 抵抗力

流感病毒的抵抗力较弱,不耐热,56℃ 30 分钟即被灭活,室温下其感染性很快消失,0～4℃能存活数周,−70℃以下可长期保存。对干燥、紫外线、甲醛、乙醚、乳酸等敏感。

## 二、致病性与免疫性

流感病毒引起流行性感冒,流感传染性强,多呈季节性流行,北方以冬季为主,南方四季皆有发生,在夏季和冬季达到高峰。传染源主要是患者和隐性感染者,感染的动物亦可传染人。病毒可经飞沫、气溶胶通过呼吸道在人间传播,人群普遍易感,潜伏期一般 1～4 天。病毒侵入易感者呼吸道,在黏膜上皮细胞内增殖,引起上皮细胞的变性和脱落,黏膜充血、水肿,腺体分泌增加。患者出现头痛、畏寒、发热、乏力、全身酸痛、鼻塞、流涕、咳嗽、咽痛等症状。发病初期 2～3 天,患者鼻腔分泌物中含大量病毒,传染性强。流感一般数日后自愈,但婴幼儿或年老体弱者在感染后 5～10 天易继发细菌感染,如合并肺炎等,病死率高。

1997 年以来,多个国家和地区发生了较大规模 H5N1 引起的高致病性禽流感。禽流感病毒不能在人间直接传播,但重组形成的新病毒有可能在人间流行。高致病性禽流感病毒 H5N1 的主要致病机制是能抵抗干扰素和肿瘤坏死因子的抗病毒作用,引发机体免疫病理损伤。

病后或疫苗接种后,机体产生的 SIgA 与中和抗体 IgG、IgM,可阻止病毒扩散,清除病毒,促进恢复,也可抵抗同型病毒的再感染。流感病毒特异性 $CD4^+T$ 细胞可辅助 B 淋巴细胞产生特异性抗体,$CD8^+T$ 细胞可直接溶解病毒感染的细胞,发挥抗病毒作用。由于流感病毒易变异,机体对新出现的亚型无抵抗力。

## 三、实验室检查

1. **病毒的分离与鉴定**　在流感暴发流行时,根据患者典型的临床症状,可作出初步诊断。实验室检查主要用于鉴别诊断和病毒的分型。取急性期患者鼻咽洗液或含漱液,加青霉素、链霉素杀菌后,接种于鸡胚或组织细胞。2～4 天后通过血凝试验检查有无病毒增殖。若试验阴性,需再盲传 3 代以上,仍无红细胞凝集现象则为病毒分离阴性。如试验阳性,则可用已知亚型的特异性抗体与新分离病毒作血凝抑制试验,以鉴定病毒亚型。

2. **免疫检查**　取患者急性期(发病 5 天内)和恢复期(病程 2～4 周)双份血清检测抗体效价,如抗体效价增高 4 倍或 4 倍以上,有诊断意义。

3. **快速诊断**　用免疫荧光技术、ELISA 法等检测病毒抗原,用核酸杂交、PCR 等方法检测病毒的核酸可进行快速诊断。

## 四、防治原则

流感病毒传染性强,易形成大流行,因此在流行期间,应尽量避免人群聚集,公共场所应通风换气,必要时可用乳酸溶于水中,加热熏蒸以对空气消毒。接种流感病毒灭活疫苗是预防流感的有效措施,但由于流感病毒抗原易变异,使用疫苗时须与流行株的亚型相符。

　　流感的治疗以对症治疗和预防继发性细菌感染为主。金刚烷胺可抑制甲型流感病毒的复制,对疾病的预防和治疗有一定效果,干扰素、中草药等有一定疗效。

# 第二节　其他呼吸道病毒

　　病例:患者,女,31 岁,因发热、乏力、咽喉疼痛、鼻塞、咳嗽入院。入院检查:病人呼吸加速、气促、肺部出现湿性啰音。X 线检查发现肺部有斑片状浸润性阴影。WBC 计数 $7 \times 10^9/L$。SARS 冠状病毒 RNA 检测呈阳性。

　　思考与讨论:本病例最有可能的诊断是什么? 病原体是什么? 主要通过什么途径传播?应采取哪些措施预防该病?

　　其他呼吸道病毒常见的有麻疹病毒、腮腺炎病毒、风疹病毒、冠状病毒等,其形态、核酸类型、致病性及防治原则见表 27-2。

表 27-2　其他呼吸道病毒

| 名称 | 形态 | 核酸型 | 所致疾病 | 防治原则 |
|---|---|---|---|---|
| 麻疹病毒 | 球形有包膜 | RNA | 麻疹,患者可表现发热、咳嗽、流涕、流泪、眼结膜充血等症状。多数患者的口颊黏膜可出现中间灰白色外绕红晕的黏膜斑(Koplik 斑),继而患者皮肤相继出现红色斑丘疹。患者皮疹出齐后,体温开始下降,1 周左右呼吸道症状逐渐消退,皮疹变暗。部分免疫力低下的患儿易继发细菌感染,死亡率高。麻疹最严重的并发症是亚急性硬化性全脑炎(SSPE),为急性病毒感染的迟发并发症,表现为渐进性大脑衰退,一般1~2年内死亡。病后可获终生免疫力 | 预防麻疹的主要措施是隔离患者,进行人工主动免疫,提高儿童免疫力。婴儿可通过接种麻疹减毒活疫苗进行特异性预防。对接触麻疹患者的易感者,可用丙种球蛋白或胎盘球蛋白进行紧急预防 |
| 腮腺炎病毒 | 球形有包膜 | RNA | 流行性腮腺炎,病毒主要通过飞沫经呼吸道传播,也可通过接触患者唾液污染的食具或玩具传播。主要症状为一侧或双侧腮腺肿大、疼痛,伴发热、肌痛和乏力等,若无合并感染,1~2 周后可自愈。青春期感染者,男性易合并睾丸炎,女性易合并卵巢炎。有时还可引起无菌性脑膜炎 | 接种疫苗是有效的预防措施,常用减毒活疫苗,或麻疹病毒、风疹病毒、腮腺炎病毒组成的三联疫苗(MMR)进行预防接种。及时隔离患者,防止疾病传播 |

| 名称 | 形态 | 核酸型 | 所 致 疾 病 | 防 治 原 则 |
|------|------|--------|------------|------------|
| 风疹病毒 | 球形有包膜 | RNA | 病毒经呼吸道侵入人体引起风疹,潜伏期约2~3周,前驱期症状有发热、咽痛、咳嗽等,耳后及枕下淋巴结肿大伴明显压痛,继而在面部及两耳旁出现浅红色斑丘疹,并迅速遍及全身。风疹病毒经垂直传播导致胎儿先天性感染。引起胎儿死亡或先天性风疹综合征(出生后表现为先天性心脏病、耳聋、白内障、智力障碍等)。风疹病毒感染后可获得牢固免疫力,孕妇血清抗体对胎儿有保护作用 | 接种风疹减毒活疫苗或MMR;孕妇与患者接触应立即注射大量丙种球蛋白进行紧急预防 |
| 冠状病毒 | 球形有包膜,包膜上有花冠状突起 | RNA | 冠状病毒主要引起普通感冒,某些病毒株尚可引起成人腹泻。SARS冠状病毒(SARS-CoV)引起严重急性呼吸系统综合征(severe acute respiratory syndrome,SARS)。病毒主要经飞沫传播,也可通过接触患者呼吸道分泌物经口、眼等传播,还可通过粪-口传播。SARS起病急、传播快、病死率高。潜伏期一般3~7天,常以发热为首发症状,伴头痛乏力、肌肉酸痛,继而出现干咳、呼吸困难等。严重者肺部病变进展快,出现呼吸困难和低氧血症,有的患者出现呼吸窘迫综合征、休克、DIC。病后免疫力不强 | 目前尚无SARS的特异性疫苗,预防措施主要是隔离病人、切断传播途径和提高机体免疫力。治疗时以支持疗法为主 |

(李剑平)

# 第二十八章

# 肠 道 病 毒

　　肠道病毒(enterovirus)在分类学上归属于小核糖核酸科,是一类生物学性状相似、形态最小的单正链 RNA 病毒。人类肠道病毒包括:①脊髓灰质炎病毒(poliovirus):有 1、2、3 三个血清型;②柯萨奇病毒(Coxsackie virus):分 A、B 两组,A 组有 A1～A22、A24 共 23 个血清型,B 组有 B1～B6 血清型;③埃可病毒(ECHO virus):包括 1～9、11～27、29～33 血清型;④新肠道病毒(new enteroviruses):包括 68～71 血清型等。肠道病毒的共同特征有:

　　1. 无包膜,核酸类型为 RNA,直径 24～30nm,衣壳呈二十面体立体对称。

　　2. 在易感细胞中增殖后迅速产生 CPE,但柯萨奇病毒 A 组的某些型别(A1、A19、A22)只能在新生乳鼠体内增殖。

　　3. 对理化因素的抵抗力强,耐酸、乙醚等。

　　4. 主要经过消化道传播,隐性感染多见。病毒在肠道中增殖,却能引起肠外感染,如脊髓灰质炎、心肌炎、无菌性脑膜炎等。

## 第一节　脊髓灰质炎病毒

　　脊髓灰质炎病毒是脊髓灰质炎的病原体,主要损害脊髓前角运动神经细胞,导致弛缓性肢体麻痹,因多见于儿童,故脊髓灰质炎亦名小儿麻痹症。

### 一、生物学性状

　　脊髓灰质炎病毒呈球形,直径 27nm,核心为单正链 RNA,核衣壳呈二十面体立体对称,无包膜(图 28-1)。衣壳含 VP1～VP4 四种蛋白,其中 VP1、VP2、VP3 均暴露在病毒衣壳的表面,带有可诱生中和抗体产生的中和抗原位点,并与病毒吸附有关。VP4 位于衣壳内部,与病毒的脱壳与穿入细胞有关。病毒可在人胚肾、人胚肺、人羊膜及猴肾细胞等灵长类细胞中增殖,引起典型的细胞病变,导致细胞变圆、堆积、坏死和脱落。病毒的抵抗力较强,在污水和粪便中可生存数月。耐酸、耐乙醚,不被胃酸和胆汁灭活。对热敏感,56℃,30 分钟可被灭活,对干燥、紫外线敏感,次氯酸钠、二氧化氯等对脊髓灰质炎病

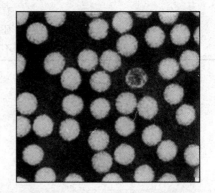

图 28-1　Ⅰ型脊髓灰质炎病毒

毒有较好的灭活效果。

## 二、致病性与免疫性

传染源是患者或无症状的病毒携带者。主要通过粪-口途径传播。病毒侵入人体后,先在咽部、扁桃体等淋巴组织和肠道集合淋巴结中增殖,然后侵入血流,形成第一次病毒血症。病毒随血流播散至淋巴组织、肝、脾的网状内皮细胞再次增殖后,大量病毒再度入血形成第二次病毒血症。少数感染者,病毒可侵入脊髓前角运动神经细胞、脑干、脑膜等,该病毒直接损伤运动神经细胞而导致肌肉瘫痪。

脊髓灰质炎病毒感染的结局受机体免疫力强弱的影响。至少 90% 的感染者表现为隐性感染。大约 5% 感染者发生顿挫感染,出现发热、头痛、乏力、咽痛和呕吐等症状。1%～2% 的感染者,病毒侵入中枢神经系统和脑膜,引起非麻痹型脊髓灰质炎或无菌性脑膜炎,出现颈背强直、肌痉挛等症状。只有 0.1%～0.2% 的感染者产生严重的结局,出现暂时性肢体麻痹或造成永久性弛缓性肢体麻痹,以四肢多见,下肢尤甚,极个别患者甚至发展为延髓麻痹,导致呼吸、心脏衰竭而死亡。

感染后,机体的体液免疫发挥重要作用,对同型病毒有牢固免疫力。SIgA 能清除咽喉部和肠道内病毒,防止其侵入血流。血液中的中和抗体 IgG 及 IgM 可以阻止病毒侵入神经系统。血液中的 IgG 抗体可通过胎盘由母亲传给胎儿,因而 6 个月以内的婴儿较少发病。

## 三、实验室检查

1. 病毒的分离与鉴定　取病人粪便等标本,经抗生素处理后,接种于易感细胞内培养,出现典型细胞病变后,再用中和试验进一步鉴定其型别。

2. 免疫检查　取患者发病初期及恢复期双份血清进行中和试验,如恢复期血清特异性抗体效价增高 4 倍或 4 倍以上,则有诊断意义。

3. 快速诊断　用 PCR 或核酸杂交法检测病毒核酸,可对脊髓灰质炎病毒感染作出快速诊断。

## 四、防治原则

疫苗接种是预防脊髓灰质炎的有效措施。自使用灭活脊髓灰质炎疫苗(IPV,Salk苗)和口服脊髓灰质炎减毒活疫苗(OPV,Sabin 苗)以来,脊髓灰质炎发病率急剧下降,绝大多数发达国家已经消灭了脊髓灰质炎病毒野毒株。IPV 和 OPV 都是三价混合疫苗,接种后可使机体获得针对脊髓灰质炎病毒三个血清型的免疫力。我国目前实行 2月龄开始连服三次 OPV,每次间隔 1 个月,4 岁时加强一次的免疫程序,可保持持久免疫力。

IPV 采用肌肉注射,接种剂量大,使用不方便。而 OPV 不耐热,保存及运输均要求高,且毒力可能回复,存在导致疫苗相关麻痹型脊髓灰质炎的危险。因而新的接种程序建议首先使用 IPV 免疫 2 次后,再口服 OPV 进行免疫,以防止疫苗相关麻痹型脊髓灰质炎的危险。

目前尚无特异性治疗脊髓灰质炎病毒感染的药物。

## 第二节　柯萨奇病毒与埃可病毒

柯萨奇病毒（Coxsackie virus）、埃可病毒（ECHO-virus）和新肠道病毒（new enteroviruses）的生物学性状、感染和免疫过程与脊髓灰质炎病毒相似,但柯萨奇病毒的型别多,引起的疾病谱复杂。这些病毒主要通过消化道（粪-口）途径传播,病毒在肠道增殖却很少引起肠道疾病。不同的肠道病毒可引起相同的临床综合征,同一型病毒亦可引起几种不同的临床症状。

病例:患儿,男,3岁,持续发热2天,口腔溃疡疼痛,流涎拒食。入院检查:口腔内颊部、舌出现疱疹。手足心、肘部出现小米粒大小、周围发红的灰白色小疱疹。实验室检查:WBC计数 $9 \times 10^9$/L。WBC分类计数:中性粒细胞:0.40,淋巴细胞:0.50,嗜酸性粒细胞:0.03,嗜碱性粒细胞:0,单核细胞:0.07。从患儿鼻咽分泌物中检测到EV71 RNA。

思考与讨论:该儿童最可能患的是什么疾病? 由哪种病原微生物引起? 预防该病应采取哪些措施?

1. 无菌性脑膜炎　几乎所有肠道病毒都与无菌性脑膜炎、脑炎有关。肠道病毒引起的脑膜炎每年夏季均有发生,有的型别,如埃可病毒3、11、18、19型,新肠道病毒71型曾经引起暴发性流行。

2. 疱疹性咽峡炎　主要由柯萨奇A组病毒的某些血清型引起,夏秋季多发,1～7岁儿童发病。患者表现为发热、咽痛、恶心呕吐等,典型症状是在软腭、腭垂周围出现水疱性溃疡。

3. 手足口病　主要由柯萨奇A组病毒16型引起,新肠道病毒71型也引起多次流行。手足口病的特点是口腔黏膜及口舌上出现红疹和水疱性损伤,继而发展为手、足水疱,可伴有发热。该病夏秋季流行,5岁以下儿童多发。

4. 流行性胸痛　常由柯萨奇B组病毒引起,症状为突发性发热和单侧胸痛,伴头痛、全身不适等。

5. 心肌炎和心包炎　主要由柯萨奇B组病毒引起,散发流行于成人和儿童。新生儿患病毒性心肌炎死亡率高。

6. 眼病　柯萨奇A组病毒24型可引起急性眼结膜炎,新肠道病毒70型可引起急性出血性结膜炎。

柯萨奇病毒和埃可病毒感染后,可产生特异性中和抗体,对同型病毒感染有牢固免疫力。

病程早期咽拭子、粪便,无菌性脑膜炎患者可取脑脊液,少数患者也可取水疱液、眼结膜拭子等标本,接种于易感细胞中。出现细胞病变后,利用中和试验鉴定型别。也可用PCR技术检测核酸。用ELISA检测特异性IgM抗体,早期诊断意义大。免疫印迹法特异性高,不易出现假阳性,故可作为确诊试验。

## 第三节　轮 状 病 毒

轮状病毒（rotavirus）在分类上归属于呼肠病毒,1973年由澳大利亚学者Bishop等在急性非细菌性胃肠炎病人的病理切片中首次发现,是人类、哺乳动物及鸟类腹泻的重要病原体。该病毒分为 A~G 7 个组,其中 A 组轮状病毒是世界范围内婴幼儿重症腹泻最重要的病原体。1983 年我国学者首次发现 B 组轮状病毒,该病毒引起成人腹泻。

轮状病毒呈球形,直径约 60~80nm,核心为双链 RNA,由 11 个基因节段组成。有双层衣壳,其壳粒呈放射状排列,负染后于电镜下观察,病毒形同车轮状,故名(图 28-2)。该病毒无包膜。

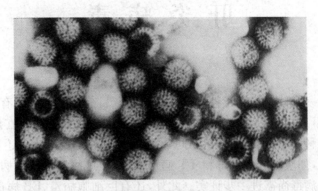

图 28-2　轮状病毒

轮状病毒的抵抗力较强,在粪便中能存活数天到数周。耐酸、碱,耐乙醚,对热敏感,55℃,30 分钟可被灭活。经胰酶作用后感染性增强。

A 组轮状病毒感染较为常见,引起婴幼儿腹泻,以 6 个月~2 岁婴幼儿多见,是导致婴幼儿死亡的主要原因之一。年长儿童和成年人一般呈无症状感染。病毒主要经粪-口途径传播,也可通过呼吸道传播,侵入人体后在小肠黏膜绒毛细胞内增殖,造成细胞溶解死亡,微绒毛萎缩、变短、脱落。病毒的某些成分具有肠毒素作用,刺激细胞内钙离子浓度升高,导致肠液过度分泌,水和电解质分泌增加,出现严重腹泻。潜伏期 24~48 小时,起病急,伴发热、呕吐、水样腹泻等症状。一般为自限性,病程 2~6 天,可完全恢复。但当婴幼儿营养不良或免疫功能低下,可导致严重腹泻,出现脱水和酸中毒,并出现严重并发症而死亡。

B 组轮状病毒致成人腹泻,可产生暴发流行,至今仅我国有过报道。C 组轮状病毒对人的致病性类似 A 组轮状病毒,但发病率低。

轮状病毒感染后,机体可产生特异性抗体 IgM、SIgA 和 IgG,但发挥主要作用的是肠道局部 SIgA。

发病早期采集粪便标本制成悬液,离心处理,取沉渣进行醋酸钠染色后,电镜下观察,可见车轮状病毒颗粒聚集。也可用 ELISA 双抗体夹心法定量检测标本中的轮状病毒抗原。或用聚丙烯酰胺凝胶电泳法,对轮状病毒基因进行分析判断。用 PCR 和核酸杂交法可检测轮状病毒的 RNA。

通过控制传染源,切断传播途径可控制疾病的流行。治疗以对症、支持治疗为主,如及时输液,纠正电解质紊乱等,以降低婴幼儿的病死率。特异性减毒活疫苗正在研究中。

(李剑平)

# 第二十九章

# 肝 炎 病 毒

肝炎病毒是指一类能引起病毒性肝炎的病原体。目前公认的主要有甲型肝炎病毒、乙型肝炎病毒、丙型肝炎病毒、丁型肝炎病毒及戊型肝炎病毒。肝炎病毒在病毒分类学上分别归属于不同的病毒科和属，生物学性状不同，致病性也不相同。近年来还发现一些新的与人类肝炎相关的病毒，如庚型肝炎病毒和 TT 病毒等，由于这些病毒的致病性尚不明确，是否成为新型人类肝炎病毒尚需进一步证实。此外，还有巨细胞病毒、EB 病毒、风疹病毒、黄热病病毒等亦可引起肝炎，但不列入肝炎病毒范畴。

## 第一节　甲型肝炎病毒

甲型肝炎病毒(hepatitis A virus，HAV)是引起甲型肝炎的病原体。该病毒归类为小RNA病毒科的嗜肝病毒属。

## 一、生物学性状

### (一) 形态与结构

HAV 颗粒呈球形，直径约为 27～30nm，核衣壳呈 20 面体立体对称，无包膜(图 29-1)。用电镜可观察到 HAV 的实心和空心两种类型颗粒，前者为完整的病毒体，具有感染性，后者是缺乏核酸的空心衣壳。病毒核酸为单正链 RNA，约由 7 500 个核苷酸组成。HAV 的抗原性稳定，只有一个血清型。

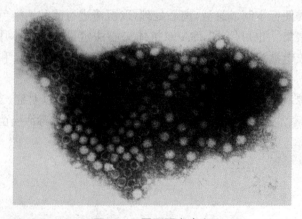

图 29-1　甲型肝炎病毒

190

## （二）培养特性

常用非洲猴肾细胞、人肝癌细胞株等培养 HAV。初次分离时在细胞中增殖缓慢，一般不产生细胞病变。黑猩猩、狨猴、猕猴等对 HAV 易感，经口或静脉注射感染可发生肝炎，常作为动物模型，用于 HAV 的病原学研究、疫苗研制及药物筛选等。

## （三）抵抗力

HAV 的抵抗力较强，在粪便、淡水、海水、泥沙、毛蚶中可存活数天至数月。耐酸、碱、乙醚，对热稳定，60℃ 1 小时不能完全灭活，−20℃储存数年仍具感染性，煮沸 5 分钟可使之灭活。对紫外线、甲醛、漂白粉等较敏感。

# 二、致病性与免疫性

## （一）致病性

1. 传染源　甲型肝炎的传染源主要是患者和隐性感染者，潜伏期为 15～50 天。在潜伏期末，病毒随粪便排出，具有较强的传染性。发病 2～3 周后，随着机体特异性抗体的出现，血清及粪便中的病毒逐渐消失，粪便中不再排出病毒。

2. 传播途径　HAV 主要通过粪-口途径传播。HAV 随粪便排出体外后，可污染水源、食物、海产品及食具等，造成散发性流行或大流行，传染性极强。1955～1956 年印度新德里因城市主要水源受到污染，引起甲型肝炎暴发流行，患者近 3 万人。1988 年我国上海市因市民食用被 HAV 污染的毛蚶而导致甲型肝炎暴发流行，患者达 30 余万。

3. 致病与免疫机制　HAV 侵入人体，先在口咽部或唾液腺内增殖，再进入肠黏膜及局部淋巴结中大量增殖，之后进入血流，引起病毒血症，最终侵犯靶器官肝脏。病毒在肝细胞内增殖后通过胆汁排入肠道并随粪便排出体外。HAV 引起肝细胞损伤的机制尚不清楚，目前认为 HAV 在肝细胞内增殖缓慢，一般不直接造成肝细胞明显的损害，其致病机制主要是免疫病理损伤。在 HAV 感染的早期，自然杀伤细胞（NK 细胞）损伤受感染的肝细胞，特异性细胞免疫被激活后，杀伤性 T 淋巴细胞（CTL）杀伤肝细胞。肝细胞受到损伤后出现肿胀、变性、溶解。临床上表现为疲乏、食欲减退、恶心、呕吐、黄疸、肝脾肿大等。甲型肝炎预后良好，不发展成慢性肝炎和慢性携带者。

HAV 感染后，机体可产生特异性 IgM 和 IgG 抗体，IgM 在急性期和恢复期早期出现。IgG 在恢复期后期出现，并可在体内存在多年，对阻止再感染作用较大。

# 三、实验室检查

目前，HAV 的实验室检查以血清学检查和病原学检查为主。一般不作病原体的分离培养。

1. 病原检查　病原检查主要用于检测粪便标本，常采用 ELISA 法检测 HAV 抗原，用 PCR 和分子杂交技术检测 HAV RNA，也可用免疫电镜法检测病毒颗粒。

2. 免疫检查　临床上常用免疫学方法检测 HAV 特异性抗体。对于感染早期的患者，可用 RIA 或 ELISA 法检测血清中的抗-HAV IgM。了解既往感染史或进行流行病学调查，则需检测抗-HAV IgG。

# 四、防治原则

积极开展卫生宣教工作，加强粪便管理、水源管理和饮食卫生管理是预防甲型肝炎的主要措施。病人的排泄物、食具、物品和床单等要严格消毒处理。

目前,有减毒活疫苗和灭活疫苗两种甲型肝炎疫苗。我国研制的减毒活疫苗免疫效果好。灭活疫苗已在国外研制成功,安全性和免疫效果好,被广泛应用。基因工程疫苗正在研制过程中。

# 第二节 乙型肝炎病毒

病例:患者,张某,男,17岁,中学生。因持续性乏力、食欲减退1年,加重1个月到医院就诊。体格检查:面黄、体瘦,精神萎靡,巩膜不黄。心、肺检查无异常。腹部平坦,肝区叩痛阳性。实验室检查:ALT 171U/L,AST 120U/L;乙肝五项:HBsAg(+),HBeAg(+),抗-HBc IgG(+),抗-HBs(−),抗-HBe(−);HBV-DNA(+)。

思考与讨论:本病例应诊断是什么疾病?其病原体是什么?该疾病可通过哪些途径传播?如何防治?

乙型肝炎病毒(hepatitis B virus,HBV)是乙型肝炎(简称乙肝)的病原体。HBV在分类上归属于嗜肝DNA病毒科正嗜肝DNA病毒属。HBV在世界范围内广泛流行,其感染已成为全球性的公共卫生问题。目前,估计全世界HBV的携带者达3.5亿。我国是乙型肝炎的高流行区,人群HBV携带率约为10%,HBV的携带者超过1.2亿。HBV感染后,临床表现呈现多样性,可表现为急性肝炎、慢性肝炎、重症肝炎或无症状HBV携带者。其中部分慢性肝炎可转变为肝硬化或肝癌。

# 一、生物学性状

## (一) 形态与结构

用电子显微镜观察乙型肝炎患者的血清标本,可见到三种形态和大小均不同的HBV颗粒,即大球形颗粒(C)、小球形颗粒(A)及管形颗粒(B)(图29-2)。

1. 大球形颗粒 1970年,Dane首先在乙型肝炎病人的血清中发现大球形颗粒,故称其为Dane颗粒。它是完整的、具有感染性的病毒颗粒,直径为42nm,具有双层衣壳结构。其外层衣壳相当于一般病毒的包膜,由脂质双层与包膜蛋白构成,包膜蛋白包括HBV的表面

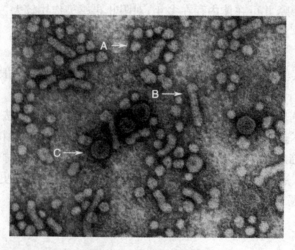

图29-2 乙型肝炎病毒

抗原(HBsAg)、前 S1 抗原(Pre S1)和前 S2 抗原(Pre S2)。内衣壳呈 20 面体对称,相当于一般病毒的核衣壳,核心表面的衣壳蛋白为 HBV 核心抗原(HBcAg)。病毒核心内含有双链 DNA 和 DNA 多聚酶等。

2. 小球形颗粒　直径为 22nm,大量存在于 HBV 感染者的血液中。此颗粒成分为 HBsAg,一般很少含 Pre S1 或 Pre S2 抗原,不含 DNA 和 DNA 多聚酶,无传染性。小球形颗粒是 HBV 在肝细胞内复制组装过程中过剩的衣壳成分。

3. 管形颗粒　直径 22nm,长 100～500nm 不等,成分与小球形颗粒相同,亦存在于患者血清中。此颗粒是由小球形颗粒聚合而成的,具有与 HBsAg 相同的免疫原性。

**(二) 基因结构与功能**

HBV 的基因结构特殊,为不完全的双链环状 DNA,两条链长度不一致,长链为负链,长度固定,约含 3 200 个核苷酸。短链为正链,长约为负链的 50%～100%。HBV 负链 DNA 至少含有 4 个开放读框(ORF),分别称为 S、C、P 和 X 区(图 29-3)。S 区含有 S 基因、前 S1 和前 S2 基因,这些基因均有各自的起始密码子,分别编码 HBV 的 HBsAg、Pre S1 与 Pre S2 抗原;C 区中有前 C(Pre C)基因及 C 基因,分别编码 HBeAg 及 HBcAg;P 区最长,编码 DNA 多聚酶等,与病毒的复制有关;X 区的基因编码的蛋白称为 HBxAg,可反式激活细胞内的原癌基因及 HBV 基因,与肝癌的发生与发展有关。

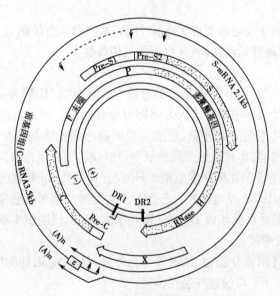

**图 29-3　乙型肝炎病毒基因结构模式图**

**(三) 抗原组成**

1. 表面抗原　HBsAg 大量存在于感染者的血液中,为 HBV 感染的主要标志。HBsAg 具有免疫原性,可刺激机体产生特异性抗体(抗-HBs),抗-HBs 是一种中和抗体,能中和 HBV 的感染性,对机体有保护作用,因此 HBsAg 是制备疫苗的最主要成分。

2. Pre S1 和 Pre S2 抗原　Pre S1 和 Pre S2 抗原存在于急性患者的血清中,具有与肝细胞表面受体结合的表位,可促使 HBV 吸附于肝细胞表面,利于病毒侵入肝细胞内。刺激机体可产生有中和作用的抗-Pre S1 和抗-Pre S2,此类抗体能阻断 HBV 与肝细胞结合,发挥抗病毒作用。

3. 核心抗原（HBcAg） 存在于 Dane 颗粒核衣壳的表面，其外被 HBsAg 所覆盖，一般不游离于血循环中，故不易在感染者的血液中检出。HBcAg 可刺激机体产生抗-HBc。抗体在血清中持续时间较长，为非保护性抗体，而抗-HBc IgM 的存在提示 HBV 正在肝细胞内复制。

4. e 抗原（HBeAg） e 抗原为可溶性蛋白质，游离存在于血循环中，其消长与病毒体及病毒 DNA 多聚酶的消长基本一致，故 HBeAg 是 HBV 在肝细胞内复制及具有传染性的指标之一。HBeAg 可刺激机体产生抗-HBe。

### （四）细胞培养与动物模型

至今，HBV 的细胞培养尚未成功。黑猩猩是对 HBV 最敏感的动物，常用以进行 HBV 的致病机制研究和疫苗效果及安全性评价。

### （五）抵抗力

HBV 抵抗力较强。对低温、干燥、紫外线和一般消毒剂均有耐受性。70％的乙醇不能灭活此病毒。0.5％过氧乙酸、3％漂白粉溶液、5％次氯酸钠、环氧乙烷等直接处理以及高压蒸气灭菌法，均能灭活 HBV。

## 二、致病性与免疫性

### （一）传染源

乙型肝炎的传染源主要是患者或无症状 HBV 携带者。潜伏期为 30～160 天。患者不论在潜伏期、急性期或慢性活动初期，其血清均具传染性。

### （二）传播途径

1. 血液和血制品传播 HBV 感染者的血液中大量存在 HBV，而人对 HBV 又极易感，故极少量污染的血液经微小的伤口进入人体即可导致感染。所以，血液及血制品、注射、针刺、外科及牙科手术、共用剃刀或牙刷、皮肤黏膜的微小损伤等均可传播 HBV。医院内被 HBV 污染的器械，如内镜、牙科及妇产科器械等可造成乙型肝炎在医院内传播。

2. 垂直传播 发生于胎儿期和围生期。HBsAg 和 HBeAg 阳性的母亲，胎内传播率约为 10％，婴儿出生时 HBsAg 呈现阳性。分娩时新生儿经产道可被感染，HBsAg 和 HBeAg 双阳性的母亲所产的婴儿在一年内 HBsAg 阳转率为 64％，说明围生期感染率较高。此外，哺乳也是传播 HBV 的途径。

另外，HBV 可通过阴道分泌物、精液等排出体外，HBsAg 阳性的配偶较其他家庭成员更易感染 HBV，说明 HBV 可通过性途径传播。

### （三）致病性与免疫机制

HBV 感染的临床表现复杂，可出现无症状 HBsAg 携带者、急性肝炎、慢性肝炎、重症肝炎等。HBV 的致病机制迄今尚不完全清楚，大量研究结果表明，免疫病理反应以及病毒对宿主细胞的直接作用是肝细胞损伤的主要原因。

1. 细胞免疫及其介导的免疫病理反应 HBV 侵入机体后，诱导机体产生细胞免疫，细胞免疫在清除病毒的同时，又可导致肝细胞损伤，过度的细胞免疫反应可引起大量的肝细胞破坏，导致重症肝炎。而特异性细胞免疫功能低下则不能有效清除病毒，病毒在体内持续存在而引起慢性肝炎。

2. 体液免疫及其介导的免疫病理反应 HBV 感染可诱导机体产生特异性抗体，这些抗体可直接清除血循环中游离病毒，并可阻断 HBV 对肝细胞的黏附作用，在抗病毒免疫的过程中具有重要作用。然而,HBsAg 和抗-HBs 可形成免疫复合物,引起Ⅲ型超敏反应。故乙型肝炎患者可伴有肾小球肾炎、血管炎等肝外组织器官的损害。如果免疫复合物大量沉积于肝内,使肝毛细血管栓塞,导致急性肝细胞坏死而发生重症肝炎。

3. 自身免疫反应引起的病理损害　HBV 感染肝细胞后,肝细胞膜上除含有病毒特异性抗原外,还引起肝细胞表面自身抗原发生改变,暴露出肝特异性脂蛋白抗原(LSP)。LSP 诱导机体产生自身抗体,通过 ADCC 作用、CTL 的杀伤作用或释放细胞因子等直接或间接作用而导致肝细胞损伤。

另外,大量证据表明,HBV 感染与原发性肝癌发生密切相关,人群流行病学研究显示,HBsAg 携带者较无 HBV 感染者发生肝癌的危险性高 217 倍。

## 三、实验室检查

HBV 感染的实验室诊断方法主要是检测 HBV 血清标志物,包括 HBV 抗原抗体系统和病毒核酸等。

1. HBV 抗原、抗体检测　目前主要采用血清学方法检测 HBV 的 HBsAg,抗-HBs、HBeAg、抗-HBe 及抗-HBc(称"二对半"),检测抗-HBc IgM 可了解患者是否处于急性感染期,必要时,也可检测 Pre S1 和 Pre S2 抗原和抗体。最常用的方法为 ELISA。HBV 抗原、抗体的血清学标志与临床的关系较为复杂,必须对几项指标综合分析,才能有助于临床正确的判断(表 29-1)。

表 29-1　HBV 抗原、抗体检测结果的临床分析

| HBsAg | HBeAg | 抗-HBs | 抗-HBe | 抗-HBc IgM | 抗-HBc IgG | 结 果 分 析 |
|---|---|---|---|---|---|---|
| + | − | − | − | − | − | HBV 感染者或无症状携带者 |
| + | + | − | − | + | − | 急性乙型肝炎(传染性强,俗称"大三阳") |
| + | + | − | − | + | + | 急性或慢性乙型肝炎,或无症状携带者 |
| + | − | − | + | − | + | 急性感染趋向恢复(俗称"小三阳") |
| − | − | + | + | − | + | 乙型肝炎恢复期 |
| − | − | − | − | − | + | 既往感染 |
| − | − | + | − | − | + | 既往感染或接种过疫苗 |

(1) HBsAg 阳性:见于急性肝炎、慢性肝炎或无症状携带者。急性肝炎恢复后,一般在 1～4 个月内 HBsAg 消失,若持续 6 个月以上则认为已向慢性肝炎转化。HBsAg 无症状携带者是指肝功能正常,无临床症状,但肝细胞已有病变,携带者长期为 HBsAg 阳性。抗-HBs阳性见于乙型肝炎恢复期、既往感染或接种过疫苗。

(2) HBeAg 阳性:提示 HBV 在体内复制,有较强的传染性,若转为阴性,表示病毒复制停止,若 HBeAg 长期阳性则提示有发展成为慢性肝炎的可能。抗-HBe阳性表示机体已获得一定的免疫力,HBV 复制能力下降,传染性降低。

(3) 抗-HBc IgM 阳性:提示病毒处于复制状态,具有较强的传染性。抗-HBc IgG 在血中可持续较长时间,是感染过 HBV 的标志,检测出高滴度的抗-HBc IgG 提示急性感染,检测出低滴度的抗-HBc IgG 则提示既往感染。

2. 血清 HBV DNA 检测　应用核酸杂交法或 PCR 技术检测 HBV DNA,此类方法特

异性强、敏感性高,可检测出极微量的病毒,目前已广泛用于临床诊断及药物疗效的评价。

## 四、防 治 原 则

严格筛选供血人员,以降低输血后乙型肝炎的发生率。医疗器械、病人的血液、分泌物、排泄物、用具等必须严格消毒。加强对育龄妇女 HBsAg 监测,阻断母婴传播。对高危人群可接种乙型肝炎基因工程疫苗。用含高效价抗-HBs 的人血清免疫球蛋白(HBIg)可对易感者进行紧急预防。

乙型肝炎的治疗至今尚无特效方法,用广谱抗病毒药、中草药和调节机体免疫功能的药物进行综合治疗效果较好。拉米夫定、泛昔洛韦、干扰素及清热解毒、活血化瘀的中草药等对 HBV 感染有一定的疗效。

# 第三节　其他肝炎病毒

## 一、丙型肝炎病毒

丙型肝炎病毒(hepatitis C virus,HCV)归属于黄病毒科丙型肝炎病毒属。该病毒呈球形,直径约 50nm,核酸为单正链 RNA,有包膜。体外培养困难,黑猩猩是 HCV 的敏感动物。HCV 对各种理化因素的抵抗力较弱。加热 100℃ 5 分钟或加热 60℃ 30 分钟均可使 HCV 丧失感染性。甲醛及紫外线可灭活病毒。氯仿、乙醚等脂溶剂对 HCV 有较强的灭活作用。

HCV 引起丙型肝炎,该病毒感染呈全球性分布,传染源为患者和隐性感染者,主要经血及血制品传播。临床症状轻重不一,可表现为急性肝炎、慢性肝炎、无症状携带者。HCV 感染极易慢性化,约 40%～50% 的丙型肝炎患者可转变成慢性肝炎。多数慢性丙型肝炎患者不出现症状,发病时已呈现慢性过程,约 20% 可发展为肝硬化。HCV 感染与肝癌的发生密切相关。

HCV 感染后,机体可产生 IgM 和 IgG 型抗体,但这些抗体无中和作用,不能清除病毒。机体亦可产生细胞免疫,但其主要作用可能是参与肝细胞损伤,不能发挥有效的免疫保护作用。

用 PCR 技术可检测病人血清中的 HCV RNA。用 ELISA 法检测感染者血清中抗-HCV可诊断丙型肝炎,亦可快速筛选献血员及进行流行病学调查。

我国已规定筛选献血员时必须检测抗-HCV,以减少 HCV 的感染和传播。对血制品亦需进行检测以防污染。由于 HCV 的免疫原性不强,且病毒株易变异,故疫苗的研制有一定困难。对丙型肝炎的治疗尚缺乏特效药物,IFN-α 常用作抗 HCV 制剂。

## 二、丁型肝炎病毒

1977 年,意大利学者 Rizzetto 在慢性乙型肝炎患者的肝细胞核内发现除 HBcAg 外,还有一种新的抗原,称之为 δ 抗原。当时认为是 HBV 的一种变异株,后来通过对黑猩猩实验感染证实,这是一种缺陷病毒,该病毒必须在 HBV 或其他嗜肝 DNA 病毒辅助下才能复制,是不同于 HBV 的病原体,并被正式命名为丁型肝炎病毒(hepatitis D virus,HDV)。

丁型肝炎病毒体呈球形,直径为 35～37nm,核心为一单负链环状 RNA。HDV RNA

可编码一种 HDV 抗原(HDAg),该抗原可刺激机体产生特异性抗体,在感染者的血清中可检测出 HDV RNA 或抗-HDV。

HDV 感染呈世界性分布。HDV 的传染源、传播途径与 HBV 相似。急性丁型肝炎有两种感染方式:一是联合感染(共同感染),即宿主同时感染 HBV 和 HDV,发生急性乙型肝炎和急性丁型肝炎;另一方式是重叠感染,即先有 HBV 或其他嗜肝 DNA 病毒感染,后有 HDV 感染,如已感染 HBV 的乙型肝炎患者或无症状的 HBsAg 携带者再发生急性 HDV 感染。这两种感染方式均可导致乙型肝炎感染者的症状加重、病情恶化,因此在重症肝炎发生时,应注意有无 HDV 的重叠感染。

在 HDV 急性感染时,常用 ELISA 捕获法检测抗-HDV IgM 进行早期诊断。如抗-HDV IgG 持续保持高效价,则作为慢性丁型肝炎的指标。也可用 PCR 技术检测HDV RNA。

HDV 和 HBV 有相同的传播途径,故预防乙型肝炎的措施同样适用于丁型肝炎病毒引起的感染。由于 HDV 是缺陷病毒,如能抑制 HBV 增殖,则 HDV 亦不能复制。

## 三、戊型肝炎病毒

戊型肝炎病毒(hepatitis E virus,HEV)是引起戊型肝炎的病原体。1955 年,戊型肝炎首次在印度引起暴发流行,之后在世界各地引起多次流行。1986 年,我国新疆南部地区发生戊型肝炎流行,发病人数约 12 万,死亡 700 余人,是迄今世界上最大的一次流行。

HEV 病毒体呈球形,平均直径为 32～34nm,无包膜。病毒核酸为单正链 RNA。该病毒对氯仿敏感,反复冻融易被破坏,加热 100℃ 5 分钟、紫外线照射或 20％次氯酸处理后其感染性消失,但在液氮中保存稳定。

HEV 主要通过粪-口途径传播,潜伏期为 10～60 天,平均 40 天。病毒随粪便排出,污染水源、食物和周围环境而发生传播,潜伏期末和急性期初机体排病毒量最大,传染性最强。HEV 通过对肝细胞的直接损伤和免疫病理作用,引起肝细胞炎症或坏死。临床上表现为急性戊型肝炎、重症肝炎以及胆汁淤滞性肝炎。多数患者常于发病后 4～6 周内好转并痊愈,不发展为慢性肝炎。孕妇感染 HEV 后病情较重,常引起流产或死胎,病死率高达10％～20％。

用电镜或免疫电镜技术可检测患者粪便中的 HEV 病毒颗粒,也可用 PCR 技术检测粪便或胆汁中的 HEV RNA,临床常用 ELISA 法检测血清中的抗-HEV IgM 或 IgG,以对HEV 感染作出判断。

加强粪便、水源管理和饮食卫生管理,加强卫生宣传教育是预防 HEV 感染的有效措施。对病人排泄物、食具、物品和床单衣物等严格消毒处理,可较好地防止 HEV 的传播。特异性疫苗尚在研制之中。

## 四、肝炎相关病毒

随着肝炎实验室诊断水平的不断提高,使得一些过去认为原因不明的肝炎有了明确的诊断。但是,临床上仍然有 10％～20％ 的肝炎病人的病因不明,这些病人既不是甲、乙、丙、丁、戊型肝炎病毒感染,也不是其他已知的病原体的感染,因而提示可能存在其他不明的肝炎致病因子。近年来,不断有发现新型肝炎病毒的报道,其中庚型肝炎病毒和 TT 病毒较为瞩目,但迄今对这两种病毒的致病性仍有较大的争议,这两种病毒是否为病毒性肝炎的病原体尚待确定。

### （一）庚型肝炎病毒

庚型肝炎病毒（hepatitis G virus,HGV）为单正链 RNA 病毒。该病毒在细胞中培养尚未成功，接种于黑猩猩等敏感动物可出现病毒血症。

HGV 传播途径与 HBV 相同，常与 HBV 或 HCV 合并感染。单独感染时症状不明显，肝脏损害较轻，黄疸少见，发展成慢性肝炎的比例较丙型肝炎少见。

用 PCR 技术检测标本中的 HGV RNA 可诊断 HGV 引起的感染。HGV 的疫苗尚在研制中。

### （二）TT 病毒

TT 病毒是 1997 年首先从一例日本输血后非甲～庚型肝炎患者血清中发现的，遂以患者姓名的缩写（T. T）命名为 TT 病毒。分子流行病学研究表明，该病毒与输血后肝炎有相关性，且 TT 病毒这一命名正好与输血传播病毒（transfusion transmitted virus,TTV）巧合，可能为一种新型的肝炎相关病毒。

TTV 呈球形，直径为 30～50nm，无包膜，基因组为单负链环状 DNA。

TTV 可通过多种途径传播，包括血液或血制品传播、粪-口传播、唾液传播、精液传播及乳汁传播等。目前，TTV 的致病机制尚不明确，对 TTV 是否为嗜肝病毒，是否有致病性等问题有待进一步研究。

目前，采用 PCR 技术可检测 TTV DNA。对 TTV 尚无特异性防治方法。

（李剑平）

# 第三十章

# 虫 媒 病 毒

虫媒病毒(arbovirus)又称节肢动物媒介病毒,是一类通过蚊、蜱等吸血的节肢动物叮咬人、家畜及野生动物而传播疾病的病毒。目前已发现的有 500 多种,其中对人致病的有100 多种,在我国流行的主要有流行性乙型脑炎病毒、登革病毒及森林脑炎病毒等。

虫媒病毒的共同特征:①形态呈小球形,直径多为 40～70nm,核酸为单股正链 RNA,外有 20 面体立体对称的衣壳,最外层为脂质包膜,包膜上有血凝素刺突;②病毒致病性强,所致疾病潜伏期短,起病急,病情重,临床表现呈多样性;③节肢动物既是病毒的传播媒介,又是其储存宿主;④大多数虫媒病毒所致疾病是自然疫源性疾病;⑤所致疾病具有明显的地方性和季节性。

## 第一节 流行性乙型脑炎病毒

流行性乙型脑炎病毒(epidemic type B encephalitis virus)简称乙脑病毒,于 1935 年由日本学者首先从脑炎死亡者脑组织中分离获得,故亦称日本脑炎病毒。该病毒通过蚊虫叮咬传播,引起流行性乙型脑炎,简称乙脑。乙脑病毒主要侵犯中枢神经系统,所致疾病死亡率高,幸存者可留下神经系统后遗症。

病例:男孩,3 岁,于 2008 年 7 月 28 日无明显诱因出现发热,体温为 38℃,同时出现精神萎靡。2 天后体温有升高趋势,并出现嗜睡及持续 2～3 分钟的双眼凝视、面色发绀、四肢强直、双手握拳、呼之不应等症状,立即送至医院。入院时患儿有呕吐及间歇性头痛。患儿家居农村,环境卫生差,蚊子多,且无乙脑疫苗预防接种史,否认高热惊厥史,家里无类似病人。入院体检:T 39.5℃,精神萎靡,呈嗜睡状,呼之能应,心肺无明显异常,脑膜刺激征(十)。

思考与讨论:根据上述描述,你认为该患儿最有可能患有什么疾病? 其传染源是什么?传播媒介是什么? 是如何传播的? 应怎样预防?

## 一、生物学性状

乙脑病毒具有典型虫媒病毒的形态结构,病毒呈球形,直径 30～40nm,有包膜。包膜表面的血凝素刺突能凝集雏鸡、鸽和鹅等动物的红细胞,其相应抗体能抑制血凝并有中和病毒的作用。乙脑病毒抗原性稳定,很少变异,迄今只发现一种血清型,因此,应用疫苗预防效果良好。

病毒在地鼠肾、幼猪肾等原代细胞及白纹伊蚊传代细胞(C6/36)中均能增殖并引起明显的细胞病变。最易感的动物是乳鼠,脑内接种病毒后多于 3～5 天发病,表现为神经系统兴奋性增高,肢体痉挛,最后因麻痹而死亡。将病毒在培养细胞或鼠脑内连续传代后,可使其毒力降低。我国研制成功的 $SA_{14}$-14-2 减毒活疫苗株就是根据上述原理在体外连续传代后选育而来的。

乙脑病毒抵抗力较弱,加热56℃ 30分钟或100℃ 2分钟均可使之灭活。对酸、乙醚、氯仿等脂溶剂以及化学消毒剂均敏感,多种消毒剂可使之灭活。

## 二、致病性与免疫性

乙脑病毒的主要传播媒介是三带喙库蚊。蚊虫被乙脑病毒感染后,病毒先在其中肠上皮细胞中增殖,然后移行至唾液腺,通过叮咬人和易感动物而传播。受感染的蚊虫可携带病毒越冬,并可经卵传代,因此蚊虫不仅是传播媒介,也是重要的储存宿主。猪、马、牛、驴等家畜以及鸡、鸭等家禽,特别是幼猪是乙脑病毒的重要传染源。动物感染乙脑病毒后,无明显的症状及体征,但可出现病毒血症而成为传染源。它们可使更多的蚊虫感染,带病毒的蚊虫再叮咬易感动物,因此病毒通过蚊虫在蚊-动物-蚊中不断循环。在此期间人类若被带有病毒的蚊虫叮咬,即可导致人类感染。人被乙脑病毒感染后仅发生短暂的病毒血症,且血中病毒滴度不高,所以患者不是本病主要的传染源。由于猪的感染高峰期通常要比人群的发病高峰期早3周左右,因此通过检查猪的感染率可预测当年在人群中的流行趋势。

我国是乙脑的主要流行区,除新疆、青海及西藏外均有乙脑流行。我国乙脑流行的高峰期在6～9月,与蚊子密度的高峰期一致,南方偏早,北方偏迟。乙脑多见于10岁以下儿童,尤以2～9岁年龄组发病率较高。近年来由于在儿童中普遍接种疫苗,乙脑在儿童中的发病率明显下降,但成人及老年人的发病率相对提高,应引起注意。

人群对乙脑病毒普遍易感,但绝大多数表现为隐性或轻型感染,只有少数引起中枢神经系统症状,发生脑炎。乙脑病毒经带毒蚊虫叮咬侵入人体后,先在皮肤毛细血管内皮细胞及局部淋巴结等处增殖,随后进入血液,形成第一次病毒血症。病毒随血液播散至肝、脾等处的单核-吞噬细胞内,继续大量增殖后,再次进入血液,形成第二次病毒血症,临床上表现为发热、寒战、头痛及全身不适等症状。绝大多数感染者病情不再继续发展,成为隐性感染。少数免疫功能低下者,病毒可穿过血脑屏障,侵入中枢神经系统,在脑组织神经细胞内增殖,引起脑膜及脑实质的炎症。患者出现高热、剧烈头痛、频繁呕吐、惊厥、抽搐、脑膜刺激征等严重的中枢神经系统症状及体征,并可进一步发展为昏迷。乙脑病死率可高达10%,幸存者5%～20%可留下痴呆、瘫痪、失语等后遗症。

病后或隐性感染后均可获得牢固的免疫力。中和抗体在保护性免疫中起主要作用,但完整的血脑屏障及细胞免疫也有重要作用。

## 三、实验室检查

乙脑早期快速诊断通常采集急性期患者血清或脑脊液,用 ELISA 或免疫荧光法检测特异性 IgM;也可做 RT-PCR 检测标本中的病毒核酸片段,一般6个小时内即可初步报告结果。乙脑病毒特异性 IgG 抗体检测通常需检测急性期和恢复期双份血清,当恢复期血清抗体效价比急性期升高4倍或4倍以上时,有辅助诊断意义,可用于临床回顾性诊断。由于乙脑患者病毒血症期短,直接检出病毒抗原或分离病毒阳性率低,故较少用于临床诊断。

## 四、防治原则

目前对乙脑尚无特效的治疗方法,所以预防尤为重要。防蚊灭蚊、疫苗接种及加强动物宿主的管理是预防本病的关键。乙脑疫苗有灭活疫苗和减毒活疫苗两大类。我国自 1968 年开始使用地鼠肾细胞培养的灭活疫苗，一直沿用至今，接种后免疫保护率达 60%～90%。20 世纪 80 年代后期，我国研制成功的减毒活疫苗因具有安全、价廉、免疫效果好的特点，正逐渐取代灭活疫苗。因幼猪是乙脑病毒的主要传染源和中间宿主，因此给幼猪接种疫苗，降低幼猪的感染率，对有效控制乙脑病毒在人群中的传播与流行具有重要意义。

# 第二节　其他虫媒病毒

登革病毒(dengue virus)是登革热、登革出血热/登革休克综合征的病原体。登革病毒感染流行于热带、亚热带地区，特别是东南亚、西太平洋及中南美洲。我国于 1978 年在广东佛山首次发现本病，以后在海南及广西等地均有发现。近年来，由于全球气候变暖等原因，登革病毒感染的范围有不断扩大的趋势。

森林脑炎病毒(forest encephalitis virus)是森林脑炎的病原体，因该病毒引起的疾病首先发现于俄罗斯的远东地区，且以春夏季发病为主，故又称俄罗斯春夏脑炎病毒。森林脑炎在世界范围内广泛分布，在我国东北和西北林区也有本病流行。登革病毒、森林脑炎病毒的主要特性见表 30-1。

**表 30-1　登革病毒、森林脑炎病毒的主要特性**

| 主要特性 | 登革病毒 | 森林脑炎病毒 |
|---|---|---|
| 核酸 | 单股正链 RNA | 单股正链 RNA |
| 血清型 | 4 个 | 1 个 |
| 储存宿主 | 猩猩、猕猴和长臂猿等灵长类动物 | 松鼠、野鼠等野生啮齿动物、野鸟、蜱 |
| 流行季节 | 夏秋季 | 春夏季 |
| 我国主要流行区 | 广东、海南、广西等地 | 东北和西北林区 |
| 主要传染源 | 患者和隐性感染者 | 野生啮齿动物及鸟类 |
| 传播媒介 | 埃及伊蚊、白纹伊蚊 | 蜱 |
| 主要传播途径 | 蚊虫叮咬 | 主要经蜱类叮咬传播；也可经消化道传播 |
| 所致疾病 | 登革热、登革出血热/登革休克综合征 | 森林脑炎 |
| 临床表现 | 登革热病情较轻，表现为发热、头痛、全身肌肉和关节酸痛、淋巴结肿大及皮疹等；登革出血热病情较重，多发生于再次感染异型登革病毒后 | 高热、头痛、昏睡、外周神经迟缓性麻痹等 |
| 免疫性 | 病后免疫力弱，可再感染 | 感染后可获持久免疫力 |
| 防治原则 | 防蚊、灭蚊 | 防蜱、灭蜱 |
|  | 疫苗研制尚未成功 | 给有关人员接种灭活疫苗 |

(崔金环)

# 第三十一章

# 疱疹病毒

疱疹病毒(herpes viruses)是一群中等大小、有包膜的 DNA 病毒。现已发现 100 种以上,其中能引起人类疾病的疱疹病毒称为人疱疹病毒(human herpes viruses,HHV),主要有单纯疱疹病毒-1 型、单纯疱疹病毒-2 型、水痘-带状疱疹病毒、EB 病毒、人巨细胞病毒,现亦分别称为 HHV-1、2、3、4、5 型;近期发现的还有 HHV-6、7、8 型。

疱疹病毒的共同特点有:①病毒呈球形,直径 150～200nm,核心为双链线型 DNA,衣壳呈 20 面体立体对称结构,外有包膜,包膜上有糖蛋白组成的刺突(图 31-1)。②除 EB 病毒、HHV-6 型及 HHV-7 型外,其他人疱疹病毒均能在人二倍体细胞核内复制并产生明显的细胞病变,感染细胞核内有嗜酸性包涵体,且感染细胞可与邻近未感染的细胞融合,形成多核巨细胞。③病毒可通过呼吸道、消化道、泌尿生殖道、胎盘等多种途径侵入机体,可引起增殖性感染、潜伏感染、整合感染及先天性感染等。

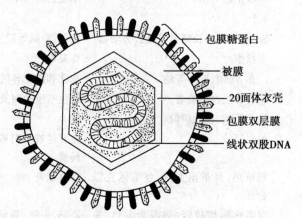

图 31-1　疱疹病毒结构模式图

## 第一节　单纯疱疹病毒

### 一、生物学性状

单纯疱疹病毒(herpes simplex virus,HSV)有 HSV-1 和 HSV-2 两种血清型。HSV 包膜表面的 gD 糖蛋白诱导产生中和抗体的能力强,可用于研究亚单位疫苗。HSV 对动物的感染范围较广,能感染家兔、豚鼠等实验动物。HSV 可在多种细胞中增殖,常用人胚肺、人胚肾等细胞分离培养病毒。

## 二、致病性与免疫性

HSV 在人群中的感染非常普遍,病人和健康携带者是传染源,病毒常存在于疱疹病灶或健康人唾液中,主要通过直接密切接触和性接触传播。病毒可经口腔、呼吸道、生殖器黏膜及破损皮肤等多种途径侵入人体。人感染 HSV 后大多无明显症状,最常见的临床疾病为黏膜或皮肤的局部疱疹。HSV-1 主要引起腰以上部位的感染,而 HSV-2 主要引起腰以下部位尤其是生殖器的感染。

### (一) 原发感染

HSV-1 的原发感染多见于 6 个月以后的婴幼儿,最常引起的疾病是龈口炎,表现为牙龈、咽颊部的黏膜上产生成群的疱疹,疱疹破裂后形成溃疡,病灶内含有大量病毒。其他还可引起疱疹性角膜结膜炎、疱疹性脑炎等;HSV-2 的原发感染多发生于性生活后,主要引起生殖器疱疹。另据研究发现,HSV-2 感染还与宫颈癌的发生有密切关系。

### (二) 潜伏与复发性感染

HSV 原发感染后,机体虽可产生特异性免疫力而康复,但不能彻底清除病毒,少量病毒可长期以非活化的状态潜伏于神经细胞内而不引起临床症状。HSV-1 潜伏于三叉神经节和颈上神经节,而 HSV-2 则潜伏于骶神经节。由于潜伏的 HSV 并不复制,故对抗病毒药物不敏感。当机体受到发热、寒冷、月经、情绪紧张以及感染等非特异性因素刺激时,可短暂抑制细胞免疫,致使潜伏的病毒被激活,沿感觉神经纤维轴索下行至末梢部位的黏膜或皮肤上皮细胞内增殖,引起复发性局部疱疹,偶可侵犯内脏器官。HSV-1 复发性感染常发生于口唇皮肤与黏膜交界处,引起口唇疱疹;而 HSV-2 复发性感染则主要引起外生殖器疱疹。由于机体的免疫记忆反应,复发性感染往往比原发感染病程短,组织损伤轻,且感染更为局限化。

### (三) 先天性感染及新生儿感染

孕妇若发生 HSV 原发感染,病毒可通过胎盘感染胎儿,引起胎儿畸形、流产、早产或死胎等;孕妇如有生殖道疱疹病损,分娩时胎儿可经产道感染而发生新生儿疱疹。

HSV 感染后主要依靠细胞免疫来限制病毒的扩散和清除外周皮肤黏膜上皮细胞中的病毒,但不能清除潜伏在神经节中的病毒。

## 三、实验室检查

刮取宫颈黏膜、皮肤等病变组织作涂片,用荧光素或酶标记的抗体染色后检查疱疹病毒抗原或用 PCR、核酸杂交技术检测标本中的 HSV-DNA,可快速诊断;也可将标本接种于人胚肾等易感细胞,分离培养病毒并鉴定。

## 四、防治原则

HSV 糖蛋白亚单位疫苗正在研制中。避免与患者接触,可减少 HSV 传播的危险。若孕妇产道有 HSV-2 感染,分娩后立即给新生儿注射丙种球蛋白有预防作用。用碘苷、阿糖腺苷和阿昔洛韦(无环鸟苷,ACV)等治疗疱疹性角膜炎;用 ACV 治疗生殖器疱疹、疱疹性脑炎及口唇疱疹等均有较好的疗效。

## 第二节    水痘-带状疱疹病毒

病例:张某,男,8岁,因发热、头痛、皮疹2天入院。入院查:急性病容,皮疹出现于躯干、头面部、四肢近端,可见红斑疹、丘疹、水疱疹、脓疱疹,个别皮疹已结痂。血白细胞总数为$10 \times 10^9$/L。患儿同学中有类似的病人。

思考与讨论:通过以上描述,请给该患儿提出一个可能性较大的诊断。根据你的初步诊断,你认为该患儿所患疾病由何种病原微生物引起? 其传染源是什么? 主要通过什么途径传播? 应如何防治?

水痘-带状疱疹病毒(varicella-zoster virus,VZV)在儿童初次感染时引起水痘,康复后可在体内潜伏多年,在成人中复发则引起带状疱疹,故而得名。其生物学特性与HSV基本相似,但只有一个血清型。培养VZV常用人成纤维细胞以及猴的多种细胞。

水痘是VZV引起的一种原发性感染,好发于冬春季,3~9岁的儿童多见。传染源主要是患者,传播途径以呼吸道为主,也可通过与水痘、疱疹等皮肤损伤部位的接触而传播。无免疫力的儿童初次感染后,约经2周潜伏期,全身皮肤即出现斑丘疹、水疱疹,进而发展为脓疱疹,并伴有发热等全身症状。皮疹分布呈向心性,躯干比四肢和面部多。水痘病情一般较轻,但偶有并发间质性肺炎和感染后脑炎者。细胞免疫缺陷、白血病、肾脏病或长期使用皮质激素的儿童患水痘时常表现为重症,甚至危及生命。成人患水痘时,一般病情重,病死率亦高。孕妇患水痘还可引起胎儿畸形、流产或死产。带状疱疹是VZV引起的复发性感染,多发生于曾患过水痘的成人和老年人。原因是儿童患水痘康复后,未被清除的病毒可潜伏于脊髓后根神经节或脑神经的感觉神经节中,成年以后,当机体细胞免疫功能下降或受到某些有害因素刺激时,潜伏的VZV被激活,沿感觉神经轴突到达胸、腹及面部皮肤,在细胞内增殖引起疱疹。由于疱疹沿感觉神经支配的皮肤分布,串联成带状,故称带状疱疹。

水痘和带状疱疹临床症状都较典型,一般不依赖实验室诊断。预防水痘的感染和流行,可应用VZV减毒活疫苗,接种对象为1岁以上未患过水痘的儿童和成人。在接触传染源72~96小时内,应用高效价免疫球蛋白可预防感染或减轻临床症状,这种紧急免疫预防措施,对免疫功能低下的儿童尤为必要。治疗可使用阿昔洛韦、阿糖腺苷及大剂量的干扰素。

## 第三节    EB病毒

EB病毒(Epstein-Barr virus,EBV)的形态结构与其他疱疹病毒相似,其基因组可编码多种抗原如核抗原(NA)、早期抗原(EA)和衣壳抗原(VCA)等。

EBV在人群中的感染非常普遍,但多为隐性感染。病人和EBV携带者为传染源,主要通过唾液传播,偶尔可经输血传播。EBV是一种嗜B细胞病毒,在B细胞内多表现为潜伏感染,在某些诱导因子作用下,潜伏感染细胞中的EBV基因组被激活而表达,可转为增殖性感染。有些受累B细胞也可转化为恶性肿瘤。由EBV引起或与EBV感染有关的疾病主要有:①传染性单核细胞增多症:是一种急性全身淋巴细胞增生性疾病,在青春期初次感染大量EBV时发病。其典型临床表现为:发热、咽炎、颈淋巴结肿大、脾大、肝功能异常及非典型淋巴细胞明显增多。②非洲儿童恶性淋巴瘤:发生于非洲中部、新几内亚、南美洲等某些温热带地区,多见于6~7岁的儿童。③鼻咽癌,我国广东、广西、福建、湖南等地为高发区,好发于 40 岁以上的中老年人。

　　实验室检查多用免疫酶染色法或免疫荧光法检测抗体。其中异嗜性抗体检测主要用于传染性单核细胞增多症的辅助诊断;对鼻咽癌的诊断,可检测 VCA-IgA 或 EA-IgA,抗体效价为 1:5～1:10 或持续上升者,有辅助诊断意义。预防 EBV 感染的疫苗正在研制中。由于 EBV 感染与鼻咽癌的发生密切相关,因此测定 EBV 抗体可对鼻咽癌进行早期诊断,利于早期治疗,可提高患者的生存率。

## 第四节　人巨细胞病毒

　　人巨细胞病毒(human cytomegalovirus,HCMV)的形态结构与 HSV 极为相似,但只能感染人。HCMV 在人群中的感染非常普遍,但通常呈隐性感染。多数感染者可长期带毒,病毒多潜伏在感染者的唾液腺、乳腺、肾脏等处,并可长期或间歇地从其乳汁、尿液、精液、唾液及阴道分泌物中排出。HCMV 在先天性病毒感染中最为常见,孕妇若发生 HCMV 原发感染,病毒可通过胎盘侵袭胎儿,可致胎儿畸形、流产或死胎。少数新生儿可发生巨细胞病毒感染,有肝脾大、黄疸、溶血性贫血等。部分病儿还可有智力低下、耳聋等。孕妇 HCMV 复发感染也可致胎儿先天感染,但由于孕妇特异性抗体的被动转移,很少引起先天异常。HCMV 还可经产道或哺乳等方式使婴儿感染。儿童或成人主要通过人与人之间的密切接触(如接吻、性生活)以及输血、器官移植等方式感染。但仅少数感染者出现临床症状,表现为巨细胞病毒单核细胞增多症。免疫功能低下者,易引起严重的 HCMV 感染。在机体抗HCMV 感染的免疫中,NK 细胞和细胞免疫发挥着重要作用。

　　病毒分离、PCR 法检测病毒 DNA 及细胞形态学检查均可用于 HCMV 感染的实验室诊断。应用 ELISA 检测 HCMV-IgM,可帮助诊断 HCMV 的近期感染。由于母体内的IgM 不能通过胎盘传给胎儿,因此若从新生儿血清中查出 HCMV-IgM,表示宫内感染。目前尚无有效的 HCMV 疫苗,孕妇要注意个人保护,避免与 HCMV 感染者接触。严重感染者可用高滴度抗 HCMV 免疫球蛋白及更昔洛韦等抗病毒药物治疗。

（崔金环）

# 第三十二章

# 逆转录病毒

逆转录病毒科（retroviridae）是一群含有逆转录酶的 RNA 病毒。按其致病作用可分为 2 个亚科：①正逆转录病毒亚科：包括 5 个（α、β、γ、δ、ε）逆转录病毒属和 1 个慢病毒属。②泡沫逆转录病毒亚科：只有一个泡沫病毒属。对人致病的逆转录病毒主要有：慢病毒属（*Lentivirus*）中的人类免疫缺陷病毒和 δ 逆转录病毒属（*Deltarertovirus*）中的人类嗜 T 细胞病毒。

逆转录病毒的共同特征：①病毒呈球形，直径约 80～120nm，有包膜，且包膜表面有刺突；②病毒基因组由两条相同的单正链 RNA 组成，病毒核心含有逆转录酶（依赖 RNA 的 DNA 聚合酶）；③病毒复制时需经过一个独特的逆转录过程，即病毒基因组 RNA 在逆转录酶的作用下，先逆转录为双链 DNA，然后整合至宿主细胞染色体 DNA 中，构成前病毒。

## 第一节　人类免疫缺陷病毒

人类免疫缺陷病毒（human immunodeficiency virus，HIV）是获得性免疫缺陷综合征（acquired immunodeficiency syndrome，AIDS）即艾滋病的病原体。自 1983 年分离出 HIV 以来，AIDS 已迅速蔓延至全世界。目前，全球约有数千万人感染了 HIV。HIV 主要侵犯、破坏 $CD4^+$ T 淋巴细胞，导致机体细胞免疫功能受损乃至缺陷，最终引起致死性机会致病菌感染或引发恶性肿瘤。AIDS 具有传播迅速、发病缓慢、病死率高的特点，目前已成为严重危害人类健康的最重要的公共卫生问题之一。

病例：患者，男性，48 岁，建筑工人，6 年前曾在马达加斯加援外工作 2 年，有不洁性生活史。乏力、消瘦、低热、腹泻 2 个月余。查体：T37.8 ℃，P82 次/分，BP112/72mmHg。舌苔两侧缘有白斑，颈部、腋下淋巴结肿大，腹部皮肤可见大小不一的疱疹。化验：血常规 WBC $4.0 \times 10^9$/L，N 0.70，L 0.30，Hb 98g/L；尿常规：尿蛋白（＋＋）；粪便常规：稀，白细胞 2～3 个/HP。

思考与讨论：通过以上描述，请给该患者提出一个可能性较大的诊断。要对该患者确诊还需做何实验室检查？根据你的初步诊断结果，你认为该患者所患疾病是由何种病原微生物引起的？其传染源是什么？如何传播？应怎样防治？

### 一、生物学性状

#### （一）形态与结构

HIV 呈球形，直径约 100～120nm。病毒体外层为脂蛋白包膜，其上镶嵌有 gp120 和

206

gp41 两种病毒特异性糖蛋白,其中 gp120 构成包膜表面的刺突,与病毒吸附易感细胞有关。向内有一层内膜蛋白(p17)以及由衣壳蛋白(p24)形成的截头圆锥形衣壳,衣壳在电镜下呈高电子密度。衣壳内有两条相同的单正链 RNA 基因组和包裹其外的核衣壳蛋白(p7)以及逆转录酶、整合酶和蛋白酶(图 32-1,图 32-2)。

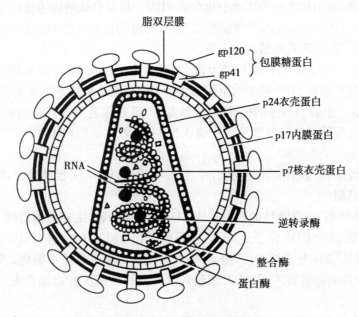

图 32-1　HIV 结构模式图

### (二) 型别与抗原变异

HIV 有 HIV-1 和 HIV-2 两型,两型病毒的核苷酸序列差异超过 40%。大多数 AIDS 由 HIV-1 型引起,HIV-2 型主要在西非和西欧流行。

HIV 的显著特点之一是其基因具有高度变异性。HIV 基因频繁变异,可导致其包膜糖蛋白 gp120 抗原变异。gp120 表面抗原变异有利于病毒逃避机体的免疫清除,同时也给 HIV 疫苗研制带来了困难。

### (三) 抵抗力

HIV 对理化因素的抵抗力较弱,56℃ 30 分钟能使 HIV 在体外对人的 T 淋巴细胞失去感染性,但不能完全灭活血清中的 HIV;100℃ 20 分钟可将 HIV 完全灭活。对一般化学消毒剂敏感,0.2% 次氯酸钠、0.1% 漂白粉、0.3% $H_2O_2$、0.5% 来苏水、70% 乙醇均可在 5 分钟内灭活 HIV。但对紫外线、γ 射线有较强抵抗力。室温(20~22℃)下可保存活力达 7 天,在 37℃ 的液体环境下可存活 10~15 天。

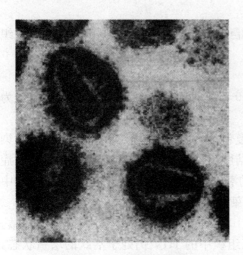

图 32-2　HIV 电镜下形态

## 二、致病性与免疫性

### (一) 传染源和传播途径

AIDS 的传染源是 HIV 无症状携带者和 AIDS 患者。HIV 主要存在于血液、精液及阴道分泌物中,唾液、眼泪和乳汁等体液中也含有 HIV。目前公认的传播途径主要有三种:

1. 性传播　AIDS 是重要的性传播疾病之一,通过同性和异性间的性接触感染是 HIV 的主要传播方式。性活跃人群是高危人群。

2. 血液传播　通过输入含 HIV 的血液、血制品或使用被 HIV 污染的注射器、手术器械、内镜以及通过移植被 HIV 感染的组织器官等引起传播。静脉毒品成瘾者是高危人群。

3. 垂直传播　感染 HIV 的孕妇可通过胎盘、产道或哺乳等方式将病毒传播给胎儿或新生儿,其中胎儿经胎盘感染最常见。目前认为 HIV 阳性孕妇约 $11\%\sim60\%$ 会发生母婴垂直传播。

此外,偶见经牙刷、破损皮肤、刮脸刀片、口腔科操作以及人工授精等方式引起的传播。

### (二) 致病机制

HIV 侵入人体后,能选择性的侵犯表达 CD4 分子的细胞,主要是辅助性 T 细胞(CD4+ T 细胞)。细胞表面的 CD4 分子是 HIV 包膜糖蛋白 gp120 的受体,HIV 借助包膜上的 gp120 与细胞膜上 CD4 分子结合后,由 gp41 介导使病毒穿入易感细胞内。HIV 感染主要造成 CD4+ T 细胞的溶解破坏,引起 T 细胞数量的进行性减少和功能丧失,从而导致机体免疫功能缺陷。

单核-吞噬细胞也能表达少量的 CD4 分子,故也是 HIV 感染的靶细胞。与 CD4+ T 细胞不同,单核-吞噬细胞被 HIV 感染后,不被溶解破坏,反可长期携带病毒,HIV 还可随游走的细胞向肺和脑等组织播散。被 HIV 感染的单核-吞噬细胞,其吞噬和诱发免疫应答的功能丧失。在感染早期,HIV 主要以感染单核-吞噬细胞为主,以后逐渐以感染 CD4+ T 细胞为主,造成 CD4+ T 细胞的大量破坏。

HIV 也可感染脑组织中的小神经胶质细胞和巨噬细胞,引起神经细胞的损伤。脑组织损伤的临床表现为痴呆等中枢神经系统症状。

### (三) 临床表现

AIDS 的潜伏期较长,自感染到发病大约有 10 年的时间。从 HIV 入侵机体到发展为典型的 AIDS,在临床上可分为 4 个时期:

1. 急性感染期　HIV 感染机体后开始大量复制,引起病毒血症。患者常在初次感染 $2\sim4$ 周后出现发热、头痛、咽痛、乏力、全身淋巴结肿大、皮疹及黏膜溃疡等急性感染期症状。约 $2\sim3$ 周左右,症状自行消失,进入无症状的潜伏期。在急性感染期,能从患者血清中检出 HIV RNA 及 P24 抗原,而 HIV 抗体则在感染 $4\sim8$ 周后才能检出。

2. 无症状潜伏期　此期持续时间较长,可达 10 年左右,病人一般无症状或症状轻微。外周血中的 HIV 数量降至较低水平,但体内淋巴组织中的 HIV 仍处于活跃的增殖状态。感染者血中 HIV 抗原含量很低,用常规方法不易检出,但 HIV 抗体检测阳性。随着感染时间的延长,当机体受到各种因素的激发,潜伏的病毒又重新开始大量复制增殖,免疫系统的损害进行性加重,各种症状开始出现,逐步发展为 AIDS 相关综合征。

3. AIDS 相关综合征　早期有低热、盗汗、全身乏力、体重下降及慢性腹泻等前驱症状,酷似结核病。随后出现持续性全身淋巴结肿大,口腔、阴道的感染性炎症及皮疹等症状和体征。随着病情进一步加重,最终发展为典型的 AIDS。

4. 免疫缺陷期　即典型 AIDS 期。此期患者血清中能稳定检出较高水平的 HIV,CD4$^+$ T 细胞明显下降,导致机体严重免疫缺陷。由于患者抗感染能力显著下降,一些原来对正常机体无明显致病作用的病毒(如巨细胞病毒、单纯疱疹病毒)、细菌(如结核分枝杆菌、李斯特菌)、真菌(如白假丝酵母菌、新生隐球菌、肺孢子菌)和原虫(如弓形虫、隐孢子虫)等,常可造成致死性机会致病菌感染;因患者免疫监视功能低下,亦可并发肿瘤,如 Kaposi 肉瘤和恶性淋巴瘤;由于中枢神经系统也是 HIV 感染的重要靶组织,故许多 AIDS 患者还可出现神经系统疾患,如 AIDS 痴呆综合征等。未治疗的 AIDS 病人,通常在临床症状出现 2 年内死亡。

### (四) 免疫性

HIV 感染后可刺激机体产生抗 HIV 多种蛋白抗原的抗体,包括抗 gp120 的中和抗体。这些抗体对机体具有一定的保护作用,主要表现为在急性感染期可降低血清中的病毒抗原量,但不能清除体内的病毒;HIV 感染也能刺激机体产生特异性细胞免疫,感染细胞内病毒的清除主要依靠细胞免疫,但细胞免疫也不能完全清除病毒,加之病毒抗原频繁变异可使病毒逃避机体的免疫清除作用,因此,一旦感染 HIV,便终生携带。

## 三、实验室检查

1. 病原检查　即进行 HIV 的分离。HIV 的分离标本多采用外周血单核细胞。最敏感的分离技术是共培养法,即用正常人外周血单核细胞与患者单核细胞混合培养,经 7～14 天培养后,观察有无融合细胞病变,并检测培养液中逆转录酶活性或 p24 抗原,以确定 HIV 的存在。多数 HIV 抗体阳性者的外周血单核细胞中均能检出 HIV。因操作复杂,主要用于科研。

2. 免疫检查　①检测病毒抗体:是目前最常用的检查 HIV 感染的方法。主要用酶联免疫吸附试验(ELISA)和免疫荧光试验(IFA)。由于这 2 种方法检测的结果均存在一定的假阳性,故只适用于 HIV 抗体的初筛,阳性血清必须用免疫印迹试验确诊。②检测病毒抗原:常用 ELISA 法检测 HIV p24 抗原,可用于 HIV 感染的早期诊断。

此外,还可检测病毒核酸。用 RT-PCR 法检测 HIV 基因,可用于 AIDS 的早期诊断,同时对监测疾病进展和评价抗病毒治疗效果也有一定价值。

## 四、防治原则

AIDS 是一种全球性疾病,其惊人的蔓延速度和高致死性,已引起 WHO 和许多国家的高度重视,并采取了一系列综合性预防措施,主要包括:①广泛开展预防 AIDS 的宣传教育,普及预防知识,认识 AIDS 的传染方式及其严重危害性;②建立全球和区域性 HIV 感染的监测系统,及时掌握疫情;③对献血、献器官、献精液者必须进行 HIV 抗体检测,以确保输血、器官移植以及人工授精的安全;④杜绝吸毒和性滥交,高危人群性生活时应使用安全套,禁止共用注射器、注射针、牙刷及剃须刀等;⑤医疗器械应严格消毒;⑥感染 HIV 的妇女,应避免妊娠及用母乳喂养婴儿。

目前,临床上用于治疗 HIV 感染的药物主要有 3 类:①核苷类逆转录酶抑制剂(如齐多夫定、拉米夫定);②非核苷类逆转录酶抑制剂(如依非韦伦、奈韦拉平);③蛋白酶抑制剂(如利托那韦)。为防止耐药性的产生,目前治疗 HIV 感染常用多种抗病毒药物的联合方案,称为高效抗逆转录病毒治疗。上述抗病毒药物,仅能大大减少患者血液中的病毒载量,控制疾病的发展,降低 AIDS 患者的死亡率,但尚不能治愈 AIDS。

# 第二节 人类嗜 T 细胞病毒

20 世纪 80 年代初,美国和日本学者在研究人类白血病时,从人类 T 淋巴细胞白血病细胞中分离出一种新的病毒,可在体外连续传代,并证实与人类 T 淋巴细胞白血病有病因学上的联系,遂命名为人类嗜 T 细胞病毒(human T lymphotropic viruses,HTLV)。

HTLV 归属于人类逆转录病毒科的 δ 逆转录病毒属,可分为 HTLV-I 和 HTLV-II 两型,两型间的基因组约有 50% 同源性。电镜下 HTLV 呈球形,直径约 100nm,最外层系病毒的包膜,其表面嵌有刺突糖蛋白 gp120,能与靶细胞表面的 CD4 分子结合而介导病毒的感染。包膜内有病毒的衣壳,中心为病毒的 RNA 和逆转录酶。

HTLV-I 主要感染 $CD4^+$ T 细胞,主要引起成人 T 细胞白血病(ATL),还可引起热带下肢痉挛性瘫痪和 B 细胞淋巴瘤;HTLV-II 则引起毛细胞白血病。HTLV-I 主要通过输血、注射、性交等方式传播,亦可经胎盘、产道或哺乳等途径传播。机体感染 HTLV 后多无临床症状,经长期潜伏后,约有 1/20 的感染者发生急性或慢性成人 T 细胞白血病,主要表现为白细胞增高、全身淋巴结及肝脾肿大、皮肤损伤等症状。关于 HTLV 致细胞恶变的机制尚未完全清楚,目前认为,HTLV 所致的 T 细胞白血病,可能是一种多阶段的演变过程。病毒侵入 $CD4^+$ T 淋巴细胞后,其基因组经逆向转录并以前病毒的形式整合于细胞 DNA 中,在病毒复制过程中,通过病毒基因产物的激活作用,使 $CD4^+$ T 细胞的 IL-2 基因与 IL-2 受体基因异常表达,导致受病毒感染的 $CD4^+$ T 细胞大量增殖,但并不引起细胞破坏。在这些细胞增殖过程中,个别细胞的染色体如果发生基因突变,即演变成白血病细胞,该细胞克隆无限增殖,则发展为白血病。

HTLV 感染的实验室诊断,主要依赖病毒特异性抗体的检测,亦可检测病毒抗原或病毒核酸,但一般不作病毒的分离鉴定。对 HTLV 感染目前尚无特异的预防措施。可利用逆转录酶抑制剂和 IFN-α 等药物进行综合治疗。

(崔金环)

# 第三十三章

# 其他病毒及朊粒

## 第一节　狂犬病病毒

狂犬病病毒（rabies virus）属于弹状病毒科（rhabdoviridae）、狂犬病病毒属（*Lyssa-virus*），是人和动物狂犬病（rabies）的病原体。该病毒主要在狗、猫、狼、狐狸、蝙蝠等家养宠物和野生动物中传播，人主要通过被患病动物咬伤而感染。狂犬病是死亡率最高的传染病，一旦发病，死亡率达100%。随着人们生活水平的提高，饲养宠物成了都市人的流行风尚，但这也为人们的生命健康带来了隐患。全世界每年有6万多人死于狂犬病，其中90%在亚洲。近年来，我国狂犬病死亡人数也一直居高不下，应引起重视。

### 一、生物学性状

狂犬病病毒外形似子弹状，一端钝圆，一端平坦或稍凹，大小约60～85nm×130～300nm。核心含单股负链RNA，衣壳为螺旋对称型，外有脂蛋白包膜，膜上有许多糖蛋白刺突，与病毒的感染性和毒力有关（图33-1）。

狂犬病病毒是一种嗜神经性病毒，在易感动物或人的中枢神经细胞（主要是大脑海马回的锥体细胞）中增殖时，在细胞质内可形成一个或多个圆形或椭圆形的嗜酸性包涵体，称为内基小体（Negri body）（图33-2），可作为辅助诊断狂犬病的重要指标。

过去认为从世界各地分离出的狂犬病病毒，其抗原性完全一致，只有一个血清型，但近年研究发现，从不同动物分离的病毒株其抗原性、培养特性及对实验动物的毒力等均有明显差异。

狂犬病病毒可以发生毒力变异。从自然感染动物体内分离到的病毒称为野毒株或街毒株。其特点是毒力强，发病的潜伏期长，易侵入脑组织。若将野毒株在家兔脑内连续传代50代左右，病毒对家兔致病的潜伏期可由原来的4周缩短至4～6天，此种变异的狂犬病病毒被称为固定毒株。固定毒株对人及犬的致病性明显减弱，脑外接种后不侵入脑内组织，不引起疾病，因此可用于制备疫苗。

狂犬病病毒对干燥、热、日光及紫外线的抵抗力弱，加热56℃ 30～60分钟或100℃ 2分钟病毒即被灭活。但脑组织内的病毒，于室温或4℃条件下，其传染性可保持1～2周，若置50%甘油中4℃条件下可保存数月。易被强酸、强碱、乙醇和碘酒等灭活，肥皂水及去垢剂对病毒也有灭活作用。

### 二、致　病　性

狂犬病的传染源主要是患病的动物。我国狂犬病的传染源主要是病犬，其次是猫和狼；

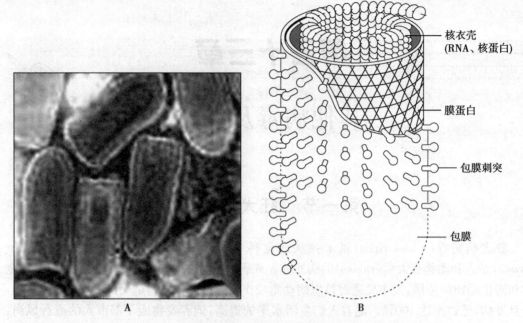

图 33-1　狂犬病病毒的形态与结构
A. 病毒形态电镜照片×200 000；B. 病毒结构模式图

核衣壳
(RNA、核蛋白)

膜蛋白

包膜刺突

包膜

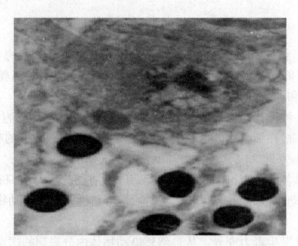

图 33-2　狂犬病病毒感染神经细胞细胞质中的
内基小体×1 000,HE 染色

发达国家狂犬病的重要传染源已不再是病犬,而是蝙蝠、浣熊、狼等野生动物。患病动物在发病前 5 天,其唾液中就含有大量病毒而具有传染性。除患病动物外,一些貌似健康的犬或其他动物的唾液中也可带病毒,也能传播狂犬病。人患狂犬病主要是通过被患病动物咬伤、抓伤所致,也可因破损皮肤、黏膜或眼结膜接触含病毒的材料而感染。病毒自损伤处侵入机体后,先在伤口附近的横纹肌细胞内缓慢增殖,4～6 天后侵入周围神经,进而沿神经末梢上行至中枢神经系统,在神经细胞内增殖并引起中枢神经系统的病理性损伤后,又沿传出神经扩散至唾液腺和其他组织。

狂犬病的潜伏期一般为 3～8 周,但也有短至 10 天或长达 10 年以上出现症状者。一般咬伤部位距离头部越近、伤口越深、伤者年龄越小,则其潜伏期越短。患者早期症状有低热、乏力、头痛、恶心、流涎、恐惧不安、烦躁失眠及咬伤部位感觉异常等。发作期典型的临床表现是神经兴奋性增高,患者狂躁不安,饮水时喉头肌肉痉挛,甚至见水、闻流水声或仅提及饮水时也可引起痉挛发作,故又称恐水病(hydrophobia)。患者不仅恐水,而且怕风、光、声,因这些因素刺激也可诱发患者喉头肌肉痉挛。兴奋期持续 1～3 天后转入麻痹期。患者肌肉痉挛停止,进入全身迟缓性麻痹,由安静进入昏迷状态,最后因呼吸、循环衰竭而死亡。本病全程一般不超过 6 天。

## 三、实验室检查

1. 标本采集　对可疑患者可取其唾液、脑脊液等标本。

2. 免疫检查　用免疫荧光抗体法或快速狂犬病酶联免疫吸附法检测病毒抗原;或将标本接种至易感动物进行病毒分离,然后用特异性中和试验进行鉴定和确诊;也可用 RT-PCR 法检测标本中的狂犬病病毒 RNA。对死亡患者,可检查其脑组织中是否存在内基小体进行确诊。

此外,人被动物咬伤后,应检查动物是否患有狂犬病。方法是:将咬人的动物捕获并隔离观察,若 7～10 天不发病,一般可认为该动物未患狂犬病或咬人时其唾液中尚无狂犬病病毒;若观察期间发病,应立即将其处死,取脑海马回部位组织制成切片,检查内基小体或用免疫荧光抗体法检查病毒抗原。

## 四、防治原则

捕杀野犬、对家犬接种犬用狂犬疫苗及严格管理,是预防狂犬病的重要措施;在高危人群(长期接触家畜、野生动物或者进行狂犬病病毒研究的人)中开展疫苗的预防接种是控制狂犬病发生的关键。人被动物咬伤或抓伤后,应采取下列预防措施:

1. 正确及时处理伤口　最好在咬伤后几分钟内用 20％肥皂水或 0.1％苯扎溴铵或再用清水反复冲洗伤口(力求去除狗涎);对较深的伤口,用注射器伸入伤口深部进行灌注清洗,做到全面彻底。伤口经清洗后,再用碘酒或 75％乙醇涂擦。局部伤口处理愈早愈好,即使延迟 1～2 天甚至 3～4 天也不应忽视。

2. 疫苗接种　狂犬病的潜伏期一般较长,人被咬伤后如及早接种疫苗,可以预防发病。目前常用人二倍体细胞培养制备的灭活疫苗,于动物咬伤后第 0、3、7、14、28 天各肌注 1ml,免疫效果良好。

3. 免疫球蛋白注射　严重咬伤者伤口周围及底部需注射抗狂犬病马血清或抗狂犬病人免疫球蛋白进行被动免疫。必要时可联合使用干扰素以增强保护效果,并在疫苗全程注射后加强免疫 2～3 次。

# 第二节　出血热病毒

出血热(hemorrhagic fever)不是一种疾病的名称,而是一类以出血和发热为主要体征和症状的疾病的统称。引起出血热的病毒种类较多,在我国已发现的主要有汉坦病毒、克里米亚-刚果出血热病毒和登革病毒。近年在非洲由埃博拉病毒、马堡病毒引起的出血热,因发病快、病死率高而引起全球的广泛关注。

# 一、汉坦病毒

汉坦病毒(*Hantavirus*)属于布尼亚病毒科。根据该病毒的抗原性和基因结构特征的不同,至少可将其分为 6 个不同的血清型别。在我国流行的为汉滩病毒和汉城病毒,均为肾综合征出血热(hemorrhagic fever with renal syndrome,HFRS)的病原体。HFRS 在我国流行范围广、危害严重,习惯上又称为流行性出血热。

病例:王某,男,24 岁,农民,因发热、腰痛、头痛、头晕 3 天入院。体格检查:T 39.6℃,BP 70/41mmHg,眼结膜充血,面部、颈部潮红,胸腹两侧壁散在小出血点,双肾区叩击痛(十)。实验室检查:免疫学方法检测,患者血清中病毒特异性 IgM 抗体为阳性,1 周后再次复查,血清 IgM 抗体效价明显升高,是上一次的 5 倍。

思考与讨论:通过以上描述,请给该患者提出一个可能性较大的诊断。要明确该诊断还需做何实验室检查? 根据你的初步诊断结果,你认为该患者所患疾病由何种病原微生物引起? 其主要传染源是什么? 是如何传播的? 应怎样防治?

汉坦病毒呈球形或多形态性,直径约 120nm。核酸为单股负链 RNA,有 L、M、S 三个片段,分别编码病毒的 RNA 聚合酶(L)、包膜刺突糖蛋白(G1 和 G2)、核衣壳蛋白(NP)。病毒颗粒表面为双层脂质包膜,其表面由 G1 和 G2 构成的刺突,具有血凝素活性,可凝集鹅红细胞;并具有免疫原性,能刺激机体产生中和抗体。

汉坦病毒能在多种传代、原代及二倍体细胞内增殖,实验室常用非洲绿猴肾细胞(Vero E6)来分离培养该病毒。病毒在细胞内增殖后,一般不引起可见的细胞病变,故通常需采用免疫学方法来检测证实。易感动物有黑线姬鼠、长爪沙鼠、小白鼠及大白鼠等,感染后可在鼠肾与鼠肺等组织中检出大量病毒。

该病毒抵抗力不强,60℃,1 小时即可灭活病毒;对脂溶剂及酸敏感;一般消毒剂如苯扎溴铵、来苏等均能灭活病毒。

我国是世界上 HFRS 疫情最严重的国家,除新疆和青海外,均有病例报告。黑线姬鼠和褐家鼠分别是汉滩病毒和汉城病毒的主要宿主动物和传染源。HFRS 的发生和流行具有明显的地区性和季节性,这种地区性和季节性与鼠类的分布与活动有关。姬鼠型疫区的 HFRS 以 11～12 月份为流行高峰,而家鼠型则以 3～5 月份为流行高峰。病毒在鼠体内增殖后,随鼠的唾液、尿及粪便排出,污染食物、水及空气等,主要经呼吸道、消化道或直接接触等方式感染人或动物。孕妇感染后病毒可经胎盘传给胎儿。人群对汉坦病毒普遍易感,但多呈隐性感染,仅少数人发病。病毒侵入人体后,约经 1～2 周的潜伏期,急性起病。典型的临床表现为高热、出血和肾损害,患者常伴有"三痛"(头痛、腰痛、眼眶痛)及"三红"(面、颈、上胸部潮红),眼结膜、咽部及软腭充血,软腭、腋下、前胸等处有出血点。典型的临床经过分为发热期、低血压休克期、少尿期、多尿期和恢复期 5 个阶段。发病机制与病毒的直接致病作用及病毒感染引起的免疫病理损伤有关。患者病后可获稳定而持久的免疫力,起免疫保护作用的主要是包膜刺突糖蛋白(G1 和 G2)刺激机体产生的中和抗体。

实验室检查可应用免疫学方法检测患者血清中病毒特异性 IgM 或 IgG 抗体,单份血清 IgM 阳性或双份血清(间隔至少 1 周)IgG 抗体效价呈 4 倍或 4 倍以上增高者,均有诊断意义;也可将患者的血液接种于非洲绿猴肾细胞或小白鼠乳鼠脑内,进行病毒的分离培养并鉴定。

在防治方面,应注意环境卫生,并做好防鼠灭鼠工作和个人防护;对易感人群可接种灭活疫苗；我国研制的"注射用抗肾综合征出血热病毒单克隆抗体"已完成三期临床试验，结果表明其安全性好、疗效确切并优于常规治疗药物。

## 二、克里米亚-刚果出血热病毒

克里米亚-刚果出血热病毒（Crimean-Congo hemorrhagic fever virus）因首先发现于克里米亚和刚果而得名。在国内因首先发现于新疆，故又称新疆出血热病毒。该病毒是克里米亚-刚果出血热，又名新疆出血热的病原体。

该病毒的形态、结构、培养特性及抵抗力等均与汉坦病毒相似，但其抗原性、传播方式、致病性及部分储存宿主等不同。克里米亚-刚果出血热是一种自然疫源性疾病。病毒的主要储存宿主为羊、牛、马、骆驼等家畜以及子午沙鼠和塔里木兔等野生动物。硬蜱特别是亚洲璃眼蜱既是该病毒的传播媒介，也是其主要储存宿主。人群主要通过携带病毒的蜱叮咬而受染，也可通过破损的皮肤接触带有病毒的动物血或脏器以及患者血等造成感染。该病具有明显的地区性和季节性，我国主要见于新疆，在蜱大量繁殖的 4～5 月份为流行高峰期。人感染病毒约 1 周后发病，以出血和高热为主要临床特征，患者一般无明显的肾功能损害。病后可获持久免疫力。我国研制的新疆出血热灭活疫苗已在疫区人群中接种使用，结果表明安全有效。

# 第三节　人乳头瘤病毒

人乳头瘤病毒（human papillomavirus，HPV）属于乳头瘤病毒科（papovaviridae），主要引起人类皮肤黏膜的多种良性乳头状瘤或称疣（寻常疣、跖疣、扁平疣、尖锐湿疣），某些型别与宫颈癌等恶性肿瘤的发生密切相关。

HPV 呈球形，直径 52～55nm，衣壳为 20 面立体对称型，由 72 个壳微粒组成，无包膜（图 33-3），病毒基因组是超螺旋双链环状DNA。根据病毒核苷酸序列的不同，现已发现 HPV 有 100 余型。目前 HPV 的体外培养尚未成功。

HPV 具有宿主和组织特异性，只能感染人的皮肤和黏膜上皮细胞，主要引起皮肤黏膜的增生性病变。根据 HPV 感染部位的不同可将其分为嗜皮肤性和嗜黏膜性两大类。皮肤受紫外线、X 射线等照射造成的微小损伤，以及其他理化因素造成的皮肤、黏膜损伤均可为 HPV 感染创造条件。HPV主要通过直接接触感染者的病损部位或间接接触被病毒污染的物品而传播；生殖器感

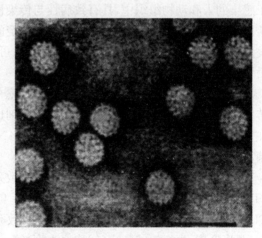

图 33-3　人乳头瘤病毒

染主要由性接触传播；新生儿可通过产道分娩时被感染。病毒侵入人体后，仅停留于感染部位的皮肤和黏膜中，不产生病毒血症。不同型别的 HPV 侵犯的部位和所致疾病不尽相同。例如寻常疣（俗称刺瘊）主要由 HPV 1、2、3、4 型引起，可发生于机体任何部位，以手部最常见；跖疣主要由 1、3、4 型引起，是发生在足底部的寻常疣；扁平疣常由 3、10 型引起，多发生

于青少年的颜面、手背及前臂等处;尖锐湿疣主要由 HPV 6、11 型感染泌尿生殖道引起,又称生殖器疣。该病是性传播疾病,发病率有逐年增高的趋势。近年的研究表明,HPV 还与某些恶性肿瘤的发生密切相关,如 HPV 16、18 等型与宫颈癌的发生有关;HPV 12、32 等型与口腔癌有关。

HPV 感染后机体虽可产生特异性抗体,但对机体没有保护作用。机体的细胞免疫与抗 HPV 感染相关,细胞免疫功能低下者易发此病。

疣的诊断主要依靠临床特点,对依靠临床特点不能诊断的病例,尚需通过组织学、免疫组化、核酸检测等方法进行鉴定。

生殖器疣是常见的性传播疾病之一,目前最好的预防感染的方法是避免与感染组织、带毒衣物直接接触。用病毒 L1 和 L2 蛋白(主要衣壳蛋白和次要衣壳蛋白)等制备的 VLP 疫苗或病毒基因工程疫苗,对宫颈癌预防有一定效果。对尖锐湿疣和寻常疣可用局部药物治疗或冷冻、激光、电灼或手术等疗法去除。

# 第四节　朊　粒

朊粒(prion)又称传染性蛋白粒子,是一类特殊的传染性蛋白质因子,是人和动物传染性海绵状脑病(transmissible spongiform encephalopathy,TSE)的病原体。

朊粒不具有病毒体结构,也无任何类型的核酸,其本质是一种具有传染性的疏水性糖蛋白,分子量为 27～30kDa。朊粒蛋白质即朊蛋白(prion protein,PrP)是由正常宿主细胞基因编码产生的。然而正常情况下,宿主细胞的 PrP 基因仅编码产生细胞朊蛋白(cellular prion protein,$PrP^C$)。$PrP^C$ 无致病性,对蛋白酶 K 敏感,可在多种组织尤其神经元细胞中普遍表达,具有一定的生理功能。当 $PrP^C$ 的分子构型发生异常改变时,才会形成具有致病作用的朊蛋白即朊粒,也称为羊瘙痒病朊蛋白(scrapie prion protein,$PrP^{sc}$)。$PrP^{sc}$ 仅存在于感染的人和动物组织中,具有致病性与传染性,对蛋白酶 K 有抗性。$PrP^{sc}$ 与 $PrP^C$ 的氨基酸序列完全一致,只是在空间构象上存在一定的差异。$PrP^C$ 向 $PrP^{sc}$ 的转变是朊粒病发生、发展的关键,其确切转变机制目前仍不清楚,可能系 $PrP^{sc}$ 与细胞表面的 $PrP^C$ 结合,从而触发了 $PrP^C$ 变构为 $PrP^{sc}$。

朊粒对理化因素有很强的抵抗力,高压蒸气灭菌时需 134℃ 2 小时以上才能使其失去传染性。对电离辐射、紫外线及常用的消毒剂也有很强的抗性。目前灭活朊粒的方法是:先在 20℃室温下,用 1mol/L NaOH 或者 2.5% NaClO 溶液处理 1 小时以后,再用高压蒸气灭菌 134℃ 2 小时以上。

朊粒病是一种人和动物的慢性退行性、致死性中枢神经系统疾病,即传染性海绵状脑病(TSE)。目前已知人类的朊粒病主要有:库鲁病(kuru)、克-雅病(CJD)、克-雅病变种(v-CJD)、格斯特曼-斯召斯列综合征(GSS)及致死性家族失眠征(FFI)。动物的朊粒病主要有:羊瘙痒病、牛绵状脑病(俗称疯牛病)等。人类的朊粒病可分为传染性、遗传性及散发性三种类型。TSE 可通过消化道、血液、神经及医源性等多种途径传播。经研究证实人 v-CJD 的发生与疯牛病密切相关,与病牛接触或进食病牛肉是最主要的发病原因。

朊粒病的共同特征是:①潜伏期长,可达数年甚至数十年,一旦发病则呈进行性加重,直至死亡;②病变部位只发生在中枢神经系统,患者以痴呆、共济失调、震颤等中枢神经系统症状为主;③病理学特征是脑皮质神经元细胞退化、空泡变性、死亡,星形胶质细胞增生,脑皮质疏松呈海绵状,并有淀粉样斑块形成,但病变处无炎症反应;④朊蛋白免疫原性低,不能诱导机体产生特异性免疫应答。

实验室常用特异性抗体作免疫组化法和免疫印迹法检测 PrP$^{sc}$ 进行诊断。朊粒病特别是疯牛病和 v-CJD 的防治已受到国际社会的极大关注,但迄今尚无疫苗可以预防,也无有效的药物治疗。目前主要通过控制传染源及切断传播途径等措施进行预防。

（崔金环）

# 第三篇　医学寄生虫

## 第三十四章

# 医学寄生虫概述

医学寄生虫是预防医学与临床医学的一门基础课程。医学寄生虫又称人体寄生虫,是病原生物的重要组成部分,其内容由医学蠕虫、医学原虫及医学节肢动物三部分组成。主要研究人体寄生虫的形态结构、生活史、致病、实验诊断方法、流行规律与防治原则,以达到预防、控制和消灭寄生虫病的目的。

## 第一节　寄生现象、寄生虫、宿主及生活史

1920 年北京协和医学院设立寄生物学组,为我国最早的寄生虫学专业教学单位,在培养国内外寄生虫学专业人才和科学研究方面做了大量的工作。1921~1928 年中外学者在协和医学院从事讲学和科学研究,发表许多论文,其中日本血吸虫、姜片虫、钩虫、华支睾吸虫等专著,具有很大的学术影响。

1915 年中华医学会在上海出版《中华医学杂志》(National Medical Journal of China),第 1~17 卷(1915~1931)有中文版和英文版,第 18 卷(1932)起只有中文版,其英文版与《Chinese Medical Journal》合刊,我国许多重要寄生虫病调查研究论文常在该刊发表。

### 一、寄　生　现　象

随着自然界漫长的生物演化进程,使得千差万别的生物之间存在着密切关系,凡是两种生物在一起生活的现象,统称为共生。在共生现象中按两种生物获利与受害程度,可分为共栖、互利共生和寄生三种关系。

1. 共栖(commensalism)　两种生物在一起生活,一方受益,另一方既不受益也不受害。如人与结肠内阿米巴,结肠内阿米巴在人结肠中以细菌为食物,但不侵犯组织,对人无损害。

2. 互利共生(mutualism)　两种生物在一起生活,双方相互依赖,彼此受益。如白蚁与寄生于其消化道中的鞭毛虫。鞭毛虫依靠白蚁消化道中的木屑作为食物获得所需的营养,而鞭毛虫合成和分泌的酶能将纤维素分解成可被白蚁利用的复合物,两者均得益,相互依赖,白蚁为鞭毛虫提供食物和庇护所,鞭毛虫为白蚁提供了必需的、自身不能合成的酶。

3. 寄生(parasitism)　两种生物在一起生活,一方受益,而另一方受害。后者为前者提供营养物质和居住场所。如寄生于人和动、植物的病毒、细菌、寄生虫等。通常,受益的一方

称为寄生物,受害的一方称宿主(host);寄生物为动物者称寄生虫(parasite)。所谓寄生虫,是指长期或暂时地生活在其他生物体内或体表,获取营养和(或)居住场所,并使对方受损害的低等动物。

## 二、寄生虫和宿主的种类

### (一) 寄生虫的类型

根据寄生虫与宿主的关系,可将寄生虫分为以下不同类型:

1. 根据寄生部位不同　分为体内寄生虫,如钩虫;体外寄生虫,如虱。

2. 根据寄生时间不同　分为长期性寄生虫,如蛔虫,其成虫期必须过寄生生活;暂时性寄生虫,如蚊、蚤,吸血时暂时侵袭宿主。

3. 根据寄生性质不同　分为:①专性寄生虫:生活史中至少有一个发育阶段营寄生生活,是人体寄生虫的重要组成部分;②兼性寄生虫:可寄生,也可不寄生而营自生生活,如粪类圆线虫;③偶然寄生虫:因偶然机会侵入非正常宿主体内寄生的寄生虫,如某些蝇蛆进入人体腔道而偶然寄生;④机会致病寄生虫:通常处于隐性感染状态,当宿主免疫功能受损时,如 HIV 感染、免疫抑制剂的使用,出现异常增殖并致病,如刚地弓形虫、隐孢子虫等。

此外,寄生虫在常见寄生部位外的器官或组织内寄生,称为异位寄生。如卫氏并殖吸虫正常寄生于肺部,但也可寄生于脑等器官或组织。

### (二) 宿主的类型

寄生虫需要适宜的宿主,才能完成其生长、发育和繁殖过程。被寄生虫寄生的人或动物称宿主。有的寄生虫只需一个宿主,有的需要两个以上的宿主。根据寄生虫不同发育阶段所寄生的宿主不同,可将宿主分为以下类别:

1. 终宿主(definitive host)　寄生虫成虫或有性生殖阶段所寄生的宿主。如华支睾吸虫成虫寄生于人体,人是华支睾吸虫的终宿主。

2. 中间宿主(intermediate host)　寄生虫幼虫或无性生殖阶段所寄生的宿主。若有 2 个以上的中间宿主,按其寄生的先后顺序分为第一中间宿主、第二中间宿主等。如华支睾吸虫的第一中间宿主为豆螺等,第二中间宿主为淡水鱼、虾。

3. 保虫宿主或储存宿主(reservoir host)　可作为人体寄生虫病传染来源的受染脊椎动物。如华支睾吸虫成虫除寄生于人体外,还可寄生于猫、狗体内,故猫、狗是华支睾吸虫的保虫宿主。在流行病学上,保虫宿主是重要的传染源。

4. 转续宿主(paratenic host)　含有滞育状态寄生虫幼虫的非适宜宿主。幼虫若有机会进入适宜宿主,可继续发育为成虫。例如,感染曼氏迭宫绦虫裂头蚴的蛙被非适宜宿主蛇、鸟等食入,裂头蚴在其体内存活而不发育,当猫、犬等食入含裂头蚴的蛇、鸟肉后,裂头蚴可继续发育为成虫。

## 三、寄生虫的生活史

寄生虫的生活史(life cycle)是指寄生虫完成一代生长、发育和繁殖的全过程及其所需的外界环境条件。各种寄生虫生活史繁简不一,按照生活史过程是否需要转换宿主,大致可分为两种类型:直接型和间接型,前者完成生活史不需要中间宿主,如蛔虫、钩虫;后者完成生活史需要中间宿主,如华支睾吸虫、血吸虫等。间接型生活史较直接型生活史复杂。有些寄生虫生活史仅有无性生殖,如阴道毛滴虫等。有些寄生虫生活史仅有有性生殖,如蛔虫等。还有些寄生虫兼有有性和无性两种生殖方式才能完成一代发育，称世代交替，如疟原虫及吸虫类。

寄生虫生活史中具有感染人体能力的发育阶段称为感染阶段（infective stage）。例如，受精蛔虫卵必须发育到感染性虫卵（含蚴卵），且被人误食后才能在人体内发育为成虫；华支睾吸虫生活史中有虫卵、毛蚴、胞蚴、雷蚴、尾蚴、囊蚴、童虫及成虫阶段，只有囊蚴阶段才能使人感染，故囊蚴是华支睾吸虫的感染阶段。

## 第二节　寄生虫与宿主的相互关系

寄生虫侵入人体并能生活或长或短一段时间，这种现象称寄生虫感染（parasitic infection）。有明显临床表现的寄生虫感染称寄生虫病（parasitosis）。人体感染寄生虫后，若没有明显的临床表现，但病原体还存在，这些感染者能传播病原体，称带虫者（carrier）。带虫者是最危险且难以控制的传染源。

### 一、寄生虫对宿主的损害

1. 夺取营养　寄生虫在宿主体内生长、发育和繁殖所需的营养物质来源于宿主，寄生的虫数越多，被夺取的营养也就越多。如蛔虫和绦虫寄生于肠道，以宿主半消化的食物为食，使宿主失去大量养料，并影响肠道的消化吸收功能，引起宿主营养不良。

2. 机械性损伤　寄生虫在侵入宿主及在宿主体内移行、定居等，均可能对宿主造成局部破坏、压迫或阻塞等机械性损伤。如钩虫幼虫进入皮肤时引起钩蚴性皮炎；并殖吸虫童虫在宿主体内移行引起肝脏损伤；猪囊尾蚴压迫脑组织引起癫痫；蛔虫进入胆管造成胆管堵塞等。

3. 毒性与免疫损伤　寄生虫的分泌物、排泄物、虫体或虫卵死亡崩解物可对宿主产生化学刺激或诱发超敏反应。如溶组织内阿米巴滋养体侵入肠黏膜和肝时，以溶组织酶溶解组织、细胞，致肠黏膜形成溃疡和肝脓肿。又如血吸虫卵内毛蚴分泌可溶性抗原，引起虫卵肉芽肿，导致肝、肠病变，这是血吸虫病最基本的病变，也是主要致病因素。

寄生虫对人体（宿主）的损害常常包括以上三个方面的作用，常常是综合在一起的，有时因宿主的修复性病变，如组织增生、纤维化，或因病毒、细菌等其他病原生物入侵及继发肿瘤，而加重了对宿主的损害。此外，人体还会同时有两种以上虫种寄生的现象，即多寄生现象；另有寄生虫在常见寄生部位以外的器官或组织寄生并引起异位病变；还有许多寄生虫感染，伴有外周血嗜酸性粒细胞增加及 IgE 水平升高，借此可辅助诊断寄生虫感染。

### 二、宿主对寄生虫的影响

宿主（人体）对寄生虫感染可产生一系列防御反应，包括固有免疫（innate immunity）和适应性免疫（adaptive immunity）。其作用结果有三种：①宿主将寄生虫全部消除，并且有抵御再感染能力；②宿主清除部分寄生虫，但宿主也具有部分抵御再感染能力，大多数寄生虫与宿主关系属于此类型；③宿主不能有效控制寄生虫，寄生虫在宿主体内发育甚至大量繁殖，引起寄生虫病，严重者可以致死。不同结果的出现与宿主的遗传因素、营养状态、免疫功能、寄生的虫种和数量等因素有关。

1. 固有性免疫　可非特异性地防御各种入侵病原生物，固有免疫（非特异性免疫）包括皮肤、黏膜和胎盘的屏障作用,消化液的化学作用,单核-吞噬细胞系统的吞噬作用,体液中补体和溶菌酶的溶细胞作用。另外,人类或某些特定人群对某些寄生虫具有先天不感受性,如鼠疟原虫不能感染人,这亦为非特异性免疫。

2. 适应性免疫　可高度特异性地针对某一特定的病原生物,适应性免疫(特异性免疫)是由寄生虫抗原刺激宿主免疫系统诱发免疫应答所产生的针对该抗原的免疫反应,表现为体液免疫和细胞免疫。特异性免疫类型:

(1) 消除性免疫:宿主能消除寄生虫,并对再感染产生完全的抵抗力。如皮肤型黑热病原虫刺激机体产生的免疫,患者痊愈后对同种病原具有完全免疫力。这是人体寄生虫感染中少见的一种免疫类型。

(2) 非消除性免疫:是人体寄生虫感染中常见的免疫类型。当体内有活虫寄生时,宿主对同种寄生虫的再感染具有一定的免疫力,若活虫消失,免疫力也随之消失,这种免疫现象称带虫免疫(premunition),如抗疟原虫免疫。宿主感染血吸虫后产生的免疫力对体内活的成虫无明显杀伤效应,但可杀伤再次侵袭的童虫,这种免疫状态称伴随免疫(concomitant immunity)。非消除性免疫是宿主的免疫力与体内寄生虫共存的不完全免疫。

3. 寄生虫性超敏反应　按其发病机制常分为Ⅰ、Ⅱ、Ⅲ、Ⅳ型。Ⅰ型超敏反应多见于对蠕虫的感染,如血吸虫尾蚴引起的尾蚴性皮炎,蛔虫幼虫引起的哮喘。疟原虫感染后可通过Ⅱ型超敏反应引起贫血。疟疾和血吸虫病患者出现的肾小球肾炎属于Ⅲ型超敏反应。血吸虫虫卵肉芽肿的形成则是Ⅳ型超敏反应所致。

在寄生虫感染中,同一寄生虫抗原可引起不同型的超敏反应,如血吸虫病可有Ⅰ、Ⅲ、Ⅳ型超敏反应。不同的寄生虫抗原可引起同一型超敏反应,如疟疾和黑热病均可因细胞毒作用而引起宿主溶血性贫血。

寄生虫与宿主相互作用的结果与宿主的遗传因素、免疫功能、宿主的营养状态、体内寄生种类及其数量有关。

# 第三节　寄生虫病的流行与防治原则

## 一、寄生虫病流行的基本环节

寄生虫病作为病原生物所致的一类疾病,能在一定地区流行,必须具备三个基本环节,即传染源、传播途径和易感人群。

1. 传染源　是指被人体寄生虫感染的人或动物,包括病人、带虫者、保虫宿主。有些寄生虫感染的早期尚不能构成传染源,如疟疾患者在血中配子体出现之前;也有些晚期不再排出病原体,如晚期血吸虫病等。

2. 传播途径　是指寄生虫从传染源传播到易感宿主的过程。有的寄生虫可在人群直接接触传播,而多数寄生虫的传播须包括离开宿主、外界发育、进入新宿主三个阶段。人体感染寄生虫病的途径和方式主要有下列几种:

(1) 经口感染:多数寄生虫的感染阶段可以通过食物、饮水等方式经口进入人体,如蛔虫感染期虫卵和华支睾吸虫囊蚴。

(2) 经皮肤感染:有些寄生虫的感染阶段可主动地经皮肤侵入人体,如钩虫丝状蚴。

(3) 经媒介昆虫感染:有些寄生虫必须在媒介昆虫体内发育为感染阶段,并经媒介昆虫叮刺进入人体,如蚊媒传播的疟原虫和丝虫。

(4) 经接触传染:某些寄生虫通过直接或间接接触方式侵入人体,如阴道毛滴虫和疥螨。

(5) 经胎盘传播:当母体妊娠时感染某些寄生虫,可经胎盘将病原体传给胎儿,如刚地弓形虫。

此外,尚有其他一些途径可导致寄生虫感染:①输血感染,如疟原虫;②空气传播感染,如蛲虫;③自体感染,如链状带绦虫。

3. 易感人群　是指对该寄生虫缺乏免疫力或免疫力低下的人群,这类人群容易感染寄生虫。一般来说,人对人体寄生虫普遍易感。

除上述三个基本环节外,寄生虫病的流行还受三个因素的影响,即自然因素(如环境、温度、光照、雨量等)、生物因素(如中间宿主、媒介等)和社会因素(如政治、经济、文化、卫生、人们的生活习惯和生产方式等)。

## 二、寄生虫病流行的特点

1. 地方性　因受气候条件、中间宿主及媒介昆虫的地理分布等因素的影响,寄生虫病流行具有明显的地方性。如血吸虫病流行区与钉螺的分布一致。西北高寒地区的环境条件不适宜钩蚴发育,因而无钩虫病流行。

2. 季节性　由于温度、湿度、雨量等自然因素对寄生虫及其中间宿主和媒介节肢动物种群数量的消长和活动产生影响,寄生虫病的流行往往呈现出明显的季节性。如蚊媒传播的疟疾和丝虫病与蚊的季节消长呈正相关。

3. 自然疫源性(人兽共患性)　有些寄生虫除了寄生人体外,还可在其他脊椎动物体内寄生,对人类造成威胁。这类脊椎动物和人之间自然传播的寄生虫病,称为人兽共患寄生虫病(parasitic zoonoses)。这些寄生虫病具有明显的自然疫源性。全球此类疾病约有70多种,我国已知有30多种,如血吸虫病、华支睾吸虫病等。对于人兽共患病的防治,采取人兽兼治的综合措施才能收到稳定的效果。

## 三、寄生虫病的防治原则

寄生虫生活史因虫种而异,影响其流行因素多种多样,因此要达到有效的防治,必须根据寄生虫病流行的3个基本环节、3个因素和3个特点,采取下列几项措施,从而控制或消灭寄生虫病。

1. 控制或消灭传染源　在流行区,普查、普治病人和带虫者是控制传染源的重要措施。在非流行区,监测和控制来自流行区的流动人口,是防止传染源输入和扩散的必要手段。同时应加强对保虫宿主的控制与管理。

2. 切断传播途径　针对不同传播途径的寄生虫病,采取综合措施,加强粪便和水源管理,注意环境和个人卫生,以及控制和杀灭媒介节肢动物和中间宿主是切断寄生虫病传播途径的重要手段。

3. 保护易感人群　加强个人和集体防护,包括预防服药等,广泛进行健康教育,改变不良饮食习惯及生产方式,提高自我预防和保护意识。

# 第四节　我国寄生虫病防治成就和现状

## 一、寄生虫病流行的现状

新中国成立以来，一直以5大寄生虫为防治重点，通过几代人的努力，对重点寄生虫病的防治研究均取得了显著成效，除淋巴丝虫病外，我们并未真正控制这几种寄生虫病的流行。当前流行主要现状及特点为：

1. 生活水平与"富贵病"　近几年来，随着生活水平的提高，人们饮食结构的改变，烹调方法的多样化，导致华支睾吸虫病、带绦虫病在有些地区明显上升，广州管圆线虫的几次暴发给食品安全再次敲响了警钟。在人群寄生虫感染由"穷困型"为主向"富贵型"转移和并存。

2. 社会发展与食源性寄生虫病　改革开放以来，我国各地间的贸易往来日益增加，尤其是肉类市场的开放，随着人流与物流增加，与寄生虫有关的食品安全问题已没有"区域性"甚至没有国界，一些与饮食有关的食源性寄生虫病，如旋毛虫病、带绦虫病、并殖吸虫病、华支睾吸虫病、弓形虫病等，其感染率及发病人数逐渐增加，即寄生虫病有以农村流行为主变为向城市扩展的趋势，传统意义上的寄生虫病流行特点（季节性、地方性、自然疫源性）面临着挑战，这也给寄生虫病防控带来了严重的问题。

根据WHO估计，发达国家食源性疾病的漏报率在90%以上，以此推论，我国目前掌握的食物中毒数据仅为实际发生的食源性疾病的"冰山一角"，存在如此高的漏报率，除了管理上的问题外，寄生虫的检测和追查传染源手段的限制也是一个重要因素。

3. 药物、器官移植、感染与机会寄生虫病　随着激素、免疫抑制剂等药物的应用，HIV感染，降低了人群的免疫力，导致机会致病寄生虫病感染的人数逐渐增多，如隐孢子虫、弓形虫等。

4. 多年来的防治与常见寄生虫病　各地生产方式、自然环境及经济发展状况等不同，导致防治效果不一。如人类常见寄生虫病（某些肠线虫病）经多年来防治，流行程度已渐渐减轻或控制。亦有报道由于粪便中寄生虫卵和原虫包囊对土壤、水源、蔬菜、瓜果等的污染，使得人群中肠道寄生虫的感染率仍居高不下。群众健康教育、保健意识和基本防治知识水平有待提高。

5. 生活理念、方式与性源性、宠物源性及旅游源性寄生虫病　随着性病患者增加，性传播寄生虫如阴道毛滴虫、耻阴虱感染增加；弓形虫和贾第鞭毛虫感染等也在增多。此外，阿米巴病的感染率在男性同性恋中特别高，亦被列为性传染疾病，且患此病的高危人群包括旅游者、流动人群、同性恋者。

6. 动物与人兽（畜）共患寄生虫病　在多种引起人类疾病的病原体中，有许多是通过种间屏障由动物引起的。全球化旅游速度和疾病传播速度超过了可控范围，从口蹄疫到禽流感，从人感染猪链球菌到广州管圆线虫，呈现"新现"与"再现"感染的寄生虫病，给人类带来灾难性的威胁，人群感染由慢性渐发性为主变为"急性突发性"的频率在增加，并突破了区域性限制，出现了"南病北移"或"区域扩大"现象，如广州管圆线虫病、旋毛虫病等，这与人流、物流及饮食习惯等有关。

此外，由于艾滋病病毒感染蔓延及免疫抑制剂大量使用等原因，使寄生虫病发生与流行出现新的变化,而且还有可能形成新格局。因此,在未来一段较长时间内,应继续加强对血吸虫病、肺吸虫病、带绦虫病、棘球蚴病、旋毛虫病、蛔虫病、钩虫病、阿米巴病及阴道滴虫病等病的防治;注意对丝虫病和黑热病的流行监测;防止机会寄生虫病发生;警惕动物源性寄生虫病感染。

## 二、寄生虫病的实验室诊断

寄生虫感染诊断,分为临床诊断和实验室诊断。临床诊断包括询问病史和物理诊断(X线、CT、MRI、超声波);实验室诊断包括病原检查、免疫检查及 DNA 诊断。

寄生虫病实验诊断,尤其是病原学诊断仍然依托传统的形态学方法(虫卵检查、幼虫检查、成虫检查)诊断。寄生虫病的诊断技术在很多方面相对落后于病原微生物学(细菌学和病毒学)的发展。其发展历程主要经历了形态学方法、免疫学方法和分子生物学方法三个阶段。如对弓形虫、隐孢子虫的诊断,除传统方法外,还可用免疫学与分子生物学的方法进行诊断。目前在常用的 PCR 方法基础上发展起来的荧光定量 PCR 方法,已经开始在寄生虫病的检测和诊断中应用,然而不论常规 PCR 还是荧光定量 PCR,都对实验操作人员的技术要求很高,除了熟悉仪器的操作程序以外,还要求训练掌握很复杂的生物信息学和统计学的方法(引物设计和结果分析)。此外,昂贵的仪器设备和试剂限制了该方法的推广。在基层,常见寄生虫病实验诊断,尤其是病原学诊断仍然沿用传统的形态学方法诊断。

## 三、寄生虫病的防治成就

联合国开发计划署、世界银行和世界卫生组织联合倡议的热带病规划,2000 年以后要求防治的 8 类 10 种主要热带病中,除麻风病、登革热和结核病外,其余 5 种 7 类均是寄生虫病。它们是疟疾、血吸虫病、淋巴丝虫病、盘尾丝虫病、利什曼病、非洲锥虫病和恰加斯病(Chagas disease)。

世界卫生组织等提出要求防治的疾病,有 4 类寄生虫病(疟疾、血吸虫病、丝虫病、利什曼病)在我国流行。新中国成立后,寄生虫病流行依然猖獗,危害人民健康及生命,严重影响工农业生产。1950 年国务院下达的《全国农业发展纲要》中提出要限期消灭疟疾、血吸虫病、丝虫病、利什曼病和钩虫病(5 大寄生虫病)。由于政府重视、群众的支持,以及专业人员的积极工作,在 40 年间,上述重要寄生虫病的流行范围、受威胁人口及疾病人数明显减少,防治成果举世瞩目。但当前我国寄生虫病疫情尚不稳定,要巩固成效,全面控制传播是一项艰巨而又长期的任务。

据 2003 年调查,在全国曾有血吸虫病流行的 433 个县(市区)中仍未得到有效控制的县(市区)为 110 个。原已经宣布消灭血吸虫病的地区,也有死灰复燃的情况。丝虫病虽然在我国基本消灭,但传染源仍未能完全控制;利什曼病基本消灭已有 40 多年,但每年均有数百例报道;钩虫病调查显示,全国钩虫平均感染率为 17.17%,形势不容乐观。

近年来,广州管圆线虫病的几次暴发则给食品安全再次敲响了警钟,据 2005 年国家卫生部公布的一项调查显示,食源性寄生虫感染率明显上升,估计广东省华支睾吸虫感染者超过 500 万人。

对寄生虫病的控制,是一项涉及面很广的系统工程。既与医学科学进步有关,又与经济发展、文化素质提高、卫生宣传教育普及、政府行为及资金投入等多种因素相关联,因此,控制寄生虫病需要各方面的不懈努力。准确特异的诊断制剂,不断更新的抗寄生虫药物和对抗药性产生机制的认识,以及研制出有效的抗寄生虫病疫苗,都是控制寄生虫病危害和提高预防效果的重要保证。寄生虫分子生物学、分子病理学、分子药理学、分子免疫学和功能基因组学研究的开展,将为制定更有效的寄生虫病控制措施提供保证。

（许正敏）

# 第三十五章

# 医 学 蠕 虫

## 第一节 概 述

医学蠕虫(medical helminth)是寄生于人体的一类无骨骼，无甲壳和附肢，并能借肌肉伸缩而蠕动的多细胞无脊椎动物。由蠕虫引起的疾病称为蠕虫病(helminthiasis)，其中多数为人兽共患寄生虫病。蠕虫的幼虫进入非适宜的宿主后，不能发育为成虫，但可在宿主体内存活和移行，造成局部或全身的病变，引起幼虫移行症(larva migrans)。

蠕虫生活史包括多个发育阶段，并需不同的外界环境条件，根据寄生虫完成生活史是否需要中间宿主，可将蠕虫分为两大类型：在发育过程中不需要中间宿主的为直接型，其虫卵在外界环境中发育成具有感染性虫卵或幼虫，经口或皮肤侵入终宿主，此类蠕虫称土源性蠕虫(geohelminth)；在发育过程中需要中间宿主的为间接型，其幼虫需在中间宿主体内发育为感染阶段才能感染终宿主，并最终发育为成虫，此类蠕虫称生物源性蠕虫(biohelminth)。前者生活史简单，多数线虫属土源性蠕虫，后者生活史复杂，所有吸虫、棘头虫、大部分绦虫和少数线虫属生物源性蠕虫。

蠕虫包括线虫、吸虫、绦虫以及棘头虫，与医学密切相关的主要是前3类。

## 一、线 虫

线虫(nematode)属于线形动物门的线虫纲(class nematoda)。寄生于人体的线虫，多数为肠道寄生虫，如钩虫、蛔虫、鞭虫、蛲虫等。少数为组织寄生虫，如丝虫。还有的为肠道兼组织寄生虫，如旋毛虫成虫寄生于肠道，幼虫寄生于肌肉。

线虫虫体呈线状或圆柱状，不分节，雌雄异体，雌虫大于雄虫，雌虫尾部尖直，雄虫尾部向腹面卷曲或膨大成伞状。线虫消化系统完整，由口孔、口腔、咽管、中肠、直肠和肛门组成。雄性生殖系统属单管型，寄生于人体的多数雌性线虫均具有结构相同的两套生殖管道，属双管型。

线虫卵均无卵盖，虫卵的大小、形态、颜色、卵壳、内含物等因虫种而异，这些特征是病原诊断的重要依据。

线虫生活史的基本过程分为虫卵、幼虫和成虫三个阶段。其发育过程可分为两种类型：①直接发育型：发育过程中不需中间宿主，如钩虫、蛔虫、鞭虫、蛲虫等；②间接发育型：发育过程中需中间宿主，如丝虫、旋毛虫等。

## 二、吸 虫

吸虫(trematoda)属扁形动物门的吸虫纲(Class trematoda)。寄生人体的吸虫，其生活史复杂,种类繁多,大小悬殊,形态各异,但基本结构特征及发育过程略同。

成虫呈叶状,舌状(除血吸虫外);背腹扁平,两侧对称,有口、腹吸盘;消化系统不完整(无肛门);生殖系统为雌雄同体(除血吸虫外)。虫卵均有卵盖(除血吸虫外),其大小、形态、颜色、卵壳及内含物等因虫种不同而异。

生活史复杂,需经世代交替(有性生殖与无性生殖)。生活史基本包括卵、毛蚴、胞蚴、雷蚴、尾蚴、囊蚴、后尾蚴、成虫,其发育阶段因虫种不同而异。均需淡水螺为中间宿主,均为生物源性蠕虫,感染阶段均是囊蚴(除血吸虫外),引起的疾病均为人兽共患寄生虫病。

## 三、绦　　虫

绦虫(cestode)属于扁形动物门的绦虫纲(Class cestoda)。寄生人体的绦虫属于多节绦虫亚纲的圆叶目和假叶目。其生活史复杂,需1~2个中间宿主,成虫多寄生在脊椎动物的消化道。

成虫背腹扁平,带状,分节,无消化系统,雌雄同体。头节有吸盘或吸槽,除鉴别虫种外亦是驱虫疗效考核的重要依据。

圆叶目绦虫虫卵无卵盖,假叶目绦虫虫卵有卵盖。

生活史复杂,均需中间宿主,为生物源性蠕虫,成虫多寄生于脊椎动物的消化道。绦虫的幼虫期统称为中绦期,其名称和形态因虫种不同而异,致病较成虫严重,且是寄生虫的感染阶段。

## 四、我国常见人体蠕虫虫种及寄生部位

传统的动物分类系统,医学蠕虫包括:吸虫纲、绦虫纲(扁形动物门)、线虫纲(线形动物门)和棘头虫纲(棘头动物门)。临床上为了防治工作的需要,通常也采用人为的分类方法,根据寄生部位不同,将寄生虫分为体表寄生虫、体内寄生虫、腔道寄生虫及组织内寄生虫。常见消化系统蠕虫主要有:蛔虫、鞭虫、钩虫、蛲虫、猪带绦虫、牛带绦虫、微小膜壳绦虫、华支睾吸虫、布氏姜片吸虫。血液和组织蠕虫主要有:班氏丝虫、马来丝虫、日本血吸虫;卫氏并殖吸虫、旋毛虫囊包、细粒棘球蚴等。

# 第二节　消化道蠕虫

消化道蠕虫,是人体虫种最多、感染最常见、分布最广的一类。多数是通过误食被寄生虫感染阶段(虫期)污染的食物与水而感染,或生食半生食含感染阶段寄生虫的肉类而引起,即食源性寄生虫,有的为幼虫通过钻入皮肤而感染。消化道寄生虫诊断虫期(阶段)离体途径,多数随粪便排出,因此,粪便检查是其常用的实验室检查方法。

## 一、似蚓蛔线虫

似蚓蛔线虫(*Ascaris lumbricoides*)简称蛔虫,成虫寄生于人体小肠,引起蛔虫病。

病例:患儿,女,13岁,家住农村。腹痛伴恶心、呕吐,呕吐物为胃内容物。因停止排便2天,加重3小时,发热,来院就诊。病史:患儿平时常有腹痛(脐周痛为主)、腹胀感、且夜间有磨牙现象,排便时偶见圆柱形虫体排出,粪便检查发现蛔虫卵。经阿苯达唑驱虫后痊愈。

思考与讨论:确诊为蛔虫感染后,是否认识到学习寄生虫形态、生活史与理解寄生虫致

病、诊断及防治有重要的意义？

**（一）形态**

1. **成虫**　虫体呈长圆柱状，形似蚯蚓。体表有细横纹和 2 条白色的侧线。头端较钝，尾端较尖。活体呈粉红色，死后为灰白色。口孔位于虫体顶端，周围有 3 个唇瓣，排列呈"品"字形。雌虫长 20～35cm，尾端尖直，生殖系统为双管型。雄虫长 15～31cm，尾部向腹面卷曲，生殖系统为单管型。

2. **虫卵**　蛔虫卵有受精卵与未受精卵之分（彩图Ⅲ）。两种虫卵的大小、形态、卵壳、内含物等均不同（表 35-1）。

表 35-1　两种蛔虫卵的鉴别

| 鉴别要点 | 受精蛔虫卵 | 未受精蛔虫卵 |
| --- | --- | --- |
| 大小 | $45～75\mu m×35～50\mu m$ | $88～94\mu m×39～44\mu m$ |
| 形态 | 宽椭圆形 | 长椭圆形或不规则形 |
| 卵壳 | 厚、透明 | 薄、透明 |
| 内含物 | 一个卵细胞，可见新月形空隙 | 充满屈光颗粒 |
| 蛋白质膜 | 凹凸不平、厚 | 凹凸不平、薄 |
| 颜色 | 深棕黄 | 棕黄 |

两种虫卵的蛋白质膜有时可脱落，脱蛋白质膜虫卵无色，应注意与其他线虫卵区别。

**（二）生活史**

成虫寄生于人体小肠，以肠内半消化食物为营养。雌、雄成虫交配后雌虫产卵。一条雌虫每天产卵可达 24 万。虫卵随宿主粪便排出体外，污染环境，受精卵在外界潮湿、荫蔽、氧气充足及适宜温度（21～30℃）的条件下，约经 2 周，卵内细胞发育为幼虫，再经过 1 周，幼虫进行第 1 次蜕皮后，发育为感染期虫卵。

感染期卵被人误食后，在胃液、胰液及幼虫释放的孵化液作用下，在小肠内孵出幼虫，幼虫侵入肠壁，进入小静脉或淋巴管，经肝、下腔静脉、右心，到达肺，幼虫穿破肺泡毛细血管进入肺泡，在肺泡内约经 2 周的发育，进行 2 次蜕皮。然后，幼虫经支气管、气管到达咽部，被宿主吞咽入食管，经胃到小肠，在小肠内进行第 4 次蜕皮，经数周发育为成虫。自感染期卵进入人体到成虫产卵约需 60～75 天，成虫寿命为 1 年左右（图 35-1）。

**（三）致病性**

1. **幼虫的致病性**　幼虫钻入肠壁，经肝、肺移行，在移行过程中可造成机械性损伤。同时幼虫发育、蜕皮、释放变应原性物质，可引起宿主超敏反应，其中受损伤最明显的是肺，可出现出血、水肿、细胞浸润等改变。临床表现为发热、咳嗽、哮喘、血痰及嗜酸性粒细胞增高等，即肺蛔虫病。幼虫还可侵入脑、肝、脾、肾和甲状腺等器官，引起异位寄生的严重后果。

2. **成虫的致病性**　成虫寄生于小肠直接掠夺宿主的营养，损伤肠黏膜，不但影响小肠的消化和吸收功能，还可导致肠黏膜炎性病变，从而引起一系列消化道症状，患者表现为食欲不振、消化不良、腹痛、腹泻或便秘等。儿童严重感染可出现发育障碍。

3. **并发症**　成虫有窜扰、钻孔习性，若宿主在机体发热、胃肠病变、饮食不当、驱虫药物剂量不当等因素刺激下，蛔虫可钻入开口于肠壁的各种管道，引起胆道蛔虫症、胰腺炎和阑尾炎等常见并发症。若大量成虫扭结成团堵塞肠管或蛔虫寄生部位的肠段蠕动障碍，可引

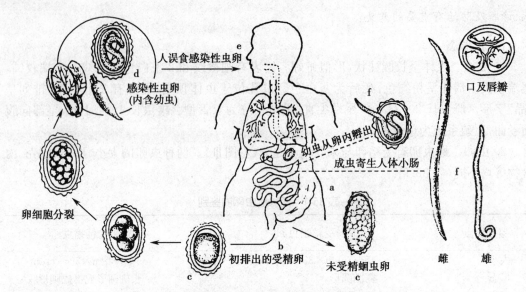

图 35-1　蛔虫形态及生活史

a. 寄生部位：小肠；b. 排卵途径：粪便（标本采检）；c. 诊断虫期：虫卵；d. 感染阶段：
感染期卵；e. 感染途径：口；f. 致病虫期：幼虫、成虫

起肠梗阻。严重者可穿通肠壁引起肠穿孔，导致腹膜炎。

4. 超敏反应　虫体代谢产物、分泌物常使患者出现荨麻疹、皮肤瘙痒等Ⅰ型超敏反应及磨牙、惊厥等神经系统症状。

**（四）实验室检查**

1. 病原检查　蛔虫的产卵量大，一般用粪便直接涂片法检查虫卵，可取得较好的效果。采用饱和盐水漂浮法或自然沉淀法，检出率更高。对粪便中查不到虫卵的疑似患者，可参考临床症状，试用药物性驱虫进行诊断。

2. 其他检查　常见并发症的诊断，蛔虫性肠梗阻，X 线检查可见成团的虫体阴影。胆道蛔虫病，做十二指肠引流可查见蛔虫卵，B 超、X 线检查可辅助诊断。

**（五）流行与防治**

1. 流行　蛔虫呈世界性分布，在温暖、潮湿和卫生条件差的地区，人群感染尤为普遍。人群感染的特点是农村高于城市，儿童高于成人。

造成人群感染普遍的主要原因在于：蛔虫生活史简单，不需要中间宿主；蛔虫产卵量大及虫卵对外界因素抵抗力强；不良的生产方式如使用未经无害化处理的人粪施肥，不良的生活习惯如随地大便使蛔虫卵污染环境；饭前便后不洗手，生吃不洁的瓜果、蔬菜和食物等，易造成人群感染。且感染率与受教育程度相关，随着文化程度的升高而降低。

2. 防治　蛔虫病的防治原则采用综合性措施：①对患者、带虫者进行驱虫治疗，是控制传染源的重要措施。常用驱虫药有阿苯达唑、甲苯达唑；②加强粪便管理和粪便无害化处理，消灭苍蝇等，是切断传播途径不可忽略的措施；③加强健康教育，注意饮食卫生，纠正不良的生活习惯，防止食入感染期虫卵，减少感染机会，是保护易感人群的重要环节。

## 二、十二指肠钩口线虫与美洲板口线虫

在我国,寄生于人体的钩虫主要有十二指肠钩口线虫(*Ancylostoma duodenale*)简称十二指肠钩虫,美洲板口线虫(*Necator americanus*)简称美洲钩虫。成虫寄生于人体引起钩虫病,该病是我国的五大寄生虫病之一。

病例:患者,男,36岁,农民。因反复上腹部不适、乏力2年,因黑便而来院就诊。患者有长期赤足旱地劳作史。

查体:脉搏100次/分,血压9.33/5.33kPa,体形消瘦,精神差,贫血面容,眼结膜、口唇、甲床苍白。心、肺(一)。腹平软,上腹部压痛,无反跳痛,肝、胆、脾未扪及。实验室检查:RBC $3.55×10^{12}$/L,Hb 6g/L,粪便潜血试验强阳性,病原检查:粪便检查,镜下检获钩虫卵。

思考与讨论:哪些人群易感染钩虫病,确诊的依据是什么?钩虫病患者引起的贫血的原因有哪些,钩虫性贫血为什么多属缺铁性贫血?

### (一)形态

1. 成虫 虫体细长略弯曲,长约1cm。活时肉红色,死后灰白色。雌虫大于雄虫,雌虫尾部尖直,雄虫尾部膨大呈伞状。十二指肠钩虫外形呈"C"形,口囊腹侧前缘有2对钩齿。美洲钩虫外形呈"S"形,口囊腹侧前缘有1对板齿(图35-2)。

2. 虫卵 两种钩虫卵的形态相似,不易区别,均为椭圆形,大小为$56\sim76\mu m×36\sim40\mu m$,卵壳薄,无色透明,卵内细胞多为4~8个,卵壳与卵细胞之间有明显的环形空隙(彩

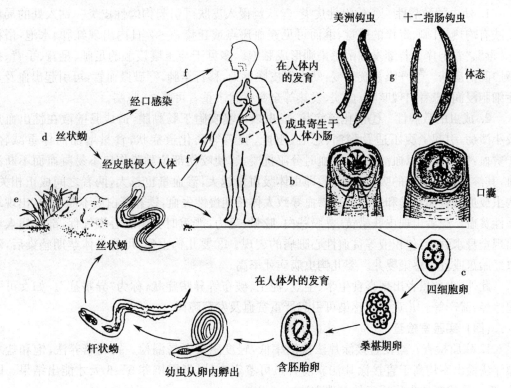

**图 35-2 钩虫形态及生活史**
a. 寄生部位:小肠;b. 排卵途径:粪便(标本采检);c. 诊断虫期:虫卵;d. 感染阶段:丝状蚴;e. 感染方式:接触疫土;f. 感染途径:皮肤、口;g. 致病虫期:成虫、幼虫

图Ⅲ）。

### （二）生活史

十二指肠钩虫与美洲钩虫生活史基本相同。成虫寄生于人体小肠，借助口囊的钩齿或板齿咬附在肠黏膜上，以血液、组织液、肠黏膜为食，虫体成熟交配产卵，虫卵随粪便排出体外，在荫蔽、温暖、潮湿、氧气充足的土壤中，约经 1 天孵出幼虫，称为第一期杆状蚴。经历 2 次蜕皮，成为丝状蚴，即钩虫的感染阶段。

丝状蚴有明显的向温、向湿及向上移行的特性，当与人体皮肤接触时，受到皮肤温度的刺激，活动力增强，依靠机械性穿刺和酶的作用，经毛囊、汗腺、皮肤破损处或较薄的指、趾间皮肤侵入人体。幼虫进入皮肤小血管或淋巴管，随血流经右心至肺，穿过肺毛细血管进入肺泡，借助于小支气管、支气管上皮纤毛的运动，向上移行至咽，再随吞咽至食管，经胃到达小肠定居。幼虫在小肠再经 2 次蜕皮后，逐渐发育为成虫。自丝状蚴侵入皮肤到成虫交配产卵，一般需要 5～7 周，每条十二指肠钩虫日平均产卵 10000～30000 个，美洲钩虫约 5000～10000 个。前者寿命可达 7 年，后者寿命可长达 13～15 年（图 35-2）。

此外，丝状蚴如被人吞食，少数未被胃酸杀死的幼虫可直接在肠腔内发育成熟。而自口腔和食管黏膜侵入血管的幼虫，仍循上述途径，再到达肠腔发育为成虫。临床还发现孕妇体内的幼虫也可通过胎盘侵入胎儿。

### （三）致病性

钩虫病的临床表现可分为 3 期，即幼虫引起皮肤（黏膜）侵袭期、肺部移行期和成虫在肠道的寄生期。危害最严重的是成虫寄生于肠道引起患者的慢性失血。

**1. 幼虫的致病性** ①钩蚴性皮炎：丝状蚴侵入皮肤可引起钩蚴性皮炎。钻入处的局部皮肤有灼热、针刺、奇痒的感觉，继而可见充血斑点或丘疹，1～2 日内出现红肿、水泡，俗称"粪毒"、"着土痒"，若继发细菌感染则形成脓疱。多见于与土壤接触的足趾、足背、手背、指（趾）间的皮肤。②呼吸系统病变：幼虫经皮肤感染，移行至肺，穿破微血管，可引起出血及炎症细胞浸润，患者出现咳嗽、血痰、发热等全身症状。重者可咯血、哮喘。

**2. 成虫的致病性** ①消化道症状：成虫以口囊咬附于肠黏膜，造成肠壁散在性出血点及小溃疡，引起上腹不适及隐痛、恶心、呕吐、腹泻等消化道症状，食量增加而体重减轻。②贫血：钩虫成虫以血液为食，吸血时分泌抗凝素，使咬伤部位黏膜伤口不易凝血而不断渗血，其渗血量与虫体的吸血量相当，即虫体吸血量越大，渗血量也越大，两者之间成正相关。钩虫成虫的吸血活动和咬附伤口渗血导致人体长期慢性失血，铁和蛋白质不断丢失，出现缺铁性贫血。患者出现皮肤蜡黄、黏膜苍白、眩晕、乏力，严重时会引起心慌气促，部分病人可出现全身水肿、心包积液等贫血性心脏病的表现。③婴儿钩虫病：可能母体孕期感染后，幼虫经胎盘或乳汁感染婴儿。婴儿钩虫病病死率高。

此外，少数患者出现喜食生米、生豆、泥土、破布等异嗜症状，称为"异嗜症"。妇女可引起停经、流产等。儿童重度感染可引起严重贫血及发育障碍。

### （四）实验室检查

**1. 病原检查** 粪便直接涂片法检出率低，轻度感染者易漏检。钩蚴培养法、饱和盐水漂浮法检出率均高于直接涂片法。前者虽可鉴定虫种，但需培养 5～6 天才能出结果。因此，后者是诊断钩虫病感染的首选方法。

**2. 其他检查** 嗜酸性粒细胞增多，急性期钩虫病人周围血嗜酸性粒细胞可达 15% 以上，最高可达 85%。

### （五）流行与防治

1. 流行 钩虫病呈世界性分布，尤其多见于热带和亚热带地区。我国除少数西北地区外，各地均有分布，农村多于城市，南方高于北方，农民感染率高于其他职业。我国平均感染率为 6.12%，最高可达 33.18%（海南省），两种混合感染极为普遍，但北方以十二指肠钩虫为主，南方则以美洲钩虫为主。

带虫者和钩虫病患者是本病的传染源。钩虫病的流行与自然环境、种植作物、生产方式及生活条件等因素有密切关系。在雨后初晴或久晴初雨之后种植红薯、玉米、桑、烟、棉、甘蔗和咖啡等旱地作物，手、足就有较多的机会直接接触土壤中的钩蚴而受感染。此外，矿井阴湿、温暖，也有利于钩虫病的传播。

2. 防治 对钩虫病防治原则采用综合性措施：①在流行区进行普查普治，是预防、控制钩虫病流行的重要措施，常用药物有阿苯达唑和甲苯达唑等；②加强粪便管理，使用无害化粪便施肥；③开展健康教育，加强个人防护，改良耕作方法，减少皮肤接触疫土的机会。

## 三、蠕形住肠线虫

蠕形住肠线虫（*Enterobius vermicularis*）又称蛲虫，成虫寄生于人体的回盲部，引起蛲虫病。

病例：患儿，女，5 岁，家住市区。患儿半年来常用手挠抓肛门，夜间睡眠常有夜惊和磨牙现象，大便时常有白线头状的小虫排出，会爬动。实验室检查，用透明胶纸法，镜下检获大量蛲虫卵。

思考与讨论：为什么蛲虫感染者会出现夜间肛周瘙痒？为什么要用肛门拭子法检查病原体？女性患儿可引起哪些部位异位寄生？怎样才能有效地防止蛲虫的再感染？

### （一）形态

1. 成虫 虫体细小，乳白色，线头状。体前端角皮膨大形成头翼，咽管末端膨大呈球形，称咽管球。雌虫长 8～13mm，虫体中部膨大，尾部长而尖细，呈纺锤形。雄虫长 2～5mm，虫体尾部向腹面卷曲（图 35-3）。

2. 虫卵 两侧不对称，一侧较平，一侧略凸，形似柿核。大小为 50～60$\mu$m×20～30$\mu$m。卵壳厚，无色透明。虫卵自虫体排出时，卵内胚胎已发育为蝌蚪期，与外界空气接触数小时后，卵内胚胎已发育为卷曲的幼虫（彩图Ⅲ）。

### （二）生活史

成虫寄生于人体的盲肠、结肠等处，以肠内容物、组织或血液为食。雌、雄虫交配后，雄虫很快死亡并被排出，子宫内充满虫卵的雌虫脱离肠壁，移行至直肠，当宿主睡眠时，可自肛门爬出体外。受体外温度及湿度变化和氧气刺激，在肛门周围大量产卵。雌虫产卵后多干枯死亡，少数可经肛门返回肠腔，或进入阴道、尿道等处，引起异位寄生。

虫卵在肛门附近，卵胚很快发育，约经 6 小时，卵壳内幼虫发育成熟，并蜕皮 1 次，即为感染期卵。此期虫卵经口或随空气吸入等方式被人吞食后，在十二指肠内孵出幼虫，幼虫沿小肠下行，途中蜕皮 2 次，至结肠再蜕皮 1 次发育为成虫。自吞食感染期卵至虫体发育成熟产卵，约需 1 个月，雌虫寿命一般为 2～4 周（图 35-3）。

### （三）致病性

由于蛲虫在肛门周围爬行、产卵，刺激肛门及会阴部皮肤，引起皮肤瘙痒，抓破后可引起

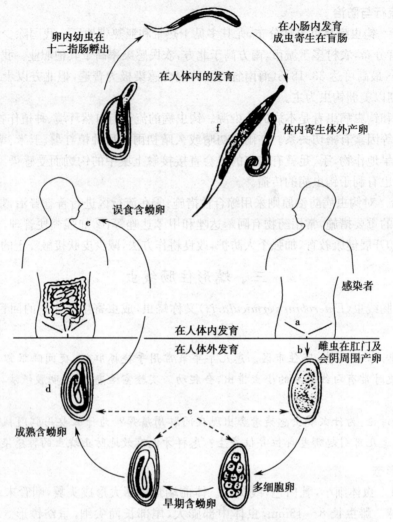

图 35-3　蠕形住肠线虫形态及生活史

a. 寄生部位:盲肠、结肠;b. 排卵途径:体内寄生体外产卵(标本采检);
c. 诊断虫期:虫卵、成虫,d. 感染阶段:含蚴卵;e. 感染途径:口;f. 致病虫
期:成虫

继发感染。患者常有烦躁不安、失眠、夜间磨牙、食欲减退等症状。如钻入尿道、阴道、子宫、输卵管等处异位寄生,可形成以虫体或虫卵为中心的肉芽肿病变,引起相应部位的炎症。

**（四）实验室检查**

透明胶纸法、棉签拭子法在肛周取材查虫卵,操作简便,检出率高,是目前最常用的病原检查方法,一般在清晨排便之前进行(由于蛲虫肠内寄生,肠外产卵,粪便查卵阳性率极低)。如在粪便中或夜间在患者肛门周围检获成虫,也可确诊。

**（五）流行与防治**

1. 流行　蛲虫感染呈世界性分布,我国人群感染也较普遍,尤其在幼儿园等集体生活的儿童感染率更高。12 岁以下儿童蛲虫平均感染率为 10.28%,感染率城市高于农村。

人是唯一的传染源。由于生活史简单,虫卵发育快,且感染期虫卵对外界抵抗力强,故蛲虫病有"易治难防"的特点。其传播方式:一是肛门-手-口直接感染;二是接触感染与吸入感染;三是逆行感染,少数雌虫在肛门产卵后可逆行至肠道。

2. 防治　①对托儿所、幼儿园儿童应定期普查普治,常用驱虫药物有阿苯达唑或甲苯达唑等。②加强健康教育,注意公共卫生与个人卫生,养成饭前便后洗手,不吸吮手指,勤剪指甲的良好卫生习惯。此外,定期清洗玩具,不穿开裆裤,亦是防止蛲虫感染的重要措施。

## 四、毛首鞭形线虫

毛首鞭形线虫(*Trichuris trichiura*)简称鞭虫,成虫寄生于人体盲肠,是常见的人体肠道寄生线虫之一,引起鞭虫病。

成虫形似马鞭,前细后粗,细部占总长 3/5,粗部占 2/5。雌虫长 35~50mm,尾端钝圆。雄虫长 30~45mm,尾部向腹面呈环状卷曲。两性成虫生殖系统均为单管型。虫卵呈纺锤形,大小为 50~54$\mu$m×22~23$\mu$m,黄褐色。卵壳较厚,两端各具一透明塞状突起,内含一个未分裂的卵细胞(彩图Ⅲ)。

成虫主要寄生于盲肠,亦可寄生于结肠、直肠,甚至回肠下段。虫体前端钻入肠壁,以血液和组织液为营养。雌虫每日产卵约 1000~7000 个,虫卵随粪便排出体外,在适宜条件下,约经 3~5 周,发育为感染期虫卵。人食入被感染期虫卵污染的食物或饮水而感染。幼虫在小肠内孵出并侵入肠黏膜,8~10 天后幼虫返回肠腔,移行至盲肠发育为成虫,以其纤细的前端钻入肠壁寄生。自误食感染期虫卵至发育为成虫并产卵,约需 1~3 个月,成虫寿命一般 3~5 年。

成虫细长的前端能侵入黏膜下层或肌层,以组织和血液为食。当虫数较多时,可致肠壁黏膜组织出现充血、水肿或出血等慢性炎症反应,在炎症基础上可形成肉芽肿等病变。由于鞭虫吸血和损伤肠黏膜渗血,重度感染可致慢性失血。轻度感染多无明显症状。严重感染者可引起腹痛、腹泻、消瘦、贫血等。儿童重度感染可导致直肠脱垂。

鞭虫病的实验室病原学检查以发现虫卵为依据,常用方法有粪便直接涂片法、饱和盐水浮集法及沉淀集卵法等。

鞭虫广泛分布在温带、亚热带地区,与蛔虫分布相一致,但感染率低于蛔虫。感染率农村高于城市,南方高于北方,儿童高于成人。不良的生产方式与生活习惯是传播该病的重要原因之一。此外,虫卵在适宜环境条件下,能保持感染力达数月至数年,但对低温、干燥的抵抗力不及蛔虫卵强。故我国南、北方人群感染率有明显的差别。防治原则与蛔虫基本相同。

## 五、布氏姜片吸虫

布氏姜片吸虫(*Fasciolopsis buski*)俗称姜片虫,是一种寄生在人、猪小肠内的大型吸虫,可致姜片虫病。姜片虫病主要流行于亚洲,故又称亚洲大型肠吸虫。

### (一) 形态

1. 成虫　虫体背腹扁平、肥厚、前窄后宽,形似姜片。活时肉红色,死后灰白色。虫体大小为 20~75mm,宽 8~20mm,厚 0.5~3mm,为人体寄生虫最大的一种吸虫,口吸盘位于虫体前端,腹吸盘漏斗状,紧挨口吸盘之后,比口吸盘大 4~5 倍,肉眼可见。咽和食管短,两肠支呈波浪状弯曲达虫体后端。两个睾丸高度分支如珊瑚状,前后排列在虫体后半部(图35-4)。

2. 虫卵　椭圆形,淡黄色,大小为 130~140$\mu$m×80~85$\mu$m,是寄生人体的最大蠕虫

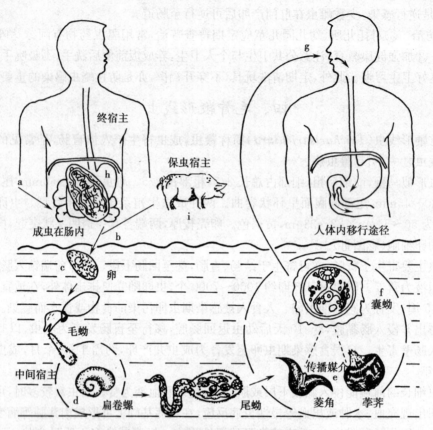

图 35-4　布氏姜片吸虫形态及生活史

a. 寄生部位：小肠；b. 排卵途径：粪便（标本采检）；c. 诊断虫期：虫卵；d. 中间宿主：扁卷螺；e. 传播媒介：水生植物；f. 感染阶段：囊蚴；g. 感染途径：经口、误食；h. 致病虫期：成虫；i. 保虫宿主：猪

卵。卵壳薄而均匀，卵的前端有一小而不明显的卵盖，卵内含一个卵细胞和 20～40 个卵黄细胞（彩图Ⅲ）。

**（二）生活史**

成虫寄生于人或猪的小肠，严重感染时可存在于胃和大肠。以肠腔内半消化食物为食，虫卵随粪便排出。

虫卵入水，在适宜的温度下，经 5～7 周发育孵出毛蚴。毛蚴侵入中间宿主扁卷螺体内，经胞蚴、母雷蚴、子雷蚴等无性生殖阶段，形成大量的尾蚴。成熟的尾蚴自螺体逸出，附着在水红菱、荸荠和茭白等水生植物表面，形成囊蚴。囊蚴是姜片虫的感染阶段。

终宿主或保虫宿主生吃含有囊蚴的媒介水生植物，经口感染，在小肠消化液作用下，幼虫脱囊而出，经 1～3 个月发育为成虫并产卵。成虫在人体内寿命为 7 个月至 4～5 年不等（图 35-4）。

**（三）致病性**

姜片虫虫体较大，吸盘肌肉发达，吸附力强，被吸附的肠壁组织可发生水肿、点状出血、炎症以致形成溃疡或脓肿。虫体吸附在局部不仅摄取养料，还因大量虫体覆盖肠黏膜而影响消化、吸收功能。临床表现为腹痛、腹泻、消化功能紊乱等。严重者可出现营养不良、贫血。大量感染时虫体成团，堵塞肠腔，可引起肠梗阻。

寄生虫代谢产物、分泌物被吸收后可引起超敏反应和嗜酸性粒细胞增多。儿童反复感染,可导致发育障碍。

#### (四) 实验室检查

1. 病原检查　检获粪便中的虫卵或虫体是诊断姜片虫感染的依据。对多数感染者可通过粪检虫卵来确诊,常用方法为直接涂片法,轻度感染的病例往往漏检,沉淀法可显著提高检出率。少数患者的粪便中或呕吐物中有时偶可发现成虫,可作为诊断依据。

2. 免疫检查　对感染早期或大面积普查可采用免疫学检查,常用方法有间接血凝试验(IHA)、间接荧光抗体试验(IFA)和酶联免疫吸附试验(ELISA)等。

#### (五) 流行与防治

1. 流行　姜片虫病主要流行于东南亚地区。在我国,除东北和西北地区外,其余 18 个省、市、自治区均有流行,人群平均感染率为 0.1%。人群感染率与猪的感染率呈一定的相关性,姜片虫病的流行以点状暴发为特点,多分布于广种水生植物的湖沼地区。

姜片虫病为人畜共患寄生虫病,猪是重要的保虫宿主。用新鲜人粪或猪粪施肥;扁卷螺广泛分布于池塘、沟渠及水田;众多的水生植物如水红菱、荸荠、茭白等,可成为其传播媒介;不少地区的居民常有生食菱角、荸荠等水生植物的不良习惯;以青饲料喂猪。这些因素很容易引起人和猪的感染。

2. 防治　姜片虫病防治原则应采取综合措施:①开展健康教育,不生吃未经洗净的或沸水烫过的水生植物;②加强粪便管理,实施粪便无害化处理,提倡科学养猪;③积极查治传染源,对病人和病畜最有效的药物为吡喹酮,槟榔煎剂亦有显著疗效。

## 六、链状带绦虫

链状带绦虫(*Taenia solium*),又称猪带绦虫、猪肉绦虫或有钩绦虫。成虫寄生于人体小肠内,引起猪带绦虫病,因生食或半生食(猪肉)含感染期幼虫而感染,此类寄生虫病也称食源性寄生虫病(food-borne parasistosis)。幼虫寄生于人(或猪)体皮下、肌肉或内脏,引起囊尾蚴病。

病例:患者,男,35 岁。因反复头痛、恶心,入院就诊。病史:3 年前患者突然出现发热、体温 38℃ 左右,头痛、喷射状剧烈呕吐。精神尚好,睡眠可,无抽搐,有喝生水、吃凉拌菜及未熟透"米猪肉"史。

实验室检查:病原检查:直接涂片检获带绦虫卵、孕节子宫分枝每侧 7~13 支。免疫检查:ELISA 检测抗体阳性,单克隆抗体检测血清囊虫循环抗原阳性。头颅 CT 扫描显示脑实质、脑基底池可见多个散在的圆形或卵形囊状低密度区,囊泡直径 0.7cm,混有点状高密度钙化灶。

思考与讨论:根据病史和实验室检查可诊断为什么病? 这些病是怎样感染的? 如何防治?

#### (一) 形态

1. 成虫　虫体扁平,带状,乳白色,长约 2~4m。虫体由 700~1000 个节片组成,包括头节、颈部和链体。头节近似球形,直径约 0.6~1mm,除有 4 个吸盘外,顶端上还具顶突,其上排列两圈小钩。颈部纤细,位于头节之后,与头节无明显界线,颈部具有生发功能。链体依次分为幼节、成节和孕节。幼节内部生殖器官未发育成熟。成节内均有发育成熟的雌、雄生殖器官各一套。孕节内仅有充满虫卵的子宫,子宫由主干向两侧分支,每侧 7～13 支(图 35-5)。

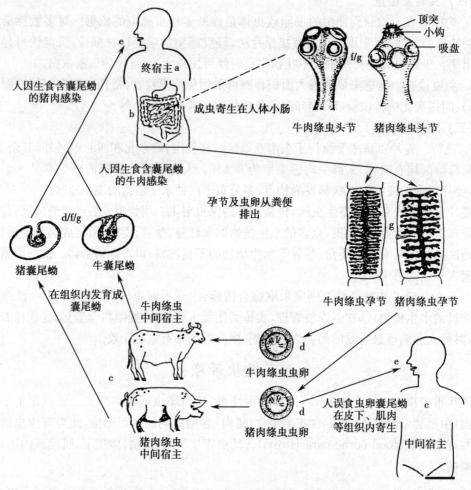

**图 35-5　链状带绦虫、肥胖带绦虫形态及生活史**
a. 终宿主:人;b. 成虫寄生部位:小肠;c. 中间宿主:猪、人、牛;d. 感染阶段:虫卵(猪)、囊尾蚴;e. 感染途径:经口;f. 致病虫期:成虫、囊尾蚴;g. 诊断虫期:孕节、虫卵、囊尾蚴

2. 虫卵　卵壳薄而透明,极易脱落。卵壳内为胚膜,球形,直径 31～43μm,胚膜棕黄色,其上有放射状条纹,内含一个球形的六钩蚴(彩图Ⅲ)。

3. 囊尾蚴　亦称囊虫,大小似黄豆,为乳白色半透明的囊状物,囊内充满透明液体,头节凹入囊内呈白色点状,其构造与成虫头节相似。

**(二)　生活史**

人是本虫的唯一终宿主,成虫寄生于人体的小肠,以头节固着在小肠壁上,靠体表吸收肠腔中的营养物质。末端孕节单片或多片从链体上脱落至肠腔,孕节及其释放的虫卵随粪便排出体外。

孕节或散出的虫卵被中间宿主猪吞食,在小肠消化液的作用下,孵出六钩蚴并钻入肠壁血管或淋巴管,随血流到达宿主全身各部,尤以运动较多的肌肉,如肩、股、心、舌、颈等处为多。约经 60～70 天发育为猪囊尾蚴。含有猪囊尾蚴的猪肉俗称"米猪肉"或"豆猪肉"。

人因误食生的或半生的含有活囊尾蚴的猪肉而感染。囊尾蚴在小肠内经胆汁的刺激，头节翻出，用吸盘和小钩附着在肠壁上，约经 2～3 个月发育为成虫并排出孕节和虫卵。成虫寿命可长达 25 年之久。

人除作为终宿主外，也可作为中间宿主被囊尾蚴寄生，引起囊尾蚴病。其感染阶段是虫卵。感染方式有三种：一是误食他人粪便排出的虫卵污染的食物、水等而感染，即异体感染；二是患者（终宿主）误食自己排出的虫卵而引起的再感染，即自体外感染；三是患者消化道内成虫脱落的孕节或卵，因恶心、呕吐等肠逆蠕动反流至胃、十二指肠处，卵内六钩蚴孵出而造成感染，即自体内感染。较异体感染而言，自体外感染、自体内感染更为重要。虫卵在肠内孵出六钩蚴，穿过肠壁随血流到达全身各处，约经 10 周，发育成囊尾蚴，囊尾蚴一般寄生在人体的皮下组织、肌肉、脑、眼、心、肝等处。囊尾蚴在人体寿命一般为 3～5 年，少数可达 15～17 年（图 35-5）。

**（三）致病性**

成虫寄生于人体的小肠，引起猪带绦虫病。临床症状一般较轻微，少数患者有上腹痛、腹泻、恶心、乏力、体重减轻等症状。偶可引起肠穿孔或肠梗阻。

囊尾蚴的致病性较成虫强，囊尾蚴可寄生人体的多种器官、组织，在寄生部位造成占位性病变，危害程度因囊尾蚴数量和寄生部位而不同。临床上依其主要寄生部位可分为以下几种类型：

1. 皮下及肌肉囊尾蚴病　在皮下寄生可形成结节，多见于头部及躯干，硬度如软骨，多可活动，无压痛。寄生在肌肉者，可出现肌肉酸痛、发胀、肌肉痉挛等症状。

2. 脑囊尾蚴病　虫体压迫脑组织，引起的症状极为复杂（与脑内寄生部位、感染程度及宿主对寄生虫的反应性有关），以癫痫发作最为多见，其次是颅内压的增高和精神症状。表现为头痛、呕吐、失语、瘫痪等，严重者可致死。

3. 眼囊尾蚴病　囊尾蚴可寄生眼的任何部位，轻者表现为视力障碍，当囊尾蚴一旦死亡，可导致玻璃体混浊、视网膜脱离，并发白内障，继发青光眼等终致眼球萎缩而失明。

**（四）实验室检查**

1. 病原检查　猪带绦虫病的诊断询问患者有无食"米猪肉"及大便排节片病史，对检获的孕节，计数子宫分支数目可鉴定虫种，也可用直接涂片法、饱和盐水漂浮法查患者粪便中的虫卵，但不能确诊（猪带绦虫卵、牛带绦虫卵在形态上难以区别）。试验性驱虫，对可疑患者，必要时可用槟榔、南瓜子进行试验性驱虫，检查头节、孕节可鉴定虫种，亦可考核驱虫疗效。

囊尾蚴病的诊断询问病史有一定意义。诊断方法应根据寄生部位选择。对皮肤和肌肉囊尾蚴病，可手术摘取皮下结节或浅部肌肉包块查囊尾蚴。眼囊尾蚴病用眼底镜检查多可见活动虫体。

2. 免疫检查　囊尾蚴病的诊断比较困难，免疫检查具有辅助诊断价值，实验证明，有效方法为 IHA、ELISA 等。

3. 其他检查　脑和深部组织的囊尾蚴病可用 CT、B 超、磁共振（MRI）等影像学检查，并结合其他临床表现作出判断，对辅助诊断深部组织囊尾蚴病也有重要的价值。

**（五）流行与防治**

1. 流行　链状带绦虫呈世界性分布。我国分布广泛，几乎遍及全国各地，主要分布于黑龙江、辽宁、吉林、山东、河北、河南等，其中以黑龙江感染率为最高。感染者以青壮年和男性为主,农村病人多于城市。

　　该病流行因素主要包括:①猪的饲养不当,如散养、连茅圈造成猪的感染;②人生食或半生食猪肉的不良饮食习惯;③不良的生产方式及卫生习惯,误食链状带绦虫卵感染猪囊尾蚴。

　　2. 防治　猪带绦虫病的综合防治措施包括:①积极治疗病人,猪带绦虫病多采用槟榔和南瓜子合剂驱虫,也可用吡喹酮、阿苯达唑。治疗猪囊尾蚴病可用吡喹酮、阿苯达唑等药物或手术摘除囊尾蚴。②科学养猪,管理好厕所猪圈,控制人畜互相感染。③加强健康教育,注意个人卫生,不食生的或未熟透的猪肉,生熟砧板分开,加强肉类检疫,不出售"米猪肉"。

# 七、肥胖带绦虫

　　肥胖带绦虫(*Taenia saginata*)又称牛带绦虫、牛肉绦虫或无钩绦虫。成虫寄生于人体小肠,引起牛带绦虫病。

　　牛带绦虫与猪带绦虫同属带科,带属。两者的形态、生活史、致病性、实验室检查、防治都相似主要区别(表 35-2)。

表 35-2　猪带绦虫与牛带绦虫的主要区别

| 区别要点 | 猪 带 绦 虫 | 牛 带 绦 虫 |
|---|---|---|
| 体长 | 2～4m | 4～8m |
| 节片数 | 700～1000 节,略透明 | 1000～2000 节,肥厚,不透明 |
| 头节 | 球形,直径 1mm,具有顶突及小钩 | 方形,直径 1.5～2.0mm,无顶突及小钩 |
| 孕节 | 子宫分支不整齐,每侧分支为 7～13 支 | 子宫分支较整齐,每侧分支为 15～30 支 |
| 感染阶段 | 猪囊尾蚴,猪带绦虫卵 | 牛囊尾蚴(牛带绦虫卵不感染人) |
| 终宿主 | 人(成虫寄生小肠) | 人(成虫寄生小肠) |
| 中间宿主 | 猪、人(囊尾蚴寄生组织、器官) | 牛(囊尾蚴寄生肌肉) |
| 孕节脱落 | 数节连在一起脱落,被动排出 | 单节脱落,常主动爬出肛门 |
| 幼虫 | 头节有顶突和小钩,可寄生人体致囊尾蚴病 | 头节无顶突和小钩,不寄生人体 |
| 成虫 | 引起猪带绦虫病 | 引起牛带绦虫病 |
| 孕节、虫卵检查 | 粪检孕节、虫卵 | 粪检孕节、虫卵,肛门拭子法易检获虫卵 |
| 囊尾蚴检查 | 手术摘除皮下结节检查囊尾蚴,免疫学检查,影像学检查 | 人体几乎没有牛囊尾蚴寄生,显示人体对牛带绦虫的六钩蚴具有自然免疫力 |

　　人是牛带绦虫的唯一终宿主,牛为中间宿主,人因食入生的或未熟的含有牛囊尾蚴牛肉而感染。患者一般无明显症状,或仅时有腹部不适、消化不良、腹泻或体重减轻等症状。偶然还可引起阑尾炎、肠腔阻塞等并发症。且有报告节片在其他部位异位寄生(宫腔、耳咽管),多数孕节有自行从肛门逸出和肛门瘙痒的症状。成虫寿命可达 20～30 年(图 35-5)。

　　当中间宿主牛吞食到虫卵或孕节后,虫卵的六钩蚴即在小肠内孵出,然后钻入肠壁随血液循环到周身各处,经 60～75 天发育为牛囊尾蚴,其寿命可达 3 年。

　　牛囊尾蚴不寄生于人体,是与猪带绦虫的重要区别。牛带绦虫卵与猪带绦虫卵不易区别,故发现虫卵时,只能诊断为带绦虫病。需根据子宫分支数和头节形态结构鉴定虫种。两种带绦虫的区别(表 35-2)。

(许正敏)

## 第三节　血液和组织蠕虫

血液寄生蠕虫是指通过直接或间接方式侵入人体心血管系统和淋巴系统,并在其内定居,引起脉管系统损害及相关组织脏器的病变的寄生虫,主要包括丝虫与血吸虫。组织器官寄生蠕虫主要包括旋毛虫、华支睾吸虫、并殖吸虫、细粒棘球绦虫等,前三种因生食或半生食含感染阶段寄生虫的食物而引起,即食源性寄生虫。所致寄生虫病的严重程度因寄生虫种类、寄生部位、寄生虫数量,以及人体的免疫状况而表现各异。

### 一、班氏吴策线虫和马来布鲁线虫

班氏吴策线虫(*Wuchereria bancrofti*)又称班氏丝虫,马来布鲁线虫(*Brugia malayi*)又称马来丝虫。成虫寄生于淋巴系统,引起淋巴丝虫病。该病是全世界重点控制的十大热带病之一,亦是我国的五大重点防治的寄生虫病之一。从20世纪50年代开始,我国医务工作者经过半个世纪的积极防治,我国现已成功阻断了丝虫病的传播,但疫情监测仍任重道远。

**(一) 形态**

**1. 成虫**　两种丝虫成虫形态相似,乳白色,细长如丝线,体表光滑。成虫直接产微丝蚴(图35-6)。

**2. 微丝蚴**　虫体细长,头端钝圆,尾端尖细,外有鞘膜。染色后可见体核,在虫体前端无体核处称头间隙。班氏微丝蚴虫体较大,头间隙短,体态柔和,弯曲大而自然,体核清晰可数,排列均匀,无尾核。马来微丝蚴虫体头间隙长,体态硬直,大弯中有小弯,体核密集不易分清,尾部有2个尾核(彩图Ⅲ)。

**(二) 生活史**

两种丝虫的生活史基本相同,均需经过幼虫在中间宿主蚊体内和成虫在终宿主人体内2个发育阶段。

成虫寄生于人体的淋巴管、淋巴结,以淋巴液为食。雌雄交配后,雌虫产出的微丝蚴大多随淋巴液经胸导管进入血循环。微丝蚴白天一般滞留于内脏毛细血管中(主要在肺毛细血管中),夜间出现于外周血液,这种昼伏夜出,夜多昼少的现象称为微丝蚴的夜现周期性(nocturnal periodicity)。两种微丝蚴出现于外周血液的时间略有不同,班氏微丝蚴为晚上10时至次晨2时,马来微丝蚴为晚上8时至次晨4时。微丝蚴夜现周期性可能与人中枢神经系统,特别是迷走神经的兴奋与抑制有关。晚上睡眠时,迷走神经兴奋,肺毛细血管扩张,微丝蚴进入外周血液中,而白天迷走神经抑制,内脏特别是肺毛细血管收缩,绝大多数微丝蚴滞留在肺毛细血管等处。

当媒介蚊虫叮吸带有微丝蚴的患者或带虫者血液时,微丝蚴随血液进入蚊胃内,脱鞘并穿过胃壁经血腔侵入胸肌,形成腊肠期幼虫,经2次蜕皮,发育为感染期幼虫,即丝状蚴。随即离开胸肌,进入血腔,到达蚊的下唇。当蚊再次叮人吸血时,丝状蚴从蚊下唇逸出,经吸血的伤口或正常皮肤进入人体,侵入附近的淋巴管,再移行至大淋巴管及淋巴结,经2次蜕皮发育为成虫(图35-6)。自感染丝状蚴至外周血液中查见微丝蚴,班氏丝虫约需3~5个月,马来丝虫大多为80~90天。成虫寿命一般为4~10年,个别可达40年。

马来丝虫多寄生在上、下肢浅部淋巴系统,以下肢为多;班氏丝虫除在浅部淋巴系统寄

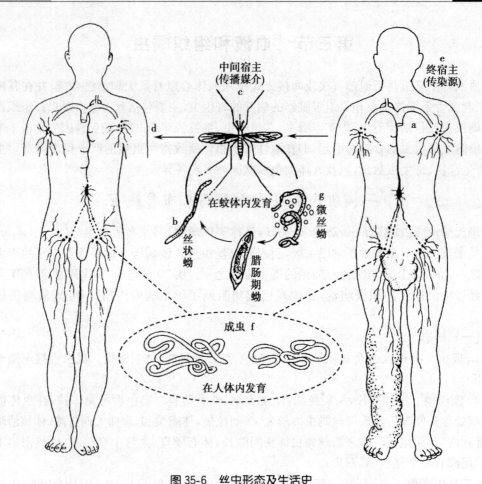

中间宿主
(传播媒介)
c

终宿主
(传染源)
e

d

a

在蚊体内发育

g 微丝蚴

丝状蚴
b

腊肠期蚴

成虫 f

在人体内发育

**图 35-6　丝虫形态及生活史**
a. 寄生部位:淋巴系统;b. 感染阶段:丝状蚴;c. 传播媒介:蚊(中间宿主);d. 感染途径:
皮肤;e. 终宿主:人;f. 致病虫期:成虫;g. 诊断虫期:微丝蚴

生外,更多寄生于深部淋巴系统中,主要见于下肢、阴囊、精索、腹腔、腹股沟和肾盂等部位。人是班氏丝虫唯一终宿主。马来丝虫除寄生人体外,还能在多种脊椎动物体内发育成熟。

**(三) 致病性**

丝虫病的发生和发展取决于患者的免疫状况、感染与重复感染程度、感染的虫种和寄生部位等因素。

1. 急性期超敏反应和炎症反应　幼虫和成虫的代谢产物,幼虫的蜕皮液和蜕下的外皮、雌虫子宫分泌物、死虫及其分解产物等均可刺激机体产生局部和全身反应。一般在感染后数周或数月发生,表现为局部淋巴结肿大、压痛。淋巴管炎的特征为逆行性,可见皮下有一条呈离心性发展的红线,俗称"流火"。局部皮肤可出现一片弥漫性红肿,有压痛和灼热感,状似丹毒,故称丹毒样皮炎。班氏丝虫成虫寄生于精索、附睾和睾丸附近淋巴管内可引起精索炎、附睾炎和睾丸炎。多数患者伴有畏寒、发热等全身症状,称丝虫热。

2. 慢性期阻塞病变　随着急性炎症的反复发作,导致淋巴管内和淋巴结内出现增生性肉芽肿,大量的纤维组织增生,引起淋巴管管腔狭窄或阻塞,淋巴液回流受阻。由于阻塞部位远端的淋巴管内压力增高,以致淋巴管曲张甚至破裂,淋巴液流入周围组织。由于阻塞部位不同,临床表现也因之而异。

（1）象皮肿：淋巴液流入皮下组织，因淋巴液含蛋白质较多，刺激纤维组织增生，使局部皮肤和皮下组织增厚，粗糙变硬，类似象皮，故名象皮肿。上下肢象皮肿可见于两种丝虫病，而生殖系统象皮肿仅见于班氏丝虫病，多见于下肢和阴囊，也可发生于上肢、乳房、阴唇。象皮肿的产生，使局部血循环发生障碍，皮肤抵抗力降低，易继发细菌感染、形成慢性溃疡，这些病变又可加重象皮肿的发展。

（2）睾丸鞘膜积液：阻塞发生在精索、睾丸时，淋巴液可流入鞘膜腔，引起睾丸鞘膜积液。

（3）乳糜尿：阻塞发生在主动脉前淋巴结或肠干淋巴结，使腰干淋巴压力增高，导致从小肠吸收的乳糜液回流受阻，经侧支流入肾淋巴管，引起肾乳头的淋巴管曲张破裂，乳糜液随尿排出，使尿呈乳白色，即乳糜尿。淋巴液亦可流入肠腔、腹腔，出现乳糜腹泻、乳糜腹水。

**（四）实验室检查**

1. 病原检查　从患者外周血、乳糜尿、抽出液或活检中查出微丝蚴或成虫为诊断依据。采血时间以晚上 9 时以后为宜，常用检查方法有厚血膜法、新鲜血滴法、浓集法、海群生（枸橼酸乙胺嗪）白天诱出法及体液（鞘膜积液、淋巴液、腹水）检查法。

2. 免疫检查　免疫检查目前较理想的方法有 IFA、ELISA 等。此外，近年来 DNA（分子生物学技术）探针技术已应用于丝虫病诊断。

**（五）流行与防治**

1. 流行　班氏丝虫病遍及全球，以亚洲、非洲较严重。马来丝虫病主要流行于东南亚、东亚和南亚的 10 个国家。我国 1994 年已实现基本消灭丝虫病标准（以行政村为单位，人群微丝蚴检出率降至 1‰以下）。根据 1997 年病原学与临床监测资料推算，全国尚有微丝蚴血症者 10.57 万人，有丝虫临床表现者 139 万人，因此，对丝虫病的流行监测及预防工作仍不可掉以轻心。

血液中有微丝蚴的人为传染源，蚊为传播媒介，我国传播丝虫病的蚊媒有 10 余种，且流行受自然因素、社会因素的影响。

2. 防治　对丝虫病的防治采取综合性措施：①普查普治，对流行区 95%以上的居民进行普查，感染者用海群生等药物治疗。在流行区，大面积防治可用海群生药盐，全民服药 6 个月，可控制传染源。②防蚊灭蚊，减少蚊的叮咬，阻断丝虫病的传播。③加强监测，我国的丝虫病已基本消灭，重点是加强监测管理，针对流行环节采取相应的措施，巩固已取得的成就。

我国对丝虫病防治工作已转入监测工作：①病原学检测：每个调查点检测 500～1000人；②血清学监测：出现阳性者再查微丝蚴；③蚊媒监测：解剖传播媒介，检查蚊体内有无人体丝虫幼虫。监测的终极目标为：受检人群的微丝蚴率在 0.1‰，阳性者的微丝蚴密度在 5条/60μl 血以下，未发现感染者，蚊媒监测未发现人体丝虫幼虫。

# 二、旋毛形线虫

旋毛形线虫（*Trichinella spiralis*）简称旋毛虫，成虫和幼虫分别寄生于同一宿主的小肠和肌肉中，引起旋毛虫病，该病是重要的人畜共患病之一。严重感染时致患者死亡。旋毛虫病也是重要的食源性寄生虫病之一。

**（一）形态**

1. 成虫　虫体细小如线状，是寄生人体最小线虫，雌虫长 3～4mm，雄虫长1.4～1.6mm。

2. 幼虫囊包　新产出的幼虫细长,随血循环移行至横纹肌内逐渐形成囊包,囊包大小为 0.25～0.5mm×0.21～0.42mm,囊包内常含 1～3 条卷曲的幼虫(彩图Ⅲ)。

### (二) 生活史

在寄生于人体的线虫中,旋毛虫的发育过程具有特殊性。成虫和幼虫寄生于同一宿主体内,虫体不需在外界发育,但完成生活史需更换宿主。成虫寄生于宿主的小肠,幼虫寄生于横纹肌内,被寄生的宿主既是终宿主,又是中间宿主。猪、狗和鼠等哺乳动物及人均可作为本虫宿主。

当宿主食入生的或半生的含有活幼虫囊包的肉类后,囊包在消化液的作用下,幼虫从囊包逸出,钻入肠黏膜,经 24 小时发育后再返回肠腔,于 48 小时内发育为成虫。雌、雄虫交配后,雄虫大多死亡,雌虫再次侵入肠黏膜,大约在感染后的 5～7 天,开始产出幼虫。每条雌虫一生中可产幼虫 1500～2000 条,产幼虫时间可持续 4～16 周,成虫寿命为 1～4 个月(图 35-7)。

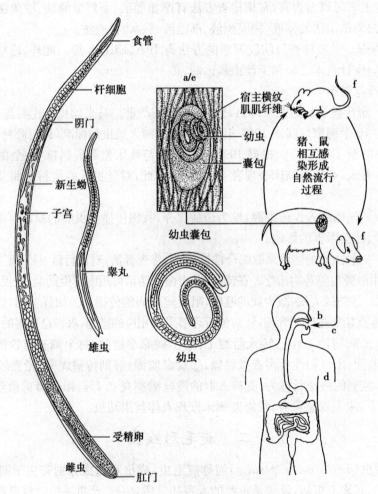

**图 35-7　旋毛虫形态及生活史**

a. 感染阶段:囊包;b. 感染途径:口;c. 感染方式:生食或半生食含囊包肉;d. 寄生部位:蚴虫—横纹肌、成虫—小肠;e. 诊断虫期:囊包;f. 保虫宿主:猪、鼠新生幼虫随淋巴和血循环到达身体各部,但只有侵入横纹肌内的幼虫才能继续发育。幼虫多侵入血液供应丰富的肌肉,如膈肌、舌肌、腹肌和腓肠肌等处形成囊包,幼虫囊包是旋毛虫的感染阶段。

### (三) 致病性

旋毛虫对人体的致病与食入幼虫囊包数、幼虫侵入部位和宿主的免疫力等因素有关。致病过程可分为 3 期:①侵入期(肠型期):主要引起十二指肠炎、空肠炎,临床表现为恶心、呕吐、腹痛等;②幼虫移行期(肌型期):主要引起肌肉病变,临床表现为不规则发热、肌肉疼痛、咀嚼和吞咽困难、水肿及嗜酸性粒细胞增多等。患者因心力衰竭、毒血症及呼吸系统感染而死亡;③成囊期(恢复期):此时组织的急性炎症消退,全身症状日渐减轻,但肌肉疼痛仍可持续数月。

### (四) 实验室检查

1. 病原检查　通常取腓肠肌、肱二头肌的一小块肌肉,作压片或切片活检,镜检观察有无囊包。发现囊包可确诊,但肌肉活检的检出率仅为 50%,故阴性结果不能排除寄生虫感染。

2. 免疫检查　免疫检查可辅助诊断,常用方法有皮内试验(IDT)、ELISA、IHA 等。

3. 其他检查　在幼虫移行期,血象检查可见白细胞总数与嗜酸性粒细胞显著增多。并出现肌酸尿,可为旋毛虫病诊断综合分析提供参考。

### (五) 流行与防治

1. 流行　旋毛虫病广泛流行于世界各地,我国已有云南、西藏、广西、河南、湖北等省(区、市)发生旋毛虫病暴发流行。我国人体旋毛虫病流行区主要为三片:一是云南、西藏、广西、四川;二是东北三省;三是湖北、河南。死亡病例全部发生在西南地区。

旋毛虫病为人兽共患寄生虫病。动物之间传播是由于相互残食形成的"食物链",而成为人类感染的自然疫源。人类旋毛虫病流行与猪的关系最为密切,主要通过生食或半生食含活幼虫囊包的肉类,尤其是猪肉及其制品。人的感染与饮食习惯密切相关,如云南少数民族有吃生皮、生猪肉习惯。又如腌制、熏烤及涮食等方法常不能杀死幼虫等。另外,生熟刀板不分,囊包污染熟食,也是传播的方式之一。故旋毛虫病流行具有地方性、群体性和食源性的特点。

2. 防治　有 150 多种动物可自然感染。预防的关键是不食用未熟的肉类及肉制品,把好"进口关"。加强对动物及肉类检疫;科学养猪,减少传染源。治疗常用药物有阿苯达唑、甲苯达唑。首选药物为阿苯达唑,其疗效好、疗程短、毒性低及副作用小。

## 三、华支睾吸虫

华支睾吸虫(*Clonorchis sinensis*)主要寄生在终宿主的肝胆管内,故称肝吸虫,是引起华支睾吸虫病(肝吸虫病)的病原体。此病因生食半生食含囊蚴的鱼虾而感染,也称食源性寄生虫病。

患者,男,19 岁。主诉:上腹部不适、乏力 2 年,右上腹阵发性剧烈疼痛 2 天。病史:童年有食烙干鱼史,以小鱼为主。近期出现乏力、厌食、上腹部疼痛、消瘦、头晕、低热等症状。遂到医院诊治,因肝脏肿大,轻度黄疸,肝功能显示 ALT 升高入院。

实验室检查:粪便查见华支睾吸虫卵,B超:提示慢性胆管炎、胆囊息肉、胆囊结石。临床初诊为慢性胆囊炎,胆囊结石。行胆囊切除术,术后发现胆汁中有 10 余条虫体,经病原检查诊断为华支睾吸虫。

思考与讨论:华支睾吸虫病是如何感染的? 分析其发病机制。诊断的依据是什么? 如何进行防治?

### (一) 形态

1. 成虫　虫体背腹扁平,狭长,前端稍窄,后端钝圆,形似葵花子仁。虫体大小约 10～25mm×3～5mm,半透明,消化道包括口、食管及沿虫体两侧伸至末端的两根肠支。雌雄同体,子宫管状,盘曲于卵巢与腹吸盘之间,有一个分叶状的卵巢,受精囊椭圆形,睾丸 2 个前后排列于虫体的后 1/3 处,呈分支状,故名华支睾吸虫(图 35-8)。

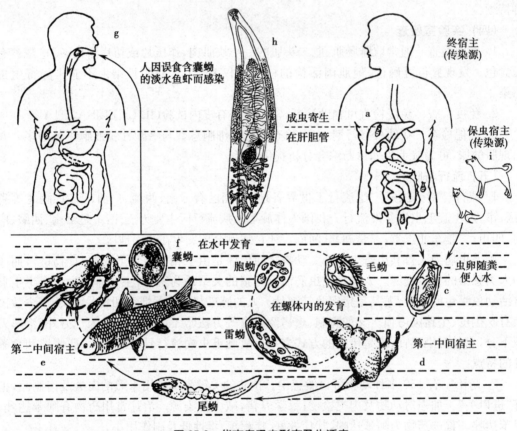

**图 35-8　华支睾吸虫形态及生活史**

a. 寄生部位:肝胆管;b. 排卵途径:粪便(标本采检);c. 诊断虫期:虫卵;d. 第一中间宿主:豆螺等;e. 第二中间宿主:淡水鱼虾;f. 感染阶段:囊蚴;g. 感染途径:经口、误食;h. 致病虫期:成虫;i. 保虫宿主:猫、狗、猪等

2. 虫卵　黄褐色,前端较窄,后端钝圆,形似灯泡状。大小平均为 27～35μm×11～20μm,为人体常见寄生蠕虫虫卵最小的一种,低倍镜下形似芝麻粒,虫卵小,卵盖明显,卵盖两侧可见突起的肩峰,卵盖的对端稍宽,有一疣状突起,内含成熟的毛蚴(彩图Ⅲ)。

### (二) 生活史

成虫寄生于人或猫、犬等哺乳动物肝胆管内。成虫产卵,虫卵随胆汁进入肠道,并随粪便排出体外。

虫卵入水,被第一中间宿主豆螺或沼螺、涵螺等淡水螺吞食,在螺体内孵出毛蚴。毛蚴经胞蚴、雷蚴等无性生殖阶段,形成许多尾蚴。成熟尾蚴陆续自螺体逸出入水,遇到第二中间宿主淡水鱼、虾,即可进入其体内发育为囊蚴。囊蚴是肝吸虫的感染阶段。

当终宿主(人)或保虫宿主(猫、狗等哺乳动物)食入含有活囊蚴的第二中间宿主(淡水鱼、虾)而感染。囊蚴经消化液作用后,后尾蚴在十二指肠脱囊而出,称为童虫,继而经胆总管进入肝胆管发育为成虫。

从食入囊蚴到粪便中出现虫卵约需 1 个月,成虫以肝胆管黏膜、分泌物和血细胞等为食。其寿命通常为 20～30 年(图 35-8)。

### (三) 致病性

1. 致病机制　成虫寄生在人体肝胆管中,其病变程度因感染轻重而异。成虫的分泌物、代谢产物及虫体机械性刺激,引起胆管上皮细胞脱落、增生,管壁变厚,管腔变窄,周围纤维组织增生,导致肝吸虫病。

2. 临床表现　虫体数量较多时,还可致管腔阻塞,引起胆汁淤滞,胆管扩张,表现为阻塞性黄疸;若合并细菌感染,则表现为胆管炎和胆囊炎。虫卵、死亡的虫体及其碎片和脱落的胆管组织,可构成结石的核心,引起胆石症。

儿童反复感染,可致发育障碍,晚期病人可出现肝硬化。一些资料认为,华支睾吸虫感染与胆管上皮癌及肝癌的发生有一定关系。

### (四) 实验室检查

1. 病原检查　直接涂片法操作虽简便,但检出率不高,同时,因华支睾吸虫卵小,容易漏检。常用沉淀法(集卵法)和改良加藤厚膜涂片法,以提高检出率。必要时可做十二指肠引流查虫卵,还可检出成虫。

2. 免疫检查　IDT、IHA、ELISA 等方法可用于辅助诊断,其中 ELISA 是目前较为理想的免疫检测方法。

3. 其他检查　华支睾吸虫病影像学检查,B 超声像图上可见多种异常改变,CT 检查也有较大的诊断价值。

### (五) 流行与防治

1. 流行　华支睾吸虫病主要分布于亚洲,特别是东亚和东南亚。在我国,除西北少数省、自治区尚未有报道外,其余 25 个省、市、自治区有不同程度的流行,感染率较高的是广东、广西、安徽、海南等。据 2001～2004 年调查报告,流行区感染率为 2.4%,推算流行区感染人数为 1249 万人。

华支睾吸虫病属人兽共患病,流行与传染源、粪便污染水源、中间宿主的存在、人们的饮食习惯等有关。传染源除人外,还有广泛的保虫宿主,如猫、狗、鼠类等多种哺乳动物。人及保虫宿主的粪便可以多种方式入水。作为华支睾吸虫的第一中间宿主有多种,在我国,以纹沼螺、长角涵螺和赤豆螺为常见,它们广泛分布于坑塘、沟渠及鱼塘,且常与第二中间宿主共存于同一水域。本虫对第二中间宿主的选择性不强,国内已证实的淡水鱼有 68 种,其中主要是鲤鱼科的种类,如白鲩、黑鲩、鲤鱼等,野生小型鱼类如麦穗鱼的感染率较高,且感染度亦较重。此外,细足米虾和沼虾等淡水虾也有囊蚴寄生。人们的饮食习惯中,食用"鱼生"或"鱼生粥"、未烧烤熟透的鱼虾、烹调过程中生熟砧板不分是华支睾吸虫病流行的重要因素。

2. 防治　华支睾吸虫病防治原则应采取以下措施:①加强健康教育,改进烹调方法,不吃生的鱼、虾,注意生熟炊、食具分开;②加强粪管水管,防止未经无害化处理的人畜粪便污染水源,不在鱼塘上建厕所,结合农业生产治理鱼塘或用药物灭螺;③查治病人病畜,目前应用最多的是吡喹酮和阿苯达唑,前者为首选。

## 四、卫氏并殖吸虫

卫氏并殖吸虫(*Paragonimus westermani*)是人体并殖吸虫病的主要病原体,所致并殖吸虫病为人兽共患病,其虫体在人兽体内均能发育至成熟。卫氏并殖吸虫成虫主要寄生在宿主的肺部,故又称肺吸虫。此病因生食或半生食含囊蚴的蝲蛄感染,又称食源性寄生虫病。

### (一)形态

1. 成虫　虫体肥厚,大小为7.5~12mm×3.5~5mm,背面稍隆起,腹面扁平,似半粒黄豆。活时呈红褐色。口、腹吸盘大小略同,腹吸盘位于虫体中横线之前。睾丸2个分支如指状,左右并列于虫体后1/3处。卵巢1个,分5~6叶,与子宫左右并列于腹吸盘之后。雌、雄生殖器官并列为本虫的显著特征(图35-9)。

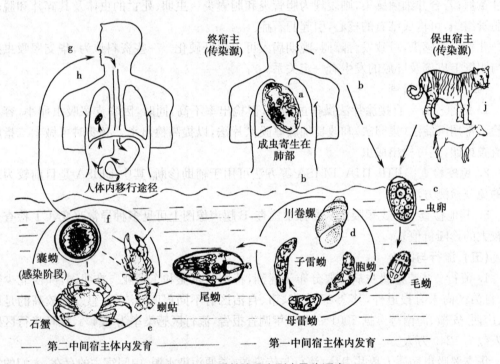

**图35-9　卫氏并殖吸虫形态及生活史**

a. 寄生部位:肺;b. 排殖途径:痰、粪便(标本采检);c. 诊断虫期:虫卵;d. 第一中间宿主:川卷螺;e. 第二中间宿主:溪蟹、蝲蛄;f. 感染阶段:囊蚴;g. 感染途径:经口;h. 感染方式:生食或半生食含囊蚴溪蟹、蝲蛄;i. 致病虫期:成虫;j. 保虫宿主:食肉类哺乳动物

2. 虫卵　椭圆形,金黄色,大小为80~118μm×48~60μm,卵壳厚薄不均,在无卵盖一端明显增厚,卵盖大而明显,常略倾斜,内含1个卵细胞和10余个卵黄细胞(彩图Ⅲ)。

### (二)生活史

卫氏并殖吸虫的终宿主为人和多种肉食类哺乳动物,第一中间宿主为川卷螺,第二中间宿主为溪蟹或蝲蛄。

成虫主要寄生在人和多种肉食动物的肺内,形成的虫囊与支气管相通,虫卵经支气管随痰液或粪便排出。虫卵入水后,在适宜的温度下,约经3周孵出毛蚴,毛蚴侵入川卷螺体内,经胞蚴、母雷蚴、子雷蚴的发育和增殖,形成大量尾蚴。成熟尾蚴从螺体逸出,侵入溪蟹或蝲蛄体内发育为囊蚴。人或其他肉食动物因食入生的或半生的含有囊蚴的溪蟹、蝲蛄而感染。囊蚴在小肠内脱囊并发育为童虫,童虫穿过肠壁进入腹腔,在各器官间徘徊1~3周后,穿过膈肌经胸腔进入肺内发育为成虫。自囊蚴进入终宿主到成虫成熟产卵,一般约需2~3个月。成虫寿命一般为5~6年(图35-9)。

本虫亦可寄生在皮下、肝、脑、脊髓、心包及眼眶等处,造成异位寄生,但一般不能发育成熟。

### (三) 致病性

1. 致病机制　卫氏并殖吸虫主要由于童虫和成虫在宿主组织器官内移行、窜扰、寄生所造成机械性损伤,其代谢产物还可引起免疫病理反应。基本病变过程可分为急性期和慢性期。在急性期,由于童虫移行引起所经部位的出血和炎症,临床上可有食欲不振、腹痛、腹泻、胸痛、咳嗽、荨麻疹等。在慢性期,是由于虫体进入肺内所致,大致可分为脓肿期、囊肿期、纤维疤痕期。

2. 临床表现　与感染的时间、部位、程度及人体免疫力有关。由于该虫寄生部位的广泛性,多个器官可同时受累,因而临床表现多样。临床上可分为胸肺型、皮下型、腹肝型和脑脊髓型等,其中以胸肺型为常见,主要表现为胸痛、咳嗽、咳铁锈色痰等。皮下型可出现游走性皮下包块或结节,多发生于腹壁,其次为胸壁。腹肝型可有腹痛、腹泻及便血等。脑脊髓型可出现头痛、头晕、偏瘫、视力障碍及癫痫等。

### (四) 实验室检查

1. 病原检查　对于胸肺型,可采集痰液或粪便查虫卵,常用方法有直接涂片法或沉淀法。采集痰液时,宜取清晨咳出的新鲜痰,以5%氢氧化钠消化后离心沉淀,然后取沉渣作涂片检查。

2. 免疫检查　可用 ELISA、IHA 等免疫诊断方法。但与其他吸虫有交叉反应,应予注意。

3. 其他检查　皮下型患者,可手术摘除皮下包块或结节,若检获童虫或成虫即可确诊。胸肺型及脑脊髓型患者,可用 X 线、CT 扫描与磁共振(MRI)影像学检查。

### (五) 流行与防治

1. 流行　卫氏并殖吸虫病在全世界分布广泛,已知30多个国家和地区有病例报道。我国25个省、市、自治区有本虫存在。

本病为人兽共患寄生虫病。除人可作终宿主外,还有多种肉食动物如虎、豹、犬、猫、狮、狼、狐等可感染此虫,是本病的重要传染源。第一中间宿主川卷螺、第二中间宿主溪蟹、石蟹及蝲蛄等的存在是本病传播和流行不可缺少的环节。在卫氏并殖吸虫病流行区,人们不良的饮食习惯是本病在人群中传播和流行的关键因素,如生吃或半生吃腌或醉溪蟹、石蟹及蝲蛄或蝲蛄酱等,均可误食囊蚴而感染。

2. 防治　健康教育是控制该病的重要措施,改变不良的饮食习惯,不生食或半生食溪蟹、蝲蛄,不饮生水是预防感染的关键。常用治疗药物为吡喹酮,具有疗效好、毒性小、疗程短等优点。有压迫症状者,可采取手术切除。

## 五、日本血吸虫(裂体吸虫)

寄生于人体的血吸虫主要有日本血吸虫(*Schistosoma japonicum*)、埃及血吸虫、曼氏血吸虫、间插血吸虫、湄公血吸虫和马来血吸虫 6 种。在我国流行的是日本血吸虫，日本血吸虫又称日本裂体吸虫，成虫主要寄生于人体肠系膜下静脉内，引起日本血吸虫病。

病例：患者，男性，23 岁，军人，某年 8 月份，在参加某地抗洪抢险中，下肢经常出现红色小丘疹，有痒感。未及时诊治。2 个月后常出现腹痛、腹泻、粪便时有黏液、脓血，伴发热、纳差而来就诊。

体格检查：一般情况尚可，心肺无异常，肝肋下一横指有轻压痛。

实验室检查：白细胞总数升高，嗜酸性粒细胞 8%，粪便查见无卵盖、侧面有小棘的虫卵。

讨论：急性血吸虫病是怎样感染的，有哪些临床表现和体征，如何进行诊断？

分析：可引起肝脏病变寄生虫有华支睾吸虫、并殖吸虫、血吸虫、细粒棘球绦虫等。

1. 这些寄生虫除血吸虫经皮肤感染外，其他均通过口感染。这些寄生虫虫卵，除血吸虫卵无卵盖外，其他均有卵盖。

2. 根据患者有接触疫水史、出现过皮炎、有痒感、实验室查到，无卵盖、有小棘的虫卵的病原，肝脏肿大。

3. 根据病史、实验室病原检查结果及辅助检查血中嗜酸性粒细胞升高，可诊断为血吸虫病。

## （一）形态

1. 成虫　呈长圆柱状，外观似线虫，雌雄异体，但雌雄合抱（图 35-10）。雄虫略粗短，大小为 10～20mm×0.5～0.55mm，呈乳白色，自腹吸盘以下虫体两侧向腹面卷曲形成抱雌沟；睾丸多为 7 个，呈串珠状排列。雌虫较细长，大小为 12～28mm×0.1～0.3mm，呈灰褐色；卵巢 1 个，位于虫体中部；肠管在腹吸盘后分为两支，延伸至虫体中部之后汇合成单一的盲管。

2. 虫卵　成熟虫卵大小为 74～106μm×55～80μm，椭圆形，淡黄色。卵壳薄，无卵盖，卵壳一侧有一小棘。内含一成熟毛蚴，毛蚴与卵壳之间有大小不等油滴状的毛蚴分泌物质（彩图Ⅲ）。

3. 毛蚴　梨形，大小约 99μm×35μm，周身披有纤毛（图 35-10）。

4. 尾蚴　属叉尾型尾蚴，长约 280～360μm，分体部和尾部，尾部又分为尾干和尾叉。体部前端有一头器，头器中央有一单细胞头腺，腹吸盘位于体部后 1/3 处，其周围有穿刺腺 5 对（图 35-10）。

## （二）生活史

日本血吸虫的终宿主为人或其他多种哺乳动物，唯一的中间宿主是钉螺。

成虫寄生于人及多种哺乳动物的门脉——肠系膜静脉系统。雌虫产卵于肠黏膜下层静脉末梢内，虫卵随血流至肝和结肠肠壁静脉内。在结肠壁静脉内的虫卵成熟后，由于卵内毛蚴头腺分泌的可溶性虫卵抗原能透过卵壳，引起虫卵周围组织和血管壁炎症、坏死，在血流的压力、肠蠕动和腹内压增加的情况下，虫卵可随溃破的组织落入肠腔，并随粪便排出。

排出体外的虫卵必须入水才能进一步发育。入水后，在适宜条件（20～30℃）下，约经 2～32 小时即孵出毛蚴。当遇到适宜的中间宿主钉螺，毛蚴即进入钉螺体内，经母胞蚴、子胞蚴的发育和无性增殖，产生大量尾蚴，成熟尾蚴自螺体内逸出并常在水的表层游动，当人或其他哺乳动物与疫水（含尾蚴的水）接触时，尾蚴即钻入宿主皮肤，脱去尾部后转化为童虫。

童虫侵入宿主的小血管或淋巴管，随血流汇集于门静脉，在此停留并经过一段时间的发育后，最后在肠系膜静脉定居，逐渐发育为成虫。从尾蚴侵入人体至成虫产卵，约需 24 天。通常

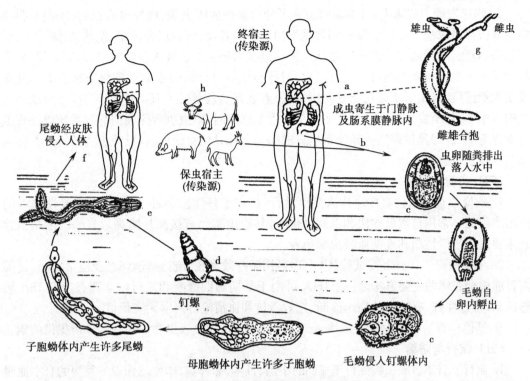

**图 35-10　日本血吸虫形态及生活史**

a. 寄生部位:门静脉—肠系膜静脉内;b. 排卵途径:粪便(标本采检);c. 诊断虫期:虫卵、毛蚴;
d. 中间宿主:钉螺;e. 感染阶段:尾蚴;f. 感染途径方式:皮肤、接触疫水;g. 致病虫期:成虫、虫卵、
尾蚴、童虫;h. 保虫宿主:哺乳动物

在人体感染 30 天后,可在粪便中检获虫卵。成虫在人体内的寿命一般为 2～5 年(图 35-10)。

(三) 致病性

1. 致病机制　血吸虫的尾蚴、童虫、成虫及虫卵均可对宿主产生损害,损害的主要原因是血吸虫各虫期释放的抗原均能诱发宿主的免疫应答,出现一系列免疫病理变化。

(1) 尾蚴所致损害:尾蚴侵入宿主皮肤后可引起尾蚴性皮炎,表现为尾蚴侵入部位出现丘疹、痒感。其本质是 Ⅰ 型或 Ⅳ 型超敏反应。

(2) 童虫所致损害:移行至肺部时,可因机械性损伤而引起局部炎症。童虫的代谢产物可致超敏反应。

(3) 成虫所致损害:成虫在静脉血管内寄生,引起静脉内膜炎和静脉周围炎等。其代谢产物、分泌物、排泄物等,在宿主体内可形成抗原抗体免疫复合物,引起 Ⅲ 型超敏反应(如血吸虫病肾病)。

(4) 虫卵所致损害:虫卵是血吸虫的主要致病阶段。在组织中沉积的虫卵成熟后,卵内毛蚴分泌的可溶性抗原从卵壳上的微孔渗到组织中,刺激宿主发生 Ⅳ 型超敏反应,引起淋巴细胞、巨噬细胞、嗜酸性粒细胞、浆细胞等聚集于虫卵周围,形成虫卵肉芽肿。随着卵内毛蚴的死亡和组织的修复,坏死物质逐渐被吸收,纤维组织增生,最后引起纤维化。重度感染者,门脉周围可出现广泛的纤维化,即干线型纤维化,这是晚期血吸虫病的特征性病变。由于窦前静脉的广泛阻塞,导致门脉高压,引起肝、脾大及腹壁、食管胃底静脉曲张、上消化道出血及腹水等症状。肠壁肉芽肿纤维化还可导致肠狭窄、肠息肉等。

2. 临床表现　临床上,日本血吸虫病可分为急性血吸虫病、慢性血吸虫病、晚期血吸虫病及异位血吸虫病。急性血吸虫病常见于初次感染者,临床表现为畏寒、发热、肝脾肿大、肝区压痛、腹胀、腹泻或黏液血便等症状。慢性血吸虫病主要表现为慢性腹泻、黏液血便,肝大较为常见。晚期血吸虫病可出现肝硬化、门脉高压症、巨脾、腹水或上消化道出血等。儿童反复大量感染者,由于垂体功能受到影响,患者表现为侏儒症。还有少数病例,可出现结肠壁明显增厚,甚至发生癌变。异位血吸虫病重度感染时,童虫也可能在门静脉系统以外寄生并发育为成虫,即异位寄生。异位寄生造成的损害称异位血吸虫病,异位损害的部位在肺和脑及其他组织或器官。

**（四）实验室检查**

1. 病原检查　粪便直接涂片法简单易行,适用于急性感染者,但慢性期和晚期患者的检出率很低。常用自然沉淀法和毛蚴孵化法,其检出率比直接涂片法高。直肠镜活组织检查主要适用于慢性期和晚期血吸虫病患者。

2. 免疫检查　环卵沉淀试验（COPT）可用于疗效考核、流行病学调查及疫情监测,是国内目前综合查病的主要方法之一。IHA 可用于早期辅助诊断和流行病学调查。ELISA 敏感性高,特异性强,有较好的临床诊断、疗效考核和血清流行病学调查价值。

3. 其他检查　临床上也可采用 X 线、CT 等检查,为血吸虫病诊断综合分析提供线索。

**（五）流行与防治**

1. 流行　日本血吸虫病流行于亚洲的中国、日本、菲律宾、印度尼西亚。我国的日本血吸虫病曾流行于长江流域及以南的湖北、湖南、江西、安徽、江苏、云南、四川、浙江、广东、广西、上海、福建等 12 个省、市、自治区。经过 40 多年的努力,到 2005 年已有 5 个省（市、区）达到传播阻断标准,目前全国血吸虫病人约 79.87 万,急性感染仍时有发生,防治形势任重道远。

日本血吸虫病的流行环节包括:传染源为人和多种哺乳动物,以病人和病牛为主;虫卵入水的机会;中间宿主钉螺的存在,多孳生在水流缓慢、杂草丛生、腐殖质多的洲滩、湖汊、河畔、水田、小溪、沟渠边等;人畜接触疫水的机会。日本血吸虫病的流行受自然因素、生物因素和社会因素的影响。在血吸虫病防治中社会因素（社会制度、生产方式、生活习惯、水利建设、人口流动等）起重要作用。

2. 防治　目前我国血吸虫防治的基本方针是"积极防治、综合治理、因时因地制宜"通过以下几个方面的综合防治:①控制传染源:主要通过治疗病人病畜;②切断传播途径:通过消灭钉螺、加强粪便管理,确保安全供水;③保护易感人群:做好个人防护,注重健康教育。吡喹酮是目前治疗各期血吸虫病的首选药物。

# 六、细粒棘球绦虫

细粒棘球绦虫（*Echinococcus granulosus*）又称包生绦虫。成虫寄生犬科食肉动物的小肠,幼虫（棘球蚴）可寄生多种草食动物和人体内,引起棘球蚴病（包虫病）。该病是一种严重危害人类健康和畜牧业生产的人兽共患病。是我国重点防治的寄生虫病之一。

**（一）形态**

1. 成虫　该虫是绦虫中最小的虫种之一,长 2～7mm,由头节、颈部及链体组成,链体仅具幼节、成节和孕节各一节,偶可多一节。

2. 虫卵　包生绦虫卵的形态与猪带绦虫卵、牛带绦虫卵相似,在光镜下难以区别（彩图Ⅲ）。

3. 幼虫（即棘球蚴）　为圆形或近圆形的囊状体。其大小和形态因寄生时间长短、寄生部位和宿主而异,小者不足 1cm,大者可达数十厘米。棘球蚴由囊壁及囊内容物组成(图 35-11)。囊壁分 2 层,外层为角质层,内层为生发层。生发层向囊内长出原头蚴、育囊(生发囊)和子囊。每个育囊内含 5～30 个原头蚴,原头蚴也可发育为育囊,育囊又可长出子囊。子囊结构与母囊相似,亦可长出原头蚴、育囊以及与子囊结构相似的小囊(孙囊)。因此,一个棘球蚴可包含几百个至几千个原头蚴。囊液又称棘球蚴液,原头蚴、育囊、子囊可自囊壁脱落而悬浮于囊液中,统称棘球蚴砂。一个原头蚴在终宿主体内可发育为一条成虫,在中间宿主体内播散可形成一个新的棘球蚴(图 35-12)。

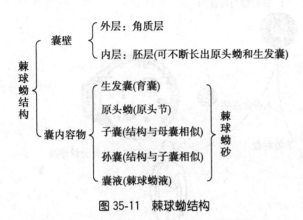

图 35-11　棘球蚴结构

### (二) 生活史

细粒棘球绦虫的终宿主是犬、狼等食肉动物,中间宿主是羊、牛和鹿等偶蹄类,偶可感染马、灵长类和人。成虫寄生于犬、狼等食肉动物小肠内,孕节或虫卵随粪便排出并污染牧草、水源及周围环境,如被中间宿主(牛、羊等)吞食,在十二指肠内,六钩蚴孵出并穿入肠壁的血管或淋巴管,随血循环到达身体各部。大部分停留在肝、肺等器官,经 3～5 个月后,发育成棘球蚴。

当含有棘球蚴的动物内脏或组织被终宿主吞食后,囊内原头蚴散出,在小肠内约经 8 周发育为成虫。在犬科动物肠道中寄生的成虫一般为数百至数千条。成虫寿命为 5～6 个月。虫卵是细粒棘球绦虫的感染阶段。人因误食虫卵而感染棘球蚴病,棘球蚴在人体内可存活40 年,甚至更久(图 35-12)。

### (三) 致病性

棘球蚴常寄生于人体的肝、肺,也可在腹腔、脑、骨、皮下肌肉等处寄生,引起棘球蚴病。

棘球蚴对人体的危害取决于其寄生部位、大小、数量、时间、机体的反应性及有无合并症。主要临床表现为:①局部压迫和刺激症状:肝棘球蚴病可出现肝区疼痛、肝大;肺棘球蚴病可出现干咳、咯血、呼吸急促、胸痛等呼吸道症状;脑部受累则出现颅内压增高症状,如头痛、恶心、呕吐、视乳头水肿、抽风甚至偏瘫等;棘球蚴可破坏骨质,使之疏松,易造成骨折或骨碎裂;包块压迫门静脉可致腹水,若压迫胆管可致阻塞性黄疸、胆囊炎等。②过敏症状:如荨麻疹、血管神经性水肿。若棘球蚴破裂,大量囊液外流,可导致过敏性休克,甚至死亡。③全身中毒症状:可有食欲减退、消瘦、贫血、发育障碍、恶病质等。

棘球蚴破裂,囊内原头节、子囊等进入体腔或其他组织,可引起继发性棘球蚴病。

### (四) 实验室检查

1. 病原检查　有时可从患者的痰液、尿液、腹水或胸水镜检发现棘球蚴砂或手术摘除的棘球蚴,但严禁穿刺,防止引起过敏性休克或继发性棘球蚴病。

2. 免疫检查　免疫学检查为棘球蚴病常用的辅助诊断方法。其常用方法有 IHA,ELISA 等。

3. 其他检查　X 线、CT、超声等影像检查亦有助于本病的诊断和定位。

### (五) 流行与防治

1. 流行　包虫病呈世界性分布。在我国主要流行于新疆、青海、甘肃、西藏和内蒙古的

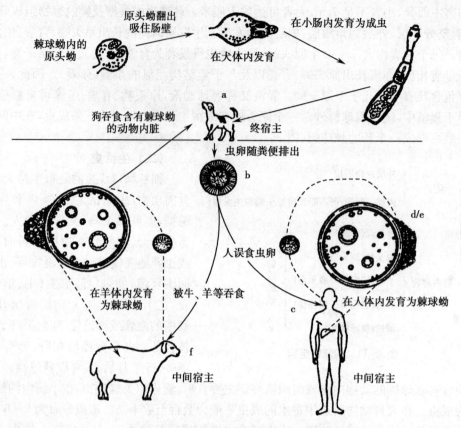

图 35-12  细粒棘球绦虫形态及生活史
a. 终宿主：犬、狼；b. 感染阶段：虫卵、棘球蚴；c. 感染途径：口；d. 致病虫期：棘球蚴；
e. 诊断虫期：棘球蚴；f. 中间宿主：牛、羊、人

广大牧区，其次为陕西、河北、山西及四川西部，其他省区也有散在病例。

细粒棘球绦虫主要在犬与牛、羊等家畜之间的传播，人多因与这些动物密切接触而误食虫卵造成感染。在局部造成严重流行的原因是：虫卵对外界环境（牧草、水源及食物）污染严重；人与家畜和环境的密切接触（玩犬、剪羊毛、皮毛加工等）；用病畜内脏喂狗或随处乱扔，使终宿主（犬、狼）受感染，反过来又加重了中间宿主感染，导致流行加重。

2. 防治  在流行区采取以预防为主的综合性防治措施：①加强宣传教育，注意饮食卫生和个人防护；②禁用动物的内脏喂犬，深埋或焚烧病畜，定期为犬驱虫；③治疗病人主要用手术摘除棘球蚴，对于较小的棘球蚴可用阿苯达唑、吡喹酮等药物治疗。

(许正敏)

# 第四节  其 他 蠕 虫

本章的其他蠕虫，主要介绍线虫纲的结膜吸吮线虫、广州管圆线虫，吸虫纲的斯氏狸殖吸虫及绦虫纲的微小膜壳绦虫、曼氏迭宫绦虫，各虫种的主要生物学特性、致病性、主要诊断方法和防治原则见表 35-3。

表 35-3 其他蠕虫

| 虫种 | 结膜吸线虫 | 广州管圆线虫 | 斯氏狸殖吸虫 | 微小膜壳绦虫 | 曼氏迭宫绦虫 |
|---|---|---|---|---|---|
| 大小形态 | 幼虫 0.3～0.4mm× 0.02mm;雌虫 6.2～ 20.0mm × 0.3 ～ 0.85mm;雄虫较小 | 雌虫 17～45mm× 0.3～0.66mm;雄虫 较小 11～26mm× 0.21～0.53mm | 虫卵 0.08～0.11mm ×0.05mm;成虫梭 形,11～18.5mm× 3.5～6mm | 虫卵 0.05～0.06mm ×0.04mm;成虫链体由100～ 200个节片组成;长 5～ 80mm,宽 0.5～1mm | 虫卵 0.05～0.076mm×0.03～ 0.04mm;成虫链体约1000个节 片,长 60～100cm,宽 0.5～ 0.6cm |
| 中间宿主 | 果蝇 | 各种陆生螺类 | 拟钉螺、溪蟹 | 蚤类、面粉甲虫,拟谷盗等 | 剑水蚤、蝌蚪、蛙、鸟等 |
| 保虫宿主 | 犬、猫 | 鼠、蛙、鱼、虾、猪等 | 果子狸,犬、猫等 | 鼠、松鼠、旱獭等 | 犬、猫、猪、虎、豹等 |
| 寄生部位 | 眼结膜囊及泪管 | 中枢神经系统 | 皮下、脏器等四处游 走 | 小肠 | 成虫寄生于小肠;裂头蚴可寄生 眼、颌面部和内脏、四肢皮下 |
| 感染阶段 | 感染期幼虫 | 感染期幼虫 | 囊蚴 | 虫卵、孕节 | 虫卵、裂头蚴 |
| 传染源(保虫主) | 犬、猫、兔等 | 鼠、蛙、鱼、虾、猪等 | 果子狸,犬、猫等 | 患者、鼠等 | 绦虫病患者,犬、猫、蛙、猪、蛇、 鸟等 |
| 感染途径 | 果蝇接触眼结膜 | 消化道 | 消化道 | 消化道 | 消化道、皮肤黏膜 |
| 所致疾病 | 结膜吸线虫病 | 广州管圆线虫病 | 斯氏狸殖吸虫病 | 微小膜壳绦虫病 | 曼氏迭宫绦虫病、裂头蚴病 |
| 致病性及临床表现 | 眼部异物感、眼结膜 炎、眼睛痛、眼部溃疡等 | 脑组织损伤、出血,引 发剧烈头痛、呕吐、嗜 睡等脑膜脑炎症状 | 幼虫移行症。游走性 皮下包块或结节,侵 入脏器引起相应症状 | 肠黏膜充血、出血、溃疡、坏死。消 化道和神经系统症状 | 成虫引起消化道症状;裂头蚴寄 生危害大,随寄生部位不同表 现不同症状 |
| 诊断方法 | 患处查找虫体 | 根据症状体征及接触 史,常采用ELISA诊 断;少数脑脊液中查 到幼虫、成虫 | 皮下包块或结节活 检,免疫学诊断是常 用辅助诊断法 | 粪便中查找虫卵或孕节 | 绦虫病诊断:粪便中查找虫卵; 裂头蚴病:病灶局部检出裂头 蚴;免疫学辅助诊断 |
| 防治原则 | 注意眼部卫生,加强 犬、猫管理,防蝇灭 蝇;治疗用可卡因滴 眼,眼后取出虫体 | 加强宣传教育,灭鼠 不吃未煮熟的食物 (螺、菜、水);治疗采 用阿苯达唑 | 加强宣传教育,不生 食溪蟹,不生食野生 动物(鼠、蛙、鸟、果子 狸等);治疗用阿苯达唑 | 注意个人和环境卫生,消灭 鼠类、蚤类;治疗用吡喹酮 | 加强宣传教育,不生食蛙肉、蛇 肉,不饮生水;治疗用阿苯达唑、 吡喹酮 |

(吴松泉)

# 第三十六章

# 医 学 原 虫

## 第一节 概 述

原虫是具有细胞器的单细胞真核生物,其种类多,分布广,多数营自由生活或腐生生活,少数营寄生生活。寄生于人体的致病性及共栖性的原虫为医学原虫(medical protozoon)。致病性原虫对人类健康可造成严重危害。

### 一、形 态

原虫形态多样,有球形、卵圆形或不规则形等。一般肉眼不能直接看到,必须借助显微镜才能观察到。其基本结构由胞膜、胞质和胞核三部分构成。

1. 胞膜 又称表膜或质膜,包被于体表。与原虫的营养、排泄、感觉、运动、侵袭等功能有关。

2. 胞质 由基质、细胞器和内含物组成。有的原虫(如痢疾阿米巴)胞质分内、外质。外质透明,呈凝胶状,内质为溶胶状,含有细胞器、内含物和细胞核。

3. 胞核 分为两种。多数寄生性原虫为泡状核,其主要特点是染色质少呈颗粒状,有 1 个核仁。少部分寄生性原虫为实质核,实质核大而不规则,染色质多,有 1 个以上的核仁。

### 二、生 理

原虫的生理过程包括运动、摄食、繁殖等。其运动主要由伪足、鞭毛、纤毛等运动细胞器完成。一般通过虫体表膜的渗透和扩散吸收小分子养料或经胞饮摄取养料。以无性生殖(二分裂、多分裂和出芽生殖)、有性生殖(结合生殖、配子生殖)或无性生殖和有性生殖世代交替的方式进行繁殖。

### 三、生活史类型

根据原虫传播方式及完成生活史所需宿主不同可分为三种类型:

1. 人际传播型 原虫通过直接或间接方式由感染者传播至易感者,只需要一个宿主即能完成其生活史,如阴道毛滴虫。

2. 循环传播型 通过循环方式传播的原虫,有的原虫需要一种以上的脊椎动物作为宿主以完成生活史,如刚地弓形虫。

3. 虫媒传播型 通过媒介昆虫传播的原虫,原虫在吸血昆虫体内繁殖发育后,以吸血昆虫为媒介传播,如疟原虫(生活史有世代交替)。

## 四、常 见 种 类

根据运动细胞器有无、类型不同,医学原虫分为动鞭纲、叶足纲、动基裂纲、孢子纲4个纲。原虫的种类较多,为了便于诊治工作的需要,通常也采用人为的分类方法,根据寄生部位将原虫分为腔道寄生虫、组织内原虫等。常见腔道原虫有:溶组织内阿米巴、蓝氏贾第鞭毛虫、阴道毛滴虫等。血液和组织原虫有:杜氏利什曼原虫、疟原虫等。

# 第二节  腔 道 原 虫

腔道原虫主要有溶组织内阿米巴、蓝氏贾第鞭毛虫及阴道毛滴虫。前两种主要寄生在肠道,后者寄生于泌尿生殖道。

## 一、溶组织内阿米巴

溶组织内阿米巴(*Entamoeba histolytica*)又称痢疾阿米巴,属于叶足纲。可引起阿米巴痢疾,也可引起脏器阿米巴脓肿。

病例:某女,56岁,农民。2008年8月24日因腹痛、腹泻、便血3年未愈就诊。大便每日4~5次。体检:中度贫血。粪检:除大量红、白细胞外,并发现有大量以伪足运动,吞噬红细胞的阿米巴滋养体,运动活泼。粪便培养未分离出肠道致病菌。诊断为溶组织内阿米巴感染。经口服灭滴灵治疗,每日1.6g,疗程7日,治愈出院。

思考与讨论:注意区分寄生虫或肠道致病菌引起的消化道出血。哪些人群易感染溶组织内阿米巴原虫,确诊的依据是什么,便血的原因是什么?

### (一) 形态

1. 滋养体  滋养体为虫体活动期,形态多变不规则,溶组织内阿米巴滋养体对宿主具有侵袭力。从有症状者组织中分离出的滋养体常含有摄入人体的红细胞,有时可见白细胞及细菌,大小在20~40μm之间,内、外质分界清楚。生活在肠腔、非腹泻粪便中的滋养体,其大小在10~30μm之间,其内外质分界不清,不含红细胞(彩图Ⅲ)。

2. 包囊  滋养体在肠腔内形成包囊的过程称为成囊。包囊圆形透明,囊壁光滑,直径10~16μm,碘液染色后为黄色,有核1~4个。在1~2个核的包囊内可见棕色的糖原泡及透明的棒状拟染色体。成熟的4核包囊糖原泡和拟染色体消失(彩图Ⅲ)。

### (二) 生活史

感染阶段为4核包囊,经口进入人体消化道后,在小肠中,虫体从囊中脱出,分裂为4个小滋养体(肠腔型滋养体),以细菌为食并进行二分裂繁殖。小滋养体随着肠内容物的下移,肠内水分减少,虫体分泌囊壁形成包囊。核分裂后为4核包囊随粪便排出体外。此过程为溶组织内阿米巴的基本生活方式。在有些细菌的协同作用及机体免疫功能降低等情况下,小滋养体分泌化学物质破坏溶解细胞,借伪足侵入肠壁组织内,吞噬红细胞,转变为大滋养体(组织型滋养体)并繁殖,导致肠壁溃疡。大滋养体若随坏死的组织脱落进入肠腔,可随腹泻的粪便排出体外,或在肠腔转为小滋养体再形成包囊。肠壁中的大滋养体也可随血流到其他组织或器官繁殖,引起肠外阿米巴病,但不能形成包囊(图36-1)。

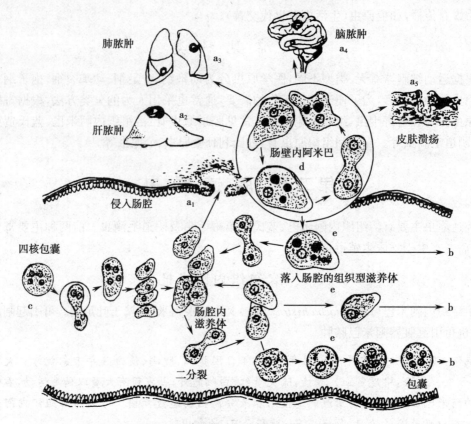

**图 36-1    溶组织内阿米巴形态及生活史**

a.1-5. 寄生部位：肠、肝、肺、脑等；b. 排虫途径：粪便（标本采检）；
c. 感染阶段：四核包囊；d. 致病虫期：组织型滋养体；e. 诊断虫期：滋
养体、包囊

**（三）致病性**

人体感染溶组织内阿米巴后是否发病，受虫体致病因素和宿主防御因素的影响，其中多数感染为带虫状态。引起的疾病有：

1. **阿米巴痢疾**    大滋养体在盲肠和升结肠等肠壁组织内繁殖，使组织溶解破坏，形成口小底大烧瓶状的溃疡。患者表现有腹痛、腹泻、里急后重、粪便呈果酱色带黏液，有腥臭味等。

2. **肠外阿米巴病**    肠壁内的大滋养体随血流播散至肝、肺、脑等脏器引起脓肿。以肝脓肿最常见，多见于肝右叶，表现有发热、右上腹痛、肝大等。

**（四）实验室检查**

1. 病原检查    滋养体检查，可用生理盐水涂片法，在急性阿米巴痢疾患者腹泻的新鲜粪便中可以发现活动的滋养体。包囊检查，采用碘液涂片法检查带虫者及慢性阿米巴痢疾粪便中的包囊。肠外脓肿穿刺液涂片可检出大滋养体。此外，还可取肠病变处的活组织检查。采集标本时，容器要洁净，粪便应新鲜无尿液污染，标本采集后要尽快送检。

2. 免疫检查    可用 IHA、ELISA 等方法查抗体。用 PCR 技术检查 DNA 可进行虫种鉴别和诊断。

3. 其他检查 肠外阿米巴病可用 X 线(肺脓肿)、CT(肺脓肿)及超声波(肝脓肿)等检查。

**(五)流行与防治**

1. 流行 溶组织内阿米巴分布于全世界,以热带和亚热带地区常见。我国平均感染率为 0.949%,主要在西北、西南和华北地区。

传染源为粪便排出成熟包囊者,包囊在适宜的温度湿度下可存活数周,通过蝇或蟑螂的消化道后仍有感染性,并可通过这些节肢动物机械性传播。包囊通过污染的食品、饮水使人体感染。

2. 防治 阿米巴病是一个世界范围内的公共卫生问题,在治疗该病的同时,还应加强健康教育,注意环境卫生和驱除有害昆虫,严格进行粪便无害化处理,防止粪便对水源的污染,注重饮食卫生,把好进口关。治疗患者、带虫者常用的药物首选甲硝唑,中药大蒜素、白头翁等也有一定的作用。

# 二、蓝氏贾第鞭毛虫

蓝氏贾第鞭毛虫(*Giardia lamblia*),简称贾第虫,为动鞭纲的原虫。寄生于人和哺乳动物的小肠,也可侵犯胆道系统,引起以腹泻为主的贾第虫病(giardiasis)。

病例:患者,男性,43 岁。以无明显诱因出现腹痛、腹泻、恶心及呕吐,患者体温正常,食欲不振,乏力,精神萎靡,全身关节疼痛,急性病容,未见其他阳性体征。血常规白细胞高于正常,其他项目正常。粪便常规检查见软便,有恶臭,无黏液和血液。经显微镜反复多次粪检或用内镜法获取上段小肠内容物检查,可见显著特征的蓝氏贾第鞭毛虫的滋养体。

思考与讨论:为什么蓝氏贾第鞭毛虫会引起急、慢性腹泻?蓝氏贾第鞭毛虫病是怎样感染的,其诊断依据是什么?怎样在旅游中预防蓝氏贾第鞭毛虫感染?

**(一)形态**

1. 滋养体 呈半梨形,大小约 9～21μm×5～15μm,两侧对称,前端宽钝,后端尖细,背部隆起,腹面前半部凹陷为吸盘,有鞭毛 4 对,能做翻滚运动,染色后可见 1 对细胞核并列于虫体的前端,1 对轴柱从中线由前向后连接尾鞭毛(图 36-2)。

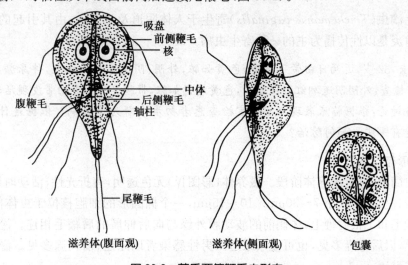

图 36-2 蓝氏贾第鞭毛虫形态

2. 包囊　呈椭圆形,大小约 $8\sim14\mu m\times7\sim10\mu m$。囊壁较厚。包囊经碘液染色为黄绿色,内含 $2\sim4$ 个细胞核,胞质内可见鞭毛等结构,未成熟包囊内含 2 个细胞核,成熟包囊含 4 个细胞核,即感染阶段(彩图Ⅳ)。

### (二) 生活史

生活史有滋养体和包囊 2 个阶段。成熟的 4 核包囊随食物或饮水进入人体,脱囊形成两个滋养体,主要寄生在人的十二指肠和小肠上端,有时也寄生于胆道内,二分裂繁殖,滋养体随着肠内容物的下移形成包囊从粪便排出。

### (三) 致病性

人体感染贾第虫后部分为带虫者,另一部分则出现临床症状,重者主要症状为爆发性水泻,粪便带有恶臭,无脓血等。寄生于胆道系统可引起胆囊炎、胆管炎。儿童重度感染可引起营养不良及贫血。

### (四) 实验室检查

1. 病原检查　用生理盐水涂片法,可从腹泻者的新鲜粪便中发现活动的滋养体;用碘液涂片法在成形的粪便中可查到包囊。取十二指肠引流液或胆汁检查,可提高阳性检出率。

2. 免疫检查　酶联免疫吸附试验(ELISA)、间接荧光抗体试验(IFA)等均有较高的敏感性与特异性。

### (五) 流行与防治

1. 流行　贾第虫分布于全球,据 WHO 估计全世界感染率为 $1\%\sim5\%$。我国人群总感染率为 $2.52\%$。排包囊的人和哺乳动物为传染源,感染者一昼夜可排 9 亿个包囊,包囊对外界的抵抗力较强,在 37℃条件下能存活 4 天。包囊污染食物和饮水是导致感染的重要原因。同性恋者也常导致包囊的间接粪-口传播。一些家畜和野生动物常为本虫宿主,故本病也是一种人畜共患病。

2. 防治　注意饮食卫生,加强人和动物粪便管理,防止粪便污染水源。积极治疗感染者,控制传染源。常用的治疗药物有甲硝唑、呋喃唑酮等。

## 三、阴道毛滴虫

阴道毛滴虫(*Trichomonas vaginalis*)寄生于人体阴道及泌尿道,由其引起的滴虫性阴道炎和尿道炎是以性传播为主的一种寄生虫病。

病例:女,32 岁,近两日白带下量多,色黄如脓,外阴、阴道奇痒如虫爬,伴尿频尿急尿痛,小便黄短。检查:外阴阴道潮红分泌物多,色黄质稀如脓,带腥臭味。查白带发现活动的虫体。

思考与讨论:根据临床表现与实验室检查患者初步诊断为什么病?依据是什么?感染的原因可能有哪些?如何防治?

### (一) 形态与生活史

生活史简单,只有滋养体阶段。滋养体(彩图Ⅳ)无色透明,有折光性,活动时形态多变。固定染色后,呈梨形,大小 $7\sim30\mu m\times10\sim15\mu m$,一个椭圆形的细胞核位于虫体前 1/3 处,有 4 根前鞭毛和 1 根后鞭毛,体侧前的波动膜外缘与向后伸展的后鞭毛相连。滋养体寄生于女性阴道,以后穹隆多见,也可侵入尿道。男性感染者以尿道、前列腺多见。滋养体以二分裂的方式繁殖。

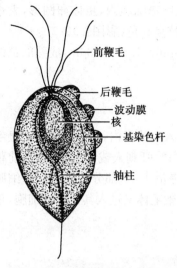

——前鞭毛

——后鞭毛

——波动膜
——核

——基染色杆

——轴柱

**图 36-3　阴道毛滴虫形态**

**（二）致病性**

人体通过直接或间接接触感染。多数女性感染后无明显的症状，健康妇女的阴道因乳酸杆菌分解糖原产生乳酸，pH 在 3.8～4.4 之间，不利于细菌的繁殖，为阴道的自净作用。感染阴道毛滴虫后，虫体繁殖消耗了阴道内糖原，影响乳酸杆菌酵解作用，阴道内的 pH 转为中性或碱性，有利于细菌繁殖，引起阴道炎。表现为阴道分泌物较多，呈灰黄色泡沫状，有异味，外阴瘙痒等。多数病例有尿路感染，出现尿频、尿急、尿痛等症状。男性感染引起前列腺炎等。

**（三）实验室检查**

1. 病原检查　根据病情不同取阴道后穹隆分泌物、尿液沉淀物、前列腺液标本，生理盐水涂片可观察活动的滋养体，或涂片用瑞氏或姬氏染色后镜检滋养体。

2. 免疫检查　可用酶联免疫吸附试验（ELISA）、直接荧光抗体试验（DFA）进行诊断。

**（四）流行与防治**

1. 流行　阴道毛滴虫分布于世界各地。传染源为患者和无症状带虫者，主要通过性交直接传播，也可通过公用浴池、浴具、游泳衣裤、坐式厕所等间接传播。阴道毛滴虫在潮湿的衣物上可存活 23 小时，40℃的水中可存活 102 小时，普通的肥皂水中存活 45～150 分钟，因而，在忽视卫生，文明较差的社会中易相互传染。

2. 防治　治疗感染者，控制传染源。夫妻双方应同时治疗。首选药物为甲硝唑。注意个人卫生与经期卫生，提倡淋浴。

# 第三节　血液和组织原虫

血液和组织原虫主要为杜氏利什曼原虫、疟原虫。杜氏利什曼原虫通过白蛉叮咬吸血而感染人体，主要寄生于巨噬细胞内，导致杜氏利什曼病。疟原虫通过按蚊叮咬吸血侵入人体，寄生于肝细胞与红细胞，导致疟疾。杜氏利什曼病、疟疾均是通过节肢动物作为媒介传播所致疾病，又称虫媒病（vector-borne parasitic disease）。

## 一、杜氏利什曼原虫

杜氏利什曼原虫（*Leishmania donovani*）引起利什曼病，又称黑热病。

患者李某，39 岁，来自甘肃兰州的建筑民工。发烧无汗半个月，呕吐并伴左上腹部疼痛，每天反复高热 40℃以上伴有寒战。经检查后发现其贫血、营养不良，肝、脾、淋巴结明显肿大，考虑可能患有血液病，进行骨髓穿刺检查，骨髓片中检出大量杜氏利什曼原虫，最终确诊为黑热病。

思考与讨论：患者为什么出现肝、脾、淋巴结明显肿大？确诊本病的依据是什么？黑热病是怎样感染的，如何防治？

**（一）形态**

1. 无鞭毛体（利杜体）　寄生于人和其他哺乳动物单核巨噬细胞内，虫体卵圆形，大小 2.9～5.7μm×1.8～4.0μm，用瑞氏染色后，胞质为淡蓝色，核呈红色（彩图Ⅳ）。

2. 前鞭毛体　寄生于白蛉消化道内。大小为 14.3～20μm×1.5～1.8μm，成熟的虫体呈梭形，前端有一根鞭毛，核位于虫体的中部。

### （二）生活史

完成生活史需要白蛉和人或其他哺乳动物两个宿主。

当雌性白蛉叮刺病人或被感染的动物时，无鞭毛体被吸入白蛉胃内，经 24 小时，无鞭毛体发育为前鞭毛体并以二分裂法繁殖。含前鞭毛体的雌性白蛉叮刺人或哺乳动物时，前鞭毛体随白蛉的唾液进入体内，一部分前鞭毛体被白细胞吞噬消灭，一部分则进入巨噬细胞内，转化为无鞭毛体，并大量繁殖使巨噬细胞破裂，游离的无鞭毛体又进入其他巨噬细胞，重复增殖过程（图 36-4）。

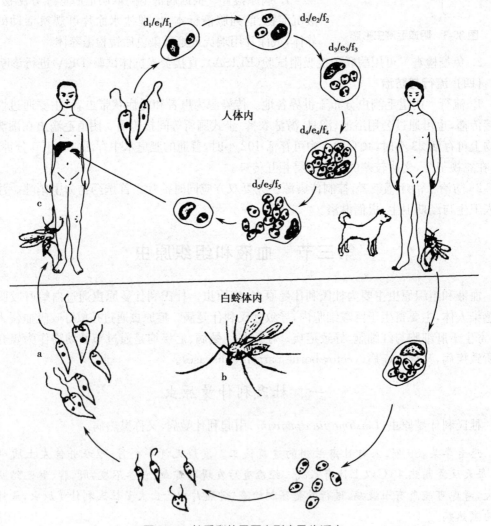

**图 36-4　杜氏利什曼原虫形态及生活史**

a. 感染阶段：前鞭毛体；b. 传播媒介：白蛉；c. 感染途径方式：皮肤、白蛉叮咬；$d_{1～5}$. 寄生部位：巨噬细胞；$e_{1～5}$. 诊断虫期：无鞭毛体；$f_{1～5}$. 致病虫期：无鞭毛体

### （三）致病性

无鞭毛体在巨噬细胞内繁殖,使巨噬细胞破裂和增生,导致肝、脾、淋巴结肿大,其中以脾大最为常见。脾功能亢进,肝功能受损,患者表现为血细胞减少、发热、贫血、鼻出血、牙龈出血等症状。浆细胞大量增生和肝功能受损使患者白蛋白(A)减少,球蛋白增多(G),从而导致 A/G 比倒置。

### （四）实验室检查

1. 病原检查　病原学检查取骨髓、淋巴结穿刺液涂片染色镜检(无鞭毛体),或进行培养。

2. 免疫检查　免疫学诊断用 ELISA、IHA 等方法检查抗体。此外,DNA 检测技术与传统病原检查相比具有敏感性高、特异性强的特点,并具有确定虫种的优点。

### （五）流行与防治

1. 流行　黑热病在世界上分布广泛。我国根据解放初期的调查,17 个省(市、区)有黑热病流行,通过大力防治,1958 年我国已基本消灭了黑热病,现在病例主要分布于新疆、内蒙古、甘肃、山西、陕西、四川等地。在流行环节中,人、犬为主要传染源,中华白蛉为主要传播媒介。

2. 防治　治疗患者的药物有葡萄糖酸锑钠、戊烷脒、二脒替等。米替福斯是近年来开发的抗利什曼原虫唯一口服药,具有对抗锑剂患者有效的特点。捕杀病犬,灭蛉防蛉,消灭传播媒介白蛉是防治黑热病的根本措施。

## 二、疟 原 虫

疟原虫是引起疟疾(malariae)的病原体。寄生于人体的疟原虫有 4 种,即间日疟原虫(*Plasmodium vivax*)、恶性疟原虫(*Plasmodium falciparum*)、三日疟原虫(*Plasmodium malariae*)和卵形疟原虫(*Plasmodium ovale*)。在我国主要是间日疟原虫和恶性疟原虫,三日疟原虫少见,卵形疟原虫罕见。

病例:患者江某,广西务工 1 年归来,间歇性反复寒战、高热 2 个月,指甲、黏膜、脸色苍白,经血常规检查后发现其红细胞偏低,白细胞明显升高,脾明显肿大,考虑可能患有血液病,用 ELISA 检测疟原虫抗原,阳性。采血作薄血片姬氏染色,观察到寄生于红细胞中的虫体,确诊为疟疾。

讨论:疟原虫是怎样感染的,有哪些临床表现,如何进行诊断、治疗和预防?

分析:根据患者有被蚊叮咬史,间歇性发热,初步怀疑为疟原虫感染,经实验室免疫学、病原检查,确诊。

### （一）形态

经瑞氏或姬氏染色后,红细胞内的疟原虫为蓝色细胞质,紫红色细胞核,棕黄色的疟色素。红细胞内各期疟原虫是诊断的依据。4 种疟原虫的形态结构不尽相同(表 36-1),现以间日疟原虫为例说明各期的形态特点。

1. 早期滋养体　又称环状体,是疟原虫在红细胞内的早期阶段。虫体胞质呈环状,一个细胞核位于虫体的一侧(彩图Ⅳ)。

2. 晚期滋养体　随着环状体的胞质增多,虫体变大伸出伪足,核增大,胞质中出现疟色素。被寄生的红细胞开始胀大并出现红色的薛氏小点(彩图Ⅳ)。

3. 裂殖体　核开始分裂,胞质未分裂时为未成熟的裂殖体;每个核被分裂的胞质所包

表 36-1　三种疟原虫形态比较

| | 间日疟原虫 | 恶性疟原虫 | 三日疟原虫 |
|---|---|---|---|
| 早期滋养体 | 较大,约为红细胞直径的1/3,1个核。一般1个红细胞内寄生1个环状体 | 较小,1~2个核,一个红细胞内寄生多个环状体 | 与间日疟原虫相似 |
| 晚期滋养体 | 大而不规则,有伪足,空泡明显;疟色素棕黄色 | 在外周血液中一般较小,疟色素集中颗粒状,黑褐色 | 圆形或带状,疟色素黑褐色颗粒状,位于虫体边缘 |
| 成熟裂殖体 | 裂殖子12~24个,疟色素集中 | 外周血液中一般不易见到,裂殖子10~36个,疟色素集中 | 裂殖子6~12个,疟色素粗大,黑褐色 |
| 配子体 | 圆形,雄性配子体核大疏松,居中;雌性配子体核小致密偏于一边 | 雄性配子体新月形,雌性配子体肾形 | 似间日疟原虫,但稍小 |
| 被寄生的红细胞 | 除早期滋养体外,其他期胀大,有红色的薛氏小点 | 正常或稍小,有紫褐色茂氏小点 | 大小正常,偶见齐氏小点 |

绕,形成 12~24 个裂殖子,疟色素聚集,为成熟的裂殖体(彩图Ⅳ)。

4. 配子体　侵入红细胞的裂殖子部分发育为雌雄配子体。雌配子体较大,胞质深蓝色,核小致密偏向一侧,疟色素粗大。雄配子体较小,胞质浅蓝色,核大疏松常位于中央,疟色素细小(彩图Ⅳ)。

**(二)生活史**

4 种疟原虫的生活史基本相似。以人和雌性按蚊为宿主,在人体内先后在肝细胞和红细胞内进行裂体增殖,在红细胞内,部分裂殖子形成配子体,开始有性生殖的初期发育。在蚊体内进行配子生殖和孢子生殖。以下为间日疟原虫在人体和蚊体内的发育:

1. 在人体内发育　包括肝细胞内(红外期)和红细胞内期(红内期)两个阶段。

(1) 红外期:子孢子为感染阶段,当含有子孢子的雌性按蚊吸血时,子孢子随蚊的唾液进入人体,约 30 分钟后子孢子侵入肝细胞,进行裂体增殖,形成含有许多裂殖子的成熟裂殖体,被寄生的肝细胞破裂释放裂殖子,一部分裂殖子被吞噬细胞吞噬消灭,一部分则侵入红细胞内发育。间日疟原虫的红外期时间为 8 天、恶性疟原虫为 6 天、三日疟原虫为 11~12 天、卵形疟原虫为 9 天。间日疟原虫和卵形疟原虫的子孢子在遗传学上有两个不同的类型。速发型的子孢子进入肝细胞后即进行红外期的裂体增殖,迟发型子孢子在肝细胞内要经数月至数年的休眠后,才能完成红外期的裂体增殖。

(2) 红内期:从肝细胞释放的裂殖子侵入红细胞内,经环状体、晚期滋养体发育分裂为成熟裂殖体,红细胞破裂,释放的裂殖子一部分被吞噬消灭,一部分又侵入红细胞内重复红内期的裂体增殖。间日疟原虫完成一代红内期裂体增殖需 48 小时,恶性疟原虫需 36~48 小时,三日疟原虫需 72 小时,卵形疟原虫需 48 小时。红内期的疟原虫经几代裂体增殖后,有的裂殖子不再进行裂体增殖而分别发育为雌、雄配子体。

2. 在蚊体内发育　当按蚊叮咬病人或带虫者时,疟原虫随血液进入蚊胃,只有雌、雄配子体能继续发育为雌、雄配子,受精后形成合子,合子变长能活动,为动合子,动合子从蚊胃壁穿过,停留于蚊胃弹性纤维膜下,虫体变圆形成球形的卵囊。卵囊细胞质和核不断分裂,产生成千上万的子孢子,卵囊破裂子孢子释放,随血液、淋巴到蚊的唾液腺,当蚊再叮咬人时,子孢子进入人体(图 36-5)。

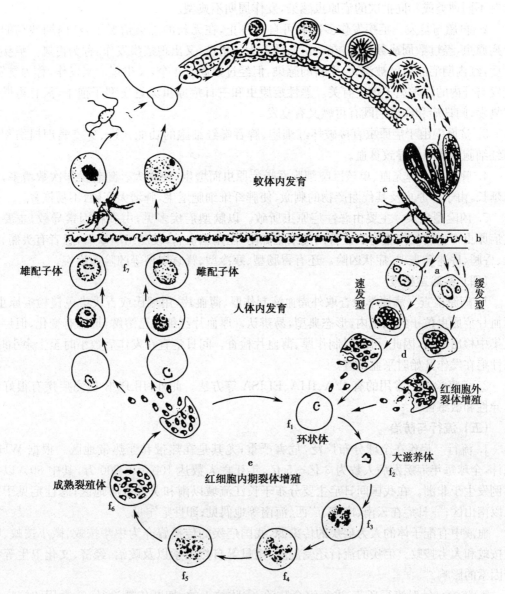

**图 36-5　间日疟原虫形态及生活史**
a. 感染阶段:子孢子;b. 感染途径:皮肤;c. 传播媒介:蚊;d. 寄生部位:肝细胞、红细胞内;
e. 致病虫期:红细胞内期;$f_{1\sim7}$. 诊断虫期:滋养体、裂殖体、配子体

**(三) 致病性**

从疟原虫进入机体到出现临床症状的间隔时间为潜伏期。间日疟短的潜伏期为 11～25 天,长的为 6～12 个月或更长,恶性疟为 7～27 天,三日疟为 18～35 天,卵性疟为 11～16 天。

1. **疟疾的发作**　成熟的裂殖体胀破红细胞,释放裂殖子、原虫的代谢物、变性的血红蛋白及红细胞碎片进入血循环,部分被吞噬细胞吞噬后,刺激细胞释放内源性热原质,与原虫的代谢物共同作用于人体下丘脑的体温调节中枢,引起发热等症状。典型的发作表现为寒战、发热、出汗和退热 3 个连续阶段。发作的周期性与红内期的裂殖体增殖周期一致,典型的间日疟及卵形疟隔日发作一次,恶性疟 36～48 小时发作一次,三日疟间隔 2 天发作一次。如有不同种类或不同批次的疟原虫感染,发作周期不典型。

2. 再燃与复发　疟疾发作多次后可自行停止,在无新的感染情况下,红内期残存的少量疟原虫,经过数周或数月后,在一定条件下大量增殖,又出现疟疾发作,称为再燃。疟疾初发后,红内期疟原虫已被消灭,无新的感染,但经过数周至年余,又出现疟疾发作,称为复发。复发与肝内的迟发型子孢子有关。恶性疟原虫和三日疟原虫无迟发型子孢子,只有再燃没有复发,间日疟和卵形疟既有再燃又有复发。

3. 贫血　由于疟原虫直接破坏红细胞、脾吞噬红细胞的功能亢进、免疫病理损伤和骨髓红细胞生成障碍导致贫血。

4. 脾大　因脾充血、单核巨噬细胞吞噬疟原虫而增生,使脾大。随着发作次数增多,病程延长,由于疟原虫及其代谢产物的刺激,使脾纤维细胞增生,脾增大变硬,不易恢复。

5. 凶险型疟疾　主要由恶性疟原虫所致。以脑型疟疾多见,由多种因素导致,主要是被疟原虫寄生的红细胞与脑血管内皮细胞黏附,阻塞脑血管,使脑组织缺氧,患者有头痛、惊厥、昏睡、昏迷等表现,症状凶险。还有胃肠型、寒冷型、肾衰竭型等凶险型疟疾。

**（四）实验室检查**

1. 病原检查　病原学检查取外周血液制作厚、薄血片,用瑞氏或吉氏染色镜检疟原虫。薄血片疟原虫位于红细胞内,形态典型,易辨认。厚血片红细胞已溶解,形态有变化,但疟原虫集中检出率高,因此,可同时制作厚、薄血片检查。间日疟宜在发作后数小时至十余小时、恶性疟在发作开始时采血检查。

2. 免疫检查　常用的有 IFA、IHA、ELISA 等方法。此外,用 PCR 检测疟疾有很好的特异性和敏感性。

**（五）流行与防治**

1. 流行　疟疾在全球分布广泛,危害严重,尤其是在热带和亚热带地区。根据 WHO 统计,全球每年疟疾发病人数为 3 亿～5 亿,年死亡人数达 100 万～200 万,其中 80％以上病例发生于非洲。在我国间日疟主要分布于长江流域以南和黄淮下游地区;恶性疟见于长江以南山区;三日疟在云南、广东、广西、海南等地偶见;卵性疟罕见。

血液中有配子体的人为疟疾的传染源,我国疟疾的传播媒介为中华按蚊、微小按蚊、嗜人按蚊和大劣按蚊。疟疾的流行还受温度、雨量等自然因素以及政治、经济、文化卫生等社会因素的影响。

2. 防治　针对流行环节,进行综合防治:①防蚊灭蚊,切断传播途径;②常用的抗疟药物有氯喹、伯喹、甲氟喹、乙胺嘧啶、青蒿素、蒿甲醚等,选择相应的药物对感染者进行根治,以控制症状及减少传染源;③加强宣传教育,有计划的预防服药。

# 第四节　其他机会致病原虫

免疫力正常的机体感染某些原虫后不表现临床症状,即呈隐性感染。隐性感染是某些机会致病寄生虫的特殊寄生现象,当机体免疫力降低或免疫功能不全时,这些原虫的繁殖能力和致病力显著增强,使患者出现严重的临床症状甚至死亡。此类原虫即机会致病原虫（opportunistic protozoa）,如弓形虫、隐孢子虫。这类寄生虫病称机会性寄生虫病（opportunistic parasitosis），机会性寄生虫病是引起艾滋病患者死亡的重要原因之一。

导致机会感染免疫力下降的原因通常有：患获得性免疫缺陷综合征（AIDS）；长期使用免疫抑制剂（器官移植、自身免疫病）；肿瘤患者（放、化疗）；先天性免疫缺陷（T、B 细胞缺陷）；其他病原微生物的感染。导致机会感染的原虫主要有：弓形虫、隐孢子虫等。

# 一、刚地弓形虫

刚地弓形虫（*Toxoplasma gondii*）简称弓形虫。寄生于人和多种动物的组织细胞内，所引起的弓形虫病（toxoplasmosis）为人兽共患的寄生虫病，也是重要的机会致病性原虫。

病例：孕妇，27 岁，家里饲有宠物猫和犬。妊娠时期，孕妇常有"伤风感冒"，未经药物治疗。妊娠 8 个月时行产前检查，B 超提示"脑积水可能"。实验室检查：孕妇血清弓形虫抗体（IHA）1：80（＋）。

思考与讨论：导致胎儿的畸形最可能的原因是什么？胎儿是如何感染的？如何防治？

## （一）形态

弓形虫在生活史中有滋养体、包囊、裂殖子、配子体和卵囊 5 个不同形态阶段，其中与致病和传播有关的形态是：

1. 滋养体　是指在中间宿主细胞内分裂繁殖的虫体，包括速殖子和缓殖子。香蕉形或半月形，大小平均为 $1.5 \times 5\mu m$，经瑞氏或吉氏染色后胞质呈蓝色，胞核位于中央呈紫红色。急性期滋养体在感染的细胞内增殖后，形成假包囊，内有多个滋养体，又称速殖子（彩图Ⅳ）。

2. 包囊　圆形或椭圆形，有囊壁，直径 $5\sim100\mu m$。囊内含数个至数千个滋养体，称缓殖子。

3. 卵囊　又称囊合子。囊壁光滑，圆形或椭圆形，大小 $10\sim12\mu m$，内含两个孢子囊，每个孢子囊内含 4 个新月形子孢子。

## （二）生活史

卵囊、包囊、假包囊被猫科动物吞食后，子孢子、缓殖子、速殖子逸出，多数侵入小肠上皮细胞内，重复进行裂体增殖，其中部分裂殖子发育为雌、雄配子体，雌、雄配子受精为合子，发育为卵囊，肠上皮细胞破裂后卵囊从粪便排出。弓形虫也可在猫的肠外组织细胞内无性增殖。猫科动物既是终宿主又是中间宿主，在人和其他动物体内只能完成无性生殖，为中间宿主。人和其他动物吞食了卵囊或动物肉类中包囊、假包囊后，子孢子、缓殖子、速殖子逸出侵入肠壁，随血液、淋巴液到全身有核细胞内增殖，速殖子被宿主细胞膜包裹为假包囊，破裂后释放的速殖子再进入细胞重复进行增殖，随着免疫力的产生，速殖子增殖变慢为缓殖子，形成包囊（图 36-6）。

## （三）致病性

本虫可导致先天性感染和获得性感染。先天性感染是孕妇感染弓形虫后经胎盘传给胎儿，怀孕 3 个月内发生感染可致先天性畸形如视网膜脉络膜炎、脑积水、小脑畸形、智力障碍等，甚至流产、早产、死胎。

获得性感染多数无症状，免疫功能低下者弓形虫增殖扩散，临床表现多样，可发生淋巴结肿大、脑膜炎、肝炎、肺炎、心肌炎等病症。

隐性感染者若患有肿瘤、长期接受免疫抑制剂、放射治疗等引起医源性免疫受损或免疫缺陷者，如 AIDS，都可使隐性感染转变为急性或亚急性感染，从而导致弓形虫病，并可因并

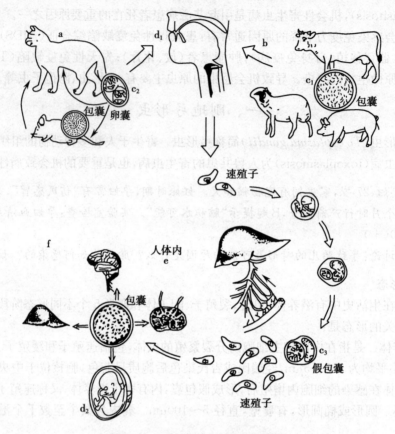

**图 36-6    刚地弓形虫形态及生活史**

a. 终宿主：猫科动物；b. 中间宿主：人、哺乳动物等；c$_{1\sim3}$. 感染阶段：包囊、假包囊、卵囊；d$_{1\sim2}$. 感染途径：口、胎盘；e. 寄生部位：人或哺乳动物等体内的有核细胞；f. 致病虫期：滋养体、卵囊、包囊或假包囊

发弓形虫脑病而发生死亡。

**（四）实验室检查**

结合临床症状，在急性期可取患者的穿刺液、血液查滋养体，但检出率低。免疫检查方法有多种，目前常用的有染色试验、免疫酶染色试验（IEST）、IHA、ELISA 等。弓形虫的基因诊断技术也在研究应用中。

**（五）流行与防治**

弓形虫呈世界性分布，可感染多种动物。人类的感染较普遍，各地的感染率不同，但多数无症状。在流行环节中，弓形虫的传染源主要为动物，虫体的抵抗力较强，经胎盘、消化道、破损的皮肤黏膜、输血等途径传播。

预防弓形虫感染应加强肉类检查，注意饮食卫生。孕妇应做好个人防护。治疗的药物有乙胺嘧啶、磺胺嘧啶、螺旋霉素等。

# 二、隐 孢 子 虫

隐孢子虫（*Cryptosporidium*）可感染哺乳类、鸟类、爬行类、鱼类等动物，也是人类重要的机会性致病原虫，可引起腹泻等消化道症状。隐孢子虫是 AIDS 病人合并肠道感染的常见病原体。

　　该虫在同一宿主体内完成生活史。卵囊为其感染阶段，当宿主吞食卵囊后，其中的子孢子逸出侵入肠上皮细胞内，在进行无性生殖和有性生殖后，发育为卵囊，成熟的卵囊随粪便排出体外。

　　隐孢子虫寄生于小肠黏膜，损害肠绒毛，可引起腹泻等症状，临床症状严重程度与病程长短、宿主免疫力有关。对于 AIDS 等免疫功能低下者，可导致长期严重腹泻甚至死亡，故隐孢子虫感染常为 AIDS 并发腹泻死亡的原因之一。

　　病原检查取粪便用金胺酚-改良抗酸染色等方法检查包囊。免疫检查可用 ELISA 等方法。

　　隐孢子虫分布于全世界，人类感染者及牛、羊、猫、犬等受感染动物均是传染源，主要经消化道传播，婴幼儿、免疫功能低下者等易发生感染。预防方面要注意饮食卫生，加强对免疫功能低下者的防护。治疗尚无特效药物，巴龙霉素、大蒜素等药物有一定的效果。

（王　瑛）

# 第三十七章

# 医学节肢动物

## 第一节 概 述

节肢动物在分类上为节肢动物门,是动物界中最大的一个门类。医学节肢动物(medical arthropod)是指与医学有关,即通过寄生、吸血、骚扰、螯刺和毒害、致病及传播病原体等方式危害人类健康的节肢动物。医学节肢动物学(medical arthropodology)是研究节肢动物的形态、分类、生活史、生态、地理分布、与传播疾病的关系及防治措施的科学。它是人体寄生虫学、流行病学和公共卫生学的重要组成部分,但它本身又是一门独立的学科。

### 一、节肢动物的主要特征及分类

医学节肢动物的主要特征是:身体左右对称,分节,体表由坚韧的外骨骼组成,有成对的分节附肢。医学节肢动物主要有昆虫纲、蛛形纲、甲壳纲、唇足纲。其中昆虫纲和蛛形纲在医学上有更为重要的意义(表37-1)。

表 37-1 昆虫纲及蛛形纲的形态特点和种类

| 分类 | 足 | 触角 | 头、胸、腹三者关系 | 主 要 种 类 |
|------|-----|------|-------------------|-------------|
| 昆虫纲 | 3 对 | 1 对 | 头、胸、腹界限分明、有翅或无翅 | 蚊、蝇、蚤、虱、白蛉、蟑螂、臭虫等 |
| 蛛形纲 | 成虫 4 对、幼虫 3 对 | 无 | 不分明(合为一体)、无翅 | 硬蜱、软蜱、疥螨、尘螨、蠕形螨、恙螨等 |

### 二、节肢动物的生态与变态

生态是指生物与周围环境各种因素如温度、湿度、生物因素、地理、季节的相互关系。节肢动物生态是指环境因素对节肢动物的孳生、活动、食性、栖息、季节消长、越冬等起的作用。了解节肢动物生态对控制或消灭医学节肢动物及其所传播的疾病具有重大意义。

变态(metamorphosis)是指从卵发育为成虫所经历的一系列(外部形态、内部结构、生理功能、生活习性及行为本能)变化的总和。变态可分为全变态(complete metamorphosis)和半变态(incomplete metamorphosis)两种类型,凡经卵、幼虫、蛹、成虫 4 个发育时期,各期形态和生活习性明显不同,称全变态(完全变态),如蚊、蝇的发育。凡经过卵、若虫、成虫 3 个发育时期称半变态(不完全变态),如虱、蟑螂等的发育。

## 三、医学节肢动物对人体的危害

医学节肢动物对人体的危害可分为直接危害和间接危害两大类。

1. 直接危害　是节肢动物本身对人体造成的直接损害,包括以下几个方面:

(1) 骚扰和吸血:吸血昆虫如蚊、虱、蚤、臭虫等常常袭击、叮刺吸血,骚扰人们正常的工作和睡眠。

(2) 螫刺和毒害:有些节肢动物具有毒腺、毒毛或者毒液,螫刺人体后,不仅使局部红肿、剧痛,甚至还可引起全身症状,如蜈蚣、蝎子、松毛虫的毒液及毒毛引起皮炎等;硬蜱叮刺后唾液可使宿主出现蜱瘫痪。

(3) 寄生:有些节肢动物的成虫或幼虫寄生于人体而致病,如疥螨寄生于皮内引起疥疮;蠕形螨寄生引起的蠕形螨病(demodicidosis);粉螨等侵入肺、肠、尿路引起肺螨病、肠螨病和尿螨病;蝇类幼虫寄生于胃肠、尿道、眼等部位引起相应部位的疾病,称为蝇蛆病。

(4) 超敏反应:节肢动物的分泌物、代谢产物等含有异性蛋白,可引起超敏反应,如蚊、蜱叮刺宿主可引起 I 型超敏反应。尘螨的排泄物、分泌物和死亡虫体的分解产物是过敏原,吸入后可引起过敏性哮喘和过敏性鼻炎等。

2. 间接危害　是医学节肢动物作为媒介引起的危害,即医学节肢动物携带病原生物在人间、动物间或人与动物间传播。凡能传播病原体的节肢动物称为病媒节肢动物(传播媒介),由其传播的疾病称虫媒病(vector-borne parasitic disease)。节肢动物传播疾病的方式有如下两种:

(1) 机械性传播:病原体仅通过节肢动物体内或体表起运载和传递作用,不经过发育或繁殖即能感染人体。如蝇、蟑螂携带多种病原体(细菌、虫卵、包囊、病毒)等。病原体既无形态改变,也无数量增加。

(2) 生物性传播:病原体必须在节肢动物体内发育和(或)繁殖后才传播给人。如蚊传播疟原虫、丝虫等。通常根据病原体在节肢动物体内的发育与繁殖情况,将病原体与节肢动物媒介的关系分为 4 类:①发育式:如丝虫微丝蚴在蚊体内发育为丝状蚴,形态改变、无数量增加;②繁殖式:如鼠疫杆菌在蚤体内的繁殖,仅数量增多;③发育繁殖式:如疟原虫在蚊体内发育繁殖形成的子孢子,形态、数量均发生变化;④经卵传递式:如流行性乙型脑炎病毒在蚊媒中经卵传递到下一代,并使之具有感染性。我国常见的传病媒介与传播的病原性疾病见表 37-2。

## 四、医学节肢动物的防治原则

医学节肢动物的防治措施是预防和控制虫媒病感染及流行的一项重要措施。综合性防制,即从病媒节肢动物与生态环境和社会条件的整体观出发,坚持安全有效、经济和简便的原则,因时因地制宜,对防制的对象,综合采用合理的手段和有效方法(环境治理、物理防制、化学防制、生物防制、遗传防治及法规防制)组成一套系统的防治措施,把防制对象的种群数量控制到不足以传播疾病的水平。

表 37-2 我国重要病媒节肢动物与虫媒病

| 传病媒介 | 虫媒病 | 病原生物 | 传播途径 | 传播方式 |
|---|---|---|---|---|
| 蚊 | 疟疾 | 疟原虫 | 叮咬、吸血 | 生物性传播 |
| | 班氏丝虫病 | 班氏丝虫 | | |
| | 马来丝虫病 | 马来丝虫 | | |
| | 登革热 | 登革热病毒 | | |
| | 流行性乙型脑炎 | 流行性乙型脑炎病毒 | | |
| 蝇 | 细菌性痢疾 | 痢疾杆菌 | 携带、运载 | 机械性传播 |
| | 阿米巴痢疾 | 溶组织内阿米巴 | | |
| | 蛲虫病 | 蛲虫卵或幼虫 | | |
| | 霍乱 | 霍乱弧菌 | | |
| | 炭疽病 | 炭疽杆菌 | | |
| | 脊髓灰质炎 | 脊髓灰质炎病毒 | | |
| 白蛉 | 黑热病 | 杜氏利什曼原虫 | 叮咬、吸血 | 生物性传播 |
| 虱 | 流行性斑疹伤寒 | 普氏立克次体 | 叮咬、吸血 | 生物性传播 |
| | 虱媒回归热 | 俄拜疏螺旋体 | | |
| | 莱姆病 | 伯氏疏螺旋体 | | |
| 蚤 | 鼠疫 | 鼠疫杆菌 | 叮咬、吸血 | 生物性传播 |
| | 地方性斑疹伤寒 | 莫氏立克次体 | | |
| 蜱 | 森林脑炎 | 森林脑炎病毒 | 叮咬、吸血 | 生物性传播 |
| | 蜱媒回归热 | 波斯、拉氏疏螺旋体 | | |
| | 新疆出血热 | 出血热病毒 | | |
| | 莱姆病 | 伯氏疏螺旋体 | | |
| | Q热 | 贝纳柯克斯体 | | |
| 革螨 | 流行性出血热 | 汉坦病毒 | 叮咬、吸血 | 生物性传播 |
| | 地方性斑疹伤寒 | 莫氏立克次体 | | |
| | 森林脑炎 | 森林脑炎病毒 | | |
| | Q热 | 贝纳柯斯体 | | |
| 恙螨 | 恙虫病 | 立克次体 | 叮咬、吸血 | 生物性传播 |

# 第二节 常见医学节肢动物

在节肢动物中,与医学关系较密切的是昆虫纲和蛛形纲,其主要种类、生活史、孳生地、对人体危害等见表 37-3、表 37-4。甲壳纲中与医学有关的种类,如淡水蟹、淡水虾、蝲蛄、剑水蚤等分别作为并殖吸虫、华支睾吸虫、曼氏迭宫绦虫的中间宿主。

表37-3　昆虫纲常见虫种及特征

| 虫种 | 生活史 | 孳生地 | 栖息场所 | 危害 | 防制 |
|---|---|---|---|---|---|
| 按蚊 | 全变态 | 河水、稻田、芦苇塘等 | 阴暗、潮湿及不通风的地方;树洞、花丛、家具等处 | 吸血、骚扰;传播丝虫病、疟疾 | 控制消除孳生地,杀灭幼虫,防制成蚊 |
| 库蚊<br>伊蚊 | 全变态 | 污水坑等<br>树洞积水等 | | 吸血、骚扰;传播丝虫病、乙型脑炎<br>吸血、骚扰;传播登革热、黄热病、乙型脑炎 | 控制消除孳生地,药物杀灭成虫、幼虫 |
| 白蛉 | 全变态 | 洞穴、人房、厕所、畜舍等墙缝中 | 阴暗无风处:墙边、洞穴、土洞、人房等 | 吸血、骚扰;传播黑热病、皮肤黏膜利什曼病 | 控制消除孳生地,消灭蝇蛆,冬季灭蝇蛹,杀灭成蝇 |
| 蝇 | 全变态 | 粪便、垃圾、植物及动物的腐烂物 | 天花板、电线、悬挂空中的电索 | 骚扰、蝇蛆病;传播结膜吸吮线虫病、痢疾、伤寒、霍乱、肠道蠕虫病、肺结核、脊髓灰质炎等 | 控制消除孳生地,药物灭鼠 |
| 人头虱<br>人体虱 | 半变态<br>半变态 | 毛发丛内、内衣缝、皱褶 | 与孳生地相同 | 吸血、骚扰<br>吸血、骚扰;传播流行性斑疹伤寒、战壕热 | 注意卫生,煮沸内衣,药物灭虱<br>同上 |
| 耻阴虱 | | 阴部、会阴毛丛内 | | 吸血、骚扰 | 同上 |
| 蚤 | 全变态 | 动物巢穴、屋角、墙缝、土坑生活土中 | 宿主的毛丛内、巢穴内、居室内 | 吸血、骚扰、潜蚤病;传播鼠疫、鼠型斑疹伤寒、绦虫病(犬复孔、缩小及微小膜壳绦虫) | 消灭孳生地,保持环境卫生,灭鼠,药物灭蚤 |
| 臭虫 | 半变态 | 室内墙壁、地板缝隙中、草垫、床上各种缝隙等 | 与孳生地相同 | 吸血、骚扰;可能传播Q热、乙型肝炎等 | 注意居室卫生,水煮,暴晒灭虫,杀虫剂杀虫 |
| 蜚蠊 | 半变态 | 多栖居野外、少数室内如厨房、壁橱、食品柜、灶墙等处隙缝中 | 与孳生地相同 | 吸血、骚扰;携带多种病原体、机械性传播细菌、病毒、寄生虫,还可作为美丽筒线虫、缩小膜壳绦虫等中间宿主 | 保持室内卫生,药物杀虫 |

表 37-4　蛛形纲常见虫种及特征

| 虫种 | 变态 | 孳生地 | 栖息场所 | 危害 | 防制 |
|---|---|---|---|---|---|
| 硬蜱与软蜱 | 半变态 | 草丛和灌木丛、牧场、动物窝巢、洞穴、住房、畜舍等 | 与孳生地相同 | 叮咬、吸血；局部炎症、蜱瘫症；传播森林脑炎、新疆出血热、鼠疫、布氏杆菌病等 | 消除孳生地、牧场隔离或轮牧，清理性畜圈舍，药物杀虫，个人防护 |
| 恙螨 | 半变态 | 潮湿、多草荫蔽处；小溪旁、水塘、树林和草地 | 与孳生地相同 | 幼虫叮刺；皮炎；传播恙虫病 | 消除孳生地，搞好环境卫生，灭鼠，药物杀虫，个人防护 |
| 革螨 | 半变态 | 枯枝烂叶下、草丛和土壤中，禽类粪堆、仓库贮品中 | 多数在宿主体表，少数寄生于体内；体外分：巢栖型、毛栖型 | 革螨性皮炎；传播流行性出血热、森林脑炎、地方性斑疹伤寒Q热、立克次体病 | 灭鼠，清理鸽巢和禽舍，药物杀虫，个人防护 |
| 疥螨（彩图Ⅳ） | 半变态 | 寄生于人和哺乳动物皮内 | 与孳生地相同 | 各期虫体寄生于人体的薄嫩皮肤处，引起疥疮 | 药物治疗，沸水烫洗衣物、卧具，不直接接触病人，不使用其衣服、卧具等 |
| 蠕形螨（彩图Ⅳ） | 半变态 | 寄生于人、哺乳动物的毛囊和皮脂腺 | 与孳生地相同 | 寄生于皮脂发达的皮肤处引起毛囊炎，与酒糟鼻、痤疮、脂溢性皮炎等皮肤病有关 | 药物治疗，避免直接接触病人毛巾、枕巾等 |

（王　瑛）

# 第四篇　实验指导

# 实验目的及实验室规则

## 一、实验目的

病原生物与免疫学实验是本课程的重要组成部分。通过实验,验证专业相关的理论,加深对病原生物与免疫学基本理论和基本知识的理解,为学生能力导向奠定必需的基础。通过实验操作或示教,使学生掌握常见病原生物的形态、实验室检查与鉴定方法;掌握常用的消毒、灭菌方法与无菌技术,建立无菌观念,对学生将来在临床实际工作中防止医院内感染,提高诊疗水平有着重要意义。通过正确地观察和分析实验结果,培养学生实事求是的科学态度、严肃认真的工作作风,以及分析问题和解决问题的专业技能。

## 二、实验室规则

1. 进入实验室必须穿工作衣,戴工作帽。工作衣应经常清洗,保持洁净。

2. 非实验物品不准带入实验室,必需的学习用具带入后要远离操作台。

3. 实验室内严禁饮食、吸烟或用嘴舐铅笔、湿润标签等,实验操作过程中避免用手触摸头面部等身体暴露部位,以防感染。

4. 实验室内应保持肃静,禁止高声谈笑或随便走动,以保证实验过程有序进行。

5. 实验室内任何物品不得携出室外,使用过的实验物品,如培养物、带菌材料、实验动物及器皿等需按要求处理或放在指定位置,不得随便乱扔或用水冲洗。

6. 实验过程中一旦发生细菌污染实验台面、地面、书本、手或衣服时,应立即报告指导老师,以便及时处理。

7. 实验过程中要节约实验材料,爱护公物,如果损坏实验器材,应及时报告指导老师,并进行登记,由带教老师酌情处理。

8. 实验完毕,应整理实验物品、清理实验台面,打扫实验室卫生。离室前需用消毒液泡手,再以清水冲洗,脱去工作衣、帽,反折收好,关好水、电、门、窗后方可离开实验室。

（姜凤良）

# 免疫学基础实验

## 实验一　免疫系统与补体系统

【实验目的】

1. 初步认识胎儿胸腺及雏鸡腔上囊位置、结构。

2. 初步认识淋巴结组织结构。

3. 了解中性粒细胞、巨噬细胞形态特点及吞噬现象。

4. 了解 E 玫瑰花结试验、淋转试验的原理、方法、结果观察及意义。

5. 了解补体溶血试验的原理、方法和应用。

【实验材料】

1. 中枢免疫器官标本　胎儿胸腺、雏鸡腔上囊标本。

2. 外周免疫器官及免疫细胞标本　淋巴结组织切片、吞噬细胞吞噬现象、E 花环形成试验、淋巴细胞转化试验及结果示教片。

3. 器材　待测血清、2%绵羊红细胞、溶血素、生理盐水、试管架、小试管、1ml 刻度吸管、记号笔、水浴箱等。

【实验内容与方法】

（一）胎儿胸腺、雏鸡腔上囊标本观察（示教）

1. 观察 4~6 个月以上的胎儿胸腺标本。注意胸腺位于胸腔纵隔上部，胸骨后方，由不对称两叶合并在一起，中间可见一正中线。

2. 观察雏鸡腔上囊标本。注意腔上囊位于泄殖腔内背侧直肠外上方，为一囊性组织。

（二）淋巴结组织学切片标本观察（示教）

用显微镜低倍镜和高倍镜分别观察淋巴结组织切片。注意淋巴结中央着色浅，为髓质；周边染色较深，为皮质。

1. 皮质　分浅层皮质、副皮质区和皮质淋巴窦。浅层皮质由淋巴小结及薄层的弥散淋巴组织组成。淋巴小结中央色浅处为生发中心，弥散淋巴组织位于淋巴小结之间及近被膜下淋巴窦处。淋巴小结处主要分布 B 淋巴细胞。副皮质区位于浅层皮质与髓质之间，为一大片弥散的淋巴组织，无明显的界限，主要由 T 淋巴细胞组成。皮质淋巴窦位于被膜之下方及小梁周围，结构比较疏松。

2. 髓质　位于淋巴结的中央，淋巴组织形成不规则的、且互连的索状结构，为髓索，在髓索之间或髓索与小梁之间结构疏松处为髓窦。髓索主要由 B 淋巴细胞、浆细胞和 T 淋巴细胞构成。

（三）吞噬细胞（中性粒细胞、巨噬细胞）吞噬现象标本片观察（示教）

用油镜观察被中性粒细胞（小吞噬细胞）吞噬的细菌和被巨噬细胞（大吞噬细胞）吞噬的鸡红细胞的染色标本片。注意鸡红细胞为椭圆形，有细胞核，在巨噬细胞内有多个因不同程度被消化而大小不一的鸡红细胞。

（四）T细胞（E花环试验结果、淋巴细胞转化实验结果）标本片观察（示教）

1. E玫瑰花环试验结果观察　用油镜观察E玫瑰花环试验结果染色标本片。可见染成紫蓝色的小淋巴细胞（T淋巴细胞），核呈圆形，常有一小凹，染色质呈块状，排列致密，胞质为新月形，其周围结合3个或3个以上染成红色的绵羊红细胞。

2. 淋巴细胞转化试验结果观察　用油镜观察淋巴细胞转化试验结果染色标本片。注意未转化的淋巴细胞与转化的淋巴母细胞的不同形态特征。淋巴母细胞体积为正常淋巴细胞的3～5倍，胞质丰富，胞质内有空泡，可见伪足，核内染色质疏松，可见1～3个核仁。

（五）补体溶血试验（操作）

1. 原理　补体是具有酶活性的一组球蛋白，不耐热，56℃，30分钟即被破坏。其作用没有特异性，能与任何抗原抗体复合物结合，但不能单独与抗原或抗体结合。实验室常用豚鼠的新鲜血清作为补体的来源，当用红细胞免疫动物后，动物免疫血清中即含有特异性抗体（溶血素），若红细胞与相应抗体结合而有补体存在时，则红细胞被溶解，此为溶血反应。本反应通常作为补体结合反应的指示系统。临床上如发生输血错误，也可出现溶血反应。

2. 材料　溶血素（抗体）、2%绵羊红细胞悬液（抗原）、补体；生理盐水、小试管、吸管、37℃水浴箱。

3. 方法与步骤　包括：

（1）取洁净小试管4支，依次编号后置于试管架上。

（2）取1ml刻度吸管4支，按实验表1-1分别加入各成分，摇匀。注意吸管不能混用。

（3）置37℃水浴箱中水浴30分钟后观察结果。

**实验表 1-1　补体溶血试验操作表**

| 试管号 | 1 | 2 | 3 | 4 |
|---|---|---|---|---|
| 2%绵羊红细胞 | 0.5 | 0.5 | 0.5 | 0.5 |
| 溶血素（2个单位） | 0.5 | 0.5 | — | — |
| 补体（2个实用单位） | 0.5 | — | 0.5 | — |
| 生理盐水 | 0.5 | 1.0 | 1.0 | 1.5 |

4. 结果　试管底部无红细胞沉积，管内液体呈红色透明者为完全溶血；管内液体呈混浊状态为未溶血。

【实验报告】

1. 绘出吞噬细胞吞噬现象、E花结细胞、淋巴细胞及淋巴母细胞的形态图，说出其作用意义。

2. 记录并分析补体溶血试验的结果及意义。

3. 简述胸腺与淋巴结的作用。

（吴松泉）

# 实验二　抗原抗体反应及常用生物制品

【实验目的】

1. 初步学会玻片凝集、试管凝集、间接凝集抑制试验操作。
2. 初步学会单向琼脂扩散试验操作。
3. 学会用 ELISA 检测 HBsAg。
4. 初步学会斑点金免疫层析试验测定 hCG。
5. 熟悉常用生物制品及应用。
6. 理解豚鼠超敏反应。

【实验材料】

1. 凝集反应材料　伤寒沙门菌诊断血清、伤寒沙门菌及大肠埃希菌 24 小时琼脂斜面培养物、生理盐水、载玻片、接种环、酒精灯等。

2. 间接凝集抑制试验材料　妊娠乳胶试验试剂盒、待检尿标本、玻璃板、球形滴管等；免疫胶体金妊娠试验测试条。

3. 琼脂扩散试验材料　待测人血清、抗 IgG 诊断血清、15g/L 盐水琼脂、打孔器、有盖湿盒、测量器等。

4. 酶联免疫吸附试验材料　乙型肝炎病毒表面抗原（HBsAg）检测酶标试剂盒（抗-HBs 包被板、酶标记物、阳性和阴性对照血清、洗涤液、显色剂 A 液、显色剂 B 液、终止液等）、待测血清、微量加样器、移液尖、洗板机、温箱等。

5. 生物制品示教标本　人工自动免疫制剂、人工被动免疫制剂。

6. 豚鼠超敏反应材料　豚鼠、1∶10 稀释的鸡蛋清溶液、无菌生理盐水等。

【实验内容与方法】

（一）玻片凝集反应（操作）

1. 原理　颗粒性抗原（如细菌、红细胞等）直接与相应抗体结合，在有电解质存在等条件下出现肉眼可见的凝集团块，称直接凝集反应。玻片上进行的凝集反应则为玻片凝集反应。本实验为定性实验。多用于细菌和血型鉴定。

2. 操作方法　其步骤包括：

（1）于洁净玻片的一端加诊断血清 1 滴，另一端加生理盐水 1 滴作阴性对照。

（2）用接种环取待检菌或血细胞的悬液分别涂于诊断血清和生理盐水中。

（3）轻轻转动玻片，使其充分混匀，静置数分钟，观察结果。

3. 结果分析　抗原凝集成肉眼可见的颗粒团块或絮状，其周围液体澄清为阳性反应。阴性反应和生理盐水对照都不应发生凝集，为均匀混浊的乳状液。

（二）试管凝集反应（示教）

1. 原理　用定量抗原悬液与一系列倍比稀释的待检血清混合，保温静置后，根据每管内颗粒抗原凝集的程度，以判定待检血清中有无相应抗体及其效价，是一种经典的定量凝集试验方法。

2. 操作方法　其步骤包括：

（1）稀释待检血清：取 7 支试管排列于试管架上，依次编号，在试管中加入生理盐水，第 1 管加 0.9ml，其余各管均为 0.5ml。然后吸取 0.1ml 待检血清加入第 1 管内，混匀，该管含

1:10 稀释血清。接着用同一吸管从第 1 管吸出 0.5ml 加入第 2 管内,按上法混合,并以同法连续稀释至第 6 管,从该管内吸取 0.5ml 弃去,如此每管内所含受检血清浓度为前一管的一半,即 1:10,1:20,1:40……最后一管留作对照。

（2）加入抗原:每排各管加入诊断菌液 0.5ml,振摇试管架,充分混匀。此时血清的最终稀释倍数,从第 1 管开始,分别为 20,40,80……。末管为抗原对照。

（3）保温静置:各种凝集试验的保温温度与时间视细菌和抗原性质不同而异。鞭毛凝集反应最好于 37℃ 静置 2 小时,初步判读结果,然后移放冰箱过夜,再次判读结果。菌体凝集试验需较高的温度和较长的时间,最好是放 37℃ 后,移置 55℃ 中 24 小时。而布鲁菌凝集反应于 55℃ 放置 2 天最佳。

如急于报告结果,可以 2 000r/min 离心 10 分钟,促使抗原抗体接触和加速反应,然后轻轻振摇试管,观察结果。

3. 结果分析　判断凝集试验的结果,要有良好的光源和黑暗的背景,先不振摇,观察管底凝集物和上部液体浊度,然后,振摇或用手指轻轻弹击管壁使凝集物悬浮,观察凝集块和悬液浊度。

（1）观察对照管:应无凝集现象,管底沉积呈圆形,边缘整齐,轻轻摇动则沉积菌分散均匀而呈混浊现象。

（2）观察各试验管:菌体抗原呈结实凝块,振摇后方散成轮廓分明的颗粒,而鞭毛抗原则产生疏松絮状沉淀物,摇散后显示几乎看不清的小颗粒。根据凝集的强弱程度,实验结果可分为 5 级:＋＋＋＋:细菌全部凝集沉于管底,上液澄清,轻摇时,可见明显的颗粒、薄片或絮状团块;＋＋＋:绝大多数细菌凝集沉于管底,上液稍浊,轻摇时,也可看到明显的颗粒、薄片或絮状团块;＋＋:约半数细菌凝集在管底,上液较浊,但振摇时,仍可容易看到颗粒、薄片或絮状团块;＋:仅少数细菌凝集在管底,上液混浊,但较对照管稍清。振摇时,可见少量颗粒、薄片或絮状团块;（-）:阴性反应,除个别细菌的自沉外,无凝集现象发生,管内混浊度与对照管相同。

（3）判断标准:以出现“＋＋”凝集反应的最高血清稀释倍数作为受检血清中的抗体效价。

（三）间接凝集抑制试验-妊娠胶乳试验（示教）

1. 原理　将待检尿标本（hCG）与已知抗体混合,经充分作用后,再加入 hCG 致敏颗粒,因抗体已被标本中 hCG 抗原结合,故不再出现凝集现象,此称为间接凝集抑制试验。本试验常用于检测孕妇尿中 hCG,协助妊娠诊断。

2. 操作方法　按步骤进行。

（1）分别用毛细滴管吸取待检尿和正常尿滴于玻璃板的 2 个反应格内。

（2）在两格内各加一滴抗 hCG 血清,轻轻摇匀约 1 分钟。

（3）于两格内各加一滴 hCG 致敏胶乳试剂,摇匀,约 3～5 分钟后观察结果。

3. 结果分析　出现凝集现象为妊娠试验阴性;不出现凝集现象（均匀乳状液）为妊娠试验阳性。

（四）单向琼脂扩散试验（示教）

将一定量抗 IgG 血清混合于琼脂凝胶中,制板打孔,在凝胶孔中加样。检样中 IgG 向四周扩散的过程中与凝胶中的抗 IgG 相遇发生结合,在抗原与抗体比例合适处出现可见的白色沉淀环。沉淀环直径的大小与孔中的抗原浓度成正比,从已知标准曲线（表）上可查出待检标本中 IgG 的含量。

（五）酶联免疫吸附试验-双抗体夹心法测定 HBsAg（操作或示教）

1. 原理　双抗体夹心法测定 HBsAg 的基本原理是先将抗-HBs 包被到固相载体表面，然后与待测样品中的 HBsAg 发生反应，再加入酶标抗体与载体上的抗原抗体复合物结合，加入底物显色，根据颜色反应的程度对该抗原进行定性或定量分析。

2. 操作方法　按步骤进行。

（1）加样：将待测血清和阳性、阴性对照血清分别加入抗-HBs 包被板各反应孔内，每孔 50μl。

（2）加酶结合物：于每孔中各加酶标抗-HBs 液 1 滴（空白对照孔不加），充分混匀后，封板。

（3）孵育：将反应板放入湿盒中，置于 37℃温箱中温育 30 分钟。

（4）洗板：倒去反应板孔中的液体，用洗板机洗涤 5 次。或人工洗板（将洗涤液注入各孔，静置 5 秒钟后，甩干）5 次，之后将孔内液体拍干。

（5）加底物：每孔分别加显色剂 A 液、B 液各 1 滴，充分混匀，封板。置 37℃温箱中孵育 15 分钟后加终止液。

3. 结果分析　①目测法，阴性对照孔无色或极浅颜色，阳性对照孔呈黄色；待测孔颜色比阴性对照孔明显深者为阳性，待测孔呈现无色者为阴性；②用酶标仪测 492nm 吸光度，用空白管调零，读取各孔 OD 值，以标本吸光度/阴性对照吸光度≥2.1 者判为阳性。

（六）斑点金免疫层析试验（示教）

1. 原理　以硝酸纤维素（NC）膜作载体，并利用微孔滤膜的毛细管作用，使加于膜条一端的液体标本向另一端渗移，犹如层析一般。样品在泳动中与金标记物及包被在 NC 膜上的抗原或抗体结合，出现呈色的阳性信号。

利用斑点金免疫层析试验检测 hCG 是以硝酸纤维素膜为载体，利用微孔膜的毛细管作用，使膜条测试端的尿液慢慢向另一端渗移，在移动过程中发生抗原抗体结合反应。

2. 操作方法　将测试条的测试端浸入尿液至标记处，约 3 秒钟后取出平放，在规定时间内观察结果。

3. 结果分析　测试线与质控线均出现红色条带为阳性；仅质控线出现红色条带为阴性；质控线不出现红色条带，即使测试线出现红色条带均判为试验失败。

（七）观察常用生物制品（示教）

1. 人工自动免疫制剂，包括：

（1）活疫苗：卡介苗（BCG）、脊髓灰质炎减毒活疫苗、麻疹减毒活疫苗、甲型肝炎减毒活疫苗等。

（2）死疫苗：乙型脑炎疫苗、狂犬病疫苗、钩端螺旋体死疫苗、斑疹伤寒立克次体死疫苗等。

（3）亚单位疫苗：A 群脑膜炎球菌多糖疫苗等。

（4）基因工程疫苗：乙型肝炎疫苗等。

（5）类毒素：破伤风类毒素、白喉类毒素等。

（6）联合制剂：百白破三联制剂（百日咳死疫苗、白喉类毒素、破伤风类毒素）。

2. 人工被动免疫制剂，包括：

（1）抗毒素：破伤风抗毒素（TAT）、白喉抗毒素等。

（2）丙种球蛋白：人血浆丙种球蛋白、胎盘丙种球蛋白。

（3）特异性免疫球蛋白：乙肝免疫球蛋白（HBIg）。

3. 细胞因子制剂　白细胞介素-2 等。

（八）豚鼠超敏反应（示教）

1. 原理　Ⅰ型超敏反应发生机制。

2. 操作方法　包括：

（1）取 3 只豚鼠，以甲、乙、丙编号，其中甲、乙两只经腹腔或皮下注射 1∶10 马血清 0.1ml。丙注射 0.1ml 生理盐水作为对照。

（2）经 14～21 天，甲豚鼠心脏注射鸡蛋清 1～2ml，乙丙两只豚鼠经心脏注入马血清 1～2ml。

3. 结果分析　致敏豚鼠于注射后不久发生过敏性休克反应。出现不安，竖毛、搔鼻，继而呼吸困难、抽搐、大小便失禁等症状，严重者于数分钟内死亡。对照豚鼠不出现超敏反应。

【实验报告】

1. 记录玻片凝集反应的操作步骤及实验结果，说出该实验的实际应用。

2. 记录试管凝集反应、间接凝集抑制试验的结果。

3. 记录单向琼脂扩散试验的结果。

4. 记录斑点金免疫层析试验的结果。

5. 记录酶联免疫吸附试验的结果，讨论其实际意义。

6. 记录常用生物制品的种类，说出其作用。

7. 记录豚鼠超敏反应的实验结果，分析讨论其发生的原理及实际意义。

（曹德明）

# 医学微生物实验

## 实验三 细菌的形态、结构与形态检查方法

【实验目的】

1. 学会油镜的使用和维护方法。

2. 认识细菌的基本形态与特殊结构。

3. 学会细菌涂片标本的制作及革兰染色法的步骤,识别细菌的革兰染色性。

4. 观察细菌的鞭毛运动。

【实验材料】

1. 试剂 香柏油、二甲苯、革兰染色液。

2. 菌种 葡萄球菌及大肠埃希菌幼龄菌液。

3. 染色标本 球菌、杆菌、弧菌、荚膜、芽胞、鞭毛染色玻片标本。

4. 器材 显微镜、接种环、载玻片、吸水纸、玻片夹、擦镜纸、酒精灯等。

【实验内容与方法】

(一) 显微镜构造和油镜的使用

1. 显微镜的构造 显微镜的构造按其作用可分为两大部分:

(1) 机械部分包括:①镜座、镜臂:为显微镜的支柱;②载物台:中央有通光孔,上有移动器或固定夹,用以固定或移动标本;③转换器:用以固定及转换接物镜;④粗、细调节器:用以升降镜筒,调节焦点距离;⑤镜筒:为光线的通路。

(2) 光学部分包括:①反光镜:有平凹两面,将光线反向入镜筒内;②集光器及光圈:调节视野之明暗度;③接物镜:有低倍镜(10×)、高倍镜(40×、45×或60×)及油镜(100×);④接目镜:5×、10×及15×等。

2. 油镜的原理 由于细菌很微小,需用放大倍数高的油镜才能观察清楚。而油镜玻璃镜头孔径很小,从反光镜射入的光线就相对较少,加之空气和玻璃的折射率不同,致使一部分光波发生折射,从而降低了物镜的分辨力,导致图像不清。若在油镜与载物玻片之间充以与玻璃折光率相近的香柏油,则通过的光线不至于因折射而有所散失,可使视野的亮度增强,物像得以清晰(实验图 3-1)。

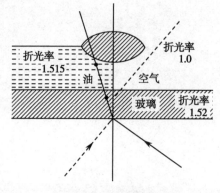

实验图 3-1 油镜的原理

3. 油镜的使用步骤 包括:

（1）对光：将低倍物镜调到距载物台约 1cm 的高度，将聚光器上调至最高处，光圈完全打开，用反光镜采光直至视野里获得最大亮度。若是日光灯作为光源，可用凹面镜；若用自然光作为光源则用平面镜。

（2）滴加香柏油：于标本片上滴加一滴香柏油，将标本片置于载物台上，用推进器或压片夹固定好，旋转物镜回旋器，使油镜镜头垂直对于标本位置。以双眼从侧面观察，并旋动粗螺旋，慢慢使镜头浸于香柏油中，但不要与玻片接触。

（3）调焦距：以左眼注视目镜，旋动粗螺旋，将镜头缓慢升高（或使载物台缓缓下降）至有模糊物像时，再转动微调螺旋，使物像清晰。如镜头已离开油面，则需重新操作。

4. 油镜的维护　　物镜，尤其是油镜是光学显微镜中最重要的部件，应特别注意保护。实验完毕，必须做好以下几点：①转动物镜回旋器，移去标本片，用擦镜纸将油镜上的香柏油轻轻拭去。如镜头上的油已干，可用沾少许二甲苯的擦镜纸擦拭，然后再用干净的擦镜纸将残留的二甲苯擦拭干净。②将物镜转成"八字形"使物镜不与载物台垂直，以免与聚光器碰撞。③竖起反光镜、下降镜筒和聚光器，罩上镜罩防尘，或放入镜箱内。④放置显微镜应注意通风透气，防晒、防霉。⑤拿取显微镜时应一手握镜臂，一手托镜座，轻拿轻放，置于干燥处保存，以免受潮发霉，同时避免阳光的暴晒。

（二）细菌的不染色标本检查法——细菌动力检查（示教或介绍）

1. 压滴法　　包括以下几个步骤：

（1）取玻片一张，以无菌技术用接种环取葡萄球菌及大肠埃希菌幼龄菌液各一环，分别置于载玻片一端。

（2）用镊子取盖玻片压于菌液上，放置盖玻片时，应先使其一边接触菌液后缓缓放下，以免产生气泡。

（3）将标本片放置于载物台上，先用低倍镜找到标本位置后，再用高倍镜观察。

（4）结果：有鞭毛的细菌，在液体中很活泼，有大范围改变位置的运动；无鞭毛的细菌仅停留在原位置上作分子颤动，为布朗运动。

2. 悬滴法　　①取凹玻片一张，于凹窝周围涂抹凡士林少许；②在 16mm 方形盖玻片中央放置一接种环菌液；③将凹玻片反转，使凹窝对准盖玻片中央，盖于其上，并用镊子轻轻加压力，使盖玻片与凹窝周围黏紧，然后再翻转凹玻片；④放置悬滴标本片于载物台上，先用低倍镜寻找标本，再用高倍镜观察。结果判定与压滴法相同。

（三）革兰染色法（操作）

1. 细菌涂片标本制备　　共分 4 个步骤。

（1）涂片：将接种环在酒精灯火焰中烧灼灭菌，冷却后从试管中取菌液 1～2 环（实验图 3-2）于洁净无脂的载玻片中央，涂成均匀直径约 1cm 左右的薄膜。拔或塞试管棉塞时，皆应将试管口通过火焰略加烧灼。然后将接种环火焰灭菌，杀死残留的细菌。

（2）干燥：涂片在室温中自然干燥。如欲加速干燥，也可把玻片置于火焰上部的热气中略加烘烤，但切勿将涂膜烤焦。

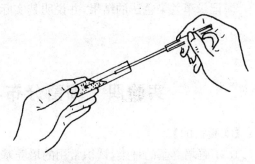

**实验图 3-2　采取菌液法**

（3）固定：用玻片夹夹住涂片一端，在酒精灯火焰中连续通过三次，以固定之。固定的目的是杀死细菌，并使菌体牢固黏附于玻片上，以免在染色过程中被水冲洗掉。

2. 染色　包括以下几个步骤：

（1）初染：在制好的涂片上，加甲紫染液 1～2 滴，染色 1 分钟后，倾斜载玻片水洗。

（2）媒染：加碘液（卢戈氏液）1～2 滴，染色 1 分钟后水洗。

（3）脱色：加 95% 乙醇，轻轻摇动玻片至无染色液滴下为止，0.5～1 分钟，水洗。

（4）复染：加稀释复红 1～2 滴复染 1 分钟，水洗，干燥即成。

革兰染色法流程如下：

涂片、干燥、固定 ＋甲紫染液（1 分钟）→水洗→卢戈氏碘液（1 分钟）水洗→95% 酒精脱色（约 0.5～1 分钟）→水洗→稀释复红染液（1 分钟）水洗→吸干后镜检

3. 结果　革兰阳性菌呈紫色，革兰阴性菌呈红色。

4. 油镜使用注意事项　包括：①使用油镜时，不能使用倾斜观察，以免香柏油流下，污染载物台；②观察标本时，宜两眼同时睁开，以减少眼睛的疲劳，最好用左眼看镜头，右眼配合绘图或记录；③在调焦距时，需使镜头缓缓离开玻片。如果反方向操作，极易在镜头与玻片靠近的过程中压碎玻片，损伤油镜镜头。

（四）油镜下观察细菌基本形态和特殊结构

1. 细菌基本形态观察　主要观察细菌的形态、大小、排列和染色反应。

（1）球菌玻片标本的观察：葡萄球菌、链球菌。

（2）杆菌玻片标本的观察：痢疾杆菌、炭疽芽胞杆菌。

（3）弧菌玻片标本的观察：霍乱弧菌。

2. 细菌特殊结构的形态观察　油镜仅能观察细菌的荚膜、芽胞及鞭毛三种特殊结构，不能观察细菌的特殊结构菌毛。

（1）荚膜染色的玻片标本：注意肺炎链球菌的菌体及荚膜的染色性，荚膜的厚度及与菌体的比例关系。

（2）芽胞染色的玻片标本：注意破伤风杆菌的菌体及芽胞的染色性，芽胞的形态、大小与位置。

（3）鞭毛染色的玻片标本：注意伤寒杆菌菌体和鞭毛的形态及染色性、鞭毛的数目及位置。

【实验报告】

1. 绘出在显微镜油镜下所见细菌的基本形态和特殊结构图，并说明特殊结构在医学上的意义。

2. 记录革兰染色法的结果，并说明其实际意义。

（杨朝晖）

# 实验四　细菌分布与细菌的人工培养

【实验目的】

1. 了解培养基的种类，认识常用的培养基并理解其用途。

2. 了解基础培养基的制备原则、制备程序及制备方法。

3. 初步掌握细菌接种技术,并通过无菌操作,牢固树立无菌观念。

4. 了解细菌在自然界及正常人体的分布,增强无菌观念。

5. 初步学会观察细菌在培养基中的生长现象及生化反应结果,了解其临床意义。

【实验材料】

1. 培养基及培养基配方成分　培养基有肉汤培养基、琼脂斜面培养基、普通琼脂平板、半固体培养基和血琼脂平板等。主要配方成分有牛肉膏、蛋白胨、氯化钠、琼脂和生理盐水等。

2. 菌种　葡萄球菌、大肠埃希菌、枯草芽胞杆菌、链球菌、伤寒沙门菌等 18～24 小时培养物。

3. 器材　接种环、接种针、平皿、酒精灯、电炉、烧杯、无菌试管、无菌吸管、无菌棉拭子、温箱、高压蒸气灭菌器等。

4. 检查样本　自来水、污水、泥土。

【实验内容与方法】

(一) 培养基种类介绍及基础培养基的制备(操作)

1. 培养基种类介绍　培养基的种类很多,根据其物理性状不同可分为液体、半固体及固体培养基;根据其用途不同可分为:基础培养基、营养培养基、选择培养基、鉴别培养基及厌氧培养基。详细内容见教材第十三章。

2. 基础培养基的制备　包括制备的原则、程序和方法。

(1) 基础培养基制备的原则:①适当的营养物质;②合适的酸碱度;③配制后经灭菌方可应用。

(2) 基础培养基制备的基本程序:配料→熔化→测定及矫正 pH→过滤→分装→灭菌、备用。

(3) 常用基础培养基的制备方法:各种培养基制备及主要步骤。

1) 肉膏汤培养基:将牛肉膏 3～5g,蛋白胨 10g,氯化钠 5g,加于 1000ml 蒸馏水中,加热溶化,调整 pH 至 7.4～7.6,过滤后分装于试管中(分装量为试管高度的 1/3),加塞、包扎管口、高压蒸气灭菌(103.4kPa,15～30 分钟)后备用。可用于一般细菌培养。

2) 普通琼脂培养基:在肉汤培养基中加入 2％～3％琼脂(用作赋形剂),加热溶化、过滤,高压蒸气灭菌后冷却至 50℃～60℃时,以无菌操作倾注于无菌的空培养皿内,冷凝后即制成普通琼脂平板;或注入无菌试管,趁热将试管摆成斜面,冷凝后即制成普通琼脂斜面。前者用于分离细菌,后者用于增菌或保存菌种。

3) 半固体培养基:取肉汤培养基加入 0.3％～0.5％琼脂制成,用于保存菌种或观察细菌动力。

(二) 细菌接种法(操作)

1. 平板培养基接种法　平板培养基主要用于细菌的分离培养(即从检材中分离纯细菌)、观察菌落的形状。最常用的平板培养基接种法是分区划线法。

(1) 取样:右手以持笔式握接种环,在火焰上烧灼灭菌并冷却后,以无菌操作法蘸取葡萄球菌与大肠埃希菌混合液少许。

(2) 接种:①左手持平板培养基的平皿底,以拇指和示指将平皿盖启开(皿盖与皿底不能超过 45°角),右手将蘸取菌液的接种环伸入平板(接种环与培养基表面的角度应在 30°～45°之间),将菌液轻轻涂在平板边缘。烧灼接种环并冷却后,自涂抹处开始连续平行划线,直至平板表面约五分之一范围。②再次烧灼接种环并冷却后,用左手大拇指与中指旋转平板约70°角,按上法进行第二区划线。第二区划线开始时要与第一区相交2~3条,以后可不相交。然后用相同的方法进行第三、第四、第五区划线(实验图4-1左)。

(3)培养:接种完毕后,烧灼接种环,并在平板底部做好标记(姓名、日期、标本名称等),放于37℃恒温箱培养18~24小时后观察结果(实验图4-1右)。

(4)注意事项:一是划线接种时角度、力度要掌握好,要用腕部力量在平板表面轻轻划动,不可划破平板表面。二是划线要密而不重复,充分利用平板表面。三是要严格无菌操作。

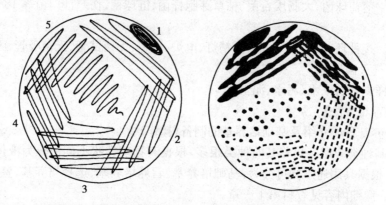

实验图 4-1    平板分区划线法(左)及培养后菌落分布(右)示意图

2. 斜面培养基接种法    斜面培养基主要用于移种纯菌及保存菌种。

(1)取样:①用左手拇指、示指、中指及无名指握持菌种管(大肠埃希菌斜面培养物)与待接种的斜面培养基管底部,使菌种管位于左侧,培养基管位于右侧,培养基斜面向上(实验图4-2)。②右手持接种环或接种针,并在火焰上烧灼灭菌。用右手手掌与小指、小指与无名指分别拔取并挟持两管棉塞,并将两管管口通过火焰烧灼灭菌。

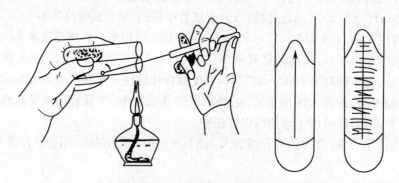

实验图 4-2    斜面培养基接种法

(2)接种:用接种环或接种针从菌种管挑取少量细菌,迅速伸入培养管内,在斜面上自底部开始由下向上划一条直线,然后再由下向上轻轻曲折划线。

(3)培养:接种完毕后,烧灼管口、塞上棉塞、灭菌接种环,将试管做好标记后,放37℃温箱培养18~24小时观察结果。

3. 液体培养基接种法    液体培养基主要用于细菌的生化反应试验及增菌培养。

(1)持试管、取菌种、拔取棉塞、灭菌接种环及试管口等方法均同斜面培养基接种。左手持菌种管(大肠埃希菌斜面培养物)与待接种的肉汤管,用灭菌后的接种环,从菌种管挑取少量菌苔并移至肉汤管。

(2) 先在肉汤管接近液面上方的管壁上轻轻研磨(实验图 4-3),将细菌洗于肉汤培养基中。

(3) 将试管做好标记,并置 37℃温箱培养 18～24 小时后观察结果。

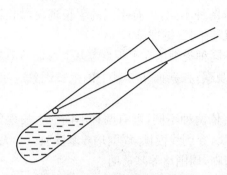
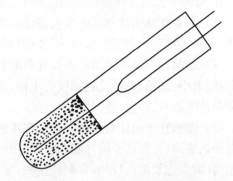

实验图 4-3　液体培养基接种法　　　　　　实验图 4-4　半固体培养基接种法

4. 半固体培养基接种法　半固体培养基常用于检查细菌的动力和保存菌种。

(1) 取样:持试管、取菌种、拔取棉塞等方法仍同斜面培养基接种法。左手持菌种管与待接种的半固体培养基。

(2) 接种:用灭菌后的接种针,挑取菌种管中少量的大肠埃希菌,沿半固体培养基的中轴垂直刺入至近管底部(但不能触及管底),再循原穿刺线路退出(实验图 4-4)。

(3) 培养:灭菌管口、盖上管塞、灭菌接种针后,再用同样的方法于另一管接种葡萄球菌。将两培养管做好标记后,置 37℃恒温箱培养 18～24 小时后观察结果。

(三) 空气、水、土壤、皮肤及咽喉部的细菌检查(操作)

1. 空气中细菌的检查　取普通琼脂平板 2 只,一只任意置室内一处,另一只则放在消毒过的无菌室或超净工作台上。2 只平皿盖均打开暴露 10 分钟后,再盖上平皿盖,做好标记,置 37℃温箱培养 18～24 小时后观察结果。

2. 水中细菌的检查　用无菌吸管吸取自来水及污水各 1ml,分别放入两个无菌空平皿内。将已熔化且已冷至 50℃的营养琼脂,分别倾入已加入水样的平皿内(琼脂量约 10ml),立即轻摇平皿使琼脂与水样混匀,静置冷凝后,作好标记,并置 37℃温箱培养 18～24 小时后,观察并计数菌落数;或用无菌吸管吸取自来水及污水各 0.1ml,分别接种于普通琼脂平板,涂布均匀后盖好,并作好标记,置 37℃温箱中培养 18～24 小时后观察结果。

3. 土壤中细菌的检查　取距离地面约 10cm 深的泥土 1g,放入 10ml 无菌生理盐水中混匀,静置数分钟后,吸取上清液 0.1ml 接种于普通琼脂平板表面,用无菌接种环涂布均匀后盖好皿盖,做好标记,置 37℃温箱培养 18～24 小时后观察结果。

4. 皮肤上细菌的检查　取普通琼脂平板一个,用记号笔将平皿底部划分成 4 格,并标明 1、2、3、4。将平皿盖打开后,迅速由 3 名同学每人任意伸出 1 手指,分别在 1、2、3 格培养基表面轻轻涂抹,第 4 格留作阴性对照。盖好平皿盖后置 37℃温箱培养 18～24 小时后观察结果。

5. 咽喉部细菌的检查　取血琼脂平板一只,在平板底部正中划一直线分为两个区域,并标明序号。由两位同学用无菌棉拭子互相于咽喉部涂抹采集标本,然后将两个标本以无菌操作分别涂于两个相应区域的血琼脂平板一侧边缘,再作划线分离,做好标记后,置 37℃ 温箱培养 18~24 小时后观察结果;或取血琼脂平板一只,打开平皿盖,放在距离口部约 10cm 处,对着平板用力咳嗽(需有飞沫喷出)3~5 次后,盖好平皿盖,做好标记,置 37℃ 温箱中培养 18~24 小时后观察结果。

（四）细菌生长现象及代谢产物的观察（示教）

1. 细菌生长现象的观察　细菌的生长现象因种而异。

（1）细菌在液体培养基中生长现象的观察:依菌种不同,可有不同的生长现象,如混浊生长(大肠埃希菌)、菌膜生长(枯草芽胞杆菌)和沉淀生长(链球菌)。

（2）细菌在固体培养基中生长现象的观察:不同种类细菌在平板培养基上形成的菌落,其形状、大小、颜色、光泽及透明度等不同,应注意观察;在斜面培养基上的生长现象应注意观察菌苔的形状、颜色、透明度及光泽等。

（3）细菌在半固体培养基中生长现象的观察:依菌种不同,可有两种不同的生长现象:①有鞭毛细菌(大肠埃希菌)向穿刺线周围扩散生长,穿刺线模糊,周围培养基混浊。②无鞭毛细菌(痢疾志贺菌)只沿着穿刺线生长,穿刺线清晰,周围培养基透明。

2. 细菌代谢产物的观察　细菌代谢产物因种不同而异,据此,可鉴别细菌,用于疾病的诊断。

（1）单糖发酵试验:将大肠埃希菌和伤寒沙门菌均分别接种于葡萄糖、乳糖发酵管中,置 37℃ 温箱中培养 18~24 小时后观察结果。如细菌发酵糖类产酸,则使培养基中的溴甲酚紫指示剂变为黄色,用符号"＋"表示;若细菌不分解该糖,则培养基紫色不变,用符号"－"表示;如细菌发酵糖类后产酸又产气,除使培养基变黄色外,在小导管中还有气泡产生,则用符号"⊕"表示。大肠埃希菌的糖发酵试验结果为:葡萄糖⊕、乳糖⊕;伤寒沙门菌的糖发酵试验结果为:葡萄糖＋、乳糖－。

（2）靛基质试验:将大肠埃希菌与产气肠杆菌分别接种于蛋白胨水培养基中,置 37℃ 温箱培养 24~48 小时后,分别沿管壁徐徐加入靛基质试剂(对二甲基氨基苯甲醛)2~3 滴,静置片刻。由于大肠埃希菌能分解蛋白胨水培养基中的色氨酸,产生靛基质,可以和加入的靛基质试剂结合,在两液面交界处形成红色化合物,为靛基质试验阳性;而产气肠杆菌不能分解色氨酸,故接种此菌的培养基中无红色化合物,为靛基质试验阴性。

（3）硫化氢试验:将大肠埃希菌和鼠伤寒沙门菌分别接种于含有硫酸亚铁的培养基(如双糖铁培养基)中,置 37℃ 温箱培养 24 小时后观察结果。由于鼠伤寒沙门菌能分解培养基中含硫的氨基酸产生硫化氢,硫化氢可与硫酸亚铁反应,生成黑色的硫化铁沉淀物,为硫化氢试验阳性;而大肠埃希菌不分解含硫的氨基酸,故接种此菌的培养基中无黑色沉淀物,为硫化氢试验阴性。

【实验报告】

1. 记录培养基的种类及基础培养基的制备程序。

2. 记录空气、水、土壤、皮肤、咽喉部细菌检查的结果,并分析本试验在临床工作中的意义。

3. 记录细菌在固体、液体及半固体培养基中的生长现象以及细菌生化反应的结果,并简要说明观察细菌在培养基中的生长现象及生化反应结果在医学中的实际意义。

（崔金环）

# 实验五　外界因素对细菌的影响

【实验目的】

1. 掌握常用消毒灭菌器和滤菌器的使用方法,熟悉原理、了解构造。

2. 掌握紫外线杀菌的原理、适用范围,熟悉操作方法,了解注意事项。

3. 掌握煮沸消毒的原理、方法,熟悉适用范围,了解影响因素。

4. 掌握 K-B 纸片法药敏试验的原理,熟悉结果判读方法,了解基本操作。

5. 掌握常用化学消毒剂的抑(杀)菌原理,熟悉皮肤消毒的效果,了解常用化学消毒剂的适用范围和影响因素。

【实验材料】

1. 培养基及试剂　普通琼脂平板、肉汤培养基、M-H(水解酪蛋白琼脂)培养基、抗生素药敏纸片、生理盐水、2.5％碘酒、75％酒精等。

2. 菌种　枯草芽胞杆菌和大肠埃希菌肉汤培养物,白色葡萄球菌和大肠埃希菌 6 小时培养物等。

3. 器材　高压蒸汽灭菌器、干烤箱、滤菌器、紫外灯、黑纸片、无菌镊子、水浴箱、温度计、无菌棉签、酒精灯、接种环等。

【实验内容与方法】

(一) 常用消毒灭菌器和滤菌器的介绍(示教)

1. 高压蒸气灭菌器　是目前医院和实验室常用的灭菌器,高压蒸气灭菌法是一种迅速而有效的灭菌方法。

(1) 种类:高压蒸气灭菌器是目前应用最广泛、灭菌效果最好的灭菌器具,其种类有手提式、直立式、横卧式等。它们的构造及灭菌原理基本相同。

(2) 构造及原理:高压蒸气灭菌器是一个密闭的耐高温和耐高压的双层金属圆筒,两层之间盛水。外壁坚厚,其上方或前方有金属厚盖,盖有螺栓,借以紧闭盖门,使蒸气不能外溢。高压蒸气灭菌器上还装有排气阀、安全阀、压力表及温度计。加热后,灭菌器内蒸气压力升高,温度也随之升高,压力越大,温度越高。

(3) 用法:使用高压蒸气灭菌器时,需加一定容量的水于灭菌器内,放入待灭菌物品后,盖好器盖并将螺旋拧紧加热,待压力升至 34.47kPa 时,打开排气阀,排除器内冷空气,再关闭排气阀。待蒸气压力升至所需压力(一般为 103.43kPa)时,持续 15~20 分钟即可达到灭菌目的。灭菌完毕,停止加热,缓缓排气,待其压力下降至零时,开盖取物。

(4) 用途:高压蒸气灭菌可用于耐高温、高压及不怕潮湿的物品,如普通培养基、生理盐水、纱布、敷料、手术器械、玻璃器材、隔离衣等的灭菌。

(5) 注意事项:灭菌时必须加足量的水;盛物桶内的物品勿置过挤;冷空气必须排尽;切不可突然打开排气阀门排气减压,以免因压力骤然下降而使器内液体外冲。

2. 干烤箱　为干热灭菌常用器具。

(1) 构造:干烤箱是中间夹着石棉的双层金属制成的方形或长方形箱,箱底装有热源,箱内有数层金属架,并附有温度计和自动温度调节器等装置。

(2) 用法与注意事项:将需要灭菌的物品包装后放入箱内,闭门加热。温度升到 160~170℃,维持 2 小时,可达到灭菌目的。灭菌后停止加热,待温度下降至 40℃ 以下方可开门取物,否则其内物品(如玻璃器皿等)会因温度骤然下降而爆裂。

(3) 用途:干热灭菌主要用于要求干燥的、耐高温的物品灭菌,如玻璃器材、凡士林、液状石蜡、药粉等的灭菌。

3. 滤菌器　是通过物理阻留的方法除去液体中的细菌、真菌,以达到无菌目的的一类仪器,但不能除去 L 型细菌、病毒和支原体。常用于不耐热的培养基、血清、溶液及药品的除菌或分离细菌外毒素及病毒等。常用的滤菌器有三种:①蔡氏滤菌器:为金属滤菌器,以石棉为滤板,每次用后换一石棉滤板,石棉滤板按孔径大小分为 K 号和 EK 号等几种,常用 EK 号过滤除菌,后者能阻止细菌通过;②玻璃滤菌器:由玻璃粉制成,用时比较方便,但孔径易堵塞,孔径大小有 $0.15 \sim 250 \mu m$ 不等,一般分为 $G_1 \sim G_6$,$G_5$ 和 $G_6$ 号均可阻止细菌通过;③薄膜滤菌器:由硝基纤维素膜制成,使用时直接从无菌包装中取出,配以无菌注射器使用,用毕经高压蒸气灭菌后妥善处理。

(二) 紫外线杀菌试验(操作)

1. 方法　包括细菌接种、贴纸和照射等几个步骤。

(1) 细菌接种:用无菌接种环取大肠埃希菌肉汤培养物,密集划线接种于普通琼脂平板。

(2) 贴纸:用无菌镊子把经灭菌的黑色纸片贴于平板表面中央部分。

(3) 照射:打开皿盖的 2/3,置于紫外灯下距离约 $20 \sim 30 cm$ 处照射 30 分钟。

(4) 弃纸培养:除去纸片,盖好平皿盖,置 37℃ 温箱培养 18～24 小时观察细菌生长情况。

2. 结果　纸片及平皿盖遮盖处有细菌生长,未遮盖处无细菌生长。

(三) 煮沸杀菌试验(操作)

1. 方法　包括编号、加样、煮沸等几个步骤。

(1) 编号:取六支肉汤培养基,编为 1、2、3、4、5、6 号,1、2、3 三管接种大肠埃希菌(无芽胞菌),4、5、6 三管接种枯草芽胞杆菌(有芽胞菌)。

(2) 煮沸 5 分钟后培养:将 1、4 两管同时放入 100℃ 水浴箱内煮沸 5 分钟,取出置 37℃ 温箱培养 18～24 小时观察细菌生长情况。

(3) 煮沸 1 小时后培养:将 2、5 两管同时放入 100℃ 水浴内煮沸 1 小时,取出置 37℃ 温箱培养 18～24 小时观察细菌生长情况。3、6 两管不加热作对照,置 37℃ 温箱培养 18～24 小时观察细菌生长情况。

2. 结果　3、6 两个对照管有细菌生长;1、2、5 管无细菌生长;4 号管有细菌生长。

(四) 细菌对药物的敏感试验——K-B 纸片琼脂扩散法(操作)

1. 原理　K-B 纸片琼脂扩散法原理是将含有定量抗菌药物的纸片贴在已接种测试菌的琼脂平板上,纸片中所含的药物吸取琼脂中的水分溶解后不断地向纸片周围区域扩散形成递减的梯度浓度。在纸片周围抑菌浓度范围内测试菌的生长被抑制,从而形成透明的抑菌环。抑菌环的大小反映测试菌对测定药物的敏感程度,这是一种定性测定方法。

2. 方法　包括接种细菌、贴药敏纸片及培养等几个步骤。

(1) 接种:密集接种法接种细菌,取 M-H 琼脂平板一个,用无菌棉拭子蘸取 6 小时的大肠杆菌或白色葡萄球菌培养物(菌液),在管内壁旋转挤去多余菌液,均匀涂布在 M-H 培养基表面,反复涂布 3 次,每次旋转平板 60° 角度,最后沿平板内缘涂抹一周。

(2) 贴药敏纸片:待稍干后,用无菌镊子取药敏纸片,贴在平板琼脂表面。滤纸片之间距离应基本相等,一般每个平板贴 4～5 个滤纸片为宜。各纸片中心距离应大于 24mm,纸片中心距平板边缘距离应大于 15mm。

（3）培养:将平板置 37℃温箱培养 18～24 小时后观察结果。

3. 结果　对抗生素敏感的细菌在药敏纸片的周围形成抑菌环(实验图 5-1),用尺子测量其直径,抑菌环直径标准判断因抗生素及细菌种类不同而异,根据抑菌环直径的大小,结合药物的性质,并对照细菌对抗生素敏感度判断表做出结果判断。

4. 报告方式　目前,国内实验室普遍接受的方法是美国国立临床实验室标准化委员会(National committee for clinical laboratory standards,NCCLS)介绍的操作标准。该标准含敏感,中度敏感、耐药三个等级报告结果,是临床实验室报告药敏试验结果的规范形式。对这三个等级,操作标准有明确的定义。

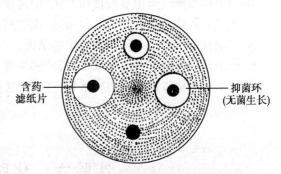

含药滤纸片　　抑菌环(无菌生长)

**实验图 5-1　细菌对药物的敏感试验**

敏感(susceptible,S):指被测菌株所引起的感染可以用常规剂量的某种抗菌药物治愈。

中度敏感(moderately susceptible,MS):指通过提高某种抗菌药物的剂量(如 β-内酰胺类)或在该药物浓集的部位(如尿、胆汁),细菌生长可被抑制。

耐药(resistant,R):指被测菌株所引起的感染不能用该抗菌药物治愈。

5. 注意事项　为了保证 K-B 法结果的可靠性,并特别考虑到毒副作用较大的药物仅有"非此即彼"的敏感和耐药两个等级(这类药不设中度敏感),在根据抑菌环直径解释敏感性时,NCCLS 操作标准规定了一个抑菌环的缓冲区,称为中介。定义如下:中介(Intermediate,I)为一缓冲区,以避免微小的失控技术因素可能造成报告结果错误,抑菌环直径在中介范围内的药物,应视为或是敏感或是耐药,其临床意义是不确定的,故不应作临床报告,如确需用该药治疗,应重复试验或用其他药敏试验定量检测。可见,中介是对抑菌环的定义,而不是对细菌敏感性的定义。所以,中介不能报告给临床医生。

关于中度敏感,只适于可加大给药剂量的药物。不少药物如氨基糖苷类,毒副作用较大,不能任意增加剂量,否则会产生严重的副作用,这类药物中度敏感没有实际意义,其报告结果只有两种形式:敏感和耐药。也就是说,可报告中度敏感和可有中介的药物是有章可循的,不能随意为之,在此不加详述,实际工作中按章行事即可。

综上所述,K-B 法药敏试验只能以三个等级发出报告,即:敏感、中度敏感和耐药。对于毒副作用较大的药物,则只能以敏感和耐药两个等级报告结果,中介是为避免试验误差而设的抑菌环缓冲区,不能报告给临床医生。

NCCLS 每隔几年重新公布一次药敏试验抑菌环的分界点表,每次均有部分更动,因此读取药敏试验结果应依据最近期的分界点表,否则可能会报错药敏试验结果,故在此未列出抗菌药物的抑菌环解释标准,以体现其变化特性。

（五）皮肤消毒试验(操作)

1. 方法　主要包括分区(实验、对照)、培养等几个步骤。①取普通琼脂平板一个,用蜡笔在平板底部划为 4 区,标明 1、2、3、4。②打开平板一角,用未消毒的手示指轻触第 1 区琼脂表面。③用酒精棉球消毒同一手的中指,待酒精干后立即轻触第 2 区琼脂表面。④用

2.5%碘酒消毒同一手的无名指,待干后轻触第 3 区琼脂表面,余下第 4 区作为空白对照。
⑤盖好皿盖,置 37℃温箱培养 18～24 小时后观察结果。

2. 结果　培养基上 1 区有细菌生长现象,2、3、4 区均无细菌生长现象。

【实验报告】

1. 写出高压蒸气灭菌器的使用方法、用途及注意事项。

2. 记录紫外线杀菌试验的实验结果,说明其杀菌机制。

3. 记录并分析煮沸杀菌试验的实验结果。

4. 记录药物敏感试验的结果,分析其实际意义。

5. 记录皮肤消毒试验的实验结果,理解正常菌群的意义。

(李水仙)

# 实验六　化脓性球菌

【实验目的】

1. 掌握葡萄球菌、链球菌、肺炎链球菌、脑膜炎奈瑟菌和淋病奈瑟菌的形态及染色特点。

2. 熟悉金黄色葡萄球菌、表皮葡萄球菌、甲型链球菌、乙型溶血性链球菌及肺炎链球菌在血琼脂平板上的菌落特点及溶血特性。

3. 熟悉血浆凝固酶试验的方法、结果判断及意义。

4. 熟悉抗链球菌溶血素 O 试验方法、结果及意义。

5. 了解脓汁标本的检验程序和方法。

【实验材料】

1. 染色标本　葡萄球菌、链球菌、肺炎链球菌、脑膜炎奈瑟菌和淋病奈瑟菌的革兰染色标本片。

2. 培养物　葡萄球菌、链球菌及肺炎链球菌血琼脂平板培养物。

3. 器材　待检脓汁标本、革兰染色液、乙醇灯、载玻片、接种环、吸水纸、火柴、显微镜、香柏油、镜头清洁剂、擦镜纸、兔血浆、生理盐水等。

4. 免疫检查材料　待检血清、快速 ASO 检测试剂盒。

【实验内容与方法】

(一) 脓汁标本的细菌学检验(示教或操作)

1. 检验程序　见实验图 6-1。

2. 直接涂片染色镜检　将脓汁标本涂片,经革兰染色后镜检。注意观察细菌形态、排列及染色性(具体方法参照实验三)。

(二) 常见化脓性球菌形态和培养物观察(示教)

1. 形态观察　分别取葡萄球菌、链

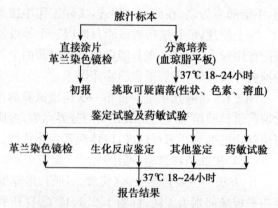

实验图 6-1　脓汁标本的细菌学检验流程图

球菌、肺炎链球菌、脑膜炎奈瑟菌和淋病奈瑟菌示教标本片,置显微镜下,观察细菌的形态、排列、结构及染色特点。

(1) 葡萄球菌:菌体为球形,呈葡萄串状排列,革兰染色阳性。

(2) 链球菌:菌体为球形或椭圆形,呈链状排列,革兰染色阳性。

(3) 肺炎链球菌:菌体呈矛头状,常成双排列,钝端相对、尖端相背。菌体外有明显荚膜,革兰染色阳性。

(4) 脑膜炎奈瑟菌:在患者脑脊液标本涂片中,脑膜炎奈瑟菌常位于中性粒细胞内,菌体呈肾形,成双排列,凹面相对,革兰染色阴性。

(5) 淋病奈瑟菌:在急性淋病患者分泌物标本涂片中,淋病奈瑟菌常位于中性粒细胞内,形态染色与脑膜炎奈瑟菌相似。

2. 培养物观察　分别取金黄色葡萄球菌、表皮葡萄球菌、腐生葡萄球菌、甲型链球菌、乙型溶血性链球菌及肺炎链球菌血琼脂平板培养物,观察其单个菌落的形态、大小、表面、边缘、透明度、颜色及溶血特性。

(1) 葡萄球菌菌落特征:三种葡萄球菌的菌落均为圆形、凸起、表面光滑、湿润、边缘整齐、不透明、中等大小。金黄色葡萄球菌产生金黄色脂溶性色素,菌落呈金黄色,菌落周围有完全透明的溶血环;表皮葡萄球菌和腐生葡萄球菌产生白色或柠檬色脂溶性色素,菌落呈白色或柠檬色,菌落周围无溶血环。

(2) 链球菌菌落特征:三型链球菌在血琼脂平板上形成圆形隆起、灰白色、表面光滑、半透明或不透明的微小菌落。甲型溶血性链球菌菌落周围有 1～2mm 宽的草绿色溶血环;乙型溶血性链球菌菌落周围有 2～4mm 宽、完全透明的溶血环;丙型链球菌菌落周围无溶血环。

(3) 肺炎链球菌菌落特征:肺炎链球菌在血琼脂平板上形成圆形、光滑、扁平、透明或半透明细小菌落。在菌落周围有草绿色狭窄溶血环,与甲型链球菌相似。

(三) 血浆凝固酶试验玻片法(操作)

1. 方法　具体操作方法如下:

(1) 取洁净载玻片一张,于两端各加生理盐水一滴。

(2) 以无菌操作方法用接种环先后取金黄色葡萄球菌和表皮葡萄球菌培养物少许,分别置生理盐水滴中,制成均匀的细菌悬液,观察有无自凝现象。

(3) 若无自凝现象,则于每滴悬液中分别加入兔血浆各 1 滴,混匀。2 分钟内如出现颗粒状凝集现象,即为阳性,反之则为阴性。

2. 结果　金黄色葡萄球菌能产生血浆凝固酶,此试验为阳性;表皮葡萄球菌不能产生血浆凝固酶,此试验为阴性。

(四) 抗链球菌溶血素 O 试验-胶乳法(操作或示教)

1. 方法　具体操作方法如下:

(1) 血清标本用生理盐水 1∶50 稀释,56℃灭活 30 分钟。

(2) 在反应板各方格上分别滴加稀释灭活的待检血清及阳性、阴性控制血清各 1 滴,再滴加溶血素 O 溶液各 1 滴。轻轻摇动 2 分钟,充分混匀,并均匀分布于方格内。

(3) 在各方格内滴加 ASO 胶乳试剂 1 滴,轻轻摇动 3～5 分钟,将反应板放在实验桌上,有清晰凝集颗粒者为阳性。

(4) 将阳性者 1∶50 稀释的血清,进一步稀释成 1∶80,再重复步骤 2 和 3,有清晰凝集者为强阳性。

2. 结果　出现凝集现象为抗 O 试验阳性；无凝集现象为抗 O 试验阴性。

【实验报告】

1. 写出脓汁标本检验程序，记录涂片、染色过程及染色结果。

2. 绘出化脓性球菌镜下形态图。

3. 记录血浆凝固酶试验（玻片法）的结果，分析其意义。

4. 记录抗 O 试验结果，说出其临床意义。

（姜凤良）

# 实验七　消化道感染细菌

【实验目的】

1. 掌握肠道杆菌生物学性状的共同特征。

2. 熟悉常见肠道杆菌分离培养和鉴定的基本程序。

3. 熟悉肠道杆菌鉴定常用生化反应的结果。

4. 熟悉肥达反应的原理、结果及临床意义。

【实验材料】

1. 染色标本　大肠埃希菌、伤寒沙门菌、痢疾志贺菌形态染色片。

2. 培养基　SS 琼脂平板、EMB 琼脂平板、肠道杆菌生化反应试验常用鉴别培养基。

3. 诊断菌液　伤寒沙门菌 H 和 O 抗原（TH、TO），甲型副伤寒沙门菌和肖氏沙门菌 H 抗原（PA、PB）。

4. 器材　待测血清、生理盐水、有孔塑板或试管、吸管、显微镜、香柏油、镜头清洁剂、擦镜纸等。

【实验内容与方法】

（一）常见消化道细菌形态与结构观察（示教）

1. 观察大肠埃希菌、伤寒沙门菌、痢疾志贺菌、霍乱弧菌革兰染色标本片。注意其形态、大小、染色性。

2. 观察大肠埃希菌和伤寒沙门菌鞭毛染色标本片，可见其具有周鞭毛。

（二）肠道杆菌分离培养与鉴定程序

肠道杆菌分离培养与鉴定程序见实验图 7-1。

（三）常见肠道杆菌生化反应结果（结果示教）

常见肠道杆菌生化反应结果见实验表 7-1。

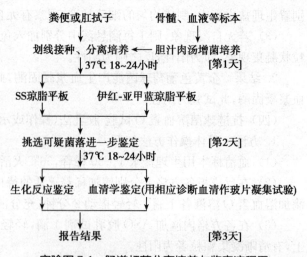

实验图 7-1　肠道杆菌分离培养与鉴定流程图

**实验表 7-1　常见肠道杆菌的鉴别要点**

| 菌名 | 选择鉴别培养基 | | 双糖铁培养基(KIA) | | | 动力 | 吲哚 |
| --- | --- | --- | --- | --- | --- | --- | --- |
| | EMB 平板 | SS 平板 | 斜面(乳糖) | 底层(葡萄糖) | 硫化氢 | | |
| 大肠埃希菌 | 菌落蓝紫色、圆形、带金属光泽、不透明,直径 2~3mm | 菌落同前,呈红色 | +* | ⊕ | − | + | + |
| 伤寒沙门菌 | 菌落无色、半透明,直径 1~2mm | 同前 | − | + | −/+ | + | − |
| 肖氏沙门菌 | 菌落无色、半透明,直径 1~2mm | 同前,菌落常带黑心 | − | ⊕ | + | + | − |
| 痢疾志贺菌 | 菌落无色、半透明,直径 1~2mm | 同前 | −/L | + | − | − | −/+ |

注:1. ＋产酸不产气　⊕产酸产气　−不分解　L某些菌株迟缓分解　−阴性　＋阳性

2. ＋* 气体挥发,一般看不到

（四）肥达试验——半定量法(操作或结果示教)

1. 原理　用已知伤寒沙门菌菌体抗原(O)、伤寒沙门菌鞭毛抗原(H)、甲型副伤寒沙门菌鞭毛抗原(PA)、肖氏沙门菌鞭毛抗原(PB)与病人血清作半定量凝集反应,测定受检血清中有无相应抗体及效价,以协助诊断伤寒与副伤寒。

2. 方法及步骤　具体操作方法如下:

（1）取 40 孔微孔板,在其一端用标签纸贴附做好标记,如 TO、TH、PA、PB。

（2）稀释病人血清(单管稀释法)

1）取一试管加入生理盐水 1.9ml,待测血清 0.1ml,混匀,即成 1:20 稀释。

2）将此稀释血清加入各排第 1 孔中,每孔 0.25ml。

3）在试管中剩余的 1ml 稀释血清中再加入生理盐水 1ml,混匀,即成 1:40 稀释。

4）将此稀释血清加入各排第 2 孔中,每孔 0.25ml。

5）按此顺序继续作对倍稀释,分别注入各排第 3 孔至第 6 孔中,各排第 7 孔中各加入生理盐水 0.25ml 作对照。

6）此时第 1 孔至第 6 孔中血清稀释度分别 1:20,1:40,1:80,1:160,1:320,1:640。

（3）加入诊断菌液(按说明书稀释至所需浓度),每孔各 0.25ml。

第 1 排 1~7 孔各加入伤寒沙门菌 O 菌液 0.25ml;

第 2 排 1~7 孔各加入伤寒沙门菌 H 菌液 0.25ml;

第 3 排 1~7 孔各加入甲型副伤寒沙门菌 H 菌液 0.25ml;

第 4 排 1~7 孔各加入肖氏沙门菌 H 菌液 0.25ml。

加入诊断菌液后,各管稀释度又增加一倍,即 1:40,1:80,1:160,1:320,1:640,1:1280。

（4）振摇混匀后,置 37℃湿盒中孵育 4 小时后,初步观察结果,再置于 4℃冰箱过夜,次日观察并记录结果(实验教学中,为了能当堂看到实验结果,可置 56℃湿盒中孵育 30 分钟,再置于 4℃冰箱 10 分钟后初步观察结果)。

3. 结果判定　先观察对照孔,正确结果应无凝集现象,再分别与对照孔比较观察各孔凝集情况。根据液体透明度和凝集块多少,以"＋、−"符号记录结果。

＋＋＋＋:上清液完全澄清透明,细菌全部形成凝集块沉于孔底。

＋＋＋:上清液较透明,约 75％的细菌形成凝集块沉于孔底。

＋＋:上清液透明度中等,约 50％的细菌形成明显可见的凝集块沉于孔底。

＋:上清液较混浊,约 25％的细菌形成明显可见的凝集块。

－:液体均匀混浊与对照孔相同,无凝集块(细菌因重力下沉于孔底,孔底可见边缘整齐的小圆点)。

凝集效价判定:一般以呈现"＋＋"凝集现象的血清最高稀释倍数作为该血清的凝集效价。

4. 结果分析与讨论　围绕当地人群相应抗体水平的参考值及不同类型免疫球蛋白产生的时间、在体内持续时间等,联系免疫学相关基础知识进行分析。

(1) 参考值,一般未经预防接种,具有诊断意义的单份血清凝集效价是:TH≥1:160,TO≥1:80,PA≥1:80,PB≥1:80。如双份血清效价有 4 倍以上增长更有诊断意义。

(2) 由于 H 凝集素(IgG)在血内维持时间较久,O 凝集素(IgM)较短暂,所以 O 凝集效价在诊断上较重要。

(3) 伤寒患者,O 凝集素常较 H 凝集素出现早、但维持时间较短;H 凝集素出现较晚、但效价较高且持续时间较长。

(4) 回忆反应,过去曾接种过伤寒、副伤寒菌苗或患过伤寒、副伤寒病,近期又发生某些感染(发热性疾病),可使 H 凝集素非特异地升高,但 O 凝集素一般不升高,此现象称为回忆反应。

(5) 若 O 凝集素高而 H 凝集素不高,则可能是感染早期或与伤寒沙门菌 O 抗原有交叉反应的其他沙门菌感染。

(6) 临床上确诊为伤寒的患者中,约有 10％的患者该试验始终阴性或效价不高,故阴性结果不能完全排除伤寒的诊断。

5. 注意事项　主要为以下几个方面:

(1) 从温箱或水浴箱中取出结果后,先不要振荡。因为结果的判断要结合孔中上清液的透明度和孔底凝集物的多少及性状两方面加以观察。如事先振荡不利于观察结果。

(2) 观察结果时应首先观察对照孔,该孔应呈"－"(即不凝集)。

(3) "H"凝集呈絮状,以疏松之大团沉于管底,轻摇微孔板即能荡起,而且极易散开。"O"凝集呈颗粒状,以坚实凝块沉于孔底,轻摇微孔板不易荡起,而且不易散开。

【实验报告】

1. 记录大肠埃希菌、伤寒沙门菌、痢疾志贺菌在 SS 琼脂平板及 EMB 琼脂平板上的生长现象。

2. 记录肥达试验结果,分析其临床意义。

(姜凤良)

# 实验八　分枝杆菌与其他细菌

【实验目的】

1. 学会痰标本直接涂片抗酸染色的方法及结果观察。

2. 观察其他常见病原菌的形态、染色性及特殊结构。

3. 了解厌氧培养的原理及方法。

【实验材料】

1. 待检标本　经高压蒸气灭菌的结核痰液标本。

2. 染色标本　结核分枝杆菌、炭疽芽胞杆菌、布鲁菌、鼠疫耶尔森菌、铜绿假单胞菌、流感嗜血杆菌、百日咳鲍特菌、军团菌、白喉棒状杆菌等革兰染色标本片；白喉棒状杆菌异染颗粒特殊染色标本片；炭疽芽胞杆菌、破伤风梭菌、产气荚膜梭菌、肉毒梭菌芽胞特殊结构标本片。

3. 器材　接种环、玻片、酒精灯、香柏油、擦镜纸、显微镜、抗酸染色液、厌氧袋、厌氧罐、厌氧箱、疱肉培养基等。

【实验内容与方法】

（一）抗酸染色法（操作）

1. 原理　结核分枝杆菌含有分枝菌酸，不易着色，一经加热着色后，又不易被盐酸乙醇脱色，故经亚甲蓝复染，仍显红色，而其他细菌及细胞则均呈蓝色。

2. 方法　包括以下几个步骤：

（1）制片：用接种环取经高压蒸气灭菌处理过的结核痰标本 0.1ml，在载玻片上涂抹20mm×15mm 范围，制成厚涂片，自然干燥后火焰固定。

（2）染色：①滴加 5％的苯酚复红覆盖标本，在酒精灯上方加温（染液微冒蒸气，并保持染液不干燥）5 分钟，冷却后用水冲洗。或者滴加苯酚复红染液后，维持 30 分钟，再用水冲洗。②滴加 3％盐酸乙醇数滴于载玻片，轻轻摇动载玻片脱色，直至无红色染液脱出为止，然后再用水洗。③滴加碱性亚甲蓝液 1～2 滴，复染 1 分钟，用水冲洗，待干燥后用油镜观察。

（3）结果：结核分枝杆菌呈红色，为抗酸阳性，背景和其他非抗酸菌染成蓝色，为抗酸阴性。

（二）其他常见病原菌镜下观察（示教）

1. 镜下观察其他常见病原菌形态　将结核分枝杆菌、炭疽芽胞杆菌、布鲁菌、鼠疫耶尔森菌、铜绿假单胞菌、流感嗜血杆菌、百日咳鲍特菌、军团菌、白喉棒状杆菌等标本示教片置油镜下观察，注意观察细菌形态、大小、染色性及排列特征。

2. 镜下观察异染颗粒（白喉棒状杆菌）　将白喉棒状杆菌示教片置油镜下观察，注意细菌的形态特点及染色法。本菌特点是菌体大小、长短不一，常一端或两端膨大呈棒状。白喉棒状杆菌异染颗粒位于菌体内，用 Neisser（奈瑟）染色，菌体染成黄褐色，颗粒呈紫黑色；用 Albert（阿伯脱）染色，菌体染成蓝绿色，颗粒呈蓝黑色。

3. 镜下观察芽胞形态　将炭疽芽胞杆菌、破伤风芽胞梭菌、产气荚膜梭菌、肉毒梭菌示教片置油镜下观察，注意形态、染色性、芽胞的形态、大小及其在菌体中的位置。

（1）炭疽芽胞杆菌：革兰阳性粗大杆菌，两端平齐，呈单个或短链，竹节状排列。芽胞椭圆形，位于菌体中央，其宽度小于菌体。

（2）破伤风梭菌：细长杆菌，无荚膜，革兰阳性。芽胞圆形、比菌体粗、位于菌体顶端，使细菌呈鼓槌状，为本菌典型特征。

（3）产气荚膜梭菌：革兰阳性粗大杆菌，芽胞椭圆形、位于次极端、不比菌体粗。产气荚膜梭菌小鼠腹腔渗出物的荚膜染色示教片中可见明显的荚膜。

（4）肉毒梭菌：革兰阳性粗大杆菌，单独或成双排列，有时可见短链。无荚膜，芽胞椭圆形、位于次极端、粗于菌体,使细菌呈汤匙状或网球拍状。

（三）厌氧培养（介绍）

常用的厌氧培养方法主要有两大类,包括化学厌氧培养方法和物理厌氧培养方法,分别通过化学和物理的方法来制造厌氧环境,从而有利于厌氧菌的生长繁殖。常用方法有厌氧袋法、厌氧缸法、厌氧箱法、庖肉培养法等。

1. **厌氧袋培养法**　厌氧袋是一种特制不透气的塑料袋,袋中装有气体发生管、催化剂小管（内放钯粒）和催化还原指示剂小管（亚甲蓝）。接种好的平板放入袋中,排出袋中气体,卷叠好袋口,用弹簧夹夹紧,然后折断气体发生小管中安瓿,使发生反应产生 $CO_2$、$H_2$ 等,在催化剂钯的作用下,$H_2$ 与 $O_2$（袋中剩余氧）反应生成 $H_2O$,这更保证了无氧环境,经 0.5 小时再折断指示剂管中亚甲蓝液安瓿（无氧环境中呈无色,有氧环境中又呈蓝色）,如指示剂不变蓝,表示袋内已成无氧环境,此时即可放 37℃ 孵育培养。

2. **厌氧缸培养法**　厌氧缸是一个可密封的玻璃缸,顶端有一个抽气口,使用方法如下:①将接种厌氧菌的平板立即放入厌氧缸。②在厌氧缸内放入冷催化剂钯粒和美兰指示剂安瓿。③用真空泵抽去缸中的空气,使缸内大气压降到 10% 毫米汞柱,然后充入氮气,反复三次。最后充入 80% 氮气、10% 二氧化碳及 10% 氢气。④密闭厌氧缸。此时,缸内 99% 的氧气已被氮气、二氧化碳及氢气置换,残余的氧气,在钯粒催化下与氢气作用生成水,缸壁会有水滴出现。缸内美兰指示剂由浅蓝色转变为无色,表示缸内氧气已被驱除。⑤放入 37℃,培养 48 小时后观察结果。

3. **厌氧箱培养法**　为专门培养厌氧菌的培养箱,现多为全自动控制,当将培养物放入培养箱,关上封闭门后,其自动启动,通过多次抽掉空气,灌入氮气、二氧化碳及氢气,最后形成厌氧环境。培养 48 小时后即可取出培养物,观察结果。

4. **庖肉培养法**　将厌氧菌接种于庖肉培养基后,加液状石蜡覆盖液面,隔绝空气,置于 37℃ 培养箱培养 24～48 小时,观察结果。因肉渣中含谷胱甘肽,可发生氧化还原反应,降低环境中的氧化势能,从而造成缺氧状态。

【实验报告】

1. 写出抗酸染色的操作步骤,并报告实验结果。

2. 绘出显微镜下所见其他常见病原菌的形态及各种细菌的芽胞形态图,标明白喉棒状杆菌的异染颗粒。

3. 厌氧培养的方法有哪些?

（胡生梅）

# 实验九　病毒及其他微生物

【实验目的】

1. 识别病毒包涵体、立克次体、钩端螺旋体、梅毒螺旋体及病原性真菌的形态特征。

2. 了解鸡胚接种法。

3. 了解病毒血凝和血凝抑制试验。

4. 初步学会常见病原性真菌的检查方法。

【实验材料】

1. 染色标本　狂犬病毒内基小体、立克次体、钩端螺旋体、梅毒螺旋体、回归热螺旋体、白假丝酵母菌、新型隐球菌、皮肤丝状菌等标本片。

2. 试剂　生理盐水、12天鸡胚、0.5％鸡红细胞悬液、10％KOH、70％乙醇、碘伏等。

3. 培养物及待检标本　白假丝酵母菌、新型隐球菌培养物，病人皮肤、甲屑、毛发等，流感病毒液、流感病人血清、沙保弱培养基等。

4. 器材　显微镜、载玻片、盖玻片、注射器、试管、小三角锉刀等。

【实验内容与方法】

（一）病毒包涵体镜下观察（示教）

狂犬病病毒内基小体呈圆形或椭圆形，嗜酸性，位于细胞质内。

（二）鸡胚各接种部位观察与鸡胚接种法（示教）

取孵育9～12天的鸡胚，置于固定架上，在照卵灯下观察鸡胚卵黄囊、绒毛尿囊膜、羊膜腔及尿囊腔（实验图9-1）。以绒毛尿囊腔为例，介绍鸡胚接种法。

1. 取孵育9～12天的鸡胚，在照卵灯照视下，用铅笔画出气室和胎位。

2. 在鸡胚旁无大血管处画一标记，并用小三角锉刀磨一小孔，用碘伏与70％乙醇消毒。

3. 用1ml无菌注射器吸取病毒标本，从小孔斜刺入壳膜到达尿囊腔内，注入0.1～0.2ml病毒液。

4. 用玻璃胶纸或溶化石蜡将小孔封闭，置35～36℃温箱中孵育2～3天。

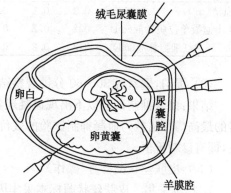

实验图9-1　鸡胚接种法

（三）立克次体、钩端螺旋体、梅毒螺旋体、回归热螺旋体形态观察（示教）

观察立克次体、钩端螺旋体、梅毒螺旋体、回归热螺旋体形态，注意区别其染色特性。

斑疹伤寒立克次体呈多形性、Giemsa染色呈紫红色；钩端螺旋体螺旋细密、一端或两端弯曲呈钩状，镜下可见螺旋体为"C"或"S"形，镀银染色为棕褐色；梅毒螺旋体螺旋致密、两端尖直，镀银染色棕褐色；回归热螺旋体螺旋稀疏不规则，两端尖直。

（四）病毒血凝及血凝抑制试验（示教）

1. 病毒血凝试验　病毒血凝试验主要操作步骤如下：

（1）将病毒液按1∶10～1∶1280的倍比稀释，按实验表9-1加入各种反应物。

实验表9-1　病毒血凝试验操作程序

| 病毒稀释度 | 1∶10 | 1∶20 | 1∶40 | 1∶80 | 1∶160 | 1∶320 | 1∶640 | 1∶1280 | 对照 |
|---|---|---|---|---|---|---|---|---|---|
| 病毒液(ml) | 0.2 | 0.2 | 0.2 | 0.2 | 0.2 | 0.2 | 0.2 | 0.2 | 0.2 盐水 |
| 0.5％鸡红细胞 | | | | 各管0.2ml摇匀，静置室温60分钟 | | | | | |
| 结果举例 | ++++ | ++++ | ++++ | +++ | ++ | + | − | − | − |

（2）混匀，置室温30分钟、45分钟、60分钟各观察一次结果，以45分钟的结果为准。

结果：以出现"＋＋"的病毒液最高稀释倍数为血凝试验最终效价。

红细胞沉于管底成一个小圆点，与阴性对照管相同，为阴性。

红细胞均匀铺于管底,100％红细胞凝集,为＋＋＋＋。

红细胞均匀铺于管底,但边缘不齐,有下沉趋向,75％以上红细胞凝集为＋＋＋。

红细胞于管底形成一个环状,四周有小凝块,50％以上红细胞凝集,为＋＋。

红细胞于管底形成一个小团,但边缘不光滑,四周有小凝块,25％以上红细胞凝集,为＋。

2. 病毒血凝抑制试验　包括以下几个步骤:

(1) 将病人血清按 1∶10～1∶1280 的倍比稀释。

(2) 按实验表 9-2 加入各种反应物。

实验表 9-2　病毒血凝抑制试验操作程序

| 血清稀释度 | 1∶10 | 1∶20 | 1∶40 | 1∶80 | 1∶160 | 1∶320 | 1∶640 | 1∶1280 | 血清对照 |
|---|---|---|---|---|---|---|---|---|---|
| 血清(ml) | 0.2 | 0.2 | 0.2 | 0.2 | 0.2 | 0.2 | 0.2 | 0.2 | 0.2 盐水 |
| 4 个血凝单位病毒液(ml) | 0.2 | 0.2 | 0.2 | 0.2 | 0.2 | 0.2 | 0.2 | 0.2 | 0.2 |
| 0.5％鸡红细胞悬液(ml) | 0.2 | 0.2 | 0.2 | 0.2 | 0.2 | 0.2 | 0.2 | 0.2 | 0.2 |

(3) 混匀,置室温 30～60 分钟观察结果。

结果:血凝抑制试验以不出现血凝现象为阳性。凡是出现完全抑制凝集的试管中,其血清的最高稀释倍数为血凝抑制试验的效价。若恢复期血清抗体效价比疾病早期高 4 倍或以上,即有诊断价值。

(五) 皮肤丝状菌检查(操作)

1. 标本采集　皮肤丝状菌标本采集因病变部位而异。

(1) 毛发:头癣可用拔毛镊子拔取脆而易断、无光泽或有白色菌鞘的病损部毛发。

(2) 皮屑:手足癣、体癣、股癣宜用外科圆头钝刀轻轻刮取损害部位边缘部,或指(趾)间皮屑。汗斑癣刮取褐色的皱纹皮屑。

(3) 甲屑:甲癣可用小刀刮取病损指(趾)甲深层碎屑。

皮肤、指(趾)甲病损部位,若先经 1∶10000 苯扎溴铵洗涤后刮取标本更好。

2. 标本处理(10％KOH 透明标本法)　取病发、皮屑或甲屑置于载玻片上,滴 1～2 滴10％KOH 溶液,加盖玻片,置火焰上微微加热,以加速角质溶解,使标本透明,然后加压成薄片,并除去气泡,用滤纸吸去周围溶液。皮屑标本制备时,加热要适度,以免角质细胞溶解过度造成 KOH 结晶而影响结果观察。

3. 显微镜检查　将已制备的标本片,先以低倍镜检查,发现可疑菌丝及孢子后,再换用高倍镜检查菌丝、孢子特征,予以证实。

用显微镜检查菌丝和孢子时,应注意与纤维、表皮细胞间隙、气泡及油滴等鉴别。

4. 培养检查　将皮屑等标本先用 70％乙醇浸泡 5 分钟以杀死表面细菌,再用无菌盐水洗涤后接种于沙保弱斜面培养基,每支斜面可接种 3 块皮屑(或毛发)。每份标本接种 2～3支斜面培养基,以提高检出率。接种后置 22℃或室温培养 2～3 周,观察生长情况及菌落特点。通常 7～14 天生长良好,持续培养 3 周无细菌生长者方可报告为阴性。

(六) 深部感染真菌形态及培养物观察(示教)

1. 形态观察　白假丝酵母菌呈圆形或椭圆形、革兰染色阳性;新型隐球菌呈圆形或椭圆形、有肥厚的荚膜、墨汁负染不着色。

2. 培养物观察　①新型隐球菌菌落观察：新型隐球菌菌落呈乳白色，外观湿润，柔软，致密，类似一般细菌菌落，为酵母型菌落。②白假丝酵母菌菌落观察：白假丝酵母菌菌落外观性状同酵母型菌落，乳酪状，暗淡无光，有假菌丝伸入培养基中，为酵母样菌落。

（七）乙型肝炎病毒表面抗原检测-酶联免疫吸附试验（操作或示教）

乙型肝炎病毒表面抗原检测见实验二。

【实验报告】

1. 记录狂犬病病毒包涵体、钩端螺旋体、梅毒螺旋体、斑疹伤寒立克次体、白假丝酵母菌、新型隐球菌的形态。

2. 记录鸡胚绒毛尿囊腔接种程序及实验结果。

3. 记录并分析病毒血凝及血凝抑制试验结果。

4. 描述新型隐球菌和白假丝酵母菌菌落特点。

5. 记录皮肤丝状菌镜检及培养结果。

（李剑平）

# 医学寄生虫实验

## 实验十 医学蠕虫

【实验目的】

1. 学会认识蛔虫、钩虫、蛲虫、鞭虫、肝吸虫、姜片虫、猪肉绦虫、牛肉绦虫、日本血吸虫、卫氏并殖吸虫、斯氏狸殖吸虫的成虫。

2. 初步了解十二指肠钩虫与美洲钩虫口囊、交合伞镜下的主要区别。蛲虫头翼、食管球镜下主要特点、区别两种微丝蚴。

3. 初步学会镜下识别猪肉绦虫、牛肉绦虫头节、孕节;日本血吸虫毛蚴、尾蚴的特点;旋毛虫囊包幼虫。

4. 学会镜下识别蛔虫卵、钩虫卵、蛲虫卵、鞭虫卵、肝吸虫卵、姜片虫卵、带绦虫卵、日本血吸虫卵、卫氏并殖吸虫卵,棘球蚴砂。

5. 学会辨认肝吸虫、姜片虫、日本血吸虫、卫氏并殖吸虫的中间宿主与传播媒介(螺蛳、鱼虾、蟹、蝲蛄、荸荠、菱角)及感染动物的病理标本。

6. 学会粪便直接涂片法。

7. 了解饱和盐水漂浮法、透明胶纸法、水洗沉淀法及毛蚴孵化法的操作。

【实验材料】

1. 器材　显微镜、竹签、载玻片、透明胶纸、剪刀、漂浮杯、生理盐水、饱和盐水、粪便标本等。

2. 虫体瓶装标本及染色标本　成虫瓶装大体标本:蛔虫、钩虫、蛲虫、鞭虫、肝吸虫、姜片虫、猪肉绦虫、牛肉绦虫、日本血吸虫、卫氏并殖吸虫、斯氏狸殖吸虫;成虫染色玻片标本:钩虫口囊、交合伞染色标本;蛲虫染色标本;绦虫的头节、囊尾幼、孕节及棘球蚴砂。

3. 虫卵标本　蛔虫、钩虫、蛲虫、鞭虫、肝吸虫、姜片虫的虫卵、带绦虫卵、日本血吸虫卵、卫氏并殖吸虫卵。

4. 中间宿主标本　肝吸虫、姜片虫、日本血吸虫、卫氏并殖吸虫、斯氏狸殖吸虫的第1与第2中间宿主。

5. 寄生动物的病理标本　血吸虫、猪囊虫等。

【实验内容与方法】

(一) 标本观察(示教)

1. 成虫大体标本观察　肉眼观察蛔虫、钩虫、蛲虫、鞭虫、肝吸虫、姜片虫、猪肉绦虫、牛肉绦虫;日本血吸虫、卫氏并殖吸虫、斯氏狸殖吸虫成虫瓶装标本。

2. 中间宿主观察　肉眼观察肝吸虫、姜片虫的中间宿主及姜片虫的传播媒介豆螺、沼螺、涵螺、淡水鱼虾,扁卷螺及荸荠和菱角,感染囊尾幼动物病理标本(米猪肉),孕节。

3. 成虫内部结构及幼虫观察　镜下观察两种钩虫口囊、交合伞,蛲虫的头翼、食管球、两种微丝蚴、旋毛虫囊包;吸虫吸盘、子宫、睾丸;绦虫的头节、棘球蚴砂玻片染色标本。

4. 虫卵观察　镜下观察蛔虫卵、钩虫卵、蛲虫卵、鞭虫卵、肝吸虫、姜片虫卵、带绦虫卵、日本血吸虫卵及卫氏并殖吸虫卵标本。

(二) 粪便直接涂片法(操作)

1. 操作方法　在载玻片的中央加1~2滴生理盐水,用竹签取米粒大小的粪便与生理盐水涂抹均匀,先用低倍镜观察,必要时转换高倍镜观察虫卵。

2. 注意事项　涂片的厚薄以能透过书上的字为宜,光线不要太强,镜检时按一定的顺序移动视野,以免漏检。鉴别虫卵从卵的外形、大小、颜色、卵壳的厚薄、内容物5个方面区别。

(三) 粪便饱和盐水漂浮法(示教)

1. 原理　钩虫卵等虫卵比饱和盐水的比重轻,收集上浮物检查,此法可提高检出率。

2. 操作方法　用竹签取黄豆大小的粪便放于漂浮杯中,加适量的饱和盐水搅匀,去除粪渣块,用滴管缓慢加饱和盐水至略高于杯口,但不能外溢。在杯口盖上载玻片,静置15~20分钟后,将载玻片提起并迅速翻转,镜检。

(四) 透明胶纸法(示教)

该方法常用于检查蛲虫卵和牛带绦虫卵,将透明胶纸贴于载玻片上备用,现场检查时将胶纸掀起大部分,黏贴肛门周围,然后将透明胶纸贴于原载玻片上镜检。

检查应在晚上或早晨大便之前进行,以提高检出率。

(五) 水洗沉淀法与毛蚴孵化法(介绍或示教)

1. 水洗沉淀法　取核桃大小粪便于烧杯中,加清水搅拌后用筛过滤于500ml 的量杯内,再加清水至接近量杯口,静置20分钟。轻轻倒去上清液,留沉淀物再加水,按此操作2~4次,至上层液体清亮为宜,弃去上清液,取沉渣镜检。

2. 毛蚴孵化法　将沉淀物全部倒入三角烧瓶内,加净水至瓶颈部,置25~30℃的恒温箱中孵化,2~6小时后用肉眼或放大镜观察瓶颈处有无游动的毛蚴,应观察数次。

【实验报告】

1. 镜下绘出蛔虫卵、钩虫卵、蛲虫卵、鞭虫卵、肝吸虫卵、姜片虫卵、带绦虫卵、日本血吸虫卵、卫氏并殖吸虫卵,微丝蚴、旋毛虫囊包幼虫形态图。

2. 说出粪便直接涂片法可诊断哪些寄生虫? 为什么? 血液、痰液、活组织检查可诊断哪些寄生虫? 为什么? (参考答案见附:医学蠕虫的寄生方式与排卵途径)

## 附：医学蠕虫的寄生方式与排卵途径
### （病原检查标本的采集）

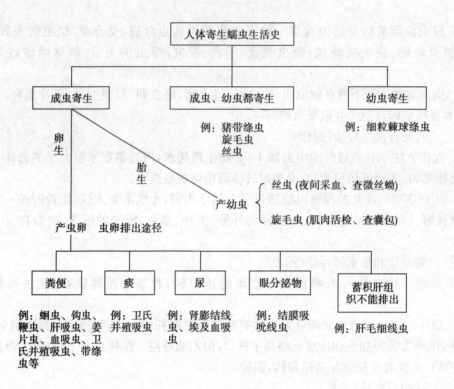

（许正敏）

# 实验十一　医学原虫、医学节肢动物

【实验目的】

1. 认识溶组织内阿米巴、阴道滴虫、蓝氏贾第鞭毛虫滋养体及包囊的形态。

2. 认识间日疟原虫滋养体、裂殖体、配子体及恶性疟原虫环状体、配子体，刚地弓形虫滋养体的形态。

3. 了解肠道原虫的包囊碘液染色检查法。

4. 认识蚊、蝇、蚤、虱、蜱、螨。

【实验材料】

1. 器材　显微镜、放大镜、香柏油、碘液、载玻片、盖玻片、滴管、竹签、肠道原虫包囊混合液标本等。

2. 染色标本　阴道滴虫、蓝氏贾第鞭毛虫、间日疟原虫、恶性疟原虫、刚地弓形虫的染色玻片标本。

3. 医学节肢动物标本　蚊、蝇、蚤、虱、蜱、螨玻片标本或针插标本。

【实验内容与方法】

（一）标本观察（示教）

1. 腔道原虫观察　油镜观察溶组织内阿米巴滋养体、包囊、蓝氏贾第鞭毛虫滋养体、包囊（铁苏木精染色）、阴道滴虫滋养体（姬氏染色）标本。低倍与高倍镜观察蓝氏贾第鞭毛虫包囊碘液染色标本。滋养体注意其外形特点、核的数目与特点、吸盘特征、鞭毛数目等。包囊注意其大小、囊壁特点、核的数目及特点。

2. 血液和组织原虫观察　油镜观察间日疟原虫滋养体、环状体、裂殖体、配子体及恶性疟原虫环状体、配子体、刚地弓形虫滋养体染色标本。间日疟原虫注意疟原虫的细胞核、细胞质、疟色素的颜色和形态特征，以及所寄生的红细胞的变化。恶性疟原虫观察环状体、配子体。特别注意环状体的大小、核的数目、多个寄生的特点；配子体的形状、细胞核、细胞质、疟色素的颜色和形态特征。

3. 蚊、蝇观察　肉眼观察卵、幼虫、蛹瓶装标本。手执放大镜观察三属蚊成蚊、常见的蝇针插标本。低倍或体视显微镜观察蚊翅脉、幼虫，蝇翅、足玻片标本。注意三属蚊成蚊形态、体色、口器、触角、触须、翅、足及腹部特征。

4. 蚤、虱、蜱、螨观察　放大镜观察蚤、虱、蜱、螨玻片标本。用低倍镜观察疥螨、恙螨幼虫及蠕形螨玻片标本。

（二）肠道原虫包囊碘液染色检查（示教或操作）

先用生理盐水制作粪便涂片，加盖玻片后，再沿盖玻片的一侧边缘滴入碘液，以使一部分粪膜被碘液染成浅黄色或黄绿色，另一部分仍保持原色，用高倍显微镜观察碘液染色的溶组织内阿米巴包囊、蓝氏贾第鞭毛虫包囊。或将肠道原虫包囊混合液体标本滴加于载玻片上，然后加盖片，从盖片一侧边缘加一滴碘液镜检。

【实验报告】

1. 镜下绘出溶组织内阿米巴、蓝氏贾第鞭毛虫滋养体、包囊、阴道滴虫滋养体形态图。
2. 镜下绘出间日疟原虫滋养体、裂殖体、配子体及恶性疟原虫配子体形态图。
3. 碘液染色检查可诊断哪些常见的肠道原虫？
4. 说出蚊、蝇、蚤、虱、蜱、螨可传播的疾病。

（王　瑛）

# 附　录

## 附录一　人兽共患病与常见病原生物

大多数引起动物感染的生物不能引起人类感染,同样,引起人类感染的生物也不能引起动物感染。但有的生物既能感染动物,又能感染人类。人和脊椎动物由共同病原体引起又在流行病学上有关联的疾病称为人兽共患病。

### (一) 人兽共患病的类型

按照病原体的种类将人兽共患病分为以下几种:①由病毒引起的人兽共患病:如狂犬病、疯牛病等;②由细菌引起的人兽共患病:如鼠疫、布鲁菌病、炭疽病等;③由衣原体引起的人兽共患病:如鹦鹉热等;④由立克次体引起的人兽共患病:如恙虫病、Q 热等;⑤由螺旋体引起的人兽共患病:如钩端螺旋体病等;⑥由真菌引起的人兽共患病:如新生隐球菌病等;⑦由寄生虫引起的人兽共患病:如弓形虫病、肝吸虫病、猪带绦虫病等。

### (二) 人兽共患病的特点

1. 种类繁多　人兽共患病种类繁多,已证实的有 200 余种,近年来,一些新的动物源性疾病不断被发现。至今,还有不少传染病尚未完全清楚,一些不明原因的发热、腹泻等可能就是人兽共患病。

2. 分布广泛　人兽共患病广泛分布于世界各国,尤其是发展中国家。如拉丁美洲和加勒比海地区有 73% 以上的人口遭受 150 多种人兽共患病的威胁。

3. 人与兽的发病特征及流行病学特征相似　人兽共患病由共同的病原体引起,人和脊椎动物的临床症状及体征极为相似,在流行病学上密切相关。人是许多人兽共患病病原体的终宿主,这些病原体很少在人与人之间互相传播,但近年来,在一些国家发生的高致病性和传染性的人兽共患病(如埃博拉出血热等)可在医院内广泛传播和流行。

4. 病原体的宿主谱较宽　人兽共患病病原体的宿主谱一般较宽,如炭疽芽胞杆菌、狂犬病病毒几乎可以引起所有的哺乳动物感染;鼠疫杆菌可以感染多种啮齿动物,再由鼠蚤传给人和多种家畜。

### (三) 人兽共患病的传染源与传播途径

1. 传染源　人兽共患病的传染源主要是患病或携带病原体的动物,人作为传染源比较少见。

2. 传播途径　人兽共患病的传播途径包括:①经呼吸道传播:如流感病毒、汉坦病毒等;②经消化道传播:如产单核细胞李斯特菌、旋毛形线虫、刚地弓形虫等;③经皮肤黏膜传播:如钩端螺旋体、日本裂体吸虫等;④经节肢动物传播:如伯氏疏螺旋体、恙虫病立克次体等。

### （四）人兽共患病的预防与控制措施

人兽共患病不仅严重威胁人类健康乃至生命,还严重冲击旅游、畜牧、贸易等行业的发展,给国民经济造成重大影响。因此,必须建立健全科学有效的人兽共患病的防控体制和机制,主要措施包括:

1. 认真贯彻落实《中华人民共和国传染病防治法》、《中华人民共和国动物防疫法》等法律法规,进一步完善疾病防治的法制建设,提高人兽共患病的防治水平。

2. 开展卫生宣传教育工作,改变或消除不良的生活和卫生习惯,提高人们自我防病意识。加强个人防护,尽可能减少或避免与患病动物接触。

3. 加强专业培训,提高专业队伍水平。加强科学研究,加强国际间的交流与合作。

4. 科学监测,及时发现疫情,尽快建立和完善报告手续及现代化疫情公布制度。建立和健全检验检疫制度,及时发现患病或带菌动物,严防患病或带菌动物流入市场。加强口岸检疫和边境防疫工作,防止国外疫病传入。

5. 推动畜禽养殖方式改进,提升畜禽生产的生物安全水平。普及科学饲养管理知识,推广良好饲养规范以及大型集约养殖企业生物安全隔离区建设,隔离人、畜、禽的居住环境,合理安排饲养密度,引导和教育生产者加强饲养环境卫生的治理,减少畜禽发病率。

6. 开展新型疫苗研制,以更好地防控人兽共患病。

人兽共患病与常见病原生物见附表 1-1。

附表 1-1　人兽共患病与常见病原生物

| 人兽共患病 | 病原生物 | 传播途径或方式 | 动物宿主 |
| --- | --- | --- | --- |
| 鼠疫 | 鼠疫耶尔森菌 | 蚤叮咬 | 鼠、鸟类等 |
| 炭疽 | 炭疽芽胞杆菌 | 接触、呼吸道、消化道 | 羊、牛、马、驴、骡、骆驼、猪、鹿等 |
| 布鲁菌病 | 布鲁菌 | 接触、呼吸道、消化道 | 羊、牛、马、骆驼及野生啮齿动物 |
| 小肠结肠炎、胃肠炎等 | 小肠结肠炎耶尔森菌 | 接触、消化道 | 猪、牛、狗、猫、鸡、鼠等 |
| 肠系膜淋巴结炎 | 假结核耶尔森菌 | 消化道 | 鼠类、家兔 |
| 李斯特菌病 | 产单核细胞李斯特菌 | 消化道、接触等 | 牛、羊、狗、猪、马、狐狸、鼠、鸡、鸟等 |
| 钩端螺旋体病 | 钩端螺旋体 | 接触传染 | 鼠类、猪、蛇、鸡、鸭、鹅、蛙、兔等 |
| 莱姆病 | 伯氏疏螺旋体 | 硬蜱叮咬 | 鼠、鹿等 |
| 恙虫病 | 恙虫病立克次体 | 恙螨叮咬 | 鼠类、兔、鸟类 |
| 地方性斑疹伤寒 | 莫氏立克次体 | 蚤或虱 | 啮齿类动物 |
| 新生隐球菌病 | 新生隐球菌 | 呼吸道 | 鸽、鸡、鹦鹉等 |
| 人感染高致病性禽流感 | 高致病性禽流感病毒（H5N1） | 呼吸道 | 鸡、鸭、鸟类等 |
| 肾病综合征出血热 | 汉坦病毒 | 呼吸道、消化道、接触,厉螨、小盾恙螨叮咬 | 鼠类等 |

续表

| 人兽共患病 | 病原生物 | 传播途径或方式 | 动物宿主 |
|---|---|---|---|
| 狂犬病 | 狂犬病病毒 | 动物咬伤 | 狗、猫、狼、狐狸、牛、羊、马、兔、鼠等 |
| 疯牛病 | 朊粒 | 消化道、血液 | 牛、羊等 |
| 口蹄疫 | 口蹄疫病毒 | 接触、呼吸道、消化道 | 猪、牛、羊等 |
| 尼帕病毒病 | 尼帕病毒 | 接触传染 | 猪、马、鼠类等 |
| 旋毛虫病 | 旋毛形线虫 | 消化道 | 猪、羊、犬、猫、鼠等 |
| 肝吸虫病 | 华支睾吸虫 | 消化道 | 猫、犬、猪等 |
| 并殖吸虫病 | 斯氏狸殖吸虫 | 消化道 | 猫、犬、果子狸等 |
| 姜片虫病 | 布氏姜片吸虫 | 消化道 | 猪 |
| 并殖吸虫病 | 卫氏并殖吸虫 | 消化道 | 猫、犬等 |
| 血吸虫病 | 日本裂体吸虫 | 接触疫水 | 牛等哺乳类动物 |
| 猪带绦虫病 | 猪带绦虫 | 消化道 | 猪 |
| 牛带绦虫病 | 牛带绦虫 | 消化道 | 牛 |
| 棘球蚴病 | 细粒棘球绦虫 | 消化道 | 牛、羊、犬、狼等 |
| 微小膜壳绦虫病 | 微小膜壳绦虫 | 消化道 | 鼠 |
| 黑热病 | 杜氏利什曼原虫 | 白蛉叮刺 | 犬等 |
| 弓形虫病 | 刚地弓形虫 | 消化道 | 猫及猫科动物、鸟类、爬行动物 |

（李剑平）

# 附录二　性传播疾病与常见病原生物

性传播疾病（sexually transmitted disease，STD）是通过性行为或类似性行为接触作为主要传播方式的一类疾病的总称。STD 以往称为"古典性病"，只包括梅毒、淋病、软下疳和性病淋巴肉芽肿 4 种疾病。随着人们思想意识、道德观念、价值观念的改变和人际交往的日益频繁，人们的性行为也更为开放，导致 STD 种类增多，目前已确认由性行为传播的疾病有 20 余种，且传播快，遍及全球，其中一些疾病严重危害人类健康和生命，例如梅毒和艾滋病等，是人类面临的重大社会卫生问题。引起 STD 的病原生物，除细菌外，还包括病毒、支原体、衣原体、螺旋体和真菌以及某些寄生虫（附表 1-2）。

附表 1-2　性传播疾病与常见病原生物

| 序号 | 病征 | 病原生物 |
|---|---|---|
| 1 | 男性尿道炎 | 淋病奈瑟菌、沙眼衣原体、单纯疱疹病毒、阴道毛滴虫、解脲脲原体、人型支原体 |
| 2 | 附睾炎 | 淋病奈瑟菌、沙眼衣原体 |
| 3 | 男性直肠炎 | 淋病奈瑟菌、沙眼衣原体、单纯疱疹病毒、梅毒螺旋体 |

续表

| 序号 | 病征 | 病原生物 |
| --- | --- | --- |
| 4 | 女性尿道炎 | 淋病奈瑟菌、沙眼衣原体、单纯疱疹病毒 |
| 5 | 外阴炎 | 白假丝酵母菌、单纯疱疹病毒 |
| 6 | 阴道炎 | 阴道毛滴虫、白假丝酵母菌 |
| 7 | 宫颈炎 | 淋病奈瑟菌、沙眼衣原体、单纯疱疹病毒 |
| 8 | 盆腔炎性疾病 | 淋病奈瑟菌、沙眼衣原体、人型支原体、厌氧菌 |
| 9 | 输卵管炎 | 淋病奈瑟菌、沙眼衣原体、人型支原体 |
| 10 | HIV 感染及艾滋病 | 人类免疫缺陷病毒 1 型和 2 型 |
| 11 | 生殖器疱疹 | 单纯疱疹病毒 |
| 12 | 尖锐湿疣 | 人乳头瘤病毒 |
| 13 | 梅毒 | 梅毒螺旋体 |
| 14 | 软下疳 | 杜克雷嗜血杆菌 |
| 15 | 性病淋巴肉芽肿 | 沙眼衣原体 L1、L2、L3 血清型 |
| 16 | 阴虱病 | 阴虱 |
| 17 | 疥疮 | 疥螨 |
| 18 | 新生儿结膜炎 | 淋病奈瑟菌、沙眼衣原体 |

（曹德明）

# 附录三　食源性疾病与常见病原生物

供人类食用或饮用的成品、原料以及既可食用或饮用又是药品（不包括以治疗为目的）的物品，称为食品。食品是人类赖以生存的能源和发展的物质基础，其卫生状况的好坏，直接关系到人体的生命健康。被病原生物感染或污染的食品均可作为传染源，所以食源性病原生物（foodborne biologic pathogen）是导致食源性疾病（foodborne disease）（主要因素：生物因素、化学因素、社会因素）的主要原因之一。主要通过动物、植物携带，常见食源性疾病的病原生物见附表 1-3。

附表 1-3　食源性疾病与常见病原生物

| 类　别 | 常见病原生物 | 所致主要疾病 |
| --- | --- | --- |
| 球菌 | 葡萄球菌 | 食物中毒、假膜性肠炎 |
| 肠道杆菌 | 大肠埃希菌 | 腹泻 |
|  | 志贺菌属 | 细菌性痢疾 |
|  | 沙门菌属 | 伤寒副伤寒、食物中毒、败血症 |
| 弧菌属 | 霍乱弧菌 | 霍乱 |
|  | 副溶血性弧菌 | 食物中毒 |
| 厌氧芽孢梭菌 | 产气荚膜梭菌 | 气性坏疽、食物中毒 |

续表

| 类　别 | 常见病原生物 | 所致主要疾病 |
|---|---|---|
| | 肉毒梭菌 | 食物中毒 |
| 无芽胞厌氧菌 | 无芽胞厌氧菌 | 败血症 |
| 结核分枝杆菌 | 结核分枝杆菌 | 结核 |
| 芽胞杆菌属 | 炭疽芽胞杆菌 | 炭疽 |
| 螺杆菌属 | 幽门螺杆菌 | 慢性胃炎、消化道溃疡 |
| 原虫 | 溶组织内阿米巴 | 阿米巴痢疾、阿米巴脓肿 |
| | 蓝氏贾第鞭毛虫 | 腹泻 |
| | 隐孢子虫 | 腹泻 |
| 线虫 | 蛔虫 | 蛔虫病 |
| | 鞭虫 | 鞭虫病 |
| | 蛲虫 | 蛲虫病 |
| 吸虫 | 华支睾吸虫 | 肝吸虫病 |
| | 布氏姜片吸虫 | 姜片虫病 |
| | 卫氏并殖吸虫 | 肺吸虫病 |
| | 斯氏狸殖吸虫 | 斯氏狸殖吸虫病 |
| 绦虫 | 猪带绦虫 | 猪带绦虫病 |
| | 牛带绦虫 | 牛带绦虫 |
| | 细粒棘球绦虫 | 棘球蚴病 |
| | 微小膜壳绦虫 | 微小膜壳绦虫病 |
| | 曼氏迭宫绦虫 | 曼氏迭宫绦虫病 |

（吴松泉）

# 附录四　皮肤病与常见病原生物

随着基础医学与临床医学各学科的不断发展,病原生物已不仅仅是传染病的病原,病原生物所致皮肤感染性疾病见附表1-4。

附表1-4　皮肤感染性疾病与常见病原生物

| 皮肤病类别 | 病原生物 | 传播途径或方式 |
|---|---|---|
| 单纯疱疹 | 单纯疱疹病毒 | 飞沫、唾液、接吻等直接接触传染,也可经病毒污染衣物用品间接传染 |
| 带状疱疹 | 水痘-带状疱疹病毒 | 经呼吸道黏膜进入体内 |
| 水痘 | 水痘-带状疱疹病毒 | 主要通过飞沫或直接接触疱液直接传染 |
| 疣（寻常疣、扁平疣、跖疣） | 人类乳头瘤病毒 | 主要是在皮肤的损伤处经直接接触和自身接种传染 |
| 传染性软疣 | 传染性软疣病毒 | 主要通过直接接触传染 |

续表

| 皮肤病类别 | 病原生物 | 传播途径或方式 |
|---|---|---|
| 头癣 | 小孢子菌等真菌 | 主要通过与患者或患病动物直接接触传播,也可通过受污染的理发工具、头巾等间接传染 |
| 手癣和足癣 | 红色毛癣菌等真菌 | 直接接触与间接接触传染 |
| 体癣与股癣 | 红色毛癣菌等真菌 | 主要通过与患者直接接触传染,或与患病的狗、猫接触传染,或与真菌污染的物品间接接触传染 |
| 甲真菌病(甲癣) | 红色毛癣菌等真菌 | 趾甲真菌病多由足癣传染,指甲真菌病,除从手传染外,也可由手抓足传染 |
| 花斑癣(汗斑) | 糠秕马拉色菌 | 为条件致病菌(慢性病、营养不良、免疫缺陷、糖皮质激素治疗者) |
| 念珠菌病(念珠菌性甲沟炎等) | 白假丝酵母菌 | 为条件致病菌(长期使用抗生素、免疫抑制剂、抗肿瘤药、糖皮质激素等)均可引起 |
| 孢子丝菌病 | 申克孢子丝菌 | 皮肤外伤后接触到孢子丝菌寄生的土壤与植物后感染 |
| 脓疱疮 | 金黄色葡萄球菌 乙型溶血性链球菌 | 皮肤屏障破坏,易诱发本病 |
| 毛囊炎、疖 | 金黄色葡萄球菌 | 皮肤损伤、不洁多汗、糖尿病可诱发本病 |
| 丹毒 | A群乙型溶血性链球菌 | 多由皮肤或黏膜破损处侵入 |
| 麻风 | 麻风分枝杆菌 | 与患者密切接触(破损的皮肤、黏膜,或患者的衣物等)及呼吸道进入人体 |
| 皮肤结核 | 结核分枝杆菌 | 外源性感染,通过受损的皮肤、黏膜。内源性感染,细菌通过血流、淋巴系统。还可由呼吸道传播到口腔的皮肤与黏膜 |
| 钩蚴性皮炎 | 钩虫丝状蚴 | 皮肤接触疫土(含丝状蚴的土壤) |
| 尾蚴性皮炎 | 日本血吸虫尾蚴 | 皮肤接触疫水(含日本血吸虫尾蚴的水) |
| 稻田性皮炎(尾蚴性皮炎) | 禽类或兽类血吸虫尾蚴 | 皮肤接触疫水(含禽类或兽类血吸虫尾蚴的水) |
| 皮下结节与游走性包块 | 斯氏狸殖吸虫童虫 | 人食入含囊蚴的溪蟹感染 |
| 皮下结节 | 猪囊尾蚴 | 人食入虫卵感染 |
| 皮下裂头蚴病 | 曼氏裂头蚴 | 蛙肉外贴伤口等 |
| 疥疮 | 人疥螨,少数动物疥螨 | 人与人直接接触或间接接触 |
| 皮炎、睑缘炎 | 毛囊蠕形螨、皮脂蠕形螨 | 人与人直接接触或间接接触 |
| 蝇蛆病 | 蝇类幼虫 | 产卵于病变部位 |
| 螨虫皮炎 | 蒲螨 | 是由蒲螨叮咬或接触其分泌物、蜕皮引起 |
| 毛虫皮炎 | 桑毛虫、松毛虫等 | 毒毛脱落,随风飘扬与人体接触 |
| 隐翅虫皮炎 | 隐翅虫 | 虫体停于皮肤上被拍打或压碎后引起 |

(许正敏)

## 附录五　眼耳鼻咽喉疾病与常见病原生物

眼耳鼻咽喉是机体与外界接触的重要门户,许多病原生物可乘虚而入,而且寄居在这些部位的各种微生物在机体免疫力低下时亦可作为内源性传染源,在感染局部引起炎症。此外,这些进入人体的微生物还可作为抗原,引起超敏反应。在感染性疾病中,一种病原生物可引起机体不同部位的感染,一个组织器官的感染亦可由不同的病原生物所引起(附表1-5)。

附表 1-5　眼耳鼻咽喉疾病及常见病原生物

| 疾　病　类　别 | | 病　原　生　物 |
|---|---|---|
| 眼结膜炎 | 1. 细菌性结膜炎 | |
| | 急性卡他性结膜炎(红眼病) | 最常见的为肺炎链球菌 |
| | 慢性卡他性结膜炎 | 葡萄球菌、大肠埃希菌等 |
| | 淋球菌性结膜炎 | 淋病奈瑟菌 |
| | 2. 衣原体性结膜炎 | |
| | 沙眼 | 沙眼衣原体 |
| | 包涵体结膜炎 | 沙眼衣原体的 D-K 型 |
| | 3. 病毒性结膜炎 | |
| | 流行性角膜炎(红眼病) | 腺病毒 |
| | 流行性出血性角膜炎 | 肠道病毒 72 型、柯萨奇病毒 |
| | 4. 变态反应性结膜炎 | 微生物抗原成分 |
| | 5. 疱性结角膜炎 | 结核分枝杆菌、白假丝酵母菌等 |
| 角膜炎 | 1. 细菌性角膜炎 | 肺炎链球菌、葡萄球菌、大肠埃希菌等 |
| | 2. 真菌性角膜炎 | 镰刀菌属、念珠菌属等 |
| | 3. 单纯疱疹病毒性角膜炎 | 单纯疱疹病毒 1 型(HSV-1) |
| | 4. 棘阿米巴角膜炎 | 棘阿米巴原虫 |
| 葡萄膜炎 | 脉络膜炎(后葡萄膜炎) | 细菌、真菌、病毒、寄生虫 |
| 眼囊尾蚴病 | | 猪囊尾蚴 |
| 眼裂头蚴病 | | 曼氏迭宫绦虫裂头蚴 |
| 吸膜吸吮线虫病(东方眼线虫病) | | 吸膜吸吮线虫 |
| 眼蝇蛆病 | | 狂蝇蛆幼虫 |
| 坏死性外耳道炎 | | 铜绿假单胞菌 |
| 分泌性中耳炎 | | 流感嗜血杆菌、肺炎链球菌 |
| 急性化脓性中耳炎 | | 乙型溶血性链球菌、金黄色葡萄球菌、肺炎链球菌 |
| 慢性化脓性中耳炎 | | 变形杆菌、铜绿假单胞菌 |
| 急性乳头炎 | | 肺炎链球菌Ⅲ型、溶血性链球菌 |
| 急性会厌炎 | | 流感嗜血杆菌、葡萄球菌、溶血性链球菌等 |
| 急性单纯性喉炎 | | 病毒感染基础上继发细菌感染 |

(许正敏)

## 附录六　病原检查临床标本的采集、送检、注意事项与常见病原生物

### 一、病原检查标本采集的基本要求

1. 明确检查目的　认真核对检验单上的患者姓名、性别、年龄、床位,及要求标本的类型、来源、临床诊断等,确保有目的检查,查出病原,对早诊、早报、早治、预防隔离有着十分重要的意义。

2. 规范操作程序　在采集血液、脑脊液或穿刺液标本时,应严格无菌操作,以避免杂菌污染。粪便、肛拭子或咽拭子标本采集虽无需严格无菌操作,同样要注意避免杂菌污染。

3. 采集的部位与时间　根据不同标本的检查要求,应选择合适的部位与时间,尽量在使用抗菌、抗寄生虫药物之前采集。

4. 盛放标本的容器　血液、脑脊液等无菌标本采集后,必须放置在无菌容器内,其他标本亦尽量用无菌容器盛放且不能混有消毒剂。

5. 标本的送检　病原检查结果的可靠性与标本采集方法、送检时间有密切关系:①时间和方法:标本采集后须注意并核对患者姓名、年龄、采样的日期、病房、床位,并立即送检。如不能及时送检,可将标本放入培养基或保存液中保存运送,部分标本可放在 4℃ 保存运送,特殊病原如脑膜炎奈瑟菌或淋病奈瑟菌需要在 35～37℃ 保温送检;溶组织内阿米巴滋养体、阴道毛滴虫要立即送检,若室温较低,滋养体失去活力,会影响检查结果。②安全防护:由于许多标本含有病原生物,在采集、送检标本过程中必须注意防止污染环境、导致传播或自身感染。

### 二、血液和骨髓标本采集、送检、注意事项与常见病原生物

1. 采血时间　因生物种类不同而异:①细菌标本采集:采血时间原则上应选择在应用抗生素之前,对已用药而不能中止用药的病人,选择在下次用药前采集。一般情况下,在病人发热初期 1～2 天内或发热高峰时采集;对持续性菌血症病人可不考虑采血时间;对一些间歇性菌血症病人,在体温上升时采集;对细菌性心内膜炎病人,应在 10～15 分钟的间隔时间内连续采集 3 次。②寄生虫标本采集:采集时间原则上选择在应用抗寄生虫药之前,但有些需服抗寄生虫药,如丝虫的检查方法之一,海群生白天诱出法。班氏微丝蚴采血时间应在晚上 10 时至次晨 2 时,马来微丝蚴晚上 8 时至次晨 4 时采外周血。间日疟、三日疟应选择发作后数小时至 10 余小时内采外周血为宜。恶性疟则在发作时就可采血检查,但最佳时间应在发作后 20 小时左右。

2. 采血部位　因检查目的的不同而异,通常从肘正中静脉采集,亚急性细菌性心内膜炎等病则以肘部动脉或股动脉采血为宜。丝虫病、疟疾常采耳垂或手指血,婴儿疟疾宜在足跟部采血。

3. 采血量　血培养必须严格无菌操作,以培养液体积的 1/10 为宜,成人每次采血 5～10ml,婴幼儿每次采血 1～5ml。采集的血液应立即注入含肉汤培养瓶内,并迅速轻摇,使之充分混合,防止血液凝固。丝虫厚血膜法取 3 大滴血于干净的载玻片中央,疟疾薄血膜取血 1 小滴,并立即推片,班氏微丝蚴、马来微丝蚴浓集法检查需采静脉血 2ml。

4. 骨髓采集　①对怀疑患有细菌性骨髓炎的病人,应在严格消毒后抽取骨髓 1ml 进行培养;②杜氏利什曼原虫的无鞭毛体检查可采用髂前上棘穿刺法、棘突穿刺法。

5. 安全采集　必须注意在采集标本过程中避免注射器针头对采样人员的刺伤,以免造成感染。尤其是通过血液传播的疾病,如乙型肝炎、丙型肝炎、AIDS 等。

6. 常见的病原生物　包括:

(1) 革兰阳性球菌:金黄色葡萄球菌、表皮葡萄球菌、A 族链球菌、B 族链球菌、草绿色链球菌、肠球菌、厌氧链球菌。

(2) 革兰阳性杆菌:炭疽芽胞杆菌、丙酸杆菌、结核分枝杆菌。

(3) 革兰阴性球菌:脑膜炎奈瑟菌、卡他布拉汉菌。

(4) 革兰阴性杆菌:伤寒、副伤寒沙门菌、变形杆菌、铜绿假单胞菌、流感嗜血杆菌、大肠埃希菌、不动杆菌、沙雷菌、脆弱类杆菌、梭杆菌、布鲁菌、鼠疫耶尔森菌。

(5) 其他:真菌、钩端螺旋体等。

(6) 原虫:间日疟原虫、三日疟原虫、恶性疟原虫、杜氏利什曼原虫。

(7) 蠕虫:班氏微丝蚴、马来微丝蚴。

## 三、尿液标本采集、送检、注意事项与常见病原生物

1. 中段尿采集法　必须严格无菌操作,弃去前段尿,取中段尿 10～20ml 于无菌容器内。

2. 肾盂尿采集法　可用导尿管采集肾盂尿,该法为确定菌尿是否来自肾脏。

3. 膀胱穿刺尿采集法　无菌操作,以无菌注射器作膀胱穿刺。该法主要用于厌氧菌的培养。

4. 结核分枝杆菌检查法　用一洁净容器取 24 小时尿。

5. 寄生虫检查　离心沉淀法取尿液 3～5ml,置离心管内离心后,取沉渣镜检。

6. 注意事项　正常人的尿液通常是无菌的,但在外尿道,尤其是接触体表部分(即体表与体表相通的腔道口),可有正常菌群的存在,在采集尿液标本时,必须严格无菌操作,防止污染。导尿虽然可以减少污染,但多次重复导尿可造成逆行感染。故多采用中段尿培养。

7. 常见病原生物　包括:

(1) 革兰阳性病原菌:金黄色葡萄球菌、肠球菌、化脓性链球菌、结核分枝杆菌。

(2) 革兰阴性病原菌:淋病奈瑟菌、大肠埃希菌、变形杆菌、肺炎克雷伯菌、沙门菌、产气肠杆菌、铜绿假单胞菌、不动杆菌。

(3) 尿液中的寄生虫:阴道毛滴虫、班氏微丝蚴。较少见的有螨类、棘球蚴砂、弓形虫。

## 四、粪便标本采集、送检、注意事项与常见病原生物

1. 自然排便采集法　挑取有脓血、黏液部分的粪便 2～3g 或液状粪便取絮状物 1～2ml,置于无菌广口瓶/蜡纸盒中或置于保存液/增菌液中送检。志贺菌检验标本常用甘油缓冲液盐水送检。霍乱弧菌检验标本常用碱性蛋白胨水送检。结核分枝杆菌培养可取 3～5g 粪便。寄生虫粪检量一般为 5～10g,若自然沉淀法、尼龙袋集卵和血吸虫毛蚴孵化,则粪检量在 30g 以上。

2. 直肠拭子采集法　对不易获得粪便或排便困难的患者及幼儿,可用直肠拭子法。先将拭子前端用无菌甘油盐水湿润,然后插入肛门约 4～5cm,幼儿约 2～3cm 处,轻轻在直肠

内旋转,擦取直肠表面黏液后取出,置入无菌试管或保存液中送检。

3. 注意事项　送检粪便要新鲜,盛标本的容器要求清洁、干燥、密封,防止水、尿、药品污染,送检过程中应避免污染环境。标本要及时送检,如溶组织内阿米巴滋养体宜在粪便排出后半小时进行。

4. 常见病原生物　包括:

(1) 革兰阳性球菌:金黄色葡萄球菌、厌氧链球菌、肠球菌。

(2) 革兰阳性杆菌:结核分枝杆菌、产气荚膜梭菌。

(3) 革兰阴性杆菌:沙门菌、大肠埃希菌(EPEC、EIEC、ETEC、EAggEC)、志贺菌、霍乱弧菌、副溶血弧菌、弯曲菌、小肠结肠炎耶尔森菌、变形杆菌。

(4) 其他:真菌。

(5) 肠道原虫:溶组织内阿米巴滋养体、包囊、蓝氏贾第鞭毛虫、隐孢子虫、人毛滴虫、结肠小袋纤毛虫。

(6) 蠕虫:钩虫卵、蛔虫卵、鞭虫卵、卫氏并殖吸虫卵、华支睾吸虫卵、姜片吸虫卵、血吸虫卵、猪带绦虫卵、牛带绦虫卵、微小膜壳绦虫卵,猪带、牛带绦虫的孕节。

## 五、呼吸道标本采集、送检、注意事项与常见病原生物

1. 咽拭采集法　病人在留取标本之前用清水反复漱口,以减少正常菌群的污染,将咽拭子越过舌根到咽后壁或腭垂后侧,反复涂擦数次。

2. 自然咳痰法　嘱病人清晨起床后,用清水反复漱口,然后用力自气管深部咳出当日第一口脓痰,置无菌容器中尽快送检。

3. 小儿取痰法　用弯压舌板向后压舌,将棉拭深入咽部,小儿轻压舌刺激咳嗽时,可咳出肺部和气管分泌物,粘在棉拭上。

4. 注意事项　痰液标本以晨痰为佳,咳前需充分漱口,采取的痰液必须是肺部深部的痰液,不应混有唾液,标本采集后应及时送检,寄生虫检查标本应注意保温,以免影响检出结果。结核分枝杆菌或真菌培养的痰液标本如不能及时送检,应放入 4℃ 冰箱,做结核分枝杆菌检查,最好收集 24 小时痰液。

5. 常见病原生物　包括:

(1) 革兰阳性球菌:肺炎链球菌、金黄色葡萄球菌、化脓性链球菌、厌氧球菌。

(2) 革兰阳性杆菌:白喉棒状杆菌、结核分枝杆菌。

(3) 革兰阴性球菌:脑膜炎奈瑟菌。

(4) 革兰阴性杆菌:流感嗜血杆菌、大肠埃希菌、产气肠杆菌、铜绿假单胞菌、嗜肺军团菌、鼠疫耶尔森菌。

(5) 其他:假丝酵母菌、卡氏肺孢子菌、放线菌、螺旋体。

(6) 原虫:溶组织内阿米巴滋养体。

(7) 蠕虫:卫氏并殖吸虫卵、细粒棘球蚴的原头节、粪类圆线虫幼虫、蛔蚴、钩蚴、尘螨、粉螨及其虫卵。

(许正敏)

## 附录七　寄生虫病诊断与临床常用检查项目

寄生虫病病原诊断的项目、诊断虫期及标本的采集,因虫种、寄生部位不同而异,且一种检查项目可诊断多种寄生虫,临床上一种寄生虫可用多个项目检查(附表1-6)。同时,人体可感染多种寄生虫,一种寄生虫可引起人体不同器官的病变,且一个器官亦可由不同的寄生虫感染。

附表1-6　临床实验室检查项目及可诊断的寄生虫

| 检查项目 | 标本 | 可诊断寄生虫病 | 诊断虫期 | 病　原　体 |
|---|---|---|---|---|
| 直接涂片法 | 粪便 | 消化道寄生虫病 | 虫卵、幼虫、成虫、节片、包囊、滋养体 | 常用于蛔虫、钩虫、鞭虫、带绦虫、微小膜壳绦虫及部分吸虫、肠道原虫检查。特别适宜蛔虫卵的检查 |
| 饱和盐水浮集法 | 粪便 | 消化道寄生虫病 | 虫卵 | 常用于钩虫、蛔虫、鞭虫、带绦虫、微小膜壳绦虫小于饱和盐水比重的虫卵检查 |
| 水洗沉淀法 | 粪便 | 消化道寄生虫病、肝胆寄生虫病及血吸虫病 | 虫卵、包囊 | 主要应用于蠕虫卵检查,但较费时。比重较小的钩虫卵效果较差,原虫包囊也可用此法 |
| 毛蚴孵化法 | 粪便 | 血吸虫病 | 虫卵 | 适宜于早期血吸虫检查,其特点是将沉淀法和孵化法结合进行,可提高检出率 |
| 钩蚴培养法 | 粪便 | 钩虫病 | 虫卵 | 检出率是直接涂片法的7倍,检出丝状蚴可作虫种鉴定 |
| 碘液染色法 | 粪便 | 溶组织内阿米巴病 | 包囊 | 溶组织内阿米巴 |
| | | 蓝氏贾第鞭毛虫病 | 包囊 | 蓝氏贾第鞭毛虫 |
| 阴道分泌物检查 | 白带 | 滴虫性阴道炎、前列腺炎、尿道炎 | 滋养体 | 阴道毛滴虫 |
| 十二指肠引流液检查 | 胆汁 | 华支睾吸虫病 | 虫卵 | 华支睾吸虫 |
| | | 肝片形吸虫病 | 虫卵 | 肝片形吸虫 |
| 痰液检查 | 痰液 | 卫氏并殖吸虫病 | 虫卵 | 卫氏肺吸虫 |
| | | 肺阿米巴病 | 滋养体 | 溶组织内阿米巴 |
| | | 细粒棘球绦虫病 | 棘球幼砂 | 细粒棘球绦虫 |
| 尿液检查 | 尿液 | 滴虫性阴道炎、前列腺炎、尿道炎 | 滋养体 | 阴道毛滴虫 |

续表

| 检查项目 | 标　本 | 可诊断寄生虫病 | 诊断虫期 | 病原体 |
|---|---|---|---|---|
| 血膜染色法 | 血液 | 淋巴丝虫病 | 微丝蚴 | 班氏丝虫 |
| | | 疟疾 | 滋养体、裂殖体、配子体 | 疟原虫 |
| | | 淋巴丝虫病 | 微丝蚴 | 班氏丝虫 |
| 穿刺检查 | 骨髓等 | 黑热病 | 无鞭毛体 | 利什曼原虫 |
| 括片法与针挑法 | 皮肤组织 | 疥疮 | 成螨 | 疥螨 |
| | | 酒糟鼻、痤疮、脂溢性皮炎 | 成螨 | 毛囊蠕形螨、皮脂蠕形螨 |
| 肌肉活组织检查 | 肌肉 | 并殖吸虫病 | 幼虫 | 并殖吸虫 |
| | | 旋毛虫病 | 囊包 | 旋毛虫 |

（许正敏）

# 附录八　常见传染病的潜伏期、隔离期

## 一、传染病的潜伏期

潜伏期是指从病原体侵入人体起，至开始出现最初的临床症状为止的时期。各种传染病的潜伏期不同，可为数小时、数天、数月甚至数年不等。潜伏期通常相当于病原体在体内繁殖、转移、定位，引起组织损伤和功能改变，导致临床症状出现之前的整个过程，因此，潜伏期的长短一般与病原体的侵入数量成反比，即同一病原体在同样条件下，侵入数量越大，其潜伏期越短。有些传染病的潜伏期还与病原体侵入人体的部位有关，如狂犬病病毒侵入人体的部位，距离中枢神经系统越近则其潜伏期越短。另外，一些主要通过毒素引起病理生理改变的传染病，其潜伏期则与毒素产生和播散所需的时间有关，如细菌性食物中毒，毒素在食物中已预先存在，则其潜伏期可短至数十分钟。但每种传染病的潜伏期一般都有一个相对不变的限定时间（最长、最短），如传染性非典型肺炎的潜伏期约为2~21天，通常为4~7天。潜伏期不仅是确定传染病检疫期的重要依据，而且对一些传染病的诊断以及追溯传染源也有一定的参考意义。

## 二、传染病的隔离

隔离是指将处于传染期的病人或病原携带者妥善安置在指定的地方，暂时避免与人群接触，积极进行治疗、护理，并对其具有传染性的分泌物、排泄物、用具等进行必要的消毒处理，防止病原体向外扩散的医疗措施。隔离是预防和控制传染病的重要措施，隔离时间的长短即传染病的隔离期是根据该种传染病的传染期所规定的，过长或过短都不妥，原则上是以病人没有传染性不能再传染他人为标准。

**（一）隔离的原则**

1. 隔离期间应避免传染源与周围人群尤其是易感者不必要的接触，若必须与传染源接触时，应采取相应的防护措施，如穿隔离衣，戴口罩、帽子等，并注意手的清洁、消毒等。隔离期间要严格执行陪伴和探视制度。

2. 根据不同传染病传染性的强弱和传播途径的不同，可采取不同的隔离措施。如对于传染性极强的烈性传染病如霍乱、鼠疫等，采取严密隔离；对于呼吸道传染病如白喉等，采取呼吸道隔离；对于昆虫传播的疾病如疟疾等，采取虫媒隔离等等。

3. 根据隔离期内连续多次病原检测结果，确定隔离者不再排出病原体时才能解除隔离。

4. 除传染病患者外，接触甲类或某些传染性极强的乙类传染病（如 SARS）病人的接触者也应隔离观察，称为留验。留验期间如接触者发病则应立即隔离、治疗；若接触者未发病，观察期满即可解除隔离。观察期应按该种传染病的最长潜伏期计算。

**（二）隔离的种类**

根据不同传染病传染性的强弱和传播途径的不同，采取不同的隔离措施。

1. 严密隔离　适用于霍乱、鼠疫、SARS 等传染性极强、病死率高的传染病。具体措施是：①患者应住单间病室，门窗需关闭，室外应挂有明显的标志，禁止患者出病室，禁止探视和陪伴患者。②进入病室的医务人员，必须戴口罩、帽子，穿隔离衣、隔离鞋，并注意手的清洗与消毒，必要时戴橡胶手套。③患者的分泌物、排泄物等应严格消毒处理；污染的敷料等应装袋标记后送焚烧处理。④室内的空气及地面要定期用紫外线照射或消毒液喷洒消毒。如有条件，室内可采用单向正压通气。

2. 呼吸道隔离　适用于麻疹、肺结核、流感、流脑等由患者的飞沫和鼻咽分泌物经呼吸道传播的疾病。具体措施是：①每个病室只限收一个病种，通向过道的门窗需关闭，患者离开病室应戴口罩；②医务人员进入病室需戴口罩、帽子，穿隔离衣；③患者的口鼻及呼吸道分泌物应消毒；④室内空气用紫外线照射或过氧乙酸喷雾消毒。

3. 消化道隔离　适用于甲型肝炎、伤寒、细菌性痢疾等通过粪-口途径传播的消化道传染病。具体措施是：①同类患者可同居一病室。②接触患者时要穿隔离衣、换鞋，并注意手的清洗与消毒，接触患者的污染物时要戴手套。③患者的餐具、便器等应单独使用并严格消毒；患者的粪便及剩余食物均应消毒处理后方可倒掉；室内的地面应喷洒消毒液消毒。④室内应做到无苍蝇和蟑螂。

4. 接触隔离　适合于破伤风、气性坏疽等经皮肤伤口传播的疾病。具体措施是：①同种病原体感染者可同室隔离，必要时单人隔离；②工作人员接触患者时，须穿隔离衣，戴口罩、手套及帽子，但若工作人员的手或其他部位的皮肤有破损者应避免接触患者；③凡患者用过的物品如被单、衣物、换药器械等均应严格消毒；④患者污染的敷料应装袋标记后送焚烧处理。

5. 昆虫隔离　适用于通过蚊子、虱子、跳蚤、蜱等昆虫叮咬传播的疾病，如流行性乙型脑炎、斑疹伤寒、疟疾等。具体措施是：①病室应有防蚊、灭蚊措施；②患者入院后卫生整顿，灭虱、灭蚤。

常见传染病的潜伏期及隔离期见附表 1-7。

### 附表 1-7　常见传染病的潜伏期、隔离期

| 病名 | 潜伏期 | | 隔离期 |
|---|---|---|---|
| | 一般 | 最短～最长 | |
| 甲型肝炎 | 30 天 | 15～50 天 | 自发病之日起 21 天 |
| 乙型肝炎 | 60～90 天 | 30～160 天 | 急性期隔离至 HBsAg 阴转,恢复期不阴转者按 HBsAg 携带者处理 |
| 丙型肝炎 | 60 天 | 15～180 天 | 至血清 HCV RNA 阴转或 ALT 恢复正常 |
| 丁型肝炎 | | 4～20 周 | 至血清 HDV RNA 及 HDAg 阴转 |
| 戊型肝炎 | 平均 6 周 | 2～9 周 | 自发病之日起 21 天 |
| 脊髓灰质炎 | 9～12 天 | 5～35 天 | 自发病之日起消化道隔离 40 天,但第一周要同时呼吸道隔离 |
| 霍乱 | 1～3 天 | 数小时～6 天 | 症状消失后,大便培养隔日 1 次,连续 3 次阴性或症状消失后 14 天解除隔离 |
| 细菌性痢疾 | 1～3 天 | 数小时～7 天 | 至症状消失后 7 天或大便培养 2～3 次阴性 |
| 伤寒 | 7～14 天 | 3～60 天 | 体温正常后每 5 天粪便培养一次,连续 2 次阴性或体温正常后 15 天解除隔离 |
| 副伤寒甲、乙 | 8～10 天 | 2～15 天 | |
| 副伤寒丙 | 1～3 天 | 1～15 天 | |
| 沙门菌食物中毒 | 4～24 小时 | 数小时～3 天 | 症状消失后连续 2～3 次粪培养阴性,可解除隔离 |
| 阿米巴痢疾 | 7～14 天 | 2 天～1 年 | 症状消失后连续 3 次粪检未找到溶组织阿米巴滋养体或包囊,可解除隔离 |
| 流行性感冒 | 1～3 天 | 数小时～4 天 | 退热后 2 天解除隔离 |
| 麻疹 | 9～12 天 | 6～21 天 | 隔离期自发病之日起至出疹后 5 天,合并肺炎者至出疹后 10 天 |
| 水痘 | 14～16 天 | 10～24 天 | 隔离至水痘疱疹完全结痂或不少于病后 14 天 |
| 流行性腮腺炎 | 18 天 | 7～25 天 | 隔离期一般从起病到腮肿完全消退为止,约 3 周 |
| 风疹 | 18 天 | 14～21 天 | 至出疹后 5 天解除隔离 |
| 流行性脑脊髓膜炎 | 2～3 天 | 1～10 天 | 隔离至症状消失后 3 天,但不少于发病后 7 天 |
| 猩红热 | 2～5 天 | 1～12 天 | 隔离至发病后 7 天或症状消失后,咽培养连续 3 次阴性 |
| 白喉 | 2～4 天 | 1～7 天 | 隔离至症状消失后连续 2 次鼻咽分泌物培养(间隔 2 天,第 1 次于第 14 病日)阴性或症状消失后 14 天 |
| 百日咳 | 7～10 天 | 2～21 天 | 隔离至痉咳发生后 30 天或发病后 40 天 |
| 传染性非典型肺炎 | 4～7 天 | 2～21 天 | 隔离期 3～4 周(待定) |
| 流行性乙型脑炎 | 10～14 天 | 4～21 天 | 于防蚊设备室内隔离至体温正常 |
| 森林脑炎 | 10～15 天 | 7～30 天 | 不隔离 |
| 登革热 | 5～8 天 | 3～15 天 | 隔离至起病后 7 天 |
| 流行性斑疹伤寒 | 10～14 天 | 5～23 天 | 彻底灭虱后隔离至体温正常后 12 天 |
| 地方性斑疹伤寒 | 7～14 天 | 4～18 天 | 隔离至症状消失 |
| 肾综合征出血热 | 7～14 天 | 4～46 天 | 隔离至热退 |
| 艾滋病 | 约 10 年 | 9 天至 10 年以上 | 不隔离 |

续表

| 病名 | 潜　伏　期 | | 隔　离　期 |
|---|---|---|---|
| | 一般 | 最短～最长 | |
| 钩端螺旋体病 | 7～14 天 | 2～28 天 | 可以不隔离 |
| 狂犬病 | 3～8 周 | 10 天～10 年以上 | 病程中应隔离治疗 |
| 腺鼠疫 | 2～4 天 | 1～12 天 | 隔离至肿大的淋巴结消退,鼠疫败血症症状消失后培养 3 次(每隔 3 天)阴性 |
| 肺鼠疫 | 1～3 天 | 3 小时～3 天 | 在临床症状消失后,痰培养连续 6 次阴性,方能解除隔离 |
| 布氏菌病 | 1～3 周 | 7～360 天 | 可不隔离 |
| 炭疽 | 1～5 天 | 12 小时～12 天 | 皮肤炭疽隔离至创口痊愈,痂皮脱落;其他型应症状消失后,分泌物或排泄物连续培养 2 次(间隔 3～5 天)阴性方能解除隔离 |
| 淋病 | 2～5 天 | | 患病期间性接触隔离 |
| 梅毒 | 2～4 周 | 10～90 天 | 不隔离 |
| 间日疟 | 13～15 天 | 2 天～1 年 | 病室应防蚊、灭蚊 |
| 三日疟 | 24～30 天 | 8～45 天 | |
| 恶性疟 | 7～12 天 | | |
| 班氏丝虫病 | 约 1 年 | | 不需隔离,但病室应防蚊灭蚊 |
| 马来丝虫病 | 约 12 周 | | |

（崔金环）

# 附录九　常用预防接种制剂及其用法

　　一般而言,通过人工自动免疫方法,给机体接种具有免疫原性的疫苗等物质,刺激机体产生特异性免疫应答,从而获得特异性免疫力的方法,称为预防接种。但也有学者认为,将抗原或抗体注入机体,使人体获得对某些疾病的特异性抵抗力,从而保护易感人群,预防疾病发生的方法均称为预防接种。

　　计划免疫是我国医疗卫生领域的一项重要工作。免疫程序的制定和实施是计划免疫工作的重要内容。免疫程序包括儿童免疫程序及成人和特殊职业、特殊地区人群的免疫程序。我国的儿童计划免疫常用疫苗有 6 种,预防 7 种常见传染病:卡介苗、重组乙型肝炎疫苗、脊髓灰质炎减毒活疫苗、吸附百白破联合疫苗、白破疫苗、麻疹减毒活疫苗。2008 年开始实施的扩大国家免疫规划提供的免费疫苗种类增加到 15 种,新增了甲型肝炎疫苗、乙脑疫苗、流脑多糖疫苗、风疹疫苗、腮腺炎疫苗、钩体病疫苗、流行性出血热疫苗和炭疽疫苗,受种人群也有扩展。

　　现代疫苗的发展和应用已不仅仅是对传染病的预防,通过调整机体的免疫功能,将成为很有前途的治疗性制剂。具有抗感染、抗肿瘤、计划生育、防止免疫损伤等作用。

　　**（一）扩大国家免疫规划**

　　1. 接种疫苗种类及程序　如前所述,扩大国家免疫规划提供的免费疫苗种类增加到 15 种,疫苗主要为病毒、细菌、螺旋体及类毒素等人工主动免疫制剂,其特点是安全、有效、实用。包括扩大国家免疫规划在内的常用预防接种制剂及其用法见附表 1-8。

附表 1-8　常用预防接种种制剂及其用法

| 疫苗名称 | 疫苗来源与性质 | 免疫类型 | 接种对象 | 初种剂量与方法 | 免疫期与复种 |
|---|---|---|---|---|---|
| 麻疹活疫苗 | 病毒/活 | 人工主动免疫 | 主要为8个月以上的易感儿童 | 三角肌附着处皮下注射0.2ml,注射丙种球蛋白后,至少1~3个月才能注射 | 免疫期4~6年,7岁加强1次 |
| 风疹减毒活疫苗 | 病毒/活 | 人工主动免疫 | 12个月~14岁及青春期少女,育龄期妇女,接种3个月内避免妊娠 | 三角肌处皮下注射0.5ml,可与其他儿童疫苗同时使用,但须在不同部位 | 10~28天产生抗体,维持10~20年 |
| 腮腺炎减毒活疫苗 | 病毒/活 | 人工主动免疫 | 8月龄以上的易感者 | 三角肌处皮下注射0.5ml | 免疫期10年 |
| 麻疹、腮腺炎、风疹减毒活疫苗 | 病毒/活 | 人工主动免疫 | 8月龄以上的易感者 | 三角肌处皮下注射0.5ml | 免疫期11年,11岁~12岁复种 |
| 水痘减毒活疫苗 | 病毒/活 | 人工主动免疫 | 1~2岁儿童和免疫功能低下的高危人群 | 上臂皮下注射0.5ml,可与其他儿童期疫苗同时使用,但须在不同部位。15岁以上间隔6~10周2次注射 | 随接种时间而降低 |
| 脊髓灰质炎糖丸活疫苗 | 病毒/活 | 人工主动免疫 | 3个月至4岁 | 生后3个月始口服三联混合疫苗,连服3次,间隔1个月,冬春季服用,温开水送服 | 免疫期3~5年,4岁加强1次 |
| 甲型肝炎减毒活疫苗 | 病毒/活 | 人工主动免疫 | 1岁以上儿童,成人 | 上臂皮下注射,一次1.0ml,注射过丙种球蛋白者,需8周后注射 | 保护期4年以上 |
| 甲型肝炎灭活疫苗 | 病毒/死 | 人工主动免疫 | 1岁以上儿童,成人 | 1~18岁0.5ml,19岁以上1.0ml三角肌 | 14天产生保护性抗体,维持1年,在6~12个月加强免疫,可保护20年 |

续表

| 疫苗名称 | 疫苗来源与性质 | 免疫类型 | 接种对象 | 初种剂量与方法 | 免疫期与复种 |
|---|---|---|---|---|---|
| 乙型肝炎疫苗(重组酵母疫苗) | 编码 HBsAg 的基因,酵母菌/抗原 | 人工主动免疫 | 新生儿及易感者 | 全程免疫:5μg~10μg 按 0、1、6 个月各肌内注射 1 次,新生儿首次应在生后 24 小时内注射,部位以三角肌为宜。HBsAg、HBeAg 均阳性母亲所生新生儿首次须 10μg,并可先注射 HBIG 2~4 周后再开始 0、1、6 方案注射 | 全程免疫后抗体生成不佳者可再加强免疫 1 次,免疫期 5~9 年 |
| 乙型肝炎免疫球蛋白(HBIG) | 免疫血清·抗体 | 人工被动免疫 | HBsAg 阳性母亲(尤其 HBeAg 阳性)所产新生儿,医源性或意外受 HBsAg 阳性血污染者 | 新生儿生后 24 小时内和 2 个月龄各肌注 1 次,每次 1ml(100U),医源性污染后立即肌注 5ml | 免疫期 2 个月 |
| 甲型流感疫苗 | 病毒/活 | 人工主动免疫 | 主要为健康成人 | 疫苗按 1:5 生理盐水稀释后,每侧鼻孔喷入 0.25ml,稀释后 4 小时内用完 | 免疫期 6~10 个月 |
| 流行性乙型脑炎疫苗 | 病毒/死 | 人工主动免疫 | 6 个月至 10 岁 | 皮下注射 2 次,间隔 7~10 天,6~12 月龄每次 0.25ml,1~6 岁每次 0.5ml,7~15 岁每次 1.0ml,16 岁以上每次 2.0ml | 免疫期 1 年,以后每年加强注射 1 次 |
| 流行性出血热双价疫苗 | 病毒/死 | 人工主动免疫 | 流行区易感人群及其他高危人群 | 0、7、28 天注射 3 次,每次 1ml,高危人群 6~12 月加强 1 针 | 免疫期 2 年 |
| 人用狂犬病疫苗 | 病毒/死 | 人工主动免疫 | 被狂犬或其他患狂犬病动物咬、抓伤及被患狂犬病唾液污染伤口者 | 于咬伤当日和 3、7、14、30 日各注射 2.0ml,5 岁以下 1.0ml,2 岁以下 0.5ml,严重咬伤者可在注射疫苗前先注射抗狂犬病血清 | 免疫期 3 个月,全程免疫后 3~6 个月,再次被咬伤需加强注射 2 次,间隔 1 周,若超过 6 个月再被咬伤则需全程免疫 |

续表

| 疫苗名称 | 疫苗来源与性质 | 免疫类型 | 接种对象 | 初种剂量与方法 | 免疫期与复种 |
|---|---|---|---|---|---|
| 精制抗狂犬病血清 | 免疫血清/抗体 | 人工被动免疫 | 被患狂犬病的动物咬伤者 | 成人 0.5～1.0ml/kg 半量肌注,儿童 0.5～1.5ml/kg 半量肌注;半量伤口局部注射,愈早应用愈好 | 免疫期 3 周 |
| 卡介苗(BCG) | 细菌/活 | 人工主动免疫 | 初生儿及结核菌素试验阴性的儿童 | 于出生后 24～48 小时内皮内注射 0.1ml | 免疫期 5～10 年 |
| 流脑 A 群多糖菌苗 | 细菌/死 | 人工主动免疫 | 15 岁以下儿童及少年,流行区成人 | 皮下注射 1 次 25～50μg | 免疫期 0.5～1 年 |
| 炭疽菌苗 | 细菌/活 | 人工主动免疫 | 牧民,屠宰,兽医和皮毛加工人员 | 皮肤划痕法:滴 2 滴菌苗于上臂外侧,间距 3～4cm,于其上划"井"字,痕长 1～1.5cm,严禁注射 | 免疫期 1 年,需每年接种 1 次 |
| 钩端螺旋体菌苗(单价或多价) | 螺旋体/死 | 人工主动免疫 | 流行区人群 | 间隔 7～10 天三角肌皮下注射 2 次,14～60 岁 0.5,1.0ml,7～13 岁减半,1 年后加强 1 针,剂量同第 2 针 | 接种后 1 个月产生免疫,维持 1 年 |
| 吸附精制破伤风类毒素 | 外毒素脱毒/类毒素 | 人工主动免疫 | 发生创伤机会较多的人群 | 全程免疫:第一年间隔 4～8 周肌内注射 2 次,第二年 1 次,剂量均为 0.5ml | 免疫期 5～10 年,每 10 年加强注射 1 次 0.5ml |
| 精制破伤风抗毒素 | 免疫血清/抗体 | 人工被动免疫 | 破伤风患者及伤后有患破伤风危险的人 | 治疗:新生儿 24 小时内 1 次或分次肌注 2 万～10 万 U,余者不分年龄均为 5 万～20 万 U,肌内或静脉注射,以后视病情决定追加用量及间隔时间;预防:不分年龄均为 1 500～3 000U/次,皮下或肌内注射,伤势严重者剂量加倍 | 免疫期 3 周 |

续表

| 疫苗名称 | 疫苗来源与性质 | 免疫类型 | 接种对象 | 初种剂量与方法 | 免疫期与复种 |
|---|---|---|---|---|---|
| 吸附精制白喉类毒素 | 外毒素脱毒/类毒素 | 人工主动免疫 | 6~12岁 | 皮下注射2次，每次0.5ml，同隔4~8周 | 免疫期3~5年，翌年加强1次0.5ml，以后每3~5年注射1次0.5ml |
| 精制白喉抗毒素 | 免疫血清/抗毒素 | 人工被动免疫 | 白喉患者，密切接触又未受过白喉类毒素免疫者 | 治疗：依病情决定；3万~10万U肌内或静脉(滴)注射；预防：皮下或肌内注射1次1000~2000U，亦可同时与白喉类毒素0.5ml分两处注射 | 免疫期3年 |
| 百白破混合制剂(百日咳菌苗、白喉、破伤风类毒素) | 细菌和毒素/死 | 人工主动免疫 | 3~7岁 | 全程免疫：第一年间隔4~8周肌内注射2次，第二年1次，剂量均为0.5ml | 免疫期同单价制品，全程免疫后不再用百白破混合制剂，加强免疫用白破或百白二联制剂 |
| 多价精制气性坏疽抗毒素 | 免疫血清/抗毒素 | 人工被动免疫 | 受伤后有发生气性坏疽的可能者及气性坏疽患者 | 治疗：3万~5万U静脉注射，同时，适量注于伤口周围组织内，以后视病情而定；预防：皮下或肌内注射1次1万U | 免疫期3周 |
| 精制肉毒抗毒素 | 免疫血清/抗毒素 | 人工被动免疫 | 肉毒中毒或可疑有肉毒中毒者 | 治疗：1万~2万U肌内或静脉注射，以后视病情决定；预防：1000~2000U皮下或肌内注射1次 | 免疫期3周 |
| 人丙种球蛋白 | 血清/球蛋白 | 人工被动免疫 | 丙种球蛋白缺乏症患者，麻疹或甲型肝炎密切接触者 | 治疗：丙种球蛋白缺乏症0.05ml/kg；预防麻疹0.05~0.15ml/kg一次肌注(不超过6ml)；预防甲型肝炎：儿童0.05~0.1ml/kg一次肌注，成人为3ml | 免疫期3周 |

备注：预防接种制剂由于生产厂家不同，剂型和剂量可有不同，使用方法可以与表中所列不一致，此时以制剂说明书使用方法为准

2. 接种对象　①现行的国家免疫规划疫苗按照免疫程序,所有达到应种月(年)龄的适龄儿童,均为接种对象;②新纳入国家免疫规划的疫苗,其接种对象为达到免疫程序规定各剂次月(年)龄的儿童;③强化免疫的接种对象按照强化免疫实施方案确定;④出血热疫苗接种对象为重点地区 16～60 岁的目标人群;⑤炭疽疫苗接种对象为炭疽病例或病畜的间接接触者及疫点周边高危人群;⑥钩体疫苗接种对象为流行地区可能接触疫水的 7～60 岁高危人群。

**(二) 疫苗的加强、复种和强化**

1. 加强免疫　如百白破疫苗在 3 月龄、4 月龄、5 月龄各接种一次完成基础免疫后,再于 18～24 月龄与 6 岁时分别接种一次百白破疫苗和白破疫苗,即为加强免疫。

2. 复种　主要含义是指有些疫苗不需要进行加强免疫的补种(或免疫失败的补种),如麻疹疫苗 18～24 月龄的复种。

3. 强化免疫　是根据防病需要,在短时间内对某年龄段人群进行的普遍免疫,它是对常规免疫的加强(不论有否免疫接种史),如脊髓灰质炎疫苗强化免疫。

（李水仙）

# 附录十　病原微生物实验室生物安全

广义的生物安全是指由现代生物技术开发和应用所能造成的对生态环境和人体健康产生的潜在威胁,及对其所采取的一系列有效预防和控制措施。涉及能致病的生物因子、病原体、生物气溶胶、生物战和生物恐怖、实验室相关感染、医院感染、突发公共卫生事件等。在此,我们仅强调病原微生物实验室的生物安全。病原生物实验室研究的对象是病原微生物,如果在管理和操作病原体中一旦有所疏漏或错误就会发生实验室感染,造成威胁,进而可能造成病原体扩散或传染病的流行。

为了加强病原微生物实验室生物安全管理,保护实验室工作人员和公众的健康,WHO于 1983 年至 2004 年先后发布了第 1～3 版《实验室生物安全手册》(Laboratory Biosafety Manual)。

我国也于 2004 年 9 月 1 日由国家建设部与国家质量监督检验检疫总局联合发布了《生物安全实验室建设技术规范》(GB50346-2004)。2004 年 11 月 12 日,由国务院(第 424 号令)公布施行了《病原微生物实验室生物安全管理条例》。

这些条例和法规制定实施使我国对病原微生物实验室的管理工作步入了法制化管理的轨道。这对保护病原微生物实验活动中实验人员和公众健康,对我国防止生物威胁和处置突发公共卫生事件都具有重要的意义。

**(一) 病原微生物的分类**

根据病原微生物的传染性、感染后对个体或群体的危害程度,可将病原微生物分为四类(附表 1-9)。

**(二) 病原微生物实验室的分级**

根据实验室对病原微生物的生物安全防护水平及实验室生物安全国家标准,可将实验室分为四级(附表 1-10)。

附表 1-9　病原微生物的分类

| 分类 | 危害程度 | 主要病原微生物 |
| --- | --- | --- |
| 第一类 | 指能够引起人类或动物非常严重疾病的微生物,包括我国尚未发现或已宣布消灭的微生物。属于高致病性微生物 | 如天花病毒、克里米亚-刚果出血热病毒(新疆出血热病毒)、埃博拉病毒、猴痘病毒等 29 种病原体 |
| 第二类 | 指能够引起人类或动物严重疾病,比较容易直接或间接在人与人、动物与人、动物与动物间传播的微生物。属于高致病性微生物 | 如肾综合征出血热病毒、高致病性禽流感病毒、HIV、乙型脑炎病毒、脊髓灰质炎病毒、狂犬病毒、SARS 冠状病毒、西尼罗病毒、炭疽芽胞杆菌、布鲁菌、结核分枝杆菌、霍乱弧菌、鼠疫耶尔森菌等 70 种病原体 |
| 第三类 | 指能够引起人类或动物疾病,但一般情况下对人、动物或环境不构成严重危害,传播风险有限,实验室感染后很少引起严重疾病,并具备有效防治措施的微生物 | 如百日咳鲍特菌、破伤风梭菌、致病性大肠埃希菌、脑膜炎奈瑟菌、伤寒沙门菌、志贺菌属、葡萄球菌、弯曲菌、腺病毒、其他肠道病毒、鼻病毒、登革病毒、肝炎病毒、风疹病毒、疱疹病毒、流感病毒、伯氏疏螺旋体、白假丝酵母菌等 275 种病原体 |
| 第四类 | 指通常情况下不会引起人类或动物疾病的微生物 | 如小鼠白血病病毒等病原体 |

附表 1-10　病原微生物实验室分级

| 分级 | 适用范围 | 对人员、设施的基本要求 |
| --- | --- | --- |
| 生物安全一级实验室(BSL-1)或 P1 实验室 | 适合于从事已知不会对健康造成人为危害,但对实验室工作人员和环境可能有微弱危害的、有明确特征的微生物的实验工作 | 1. 实验人员要经过与该室有关作业的培训,并由经过微生物学或有关学科一般培训的科学人员监督管理<br>2. 安全及安全设施、设备要求　实验室不需要特殊的屏障,实验室与建筑物中的通道不隔开,一般可在实验台上操作,不严格要求使用专用封闭设备 |
| 生物安全二级实验室(BSL-2)或 P2 实验室 | BSL-2 实验室与 BSL-1 实验室相似,但有区别,适用于那些对人及环境有中度可能危害的微生物实验工作 | 1. 实验室工作人员要经过操作病原因子的专门培训,并由专业人员进行指导和管理<br>2. 安全及安全设施、设备要求<br>(1) 工作时限制外人进入实验室<br>(2) 某些产生传染性气溶胶或溅出物的工作要在生物安全柜或其他物理封闭设备内进行<br>(3) 对污染的锐器采取高度防护措施 |
| 生物安全三级实验室(BSL-3)或 P3 实验室 | BSL-3 实验室供处理第一、二类危险的微生物(高致病性微生物),适用于可以通过吸入途径引起严重的或致死性疾病的本国或外来病原体的实验工作 | 1. 实验人员要接受过在处理病原体和可能致死性微生物方面的专门培训,并由具有工作经验的专家进行监督管理<br>2. 安全及安全设施、设备要求 传染材料的所有操作要在生物安全柜或其他物理防护设备内进行,工作人员要穿适宜的防护服和装备。BSL-3 实验室要经过专业的设计和建造;相对独立;有连锁门的缓冲间;全新风通风系统;室内负压 |

续表

| 分　　级 | 适　用　范　围 | 对人员、设施的基本要求 |
|---|---|---|
| 生物安全四级实验室（BSL-4)或 P4 实验室 | BSL-4 实验室供从事有造成气溶胶传播的实验感染和危及生命的高度危险的本国或外来的高致病性微生物的研究 | 要求对每一名实验室工作人员在处理极为有害的感染性致病微生物方面有特殊和全面的培训；了解标准操作和特殊操作、防护装备的一级和二级防护功能以及实验室设计的特点。由经过培训的、对这些微生物有经验的、具有法定资格的科学家来监督管理 |

**（三）　实验室感染的控制、监督和法律责任**

实验室感染的控制工作包括定期检查实验室的生物安全防护、病原微生物菌(毒)种和样品保存与使用、安全操作、实验室排放的废水废气和其他废物处置的实施情况。同时，接受社会和公民的监督。

法律责任规定对违反各种病原微生物实验室生物安全管理的单位和当事人的行为应追究其相应责任，造成严重后果的还追究其刑事责任。各级卫生主管部门监督管理不到位，应承担相应的责任，造成严重后果的还要追究其刑事责任。

（姜凤良）

# 附录十一　《病原生物与免疫学》课程标准

## 一、课程的性质与任务

《病原生物与免疫学》是临床医学等专业的一门必修基础课，亦是预防医学的桥梁课，其内容包括免疫学基础、医学微生物和医学寄生虫三部分。通过学习使学生理解、掌握本课程基本理论、基本知识、基本技能，为学好临床医学等专业相关课程，培养具有综合职业能力（方法能力、专业能力和社会能力），在临床一线工作的高素质、应用性、技能型人才奠定必要的基础。

## 二、课　程　目　标

1. 掌握重要的免疫基本理论与知识，能正确理解临床常见超敏反应及免疫学诊断、预防及治疗。（知识目标）

2. 掌握常见病原微生物和医学寄生虫的主要生物学特征、致病性，为后期感染性疾病的诊断与防治奠定必要的专业基础。（知识目标）

3. 应用微生物基本理论与技能，牢固树立无菌观念，提高生物安全意识，在诊疗工作过程中防止医院内感染。（能力目标）

4. 应用病原生物与免疫相关知识，能及时正确地申请病原诊断、免疫诊断检测项目，以提高诊断率，对感染性疾病做到早期诊断、早期治疗、早期预防。（能力目标）

5. 培养学生实事求是、严谨踏实的工作作风和敬畏生命、爱岗敬业的职业精神。（态度目标）

6. 建立必备的法制观念，提高规避医疗风险与医患纠纷的职业能力。（能力目标）

7. 具有医院临床治疗、社区医疗、农村合作医疗必备的《病原生物与免疫学》知识、能力和素质，为参加助理执业医师资格考试、学习临床相关感染性疾病和免疫性疾病奠定基础。（终极目标）

8. 授课章节的学习目标、认知能力、重点概要及同步训练（测试题及参考答案）见配套教材。

## 三、课 程 对 象

临床医学及医学相关专业。

## 四、前导和后续课程

前导课程为《医学生物学》、《人体结构与功能》、《生物化学》等基础课程，后续课程为《病理学》、《内科学》、《传染病学》、《预防医学》等专业课程。

## 五、教学内容与学时安排见附表 1-11（参考）

附表 1-11　教学内容与学时安排

| 章 | 内　容 | 学　时 | | 理　论 | | 实　践 | |
|---|---|---|---|---|---|---|---|
| | | 90 | 70 | 90 | 70 | 90 | 70 |
| 第一章 | 免疫学概述 | 1 | | 1 | | | |
| 第二章 | 抗　原 | 2 | 2 | 2 | 2 | | |
| 第三章 | 免疫球蛋白 | 2 | 2 | 2 | 2 | | |
| 第四章 | 补体系统 | 2 | 1 | 1 | 1 | 1 | |
| 第五章 | 免疫系统 | 3 | 3 | 2 | 2 | 1 | 1 |
| 第六章 | 主要组织相容性复合体 | 1 | 1 | 1 | 1 | | |
| 第七章 | 免疫应答 | 3 | 3 | 3 | 3 | | |
| 第八章 | 抗感染免疫 | 1 | 1 | 1 | 1 | | |
| 第九章 | 超敏反应 | 3 | 3 | 3 | 3 | | |
| 第十章 | 免疫学应用 | 4 | 3 | 2 | 2 | 2 | 1 |
| 第十一章 | 微生物概述 | 1 | | 1 | | | |
| 第十二章 | 细菌的形态与结构 | 4 | 4 | 2 | 2 | 2 | 2 |
| 第十三章 | 细菌的生长繁殖与代谢 | 4 | 4 | 2 | 2 | 2 | 2 |
| 第十四章 | 细菌的分布与消毒灭菌 | 4 | 4 | 2 | 2 | 2 | 2 |
| 第十五章 | 细菌的遗传与变异 | 1 | 1 | 1 | 1 | | |
| 第十六章 | 细菌的致病性与感染 | 2 | 2 | 2 | 2 | | |
| 第十七章 | 化脓性球菌 | 4 | 4 | 2 | 2 | 2 | 2 |
| 第十八章 | 消化道感染细菌 | 4 | 4 | 2 | 2 | 2 | 2 |
| 第十九章 | 厌氧性细菌 | 1 | 1 | 1 | 1 | | |
| 第二十章 | 分枝杆菌属与放线菌属 | 3 | 1 | 2 | 1 | 1 | |
| 第二十一章 | 其他病原性细菌 | 3 | 1 | 2 | 1 | 1 | |
| 第二十二章 | 其他原核细胞型微生物 | | | | | | |
| 第二十三章 | 真菌 | 3 | 2 | 2 | 2 | 1 | |

续表

| 章 | 内　　容 | 学　时 | | 理　　论 | | 实　　践 | |
|---|---|---|---|---|---|---|---|
| | | 90 | 70 | 90 | 70 | 90 | 70 |
| 第二十四章 | 病毒的基本性状 | 1 | 2 | 1 | 2 | | |
| 第二十五章 | 病毒的感染与免疫 | 1 | | 1 | | | |
| 第二十六章 | 病毒感染的检查方法与防治原则 | 1 | | 1 | | | |
| 第二十七章 | 呼吸道病毒 | 1 | 1 | 1 | 1 | | |
| 第二十八章 | 肠道病毒 | 1 | | 1 | | | |
| 第二十九章 | 肝炎病毒 | 3 | 2 | 3 | 2 | | |
| 第三十章 | 虫媒病毒 | 2 | 2 | 2 | 2 | | |
| 第三十一章 | 疱疹病毒 | | | | | | |
| 第三十二章 | 逆转录病毒 | 2 | | 2 | | | |
| 第三十三章 | 其他病毒及朊粒 | 2 | | 1 | | 1 | |
| 第三十四章 | 医学寄生虫概述 | 2 | 2 | 2 | 2 | | |
| 第三十五章 | 医学蠕虫 | 10 | 8 | 8 | 6 | 2 | 2 |
| 第三十六章 | 医学原虫 | 5 | 5 | 3 | 3 | 2 | 2 |
| 第三十七章 | 医学节肢动物 | 1 | 1 | 1 | 1 | | |
| 合　计 | | 90 | 70 | 68 | 54 | 22 | 16 |

# 六、说　　明

1. 本教材适用于高职高专"五年一贯制"临床医学专业,参考学时 90 或 70 学时,各学校根据人才培养方案要求及实验室条件等实际情况,理论与实践学时分配可适当调整。

2. 教材是知识的范本,为了方便教师教、学生学,在制订学期授课计划的顺序时亦可考虑为医学微生物、医学寄生虫、免疫学基础或医学微生物总论、免疫学基础、微生物各论、医学寄生虫。总之,以学生为主体,学生易懂易学为原则。

3. 要发扬实事求是的作风,由于该课为医学基础课,又是传染病学和预防医学的桥梁课程。传染病有地方性特点,因此,部分内容(认知、能力)要求及教学内容的取舍,可因地制宜,因条件、生源而定,可作为选修课或机动。免疫学基础、医学微生物总论基本知识、病毒概述、寄生虫概述及常见病原生物等应按课程标准严格执行。

4. 该课主要为形态学范畴,故在教学过程中多采用实物标本、教具及多媒体等,以确保教学内容直观、生动。同时,某些病原生物内容可根据当地传染病流行情况,因地制宜密切联系实际,"以问题学习为基础"(PBL)的教学模式,部分章节内容增加相关案例作为前导,以提高学生学习的参与度,达到师生互动、学生间互动,发掘学生的潜能,培养学生的团队精神,提高学生分析问题及解决问题的能力,为临床医学专业课程学习及工作奠定必需、坚实的基础。

(许正敏)

# 主要参考文献

1. 赵富玺.病原生物与免疫学.北京:人民卫生出版社,2004
2. 许正敏.病原生物与免疫学基础.北京:人民卫生出版社,2004
3. 陈兴保.病原生物学和免疫学.第5版.北京:人民卫生出版社,2005
4. 金伯泉.医学免疫学.第5版.北京:人民卫生出版社,2008
5. 李凡,刘晶星.医学微生物学.第7版.北京:人民卫生出版社,2008
6. 安云庆.医学免疫学.第2版.北京:人民卫生出版社,2006
7. 刘晶星.医学微生物学与寄生虫学.第2版.北京:人民卫生出版社,2006
8. 刘荣臻.病原生物与免疫学.第2版.北京:人民卫生出版社,2006
9. 詹希美.人体寄生虫学.北京:人民卫生出版社,2005
10. 李雍龙.人体寄生虫学.第7版.北京:人民卫生出版社,2008

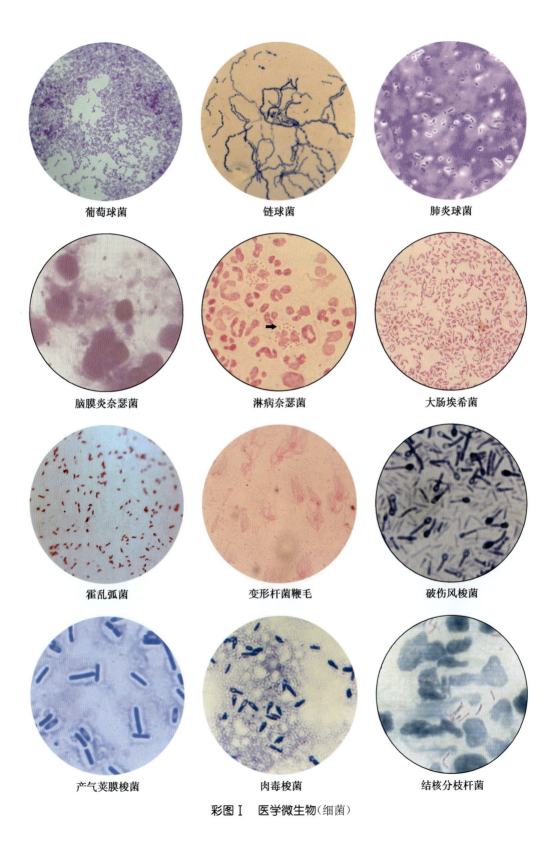

葡萄球菌　　　　　　　链球菌　　　　　　　　肺炎球菌

脑膜炎奈瑟菌　　　　　淋病奈瑟菌　　　　　　大肠埃希菌

霍乱弧菌　　　　　　　变形杆菌鞭毛　　　　　破伤风梭菌

产气荚膜梭菌　　　　　肉毒梭菌　　　　　　　结核分枝杆菌

彩图Ⅰ　医学微生物（细菌）

1

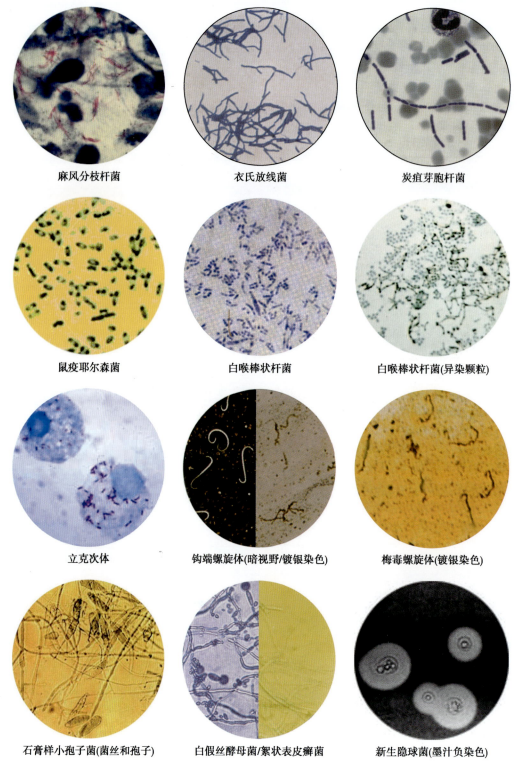

麻风分枝杆菌　　　　　衣氏放线菌　　　　　炭疽芽胞杆菌

鼠疫耶尔森菌　　　白喉棒状杆菌　　　白喉棒状杆菌(异染颗粒)

立克次体　　　钩端螺旋体(暗视野/镀银染色)　　　梅毒螺旋体(镀银染色)

石膏样小孢子菌(菌丝和孢子)　　　白假丝酵母菌/絮状表皮癣菌　　　新生隐球菌(墨汁负染色)

**彩图Ⅱ　医学微生物**(细菌、立克次体、螺旋体、真菌)